滋賀医科大学名誉教授
七川 歡次 監修

リウマチ病セミナー

XI

●編　集●

前田　晃　　小松原　良雄
福田　眞輔　　越智　隆弘
西岡　淳一　　安波　礼子
志水　正敏　　村田　紀和

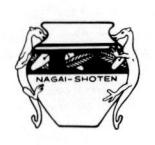

永井書店

執筆者一覧
（執筆順）

尾崎 承一	京都大学大学院医学研究科臨床病態医科学　講師
前田 恵治	NTT西日本大阪病院第2内科　部長
木戸口 公一	大阪府立母子保健総合医療センター企画調査部　部長
立花 暉夫	大阪簡易保険総合健診センター
井上 康二	滋賀医科大学整形外科学教室　助教授
尾崎 敏文	岡山大学医学部整形外科学教室
檀浦 智幸	岡山大学医学部整形外科学教室
橋本 淳	大阪大学医学部整形外科学教室
安波 礼子	大阪府立病院臨床検査科　医長
安井 夏生	大阪大学医学部整形外科学教室　助教授
圓尾 宗司	兵庫医科大学整形外科学教室　教授
谷 仁孝	滋賀医科大学整形外科学教室
石澤 命仁	滋賀医科大学整形外科学教室
酒井 尚彦	大阪大学大学院医学系研究科分子制御内科（第2内科）
牛山 敏夫	滋賀医科大学整形外科学教室
杉本 利嗣	神戸大学医学部第3内科学教室　助教授
上好 昭孝	和歌山県立医科大学リハビリテーション科学教室　教授
高田 政彦	滋賀医科大学放射線科学教室　講師
志水 正敏	日野病院　志水リウマチ科
塩澤 俊一	神戸大学医学部保健学科基礎検査技術科学　教授
佐伯 行彦	大阪大学大学院医学系研究科分子病態内科（第3内科）
脇谷 滋之祐	国立大阪南病院リハビリテーション科　医長
吉原 良祐	国立加古川病院内科　医長
小松原 良雄	行岡病院リウマチ科
清水 唯男	大阪大学医学部附属病院麻酔科ペインクリニック
村田 紀和	国立大阪南病院リウマチ科　医長
西林 保朗	三木山陽病院整形外科　副院長
猿橋 康雄	滋賀医科大学整形外科学教室
福田 眞輔	滋賀医科大学　名誉教授
塩沢 和子	国立加古川病院内科　医長
前田 晃	行岡病院　名誉院長
岡 正典	京都大学再生医科学研究所 再生医学応用（組織再生応用）　教授
政田 和洋	大阪労災病院第2整形外科　部長

序　文

　リウマチ患者が非常に多いことは，WHOと国連が"骨・関節の10"というキャッチフレーズで，リウマチ病の対策に乗り出してきたことからも明らかである．この数の多い患者を専門的に扱う医者が必要なことは言うまでもない．
　この医者は四肢・脊椎の骨・関節に関する広い知識と治療手技を身につけていなければならない．痛みを抑えたり，除去したりする技術を駆使できることは望ましいが，まずうまく診断できて，その病気の予後についてよくわかっている必要がある．本書ではこのようなリウマチ医の期待に応えるように心がけてテーマを選択した．
　リウマチ病のなかでも数の多い腰痛，OA，骨粗鬆症については，今回は仙腸関節の痛みと病理，股関節のOAの疫学，関節洗滌による膝OA治療などを取り上げ，また骨粗鬆症の新しいエストローゼン治療が紹介されている．そのほか，患者の多い頸痛の治療については清水先生から丁寧な解説をいただいた．
　リウマチ病のなかでも最も関心の深いRAの治療についての3つのテーマ－1）ステロイド治療の現状，2）新しい治療薬の紹介と展望，3）今後重要性が増してくると思われる患者教育－は，いずれも日常の診療に大いに役立つものと思う．またリウマチ病と感染は古くから盡きないテーマであるが，今回塩沢和子先生にRAを中心にレビューをお願いした．わが国ではreactive arthritisの報告が少なく，今後この問題に関心を持ち続けることが必要ではないかと思う．そのほか，新しいミオパチーとしてのmacrophage myofasciitis，新たに分離されているmicroscopic polyangiitis，SLEと妊娠，サルコイドーシスがあり，後2者は執筆者の豊富な臨床経験に基づくもので，いつもながら炎症リウマチは多彩な内容となっている．
　OAやRAの治療法で画期的なものは，何といっても人工関節手術であるが，いちばん難しい指の人工関節について，政田先生の開発されたものが紹介されている．また，生体材料のうちでもとくに難しい人工軟骨の開発につ

いて長年携わってこられた岡教授の貴重な成績が述べられていて，啓発されるところが大きい．

そのほか，低リン血症，hyperlipidemia の患者に見られるリウマチ症状，あるいは paraneoplastic syndrome はリウマチ医が心得ておるべき知識で，最近知見も増えてきている．透析患者のリウマチ症状としては，脊椎骨の破壊性変化が重大であり，症例も多く，間然するところのない圓尾教授の論文から教わるところが多い．

リウマチ学もほかの領域と同様に，遺伝子の研究が大きく発展してきて，やがて日々の診療でも必須の情報になるものと思われる．今回は期せずして遺伝子に関するテーマが多くなり，RA についての塩澤教授の世界の先駆的な論文のほか，骨粗鬆症については上好教授の，fibrodysplasia ossificans progressiva については橋本先生の論文があり，遺伝子研究の大きな歩みを辿ることができる．なかでも chondrodysplasia における遺伝子分類には目を見張るものがあり，安井教授の文章は印象的である．

このほか，ここに取り上げなかった多くのテーマがあるが，すべてリウマチ学の進歩を伝えてくれるものである．

リウマチ病の輪郭は次第にはっきりとしてきてはいるが，その抱含する医療分野が広く，いかに構築するかは難しいところであろう．しかし患者は格段に多く，その対策は国の財政にも大きく関与し，それだけに興味の盡きない領域である．

最後に，献身的に手伝っていただいた中川夫人に厚く御礼申し上げる．

2000年12月

七 川 歡 次

目 次

炎症リウマチ

結節性多発動脈炎と顕微鏡的多発血管炎 …………………………尾崎　承一… 1
新しい炎症性ミオパチー　macrophagic myofasciitis…………………前田　恵治… 8
SLEと妊娠 ………………………………………………………………木戸口　公一… 14
サルコイドーシスの皮膚病変 ………………………………………立花　暉夫… 23

骨関節，脊椎，神経

股関節症の疫学 …………………………………………………………井上　康二… 29
Gorham's disease ………………………………………………尾崎　敏文／壇浦　智幸… 37
myositis ossificans progressiva
　（fibrodysplasia ossificans progressiva）………………………橋本　　淳… 45
paraneoplastic syndromeとしてのリウマチ病 ……………………安波　礼子… 52
chondrodysplasia 1999 …………………………………………………安井　夏生… 60
透析に関連して出現するリウマチ症状 ……………………………圓尾　宗司… 66
仙腸関節の解剖病理 …………………………………………………谷　　仁孝… 76
histiocytosis ……………………………………………………………石澤　命仁… 86
hyperlipidemiaとリウマチ症状 ……………………………………酒井　尚彦… 95

燐・カルシウム代謝

骨粗鬆症とselective estrogen receptor modulators ………………牛山　敏夫…103
低リン血症 ………………………………………………………………杉本　利嗣…112
骨粗鬆症の遺伝子 ………………………………………………………上好　昭孝…122

検査法

MRアンギオグラフィー ………………………………………………高田　政彦…135

生物学的反応

補体系とリウマチ病 …………………………………… 志水　正敏 … 143
慢性関節リウマチの病因遺伝子 ……………………… 塩澤　俊一 … 155
一酸化窒素（NO）と関節炎 ………………………… 佐伯　行彦 … 166
軟骨の再生 ……………………………………………… 脇谷　滋之 … 173

治療と副作用

RA に対するステロイド経口投与療法の位置づけ …… 吉原　良祐 … 181
新しい DMARDs ………………………………………… 小松原　良雄 … 194
頸椎の神経ブロック療法 ……………………………… 清水　唯男 … 204
リウマチ性疾患の疼痛対策 …………………………… 村田　紀和 … 216
膝関節 OA の関節洗浄効果 …………………………… 西林　保朗 … 223
脊髄損傷と治療適応
　－神経組織破壊阻止から残存神経賦活－ ………… 猿橋　康雄／福田　眞輔 … 231
抗菌剤と炎症リウマチ ………………………………… 塩沢　和子 … 238
患者教育 ………………………………………………… 前田　晃 … 258

手　　術

整形外科における生体材料の進歩－人工関節軟骨の開発－ ……… 岡　正典 … 265
新しい指人工関節 ……………………………………… 政田　和洋 … 275

索　引（XI） …………………………………………………………… 279
総索引（I～XI） ……………………………………………………… 281
DRUG INFORMATION ……………………………………………… 巻末

炎症リウマチ

結節性多発動脈炎と顕微鏡的多発血管炎・　1
新しい炎症性ミオパチー　macrophagic myofasciitis・　8
SLEと妊娠・　14
サルコイドーシスの皮膚病変・　23

結節性多発動脈炎と顕微鏡的多発血管炎

尾崎　承一

疾患概念と病因・病態

　結節性多発動脈炎（polyarteritis nodosa）は最近ではPANと呼ばれ，血管の炎症と壊死を特徴とする壊死性血管炎のひとつである．PANの亜系として，細動脈・毛細血管・細静脈などの細小血管を侵す顕微鏡的多発血管炎（microscopic polyangiitis：顕微鏡的PA）の存在がクローズアップされ，それに伴い，中〜小型筋型動脈に肉眼的結節性病変をきたす従来の病型は古典的PANと呼ばれる．この両者の違いを表1に示す．
　PANの病因として自己免疫が考えられ，その発症には遺伝素因と環境因子（感染・薬物など）が重要である．それらの相互作用の結果，免疫複合体や病原性T細胞が出現し，III型・IV型アレルギーの機序を介して血管壁の炎症が惹起される．自己免疫の標的となる特異的な自己抗原（原因自己抗原）は現時点では不明であるが，PANの一部（とくに顕微鏡的PA）では好中球細胞質抗原とその自己抗体が発症に関与すると考えられるようになってきた．発症後は，炎症の進展に伴い，血管の破壊・閉塞・線維化による臓器の炎症・虚血という病態が進行する．

表1　古典的結節性多発動脈炎と顕微鏡的多発血管炎の比較

	古典的結節性多発動脈炎	顕微鏡的多発血管炎
罹患血管	中型筋性動脈	小型の筋性動脈（腎の弓状動脈サイズ），細動脈，毛細血管，細静脈
病理組織像	壊死性血管炎 結節形成	壊死性血管炎 白血球破砕性血管炎
好発臓器	腎，消化管，皮膚，末梢神経，心	腎，肺，消化管
主要症候		
発熱	39℃台，抗生剤不応性弛張熱	ときに微熱
腎症	葉間動脈〜弓状動脈 RPGN（半月体少ない） 蛋白尿・血尿は軽い	小葉間動脈〜小葉内動脈〜輸出入動脈 RPGN（全周性半月体形成） 蛋白尿・血尿が著明
肺病変	少ない	多い（肺出血，間質性肺炎）
皮膚病変	潰瘍・壊死（下肢）	皮下出血・有痛性紫斑
脳病変	大きい脳梗塞・脳出血	小さい脳梗塞・脳出血
腸病変	腸間膜動脈の血管炎 →腸虚血・イレウス	腸粘膜下の細動脈の血管炎 →腸出血
高血圧	多い	稀
ANCA	＋〜−	＋＋＋

RPGN＝rapidly progressive glomerulonephritis

表2　古典的結節性多発動脈炎の診断基準

(1) 主要症候
　①発熱（38℃以上，2週以上），体重減少（6ヵ月以内に6kg以上）
　②高血圧
　③急速に進行する腎不全，腎梗塞
　④脳出血，脳梗塞
　⑤心筋梗塞，虚血性心疾患，心膜炎，心不全
　⑥胸膜炎
　⑦消化管出血，腸梗塞
　⑧多発性単神経炎
　⑨皮下結節，皮膚潰瘍，壊疽紫斑
　⑩多関節痛(炎)，筋痛(炎)，筋力低下
(2) 組織所見
　中・小動脈フィブリノイド壊死性血管炎の存在
(3) 血管造影所見
　腹部大動脈分岐，とくに腎内小動脈の多発小動脈癌と狭窄，閉塞
(4) 判　定
　①確実（definite）：主要症候2項目と血管造影所見または組織所見のある例
　②疑い（probable）：主要症候のうち①を含む6項目以上ある例
(5) 参考となる検査所見
　①白血球増加（10,000/μl以上）
　②血小板増加（400,000/μl以上）
　③血沈亢進
　④CRP強陽性
(6) 鑑別診断
　①ウェゲナー肉芽腫症
　②アレルギー性肉芽腫性血管炎
　③顕微鏡的PA
　④川崎病血管炎
(7) 参考事項
　①組織学的にI期変性期，II期急性炎症期，III期肉芽期，IV期瘢痕期の4つの病期に分類される．
　②臨床的にI，II病期は全身の血管の高度の炎症を反映する症候，III，IV期病変は侵された臓器の虚血を反映する症候を呈する．
　③除外項目の諸疾患は壊死性血管炎を呈するが特徴的な症候と検査所見から鑑別できる．

診　断

　全身の多彩な症状と炎症症状を呈する患者では本症を疑い検査を進める．CRP陽性，白血球増多，赤沈亢進，血小板増多などの非特異的炎症反応を認める．自己抗体では，抗核抗体が39%で認められるが，その陽性率は他の膠原病と異なり低い．一方，抗好中球細胞質抗体（anti-neutrophil cytoplasmic antibody：ANCA）の陽性率は高く，とくに顕微鏡的PAで臨床的意義が高い．PANの確定診断は，皮膚・筋肉・神経・腎・肺など症状の出た臓器の生検による．そこに，フィブリノイド壊死，弾性板の断裂，炎症細胞浸潤などの壊死性血管炎の所見を認めれば診断が確定する．なお，古典的PANでは腹部血管造影が診断的に有用で，腸間膜動脈，腎弓状動脈，肝動脈などに小豆大の多発性動脈瘤を認める．そのほか，侵襲臓器ごとにそれぞれの検索が必要となり，関節穿刺，脊髄穿刺，エコー，CT，MRIなどが施行される．診断基準として1990年に発表された厚生省研究班の基準が用いられるが，最近は古典的PAN（表2）と顕微鏡的PA（表3）を区別した診断基準案も厚生省研究班から提示されている［1］．

表3　顕微鏡的多発血管炎の診断基準

(1) **主要症候**
　①急速進行性糸球体腎炎
　②肺出血，もしくは間質性肺炎
　③腎・肺以外の臓器症状：紫斑，皮下出血，消化管出血，多発性単神経炎など
(2) **主要組織所見**
　細動脈，毛細血管，後毛細血管細静脈の壊死，血管周囲の炎症性細胞浸潤
(3) **主要検査所見**
　①MPO-ANCA陽性
　②CRP陽性
　③蛋白尿・血尿，BUN，血清クレアチニン値の上昇
　④胸部X線所見：浸潤陰影（肺胞出血），間質性肺炎
(4) **判　定**
　①確実（definite）
　　a．主要症候の2項目以上を満たし，組織所見が陽性の例
　　b．主要症候の①および②を含め2項目以上を満たし，MPO-ANCAが陽性の例
　②疑い（probable）
　　a．主要症候の3項目を満たす例
　　b．主要症候の1項目とMPO-ANCA陽性の例
(5) **鑑別診断**
　①古典的PAN
　②Wegener肉芽腫症
　③Churg-Strauss症候群
　④Goodpasture症候群
(6) **参考事項**
　①主要症候の出現する1～2週間前に先行感染（多くは上気道感染）を認める例が多い．
　②主要症候①，②は約半数例で同時に，その他の例ではいずれか一方が先行する．
　③多くの例でMPO-ANCAの力価は疾患活動性と平行して変動する．
　④治療を早く中止すると，再発する例がある．

抗好中球細胞質抗体（ANCA）

　ANCAはエタノール固定したヒト好中球を基質とした間接蛍光抗体法で測定し，その染色パターンから核周辺型（perinuclear ANCA：P-ANCA）と細胞質型（cytoplasmic ANCA：C-ANCA）とに分けられる．PANにおけるP-ANCA，C-ANCAの陽性率は，それぞれ，57％，7％である［2］．P-ANCAの対応抗原のうち，ミエロペルオキシダーゼ（myeloperoxidase：MPO）に対する抗体は顕微鏡的PAの疾患標識抗体となり，病勢ともよく相関する．C-ANCA対応抗原ではプロテイナーゼ3（proteinase 3：PR3）が重要である．現在，ELISAを用いた，MPOとPR3に対する抗体測定に保険適応がある．

抗MPO抗体

　MPO-ANCAとも表現される．MPOはP-ANCAの代表的対応抗原であるが，P-ANCAの対応抗原にはそれ以外にも多くの抗原が知られる．MPOは好中球のアズール顆粒に存在するペルオキシダーゼで，好中球より放出されると活性酸素種を産生して細胞障害性を示す．抗MPO抗体は顕微鏡的PAの約50～75％に出現し，肺・腎を中心とした毛細血管および小血管の壊死性血管炎を示す病態に関連している．本抗体はChurg-Strauss症候群でも検出されるが，古典的PANでの陽性率は低い．

抗PR3抗体

　PR3-ANCAとも表現される．PR3は好中球アズール顆粒中に含まれる強力な中性セリンプロテイナーゼである．C-ANCAの代表的な対応抗原はPR3であるが，C-ANCA陽性であっても抗PR3抗体はしばしば陰性のことがあり，「C-ANCA＝抗PR3抗体」ではないことに留意すべきである．抗PR3抗体はWegener肉芽腫症の80～90％，とくに未治療では90％以上に検出され，特異性も高い．一方，本抗体は顕微鏡的PAの約50％，古典的PANの約10％に検出される．

抗HMG1/HMG2抗体

　PR3とMPOを用いたELISAの確立により，蛍光抗体法でANCA陽性の血清のうちに，抗PR3抗体も抗MPO抗体もいずれも陰性のもの（いわゆるdouble-negative ANCA）が存在することが明らかになった．現在までに多くの対応抗原が，とくにP-ANCAについて同定されている（表4）．われわれは，潰瘍性大腸炎患者におけるANCAを検討するなかで，新たな対応抗原としてHMG1およびHMG2を同定した［3］．真核細胞の核に存在する非ヒストン蛋白質のうち分子量が30kD以下で荷電アミノ酸含有量の高いものは，電気泳動上の移動性が高いことからHigh Mobility Group蛋白質（HMG）と呼ばれる．HMGファミリーには

表4 ANCAの対応抗原とその蛍光抗体法における染色パターンおよび関連疾患

対応抗原	染色パターン	疾患との相関
PR3	C-ANCA	Wegener肉芽腫症
MPO	P-ANCA	顕微鏡的多発血管炎，Churg-Strauss症候群 pauci-immune 壊死性半月体形成性腎炎
カテプシンG	P-ANCA	潰瘍性大腸炎
ラクトフェリン	P-ANCA	潰瘍性大腸炎
エラスターゼ	?	潰瘍性大腸炎？
BPI	C-ANCA?	肺嚢胞性線維症など
アズロシジン	P-ANCA?	血管炎
デフェンシン	?	O. volvulus感染症（Sowda）
α-エノラーゼ	?	血管炎，ループス腎炎など
カタラーゼ	?	潰瘍性大腸炎
HMG1/HMG2	P-ANCA	自己免疫性肝炎，潰瘍性大腸炎など

MPO=myeloperoxidase
PR3=proteinase 3
BPI=bactericidal/permeability-increasing protein
HMG1/HMG2=high mobility group proteins 1 and 2

HMG-1/2，HMG-14/17，HMG-I/Y/ICのメンバーがある．このうち主成分であるHMG1とHMG2は真核細胞の核・細胞質に普遍的に存在し，HMG1はクロマチンの構造を修飾することで転写を促進し，HMG2は細胞の増殖に関与している．

ANCA対応抗原としてのHMG1/HMG2の同定

P-ANCA陽性の潰瘍性大腸炎患者血清中のdouble-negative ANCAの対応抗原の検索の過程で，好中球およびHL-60を抗原とするimmunoblottingで28/29kDのバンドが検出されることを見いだした［4］．そこで，HL-60を可溶化し逆相HPLCで分画して，患者血清と反応する29kDおよび28kDの2分画を精製した．それらのN末端のアミノ酸を決定したところ，それぞれHMG1およびHMG2と一致した．HMG1ないしHMG2に対するモノクローナル抗体，および患者血清由来のアフィニティ精製抗体は，エタノール固定ヒト好中球をP-ANCAパターンに染色した［3］．

抗HMG1/HMG2抗体の出現頻度

HMG1およびHMG2は種属間で一次構造の保存性が高いため，われわれはブタHMG1/HMG2を用いたELISAを樹立し，各種炎症性疾患における抗HMG1/HMG2抗体を測定した．その結果，抗HMG1ないしHMG2抗体は自己免疫性肝炎で最も高頻度に検出され，その陽性率は89%であった（表5）．自己免疫性肝炎における本抗体の抗体価も群を抜いて高く，かつ，P-ANCAの抗体価と正の相関を示した．また，副腎皮質ステロイドの治療によりその抗体価は低下し正常化した［5］．以上より，HMG1およびHMG2は自己免疫性肝炎におけるP-ANCAの主要な対応抗原であると言えた．一方，潰瘍性大腸炎では37%に検出され，活動期に有意に出現した［6］．また，全身性リウマチ疾患のなかでは，慢性関節リウマチ，全身性エリテマトーデス，シェーグレン症候群，強皮症などの41～48%に検出された．慢性関節リウマチや全身性エリテマトーデスでは疾患活動性マーカーと相関して出現した［7］．

表5 各種炎症性疾患における抗HMG1/HMG2抗体の陽性率

疾患	(n)	陽性率（%）	疾患	(n)	陽性率（%）
自己免疫性肝疾患			血管炎症候群		
自己免疫性肝炎	(28)	89	古典的PAN	(5)	40
原発性胆汁性肝硬変	(44)	70	顕微鏡的PA	(10)	0
原発性硬化性胆管炎	(8)	27	Churg-Strauss症候群	(10)	60
炎症性腸疾患			Wegener肉芽腫症	(25)	28
潰瘍性大腸炎	(57)	37	その他の炎症性疾患		
Crohn病	(15)	27	サルコイドーシス	(34)	3
全身性リウマチ性疾患			多発性硬化症	(25)	8
慢性関節リウマチ	(40)	48	Graves病	(33)	9
全身性エリテマトーデス	(38)	45	橋本甲状腺炎	(35)	14
Sjögren症候群	(9)	44			
強皮症	(22)	41	健常人	(34)	0
Behçet病	(28)	21			
多発性筋炎/皮膚筋炎	(11)	18			

抗HMG1/HMG2抗体のPANにおける意義

抗HMG1/HMG2抗体の頻度を，古典的PAN 5名，顕微鏡的PA 11名において解析した．間接蛍光抗体法の結果P-ANCAは，顕微鏡的PAでは100%，古典的PANでは40%に検出された．抗MPO抗体は顕微鏡的PAの100%に検出されたが古典的PANでは0%であった．一方，抗HMG1/HMG2抗体は，古典的PANの40%（2例/5例）に検出されたが，顕微鏡的PAでは0%であった．古典的PANのなかでP-ANCAが陽性であった2例はともに抗MPO抗体は陰性であり，このうち1例は抗HMG1/HMG2抗体がきわめて高力価を示した．この症例は，右季肋部痛とともに急速な胆道系酵素が上昇した経過に対応して，腹腔動脈造影上，肝動脈のみに小動脈瘤を認め，肝動脈炎をきたした症例である．抗HMG1/HMG2抗体は臨床症状の改善とともに低下ないし消失し，これに呼応して間接蛍光抗体法におけるP-ANCAも消失した［8］．抗HMG1/HMG2抗体が顕微鏡的PAでは検出されず古典的PANに比較的高頻度に検出されたことは，本抗体と抗MPO抗体の組み合わせで2つのタイプのPANを区別することができる可能性を示唆するが，その妥当性は今後の研究を待たねばならない．

HMG1の生物学的意義

HMG1と同一物質であるamphoterinは，神経細胞や腫瘍細胞の細胞膜に存在して，神経突起の伸長［9］や腫瘍細胞の浸潤・転移［10］に関与する．一方，HMG1/amphoterinがマウスの赤白血病細胞株より分化促進因子として分泌されることが知られていたが［11］，さらに，lipopolysaccharideやTNF-α，IL-1などで刺激されたマクロファージからも分泌されることが報告された［12］．可溶性のHMG1/amphoterinの受容体としてRAGE（receptor for advanced glycation end products）が知られている［13］．Igスーパーファミリーに属するこの膜蛋白は血管内皮，マクロファージ，Tリンパ球などに発現しており，炎症と密接に関連する［14］．これらのことから，HMG1が炎症部位の細胞表面に存在したり分泌されると，

RAGEとの結合や抗HMG1抗体との結合を介して，炎症過程が修飾されていく可能性が考えられる．

おわりに

　古典的PANと顕微鏡的PAは，病因的にも病理組織学的にも異なる独立した疾患単位としてとらえられようとしている．顕微鏡的PAの疾患標識抗体として知られるMPO-ANCAは，間接蛍光抗体法では好中球をP-ANCAパターンに染色するため，ほかのP-ANCA対応抗原に対する抗体に関する考察も重要である．本稿では，最近われわれがP-ANCA対応抗原として同定したHMG1/HMG2に対する抗体と，HMG1抗原自身の興味ある機能につき紹介した．

文　献

1) 難治性血管炎調査研究班：結節性動脈周囲炎．「難病の診断と治療指針」（厚生省保健医療局疾病対策課，監修），pp107-115, 東京，六法出版社，1997
2) 橋本博史，矢野哲郎，安倍　達ら：中・小型血管炎の全国疫学調査．厚生省特定疾患難治性血管炎調査研究班，1995年度研究報告書，pp9-21, 1996
3) Sobajima J, Ozaki S, Osakada F, et al : Novel autoantigens of perinuclear anti-neutrophil cytoplasmic antibodies (P-ANCA) in ulcerative colitis ; Non-histone chromosomal proteins, HMG1 and HMG2. Clin Exp Immunol 107 : 135-140, 1997
4) Sobajima J, Ozaki S, Okazaki T, et al : Anti-neutrophil cytoplasmic antibodies (ANCA) in ulcerative colitis ; Anti-cathepsin G and a novel antibody correlate with a refractory type. Clin Exp Immunol 105 : 120-124, 1996
5) Sobajima J, Ozaki S, Uesugi H, et al : High mobility group non-histone chromosomal proteins HMG1 and HMG2 are significant target antigens of perinuclear anti-neutrophil cytoplasmic antibodies in autoimmune hepatitis. Gut 44 : 867-873, 1999
6) Sobajima J, Ozaki S, Uesugi H, et al : Prevalence and characterization of P-ANCA directed against HMG1 and HMG2 in ulcerative colitis. Clin Exp Immunol 111 : 402-407, 1998
7) Uesugi H, Ozaki S, Sobajima J, et al : Prevalence and characterization of novel P-ANCA, antibodies to the high mobility group non-histone chromosomal proteins HMG1 and HMG2, in systemic rheumatic diseases. J Rheumatol 25 : 703-709, 1998
8) 尾崎承一，傍島淳子，上杉裕子ら：ANCA関連血管炎における抗HMG1/HMG2抗体．厚生省特定疾患免疫疾患調査研究班，難治性血管炎分科会，1998年度研究報告書，pp135-142, 1999
9) Merenmies J, Pihlaskari R, Laitinen J, et al : 30-kDa heparin-binding protein of brain (amphoterin) involved in neurite outgrowth ; Amino acid sequence and localization in the filopodia of the advancing plasma membrane. J Biol Chem 266 : 16722-16729, 1991
10) Taguchi A, Blood DC, del Toro C, et al : Blockade of RAGE-amphoterin signaling suppresses tumour growth and metastases. Nature 405 : 354-360, 2000
11) Melloni E, Sparatore B, Patrone M, et al : Extracellular release of the "differentiation enhancing factor", a HMG1 protein type, is an early step in murine erythroleukemia cell differentiation. FEBS Lett 368 : 466-470, 1995
12) Wang H, Bloom O, Zhang M, et al : HMG-1 as a late mediator of endotoxin lethality in mice. Science 285 : 248-251, 1999
13) Hori O, Brett J, Slattery S, et al : The receptor for advanced glycation end products (RAGE) is a cellular binding site for amphoterin. J Biol Chem 270 : 25752-25761, 1995
14) Hofmann MA, Drury S, Fu C, et al : RAGE mediates a novel proinflammatory axis ; A central cell surface receptor for S100/calgranulin polypeptides. Cell 97 : 889-901, 1999

新しい炎症性ミオパチー　macrophagic myofasciitis

前田　恵治

■ はじめに

　1993年以来，フランスにおいて，これまでに報告されていない新しい炎症性ミオパチーが明らかになった．Gherardi RK らは，その特徴的な筋生検所見よりこの新しい炎症性ミオパチーを macrophagic myofasciitis と呼んだ．ここでは1998年に Lancet に出た論文 [1] を中心に，最近の知見をも含めて報告する．

■ macrophagic myofasciitis の提唱

　従来より，特発性の炎症性ミオパチーのカテゴリーは1）皮膚筋炎，2）多発性筋炎，3）封入体性筋炎の3つに分けられている [2]．これら以外のミオパチーとしてはサルコイドーシス，自己免疫性疾患，感染症，中毒性疾患に関係したものが知られているが，以上のどのミオパチーにも属さない原因不明のミオパチーとして macrophagic myofasciitis は記載された．臨床症状，検査所見は多彩で筋生検が診断に必要である．診断の決め手となる筋生検所見とは，筋外膜（epimysium），筋周鞘（perimysium），筋束周辺筋内鞘（perifascicular endomysium）に非上皮性の PAS 染色陽性のマクロファージ系統の細胞が浸潤していることである．

　1998年8月のランセットの論文では，macrophagic myofasiitis の症例18例が記載されている [1]．1993年5月に第1例があって1997年12月までで合計18例となった．フランスの各所にある筋病理センターには毎年1,200例の筋生検標本が検討されているが，このなかで macrophagic myofasiitis と考えられた症例が，これまでにボルドーで3例，マルセイユで3例，ナントで1例，パリで11例あり，年々増加しているようである．

■ macrophagic myofasciitis の診断，検査所見

　macrophagic myofasiitis と確定診断される前の診断は，多発性筋炎10例，リウマチ性多発筋痛症4例，筋ジストロフィー1例，ミトコンドリアサイトパシー3例であった．

　18例のうち，詳しい臨床所見などが明らかであった14名についてまとめると，年齢は25歳から70歳まで，性差はないようである．診断がつくまでの症状の持続期間は3ヵ月から48ヵ月で

ある．CPKの値は半数以上は正常であるが，高値を示すものも見られる．血沈はほとんど亢進の見られないものから1時間に110mmと亢進しているものまで多彩である．臨床症状は筋肉痛が最も多く14名中の12名に見られ，関節痛が9名，筋力低下が6名，全身倦怠感が5名，発熱が4名，筋肉圧痛が4名であった．

検査成績ではCPK200 IU/L以上が14名中6名，アルドラーゼ8 IU/L以上が7名中3例，AST，ALTの上昇が11名中2名，血沈1時間40mm以上が11名中5名，CRP 0.8mg/dl以上が10名中4名，ヘモグロビン12g/dl以下が10名中3名，筋電図で筋原性変化が12名中4名に見られた．

以上述べたように，macrophagic myofasiitisの14症例についてはどの症例にもあてはまる特徴的な臨床症状，検査所見があるわけではない．しかし既往歴，生活歴を含め検討してみると，熱帯気候の国への長期滞在歴が4名（アフリカ3名，西インド諸島1名）に，マラリア予防のためのクロロキンの服用歴が4名に，結核の既往が2名に，サルコイドーシス，骨髄異形成症候群，口蓋の癌がそれぞれ1名，全身性エリテマトーデスが1名，慢性関節リウマチが1名，慢性甲状腺炎が1名で，いわゆる自己免疫病が計3名になることがわかり，何らかの感染症や自己免疫病との関連をうかがわせるものであった．なお，各種自己抗体などはこれらの全身性エリテマトーデスや慢性関節リウマチの症例に見られるのみで，他の症例には見られていない．

■ macrophagic myofasciitisの筋生検の所見

macrophagic myofasiitisの診断には筋生検が不可欠である．その特徴的な筋生検所見とは，筋外膜（epimysium），筋周鞘（perimysium），筋束周辺筋内鞘（perifascicular endomysium）に非上皮性のPAS染色陽性のマクロファージ系統の細胞が浸潤していることであり，他の炎症性ミオパチーの生検所見とは異なる（図1）．例えば多発性筋炎の筋生検所見で

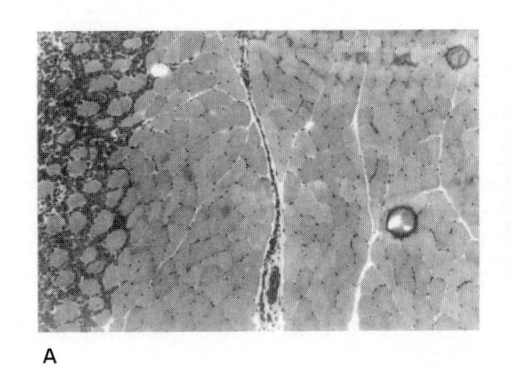

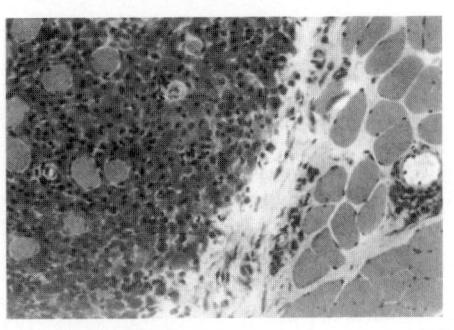

図1A，B　筋外膜，筋周鞘，筋内膜の密な細胞浸潤
細胞はCD68＋，非上皮性，大きな細顆粒状細胞質，PAS染色陽性のマクロファージ系
(Cherin Pら，1999 [3])

は周鞘内の血管周辺に強い細胞浸潤が見られ，筋線維は小径化し，間質の結合織の増加が見られる．皮膚筋炎の筋生検所見の最も特徴的な点は筋束周辺萎縮（perifascicular atrophy）であり，筋束の中央部はあまり変化なく，周辺の線維のみ小径化していることである．macrophagic myofasciitis の筋生検所見よりこれら炎症性筋疾患との鑑別は可能である．

macrophagic myofasiitis の筋生検所見をもう少し詳しく述べると，リンパ濾胞を取り囲むように筋束周辺にマクロファージの浸潤が見られ，しばしば筋外膜（epimysium）から周鞘（perimysium）へかけてのマクロファージが浸潤しているように見える．アルカリフォスファターゼ，抗アルカリフォスファターゼ染色をすると，周鞘から筋束周辺の内鞘へCD68を表現するマクロファージが求心的に，つまり中央に向かって浸潤している様子がわかる．またPAS染色をすると，筋線維の一部の筋内鞘にPAS陽性物質を充満したマクロファージの浸潤が見られることが多い．

以上をまとめると

1）筋膜から下の筋肉への求心的な細胞浸潤
2）連結状の大きな総体的に円形の細胞浸潤
3）細胞質は明るくやや塩基性でPAS陽性の顆粒を含む
4）これらの細胞は histiocyte marker の CD68は陽性，ランゲルハンス細胞のマーカーであるCD1a, S100は陰性，したがってマクロファージと判断される
5）リンパ球浸潤は多くの例で見られるが，非常に弱いか，散在性でCD8陽性であり，CD4陽性は稀，B細胞マーカーのCD20は陰性
6）壊死，上皮性細胞，巨細胞，細胞質内封入体は見られない
7）細胞分裂は見られない
8）マクロファージの浸潤は巣状または多巣状で，皮下脂肪の深部，筋外膜（epimysium），筋周鞘（perimysium），筋束周辺筋内鞘（perifascicular endomysium）に及び，ときに血管周囲にもある

となる．

■ macrophagic myofasciitis の治療

macrophagic myofasiitis の治療成績を述べる．詳細の判明している14名のうち，抗生物質のみで軽快した者が1名，抗生物質で部分的に改善しステロイドで完全に寛解した者が2名，抗生物質に反応しなかった者が1名，ステロイドで部分的に改善した者が3名，ステロイドで完全に寛解した者が5名であった．現在では，Gherardi RK らはその後の症例経験をふまえてクラリスロマイシンとシプロフロキサシンの4ヵ月間の併用と，必要あれば0.5mg/kgのグルココルチコイドの追加を経験的治療として推奨している［4］．

■ macrophagic myofasciitis の原因に関する考察

　それではこの新しい炎症性ミオパチーの原因は何が考えられ，なぜ最近になって脚光を浴びるようになったかが問題となる．macrophagic myofasciitis について考えた時想記される疾患が2つある．ひとつは筋線維そのものよりもより筋膜（fascia）を炎症の場とする fasciitis-panniculitis syndrome である［5］．これは1974年に Schulman によって報告された高ガンマグロブリン血症，好酸球増加を伴うびまん性筋膜炎で，現在では Schulman 症候群あるいは好酸球性筋膜炎と呼ばれるものに端を発している［6］．その筋生検所見は皮下脂肪，筋膜，筋周鞘に形質細胞，リンパ球，マクロファージ，上皮細胞などの結節性の浸潤が見られ，炎症性の血管領域と筋膜の線維性肥厚が特徴とされている．その後同状態がループス脂肪層炎，GVH（graft versus host）反応などでも起こることが知られ，また中毒性に起こることが原因物質の同定とともにはっきりした次の2つの病態も，広くはこの範疇に入るとされる．ひとつは1981年のスペインの toxic oil syndrome であり［7］，もうひとつは1989年に明らかとなった好酸球増加筋肉痛症候群（eosinophilia-myalgia syndrome）で，これは後にトリプトファン製薬物の不純物によるものであることが明らかとなっている［8］．しかし macrophagic myofasiitis の筋生検所見は，これら筋膜の炎症性疾患との区別は難しくない．

　もうひとつの類似している可能性のある疾患は，マクロファージの機能不全を伴った感染症である．このような感染症では，macrophagic myofasciitis においてそうであるように，しばしばマクロファージ内に PAS 陽性の物質が存在する．例えばメラコプラキア，Whipple 病，非定型抗酸菌である *Mycobacterium avium complex* による感染症などがある．メラコプラキアは桿菌による感染により泌尿生殖器にマクロファージが集まる稀な慢性炎症性疾患である．Whipple 病は体重減少，脂肪性下痢，腹痛，および関節痛を4大症状とする慢性の吸収不良をきたす稀な疾患である．病理学的特徴は小腸の粘膜固有層に PAS 陽性のマクロファージが集積することで，このマクロファージは全身の多臓器にも証明されている．PAS 陽性物質は桿菌であるとされ，*Tropheryma whippelii* と提唱されているが，いまだ *in vitro* で培養されたことはない．実際，Whipple 病の小腸粘膜では粘膜固有層内に PAS 陽性マクロファージの浸潤が多数見られることより，macrophagic myofasiitis の提唱者らはこの疾患との異同を最も大切な問題としてとらえている．このことは1977年に Whipple 病の患者で進行性のミオパチーを起こしたとする報告があったため，その可能性について議論されてきた［9］．しかしながら macrophagic myofasiitis の患者は消化器症状はなく，調べた範囲では消化管の粘膜固有層に PAS 陽性物質の沈着はなく，*Tyopheryma whippelii* らしき桿菌も見られないので，Whipple 病ではないとするのが現在の見解である．

　AIDS（後天性免疫不全症候群）患者が非定型抗酸菌である *Mycobacterium avium* に感染すると播種性の病態となることが知られている．網内系にその播種は広がり，肝腫大，脾腫大，

リンパ節腫大が起こり貧血となる．病理では肉芽腫は稀で，泡沫状の組織球を伴った壊死性の急性ならびに慢性の炎症が見られる．消化器が侵されるとWhipple病とよく似た病理所見を呈するとされ，小腸の絨毛の頂部は扁平化し，泡沫状の組織球の浸潤が見られる．しかし，macrophagic myofasiitisの症例はAIDSでもないし，*Mycobacterium avium*感染の証拠もない．現在，主にフランスにおいて，勢力的に原因追求のための疫学的および実験的研究が行われているが，このランセットの論文が発表された時点でははっきりとした原因はわかっていないと述べられた．

macrophagic myofasciitisとワクチンの関係

1999年のフランスリウマチ学会の抄録に，macrophagic myofasiitisにおけるアルミニウム含有ワクチンの役割という発表がなされた［10］．それによると，45名のこの病気の人が解析され，そのうちの連続的に解析された10名において，筋生検のサンプルよりアルミニウム含量が測定された．マクロファージ集積部位よりのサンプルでは，アルミニウム含量が筋肉1gあたり584±734μg，マクロファージ集積部位の近傍では137±199μg，正常筋肉では10±17μgと有意にマクロファージ集積部位にアルミニウム含量の多いことがわかった．すべてのmacrophagic myofasiitisの患者は，血中および尿中のアルミニウム濃度が正常であるので，全身的な中毒というよりは局所的なアルミニウムの集積と考えられた．アルミニウムはA型肝炎ウイルス，B型肝炎ウイルス，破傷風のワクチンに使われている．そこで，すべてのmacrophagic myofasiitisの患者でワクチンの接種歴が調べられたところ，85％でB型肝炎のワクチンを接種しており，これは一般のフランス人の接種率より明らかに高率であった．A型肝炎ウイルスのワクチンが20％の患者に，破傷風のワクチンが60％の患者に接種されていた．また，ラットを使った動物実験でアルミニウムを含むB型肝炎ワクチンの筋注により，光顕レベルでも電顕レベルでもmacrophagic myofasiitisと類似の筋所見が得られるとの知見も同時に発表された．以上より，現在の結論は，macrophagic myofasiitisの原因はアルミニウムを含有するワクチンの筋注であることを強く支持するとされている．

おわりに

1993年以来フランスで見られる，macrophagic myofasciitisというこれまでに記載のない筋炎について述べた．診断には筋生検が必要である．確定的ではないが，アルミニウムを含むワクチンとの関係が指摘されており，今後わが国でも検討されるべき重要な疾患である．

文献

1) Gherardi RK, Conquet M, Cherin P, et al : Macrophagic myofasciitis : an emerging entity. Lancet 352 : 347-352, 1998

2) Dalakas MC : Polymyositis, dermatomyositis, and inclusion-body myositis. N Engl J Med 325 : 1487−1498, 1991
3) Chérin P, Gherardi R, Meyer O : La myofasciite à macrophages : une nouvelle entité. I'Actualité Rhumatologique 1999 (Eds, Kahn MF, Kuntz D, Meyer O, et al), pp88−94, Paris, Expansion, 1999
4) Cherin P, Gherardi RK, the GERMMAD (Study group of the French association against myopathies) ; Emergence of a new entity, the macrophagic myofasciitis. Rev Rhum 65 : 541−542, 1998
5) Naschitz JE, Boss JH, Misselevich I, et al : The fasciitis-panniculitis syndromes. clinical and pathologic features. Medicine 75 : 6−16, 1996
6) SchulmanLE : Diffuse fasciitis with hypergammaglobulinemia and eosinophilia. a new syndrome. J Rheumatol1 (Suppl) : 56, 1975
7) Kilbourne EM, Rigau-perez JG, Heath JrCW, et al : Clinical epidemiology of toxic-oil syndrome. manifestation of a new illness. N Engl J Med 309 : 1408−1414, 1983
8) Hertzman PA, Blevins WL, Mayer J ,et al : Association of the eosinophilia-myalgia syndrome with the ingestion of tryptophan. N Engl J Med 322 : 869−873, 1990
9) Swash M, Schwartz MS, Vandenberg MJ, et al : Myopathy in Whipple's disease. Gut 18, 800−804, 1977
10) Cherin P, Gherardi R, Conquet M, et al : Macrophagic myofasciitis: role of intramuscular injections of aluminum-containing vaccines ? Proceeding of 12th French congress of rheumatology, p585, 1999

SLE と妊娠

木戸口　公一

　近年免疫学の進歩により，妊娠成立過程，妊娠経過中に免疫系が関与する仕組みが解明されるようになってきた．また一方で，男女協働社会の21世紀を迎えようとしているが，多くの自己免疫疾患の発症ならびにその病態には厳然とした"性差"があるのも事実である．膠原病に代表される自己免疫疾患は，生殖年齢の女性に好発することもあって，ハイリスク妊娠をケアする医療にとって，そして社会医学的に見た Reproductive Rights Health（性と生殖に関する健康と権利）の観点からもその頻度は少ないと言えども重要な疾患のひとつである．

妊娠と免疫

　一般的には IgG に明確な性差はないが，女性では IgM が高く，末梢血中の CD4/CD8 T 細胞比が CD4＋細胞の絶対的増加のために上昇している［1］．CD4＋ Tヘルパー細胞（Th）はさらに IL-2，インターフェロンγ（IFN-γ），リンフォトキシン（LT）を分泌し，もっぱら細胞性免疫機構により生体防御を司る Th1細胞と，IL-4，IL-5，IL-6，IL-10，TGF-β を分泌し免疫グロブリン産生を促す液性免疫から生体防御を司る Th2細胞に分化誘導される［2］．生体防御（免疫）のホメオスターシスはこの2種類のヘルパーT細胞の分泌するサイトカインバランスにより保たれている．ナイーブT細胞から各種T細胞への成熟は IL-10，IL-12などのインターロイキンやホルモンにより制御されている．低濃度のエストロゲンやプロラクチンは Th1型へ，そして高濃度のエストロゲン，プロゲステロンは Th2型細胞へ成熟させることが実験的に見られており，各種自己免疫疾患はこのインバランス下に発生することになる．

　Th1型免疫病では細胞性免疫が亢進し組織破壊が起こる．自己免疫型の糖尿病がその典型例であるが，多発性硬化症（multiple sclerosis：MS）や慢性関節リウマチ（rheumatoid arthritis：RA）がこれに含まれる．一方，Th2型免疫病では細胞性免疫が低下しループス腎炎（systemic lupus erythematosus：SLE），アレルギーが見られ，感染症に対する感受性は高まることになる．

　妊娠中は細胞性免疫の低下と液性免疫の亢進状態と考えられる［3，4］．Th1低下から炎症性反応の低下とともに，MS あるいは RA［5］などの Th1をバックグランドとする疾病の軽快傾向が理解され，Th2の亢進から SLE の増悪が説明されるところとなる［6］．近年日本で

も認可されたピルも以上の免疫学的観点から，MS［8］・RA には保護的に働き［7］，SLE には期待できる効果はないことになる．ただし個々の症例においては病態と免疫状態の多様性から一概に同一の結果が見られるわけではない．

妊娠中のホルモン分泌から免疫の変容を説明するとともに，同種移植として胎児の提示する父方の HLA クラス・抗原が母体の細胞性免疫低下のトリガーになって，妊娠中の RA（Th1 型）改善に働いているという考え方もある［9］．妊娠中に胎児細胞が経胎盤的に母体に進入し（初期中絶例で50×10^4細胞），しかも長年にわたって生存し続け［10］，経産婦女性はミクロキメラ状態であることはよく知られており，産後の免疫疾患再燃の説明あるいは妊娠既往と女性における自己免疫疾患の発症について研究が進められている．

■ SLE 合併妊娠

妊娠経過と胎盤所見

まず，SLE の患者では妊孕能に異常はないと言われている．しかしいったん妊娠してからはいわゆる不育症〔習慣流死産，習慣 IUGR（子宮内胎児発育不全）〕の頻度は高い．SLE 合併妊娠に見られる胎盤所見の特徴は［11］，胎盤重量比（胎盤/胎児）の著明な低下である．また肉眼的には母体面のフィブリン，割面の血栓・梗塞が目立ち，組織像では，小さな絨毛（small villi）と合胞体結節（syncytial knot），脱落膜の細胞浸潤（perivillous fibrinoid change：PVFC）が SLE で多い傾向が見られた．血栓や梗塞はとくに多発性に両者の合併を見ることが多く，妊娠中毒症の梗塞像が母体面の螺旋動脈貫入部を基部とするのに対し，貫入部にとどまらず割面中央部にまで多発性に見られるのが特徴であった．

絨毛間腔では，妊娠中毒症によく見られるフィブリン沈着（inter villous fibrin）ではなく，とくに抗リン脂質抗体に特徴的と思われる PVFC が多く見られた．

免疫グロブリンの沈着を蛍光抗体法で見てみると，脱落膜に IgG や IgM の沈着が見られ，絨毛血管や栄養芽細胞も染色される例があった．

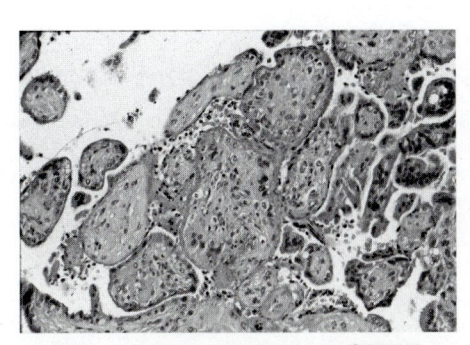

図1　perivillous fibrinoid change 病理所見

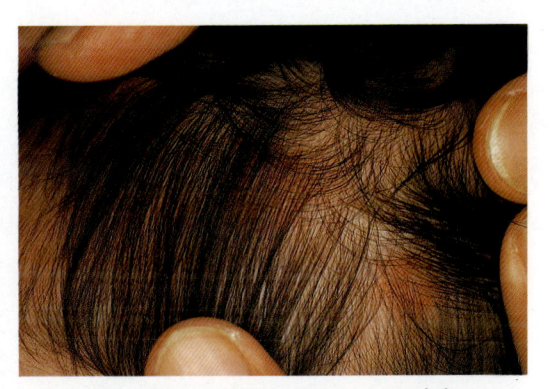

図2　neonatal lupus erythematosus の皮疹

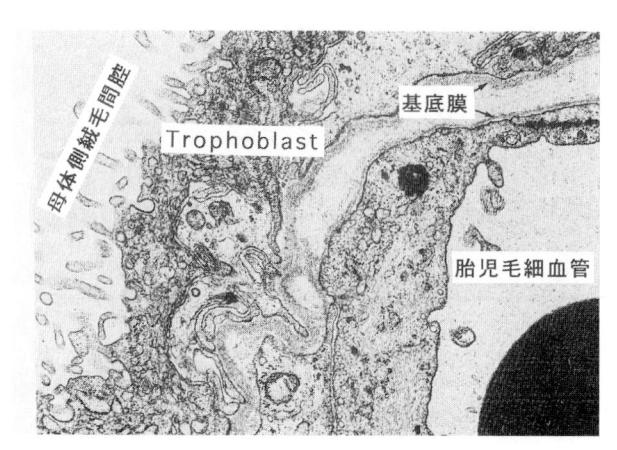

図3 胎盤における母胎と胎児の関係

SLE の臨床検査について

　周産期で最も大切なことは，診断基準を満たした症例ばかりが対象となるわけではないことである．妊娠前すでに発症あるいは診断されている症例以外に，胎児に反映する周産期結果から潜在する自己免疫疾患を診断したり，産褥の増悪症状から潜在する自己免疫病変を特定することがある．

　一般的に妊娠中は10ヵ月（妊娠36週）に入るまでは循環血液量が増加し，循環血球量も増加するが，血漿量の増加量がそれを凌駕し，特別な代謝変容をきたさない多くの血液化学成分は希釈された血液中濃度を呈することになる．免疫に関係する妊娠中の生理的変化としては［12］，C4は妊娠中ほとんど変動しないが，C3は妊娠後半期に向けて漸増する．白血球数は妊娠初期より妊娠後半に向けて約1.5倍増加する．またガンマグロブリン（IgG）は，妊娠後半は非妊時の約70％にまで血中濃度は低下する．血沈値は妊娠中フィブリノーゲンの増加に伴い亢進する．以上の変化を考慮に入れて妊娠中の臨床検査成績を評価していく必要がある．

周産期における自己抗体の意義

SS-A（Ro）抗体

　この抗体はシェーグレン症候群で高率（50％以上）に陽性となるが，SLEでは約40％，RAでは20％に陽性と言われている．一般陽性頻度については0.5～2％と言われているが，検査の感度によっては5～11％の高値を報告している例も見られる．成人でこの抗体を有する症例の特徴としては，関節炎，皮疹，光線過敏症で，比較的無症状に経過することが多く，予後は一般に良好である．真夏よりもむしろ初夏の皮疹増悪を臨床ではよく経験する．抗核抗体陰性で，この抗体のみ陽性症例を周産期ではよく経験する．

　新生児ループスは，従来皮膚と心伝導系所見に限りその名称が使用されている場合が多いが，症例報告では肝，肺，腎，脾，造血器での病理所見や，汎血球減少症などが見られるところか

表1 房室ブロック児を妊娠した症例の妊娠歴

症例	1st	2nd	3rd	4th	5th	6th
1	正常	正常	B/皮			
2	B†	皮#				
3	B/皮#3)					
4	B†	B	正常#			
5	正常	B				
6	B†	皮	正常#			
7	流産	B†	正常#	正常#	正常#	正常#
8	B#	正常#				
9	正常	正常2)	B#1)			
10	B#					

正常：伝導障害なし，B：房室ブロック，†：胎内死亡，皮：皮疹，#：ステロイド治療妊娠，1)：3歳心不全にて死亡，2)：7歳児検診にて房室ブロック指摘，3)：15歳心室細動にて死亡

表2 不育症症例（その1）

33歳（1996年） 8経妊　4経産　4流産
　　　　　　　　　　　　　　1死産　生児3
1986年　4月　結婚
　　　　9月　10週　流産
1987年　1月　10週　流産（母性内科受診）

PT 73%　PTT 54″　血小板 16.7万
抗核抗体 80　抗DNA抗体 160
IgG 2,072mg/dl　C3 43.3　CH$_{50}$ 25
CL-A 10〜20（+）　Staclot LA（+）

CL-A：抗カルディオリピン抗体
Staclot LA：ループスアンチコアギュラント

表3 不育症症例（その2）

その後の妊娠経過
1987年　10月　20週　後期流産（胎内死亡）　プレ・アス
1988年　9月　9週　流産（名古屋）
1990年　12月　24週　死産（名古屋）　プレ・アス・glb
1992年　12月　35週　2,166g　プレ・アス・ヘパ・ATⅢ
1994年　8月　36週　2,722g　プレ・アス・ヘパ・ATⅢ
1996年　12月　39週　3,058g　プレ・アス・低分子ヘパ

プレ：プレドニン10mg/日
アス：アスピリン40mg/日
ヘパ：精密持続ヘパリン静注1万単位/日
ATⅢ：アンチトロンビン製剤

ら，多臓器障害を引き起こす抗体としてとらえなければならない．新生児ループスとしての皮膚所見は，環状で浮腫状の紅斑ないしは丘疹で，成人に見られる亜急性皮膚ループスあるいは多型滲出性紅斑に似る．生後6〜8週頃を平均的発症時期とするが，出生直後から見られることも珍しくなく，また生後数ヵ月を経て出現してくることもある．房室ブロックは2度から完全（3度）房室ブロックまで見られ，房室結節の繊維化，組織消失の病理所見（endocardial fibroelastosis：心内膜線維弾性症）[13]が得られている．さらには，心筋や心内膜にも変化があり，pan-carditisと言える．われわれの経験でもペースメーカー装着にもかかわらず，3歳で心筋の収縮力不全にて死亡した新生児ループスの症例や，完全房室ブロックに心房中隔欠損症を合併して出生し，根治術後ペースメーカー装着下に通常生活で15歳まで成長していた子が突然心室細動発作にて意識障害をきたし，数ヵ月の闘病後再発作にて帰らぬ人となった．装着機器に問題はなかった．

なお，病因・病態の検索がこの抗体についても進んできており，測定はオクタロニー法に加えてEIA法が利用可能である．この抗体の対応抗原から現在52kDならびに60kD分子に対する抗体測定がなされている．さらにはしばしば共存する抗SS-B抗体（48kD）の組み合わせから，最も胎児合併症を引き起こしやすい抗体パターンの同定が検討されている[14]．しかし孤発例や同胞例が同一母体に見られ，母体側要因のみから胎児側の結末を予測できない．

一般的には抗体価の高い母体から合併症を持った児が生まれることが多く，徐脈の診断され

る時期に関しては，早い症例で妊娠20週以前，遅い症例では分娩直前になって2度のブロックが診断された症例がある．発症児に性差はない．発生率は1990年までの自験例に限り，抗体（オクタロニー法により，×32以上の中〜高）陽性妊婦あたり，約18%，総妊娠回数あたり8%であった．オクタロニーによる低力価群は，ほかの自己免疫関連抗体（未知のものも含めて）と合わせて母体免疫機構障害のひとつの表現形としてその"脇役"を示しているのであって，臨床症状は主として不育症（習慣流・死産）として現れてくる．一方，高力価群はこの抗SS-A抗体が"主役"であって，この抗体に特異的な胎児の病変を引き起こす病因となっているのであろう．

皮疹の出現は生後すぐではないことが多く，致命的ではないために特定することが少ないと思われ，実際はブロックと同等の頻度あるいはそれ以上に発生しているかもしれない．母体の妊娠歴を解析してみると，いわゆる妊娠回数を重ねるごとに胎児の病態が軽くなる傾向が見られた［15］．正常児出産後の新生児ループス児の発生は，その間に新たに自己抗体を獲得したか，または抗体価が上昇した結果かもしれない．発症の有無を左右する胎児側の要因としては組織適合抗原の関与［16］，母体側要因としては，抗体価の消長，抗体の異質性（例えば，52K/60K，SS-B（48K）の関与など），イディオタイプネットワーク，薬剤効果などが挙げられる．ステロイド治療の効果は現在確定していないが，試みるべきであろう．少なくともわれわれの経験では，ブロックの改善は見ないまでも，母体へのベータメサゾン投与にて，胎児腔水症の消失ないしは増加抑制を数例経験している．具体的な投与方法はあくまでも予防的ステロイド投与が原則で，器官形成期から妊娠中期が適切と思われる．しかしその投与量については根拠となる報告はない．血中の抗SS-A抗体力価を低下させるには相当量のステロイドを投与しなければならず，経験的にはその必要はないと思われる．その点母体血漿交換あるいは吸着法による抗体除去法は理論上有効であり，またその臨床成功例も報告されている［17］．

抗リン脂質抗体とループスアンチコアギュラント（lupus anti-coagulant：LAC）

抗リン脂質抗体は全身性エリテマトーデスで近年注目されてきている自己抗体であるが，抗リン脂質抗体症候群（antiphospholipid antibody syndrome）の病因自己抗体として各医学領域でその病態と治療の確立が進められている．不育症との関連から周産期領域は，ある意味では最もこの抗体と関連深い医学領域であり，今後のすみやかな展開が期待される．われわれの経験した典型的な不育症症例を示してみると，2回の流産後産科より紹介があり，母性内科精査にてLACが陽性であることが判明した．3回目の妊娠では内服治療を試みたが治療効果は不完全で後期流産となった．転勤後他施設における2回の妊娠では同様の治療経過をたどったがいずれも分娩に至らず，再度転勤にてわれわれの治療を受けることになった．従来のステロイド，アスピリン少量療法に加えて妊娠初期より24時間持続ヘパリン療法を行い，以後3回の妊娠でいずれも36〜39週の出産で，2,166g（−0.5標準偏差：standard deviation，以下SD），2,722g（+0.2SD），3,058g（−0.3SD）の生児を得ることができた．

習慣流・死産症例によく見られる臨床検査結果を表4に示す．従来から妊婦にときどき見られる梅毒の生物学的偽陽性（biological false positive：BFP）は，本来カルディオリピンというレシチンとコレステロール混合脂質に対する自己抗体の存在を見ていた．従来の測定法による抗リン脂質抗体の同定は，陰性荷電を持つ各種リン脂質とそのリン脂質と反応することによるアロステリック効果にて蛋白質，例えば凝固因子・抗凝固因子，β2GPI血清蛋白質の立体構造変化をとらえる自己抗体で，測定方法による検査結果の多様性

表4　不育症によくみられる臨床所見

問　診
自己免疫疾患の家族歴
自己免疫疾患の現病歴
（必ずしも診断基準を満たさない）
子宮内膜症
子宮外妊娠
糖尿病
臨床検査
抗リン脂質抗体
LAC
抗核抗体
グロブリン高値
低補体

LAC：lupus anti-coagulant

から，そのエピトープ（抗原性を表す部位）は多型〜異質である可能性がある．検査法による抗体の評価は臨床における意義を常に見きわめながら行っていかなければならない．

　LACは，脳梗塞や心筋梗塞などの動静脈血栓症，血小板減少症，習慣流死産と強く相関している抗体である．

　胎盤は血流豊富なひとつの臓器であり，胎児側の絨毛は絨毛間腔に張り出した根毛様で，胎盤はあたかも水耕栽培の原器のごとくである．この絨毛間腔は胎児にとって本来は敵意に満ちた母体血流で充満されており，絨毛表面は同種移植を受けた臓器としてその最前線となっている．ここではimmunotropicに自己主張しつつも，決して拒否されることがないように260日間免疫学的に接衝し続けていかなければならない．健全な母体は寛容に対応するが，攻撃力の強い抗リン脂質抗体，とくにLACは，絨毛表面栄養芽細胞ラインの少しのほころびを見つけてそれを破壊し，フィブリン沈着，血栓形成のtriggerとなる．LAC陽性血漿はヒト臍帯静脈血管内皮細胞にアポトーシスを誘導することが報告されている．これは胎盤にその存在が証明されている重要な凝固調節因子のひとつであるannexin Vを介してと考えられ，臨床の病態と直接結びつく臨床実験結果である［18］．

■ SLEの薬物療法

妊娠の薬剤投与についての基本的事項

　妊娠週数の計算法からは，最終月経の初日を妊娠0週0日とする．したがって初期2週間は妊娠の事実はまだ発生していない架空の妊娠週数である．排卵・受精は最終月経から約14日目の妊娠2週0日頃で，受精卵は卵管膨大部から着床までに約1週間かかり，妊娠3週0日頃から胎盤形成が始まり，母体との生物学的，免疫学的関係が形成される．

　一方胎児にとっては，妊娠10週頃までが器官形成期で，この時期には催奇性のある薬剤を避けなければならない．

　これ以降胎児は，主たる分化の時期から胎内成長の時期へと移行し，胎盤に有効な血流を確

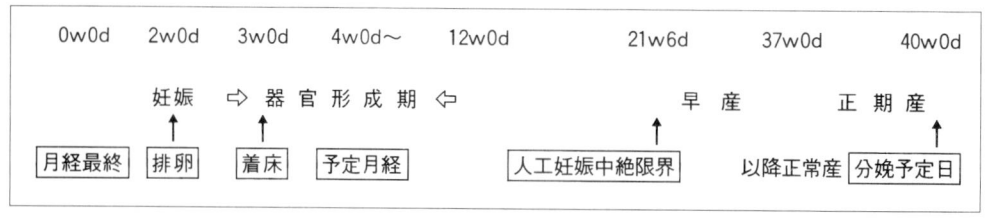

```
0w0d   2w0d   3w0d   4w0d〜    12w0d          21w6d          37w0d        40w0d
               妊娠  ⇨ 器 官 形 成 期 ⇦                      早 産         正 期 産
                ↑        ↑                        ↑                          ↑
         月経最終  排卵  着床    予定月経        人工妊娠中絶限界       以降正常産 分娩予定日
```

図4　妊娠事象

保することが胎児にとって有益となる．妊娠後半には，非ステロイド系の消炎鎮痛剤は，動脈管閉鎖などによる副作用から，胎児循環系に肺高血圧症などの重篤な後遺症をきたすことがあるので高容量の継続は避けなければならない．

妊娠前治療

　数ヵ月間にわたり維持量の副腎皮質ホルモン（ステロイド：prednisolone を基本とする）の投与で病勢が安定していることが，low risk 妊娠を保証できる最低要件であろう．ステロイドの治療域量には催奇形性など胎児の発育にとって不都合はないとされている．しかしわずかの可能性を否定しておくならば，家族歴・既往歴に唇裂・口蓋裂のない確認が望ましい．このうえで妊娠を計画し，ステロイドを減量あるいは休薬する必要はなく，むしろこのことは流産の誘因になるデメリットを認識しておかねばならない．なお，抗マラリヤ剤や cytotoxic な免疫抑制剤は計画妊娠数ヵ月前に休薬しておくのが望ましい．

妊娠中の治療

　不育症既往のある症例であれば，ステロイドは妊娠初期（コンプライアンスを考慮すれば，器官形成期以降が無難であるが）妊娠直前量の1.5〜2倍の増量が良い結果につながることが多い．胎盤形成期以降症状が安定していれば（中期）維持量ないしは（後期）それ以下に漸減をはかる．

　皮疹や関節炎の増悪を診れば，20〜30mg/日の増量で十分であろう．さらに漿膜炎や腎炎，中枢神経症状が増悪した場合には，30〜60mg/日に増量して注意深く臨床検査と臓器機能をモニタリングしていく．いずれにしても症状の増悪を診たときは，産科経過（胎児発育と妊娠中毒症を主とする母体の血管炎病態，disseminated intravascular coagulation：DIC，多臓器障害など）の厳重な監視が欠かせない．

　さらにSLEが再燃の一途をとるときは，薬物療法としてはステロイドのパルス療法となるが，この場合には妊娠継続の適否を判断しなければならない．

　前出SLEに見られる胎盤病変の特徴から，豊富な血流臓器としての胎盤で，血栓形成・梗塞の病態を予防することも補助療法として重要である．各種の抗血小板療法が適応になるが，アスピリンの少量療法（30〜60mg/日），ディピリダモール（150mg/日）が一般的である．当

母子保健総合医療センターのほとんどのSLE症例では，ステロイドと抗血小板療法の併用で妊娠中の治療を行っている．

分娩時の注意

通常は経腟分娩が可能であり，帝王切開は産科適応の範囲内で決定される．経口投与可能であれば，分娩時従来のステロイドの投与を継続する．帝王切開などで経口不可のときは静脈内ステロイド補充を行う．ハイドロコーチゾン100mg/8時間ごとが一般的である．

母体・胎児の副腎抑制があるとか言われていたが，大量のステロイドを使用し続けた症例でない限り，通常の治療でこの事態は現在観察されていない[19]．

産後ならびに授乳時の治療

妊娠中維持量の副腎皮質ホルモンでコントロールされていた症例では，まず産後の再燃も見ることはない．したがって分娩直後から自動的にステロイドを増量する治療は理論的ではないと考えられている．その代わり自他覚症状の変化と検査成績の評価を密に行い，再燃（補体低下など）を見ればすみやかに対応できる産後の管理体制を確立しておくのが重要であろう．

よく管理された妊娠・出産であれば，授乳は禁忌ではない．ただ直接母乳は乳房管理がうまくいった場合は別として，対応者は母体のみと限られ，3〜4時間毎の授乳は体力的にかなり消耗する．このことは関節痛などの自覚症状のある褥婦に疲労感を増強させ，心身医療を要することも考えられ，結果として母児関係にも陰を落とすことになる．強要や積極的な直接母乳は勧めないほうがよい．またステロイドの増量を図らなければならないような病状があるときは，直接母乳の適応はなく，断乳するべきである．

その他の薬物療法

妊娠とステロイド治療からは骨粗鬆症の予防を念頭においておかなければならない．カルシウム製剤やビタミンD3など骨粗鬆症に対して現在考えられる治療は妊娠中も可能である．通常補充量として使用されるビタミンDに催奇形性は報告されていない．

またプレドニゾン15mg/日以上の投与の場合は，胃粘膜保護剤の併用が望ましい．

家族歴・既往歴・肥満などを背景に糖代謝異常の出現に留意し，妊娠中であれば積極的なインスリン使用にて血糖を正常域に厳格にコントロールする．また感染症には安全な抗生物質をすみやかに選択投与しなければならない．

まとめ

膠原病女性にその根拠となる的確な周産期医療情報を提供できる施設は少ない．今後内科と産科およびそれぞれ特色を持った周産期に関わる医療機関がその地域でネットワークを作り，

合併症に関わる蓋然性ある情報提供と判断を行い，妊娠・分娩の希望を叶えていく努力が必要である．従来の「膠原病は妊娠禁忌」と決めつけるのではなく，周産期医療の結果の収集とその解析，臨床へのすみやかで柔軟な対応を心がけて，母児の quality of life (QOL) を保証しなければならない．

少子高齢化の時代のなかでたとえ合併症があっても，健康な母体と健全な児の出産を期していくため，現時点で最も有効と思われるマネージメント法について述べた．児の誕生が合併症を有する妊娠のゴールではなく，次世代の誕生とその成長が家族のなかでポジティブにとらえられねばならない．SLE 女性の一生の物語が，妊娠を契機に豊かに花開くよう，息長く寄り添っていく医療の姿勢を確立していきたい．

文　献

1) Amadori A, Zamarchi R, DeSilvestro G, et al : Genetic Control of the CD4/CD8 T-cell ratio in humans. Nature Med 1 : 1279−83, 1995
2) Mosmann TR, Cherwinski H, Bond MW, et al : Two types of mouse helper T cells. I. Definition of according to profiles of lymphokine activities and secrete proteins. J Immunol 136 : 2348−2357, 1986
3) Buyon JP, Nelson JL, Lockshin MD : The effects of pregnancy on autoimmune diseases. Clin Immunol Immunopathol 78 : 99−104, 1996
4) Reinhard G, Noll A, Schlebusch H, et al : Shifts in the TH1/TH2 balance during human pregnancy correlate with apoptotic changes. Biochem Biophys Res Commun 28 : 933−938, 1998
5) Russell AS, Johnston C, Chew C, et al : Evidence for reduced Th1 function in normal pregnancy ; A hypothesis for the remission of rheumatoid arthritis. J Rheumatol 24 : 1045−1050, 1997
6) 石田　博, 大田博之, 柳田英寿ら : Th1介在自己免疫病と Th2介在自己免疫病. 日本臨牀 55 : 1438−1443, 1997
7) Jorgensen C, Picot MC, Bologna C, et al : Oral contraception, parity, breast feeding, and severity of rheumatoid arthritis. Ann Rheum Dis 55 : 94−98, 1996
8) Whitacre CC, et al : (Full Text) Sex Differences in Autoimmune disease ; Focus on Multiple Sclerosis. The Task Force on Gender, Multiple Sclerosis and Autoimmunity. Science Supplementary Material. http : //www.sciencemag. org/feature/data/983519.shl (Summary), A Gender Gap in Autoimmunity. Science 283 : 1277−1278, 1999
9) Nelson JL, Hughes KA, Smith AG, et al : Remission of rheumatoid arthritis during pregnancy and maternal-fetal class II alloantigen disparity. Am J Reprod Immunol 28 : 226−227, 1992
10) Nelson JL, Furst DE, Maloney S, et al : Microchimerism and HLA-compatible relationships of pregnancy in scleroderma. Lancet 351 : 559−562, 1998
11) 中山雅弘 : 自己免疫疾患合併妊婦の胎盤病理所見. 周産期学シンポジウム 9 : 55, 1991
12) Lockitch G (ed) : Handbook of Diagnostic Biochemistry and Hematology in Normal Pregnancy. I.F.9−10. CRC Press, Ann Arbor, 1993
13) Litsey SE, Noonan JA, O'Connor WN, et al : Maternal connective tissue disease and congenital heart block. Demonstration of immunoglobulin in cardiac tissue. New Engl J Med 312 : 98−100, 1985
14) Buyon JP, Winchester RJ, Slade SG, et al : Identification of mothers at risk for congenital heart block and other neonatal lupus syndromes in their children. Comparison of enzyme-linked immunosorbent assay and immunoblot for measurement of anti-SS-A/Ro and anti-SS-B/La antibodies. Arthr Rheumat 36 : 1263−1273, 1993
15) Shinohara K, Miyagawa S, Fujita T, et al : Neonatal Lupus Erythematosus ; Results of Maternal Corticosteroid Therapy. Obstet Gynecol 93 : 952−957, 1999
16) Miyagawa S, Shinohara K, Kidoguchi K, et al : Neonatal Lupus Erythematosus ; Studies on HLA Class II Genes and Autoantibody Profiles in Japanese Mothers. Autoimmunity 26 : 95−101, 1997
17) 津田裕士, 宮方　了, 河西利昭ほか : SS-A 抗体 SS-B 抗体とアフェレーシス療法. 日本アフェレーシス学会雑誌 16 : 398−399, 1997
18) 鏑木淳一 : 抗リン脂質抗体症候—抗体の特異性と血栓症—. 日本臨床免疫学会雑誌 22 : 1−12, 1999
19) Nakamura N, Kuragaki C, Shidara Y, et al : Antibody to annexin V has anti-phospholipid and lupus anticoagulant properties. Am J Hematol 49 : 347−348, 1995

サルコイドーシスの皮膚病変

立花 暉夫

　サルコイドーシス（以下サ）は，臨床的には肺門リンパ節，肺，眼，皮膚，心，中枢神経系，肝，脾，腎や，ときには関節，骨などの全身性病変が欧米と同様に著者らの全国サ症例集計成績［1］でも見られ，病理学的には壊死を伴わない類上皮細胞肉芽腫を呈する．
　皮膚サ病変［2～5］はサの全身性病変の一分症として認められ，結節型（図1），局面型（図2），皮下型，びまん浸潤型（Lupus Pernio型）（図3），苔癬型（lichenoid型）（図4），瘢痕浸潤型および結節性紅斑に分類される．皮膚病変はわれわれが大阪地区中心に多くの共同研究者，研究協力者とともに経験したサ1,104症例中15％に認め，その内訳は結節型66.1％，

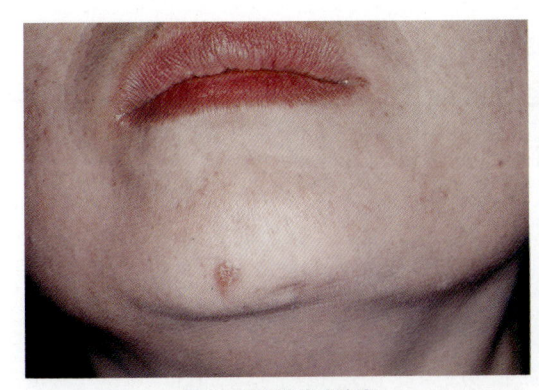

図1　結節型皮膚病変

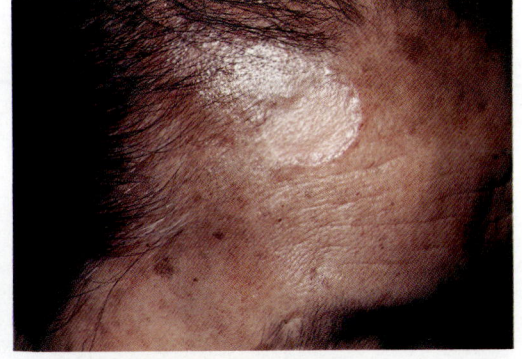

図2　局面型皮膚病変

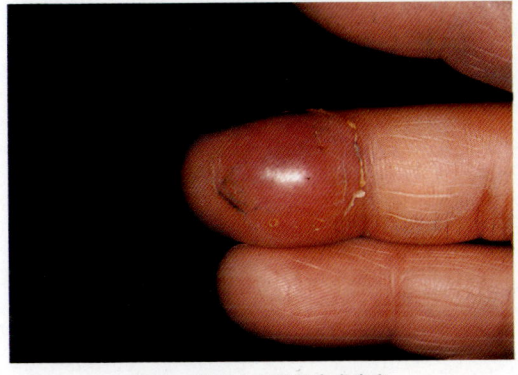

図3　びまん浸潤型皮膚病変

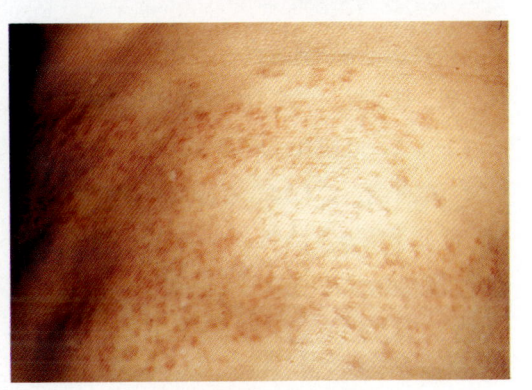

図4　lichenoid型皮膚病変

表1 サルコイドーシス皮膚病変の内訳

1	結節型	84	(66.1%)
2	局面型	6	(4.7%)
3	びまん浸潤型	4	(3.7%)
4	皮下型	22	(17.3%)
5	結節性紅斑	5	(3.9%)
6	瘢痕浸潤型	3	(2.4%)
7	苔癬型	3	(2.4%)
	計	127	

皮膚病変の頻度
全サ症例の11.5% (127/1,104)

表2 幼児皮膚サルコイドーシス症例

症例番号	年齢, 性	関節病変	他病変	
1	5ヵ月, 男	両手*, 足	眼	順大皮膚科 [7]
2	6ヵ月, 男	両手*, 足	眼	順大皮膚科 [7]
3	4ヵ月, 女	足	肝, 脾	中京病院小児科 [8]
4	3ヵ月, 男	手, 足		日大皮膚科 [9]
5	3ヵ月, 女	手, 足		国立神戸病院皮膚科 [10, 11]
6	4ヵ月, 女	膝他, 多発性		札幌医大皮膚科 [12]

*滑膜生検陽性

皮下型17.3%, その他が2.4から4.7%を占め（表1）, 40歳以上, 女性に多く認める. 皮膚病変発現部位は顔面, 四肢, 躯幹, 臀部など全身に単発, 多発し, 2つ以上の上記皮膚病変が同一症例で混在して見られる場合も多い.

皮膚サ病変は他の全身性病変とともに認められるが, 関節サ病変, 骨サ病変を伴う場合は, 年齢的に特徴がある. まず, 関節サ病変 [3, 4, 6] を述べる.

1）幼児全国サ症例では苔癬型皮膚サ病変, 眼サ病変および関節サ病変3者合併が, 高頻度に認められる. 関節サ病変は, 手関節, 足関節, ときには膝関節ほか多発性に見られ, 表2の症例1, 2の手関節では滑膜生検でサ病変が認められた. 1997年第15回日本サルコイドーシス学会総会シンポ「サルコイドーシスの皮膚病変」で著者が集計発表した, 国立神戸病院症例を含む全国症例 [7～12] を表2に例示した.

2）成人全国サ症例では, 滑膜生検陽性の関節サ病変の報告は稀である. 一般にサの関節病変 [3, 4, 6] として, 急性, 慢性の2つのタイプがある. 前者は欧米の若年者に多く見られ, 発熱, 関節痛, 下肢の結節性紅斑を伴い, 胸部X線像では肺門リンパ節腫大を示す急性発症サの関節病変である. このような急性発症サ症例は欧米では予後良好が常識となっている. しかし, 頻度は少ないが日本でも見られる急性発症サ症例の予後は必ずしも良好ではない [13, 14]. 後者の慢性関節サ病変は, 欧米では高頻度ではないが, 膝, 腕, 足, 指関節に見られ, 皮膚病変とともに見られることが多いが, 日本でも稀ながら見られる. 例えば, 両手指のこわばり感, 関節痛, 腫張などの関節炎症状があり, 左示指MP関節滑膜生検陽性のサ病変, リウマトイド反応陰性, 皮膚サ病変, 両側性肺門リンパ節腫大を53歳女子に認めた滋賀医大症例 [15], 関節痛, こわばりを訴え, 滑膜生検陽性の関節サ病変, 皮膚サ病変, 眼サ病変あり, 胸部X線像で両側性肺門リンパ節腫大および肺野病変を認めた52歳女子, 熊本市民病院症例 [16] などがあり, 全国サ症例集計 [1] 中にも見られる. 次に, 骨サ病変 [3, 4, 6] を述べる.

3）成人で見られ特異な皮膚病変, 骨病変を伴うサ症例がある. びまん浸潤型（Lupus pernio型）皮膚病変を示すサ症例は, ことに欧米では, X線像で指趾に見られる嚢胞像ないし打

表3 骨病変合併，びまん浸潤型皮膚サルコイドーシス症例

症例番号	年齢, 性	骨病変部位	皮膚病変部位	
1	57, 女	指, 趾骨	指, 趾	札幌鉄道病院 [17]
2	44, 男	指, 趾骨	顔面, 指, 趾	愛染橋病院 [18]
3	30, 男	指骨	指	東京医大整形外科 [19]
4	43, 男	趾骨	顔面, 足側縁	札幌鉄道病院 [20]
5	47, 女	右第1趾末節骨	右第1指, 右第4趾	京大皮膚科 [21]
6	56, 女	環, 小指中節骨	指	岡山大2内 [22]
7	46, 女	指骨	手背, 指	防衛医大皮膚科 [23]

ち抜き（punched out）像，その他の骨病変や慢性肺病変（肺繊維症）を伴うことが多く，びまん浸潤型皮膚病変，骨嚢胞（bone cyst），慢性肺病変（肺繊維症）の3者合併は欧米サ症例では常識的である［2〜4,6］．日本でも稀ながら，びまん浸潤型皮膚病変に骨病変を伴う同様のサ症例が報告され［17〜23］，表3に示した．そのうち，共同研究者症例〔愛染橋病院（大阪）症例〕［18］を下記に示す．

■ 症　例

症例1　50歳男子

21歳時胸部X線像で両側肺門リンパ節腫大を認め，前斜角筋リンパ節生検にてサ病変が認められた．32歳時から顔面，四肢，躯幹に皮膚サ病変出現．1993年愛染橋病院受診時には鼻，耳部，両側指趾にびまん浸潤型（lupus pernio型）皮膚サ病変，他の顔面，四肢，躯幹に結節型，局面型の混在する皮膚サ病変が多発した．胸部X線像は両側肺門リンパ節腫大および肺野病変を認め，さらに両側指の軽度屈曲制限，両側指趾のX線像で嚢胞性病変を認めた．血清ACE活性高値32.7（−21.4），PPD皮膚反応陰性，心電図正常，換気機能正常．1999年4月現在上記サ病変持続を認めた．

びまん浸潤型以外の皮膚サ病変に合併する骨サ病変［3,4,6］は指，趾骨，ときには頭蓋骨，脊椎骨，肋骨に見られ，骨X線像は上述の嚢胞像，打ち抜き像のほか，初期の網目状，格子状の骨梁異常や骨融解性，ときには骨硬化性病変を示す．日本でも稀に指，趾骨，頭蓋骨に見られ，1997年第15回日本サルコイドーシス学会総会シンポ，サルコイドーシスの皮膚病変で著者が集計発表した，国立大阪病院症例を含む全国症例［22,24〜29］を表4に示した．

なお，上記慢性関節サ病変［3］および骨サ病変［3,17］は，ガリウムシンチで著明取り込みを示し，後者［3,28］はテクネシウムシンチでも著明取り込みを示す．

4）成人，ことに中年以後の皮膚病変を有するサ症例で重要なことは，皮膚サ病変に心サ病変合併が多い事実である．心病変合併は上記われわれの症例では皮膚病変なしサ症例では5.0％，あり症例では10.7％であった．表5にわれわれが経験した皮膚サ病変，心サ病変合併サ症例を例示した．いずれも40歳以上で，6/7は女性，5/7はECGで完全房室ブロック，1/7は心室性頻拍を示し，完全房室ブロックを示す症例ではペースメーカー使用が必要であった．また

表4 骨病変合併, びまん浸潤型以外の皮膚サルコイドーシス症例

症例番号	年齢, 性	骨病変部位	骨レ線像	
1	28, 女	右第1指基節骨	打ち抜き像	名市大2内 [24]
2	23, 男	右第4指中指骨	嚢胞像	金沢大皮膚科 [25]
3	39, 男	左第4指中指骨	透亮像	日大皮膚科 [26]
4	18, 男	頭蓋骨, 趾骨	嚢胞像	岡山大2内 [22]
5	32, 男	趾骨	嚢胞像	岡山大2内 [22]
6	37, 女	頭蓋骨, 両指骨ほか	打ち抜き像	埼玉医大2内 [27]
7	53, 女	指中指骨	多発嚢胞像	国立大阪病院 [28]
8	49, 女	前頭部骨	打ち抜き像	名大皮膚科 [29]

全国サ剖検例の死因の検討[30]から, サによる死亡は心サ病変による死亡が最多である事実も判明しているので, サ症例診療上心病変の検討は重要である.

5) 皮膚サ病変とともに見られる他の全身性サ病変として, 全国サ症例集計成績では筋肉サ病変が30～40歳以上で見られる. 胸部X線像のタイプ別に両側性肺門リンパ節腫大のみ (stage 1) あるいはさらに肺野病変を伴う (stage 2) サ症例で上下肢の筋肉腫瘤形成型および筋炎型サ病変症例が見られ, 多くの共同研究者, 研究協力者とともに経験したサ症例1,104症例中では10症例に認めた. いずれも血清ACE活性高値を示し, 血清CPK高値症例もある. その症例中にはさらに眼サ病変, 耳下腺サ病変, 肝サ病変などの広範な全身性病変を伴う50歳女子症例もある. 一般にサ症例は肝機能正常でも腹腔鏡肝生検で8割に肝サ病変陽性である[31]が, 本症例では肝機能障害および腹腔鏡肝生検で著明な肝サ病変を示した. また, われわれの皮下型皮膚サ病変22症例中40%は多発性で, 四肢あるいは他部位に皮下腫瘤を呈するが, 筋肉病変を伴う症例も見られる.

表5 皮膚病変, 心病変合併サルコイドーシス症例

症例番号	年令, 性	心電図異常ほか
1	57, 女	完全房室ブロック*
2	43, 女	完全房室ブロック*
3	65, 女	完全房室ブロック*
4	58, 女	完全房室ブロック (経過中出現)*
5	69, 女	完全房室ブロック*
6	45, 女	心室性頻拍 (経過中出現)
7	60, 男	心室性期外収縮, 心房細動

*ペーシングを必要とした
症例2, 3: 阪大3内症例, それ以外の症例: 大阪府立病院症例

皮膚サ病変とともに上記の全身性サ病変を示す全国サ症例の多くは, 胸部X線像で上述のstge 1, 2およびstage 3 (肺野病変のみ) のサ病変を示す. しかし, 胸部X線像正常 (stage 0) で皮膚病変とともに全身性サ病変を示す症例もあり, 幼児サ症例では眼サ病変, 関節サ病変, 成人サ症例では肝サ病変, 筋サ病変や剖検時, 脳ほかの全身性サ病変が認められる.

最後に, サの合併症[1]は, 全国症例で肺癌, 胃癌などの悪性腫瘍, 肺結核ほかの感染症をはじめ多彩であるが, シェーグレン症候群ほかの膠原病も見られ, RA合併もある. 後日私もサで診療したRA経過中サを合併した共同研究者症例 (国立大阪南病院症例[32]) を下記に示す.

症例 2　サ発見時55歳女子

47歳時，多発性関節炎を認め，国立大阪南病院で関節リウマチと診断し経過を追求．8年後，55歳時，四肢皮膚サ病変，眼サ病変，サの神経病変と考えられる顔面神経麻痺を認め，皮膚生検所見で皮下型皮膚サ病変の付近に筋肉サ病変も認めた．しかし，膝関節滑膜生検では関節リウマチに特有の組織像のみを認め，RAとサの合併症例と判明した．大阪府立病院内科サ外来で著者に紹介され受診時，胸部X線像でサに特徴的な両側肺門リンパ節腫大および肺野病変（stage 2）を認め，サの活動性のマーカーである血清ACE活性も高値を示した．

このように，RAサ合併例もあるので関節サ病変を疑う場合は滑膜生検で組織像を確認したい．

以上，皮膚サ病変を認め，関節，骨，心，筋肉ほかの全身性サ病変を示すサ症例の臨床について述べた．

文　献

1) 立花暉夫：サルコイドーシスの全国臨床統計．日本臨牀 52：1508−1515, 1994
2) James DG, WL Epstein : Cutaneous sarcoidosis. In : Lung Biology in Health and Disease Vol 73 Sarcoidosis and other granulomatous disorders (Ed, James DG), pp311−322, New York, Marcel Dekkar Inc, 1994
3) Lynch JP, Sharma Om P, Baughman RP : Extrapulmonary sarcoidosis. Sem in Resp Inf 13 : 229−254, 1998
4) Johns CJ, Michele TH : The clinical management of sarcoidosis. A 50-year experience at the Johns Hopkins Hospital. Medicine 78 : 65−111, 1999
5) 岡本祐之：サルコイドーシスの皮膚病変の多様性．日本サ学会雑誌 16：34−35, 1997
6) Rizzato G, Montemurto L : The locomotor system. I The bone, II The joints, III The skeletal muscles. In : Lung Biology in Health and Disease Vol 73 Sarcoidosis and other granulomatous disorders (Ed, James DG), pp 349−374, New York, Marcel Dekkar Inc, 1994
7) 木下正子，川田陽弘：小児サルコイドーシス−苔癬様角化性皮疹を示した2例−．臨皮 31：807−811, 1977
8) 伊東重光，加藤瑠璃子，浅野喜造ら：肝脾腫を主訴とした幼児のサルコイドーシスの1例．小児科 18：613−619, 1977
9) 樋口由美子，西山千秋，森嶋隆文：水痘後の瘢痕後に一致して皮疹が生じたサルコイドーシスの幼児例．臨皮 45：137−141, 1991
10) 田中幸子，堀　啓一郎，川上淳子：乳児期発症のサルコイドーシス．皮膚 34：1−2, 1992
11) 川上淳子，大久保潔，高井和子ら：小児にみられたサルコイドーシスの1例．眼紀 42：1393−1398, 1991
12) Ukae S, Tsutsumi H, Adachi N, et al : Preschool sarcoidosis manifesting as juvenile rheumatoid arthritis ; A case report and a review of the literature of Japanese cases. Acta Paediatrica Japonica 36 : 515−518, 1994
13) Tachibana T, Yamamoto M, Izumi T, et al : Re-evaluation of the prognostic significance of sarcoidosis of acute onset. In Sarcoidosis and other granulomatous diseases (Ed, Williams WJ, Davies BM), pp547−550, Cardiff, Alpha Omega Publ Ltd, 1980
14) 立花暉夫：サルコイドーシスの急性発症．臨床医 7：1912−1913, 1981
15) 斉藤　潤，井上康二，小宮靖弘ら：関節症状を呈したサルコイドーシスの1例．整形外科 43：971−973, 1992
16) 志摩　清，岳中耐夫，田中不二穂：骨・関節病変．最近のサルコイドーシス，日本サルコイドーシス学会編，pp98−99, 東京，現代医療社，1993
17) 平賀洋明：骨病変を呈した13年以上の経過例．最近のサルコイドーシス．日本サルコイドーシス学会編，pp

100-101, 東京, 現代医療社, 1993
18) 立花暉夫, 秋元隆道, 岡野昌樹ら:皮膚病変を有するサルコイドーシス長期経過追求例. 日本サルコイドーシス/肉芽腫性疾患学会雑誌 19:33-37, 1999
19) 市丸勝二, 今給黎篤弘, 三浦幸雄:著しい指変形を伴うサルコイドーシス症例について. 整形外科 32:1704-1706, 1981
20) 小林衣子, 高島 厳, 平賀洋明:多彩な皮膚症状を呈したサルコイドーシスの1例. 日本皮膚科学会誌 99:353, 1989(会)
21) 吉川義顕, 岡本祐之, 今村貞夫:骨病変を伴ったびまん浸潤型サルコイドーシスの1例. 皮膚科紀要 88:465-468, 1993
22) 前田 剛, 西崎 弘, 細谷茂樹ら:サルコイドーシスにおける骨病変-自験例4例の検討. 日本サルコイドーシス学会誌 8:121-122, 1989〔症例4の指がびまん浸潤型を示す, 私信で確認〕
23) 山崎正視, 比留間政太郎, 高橋洋文ら:び漫浸潤型皮膚サルコイドーシスの1例. 日本皮膚科学会誌 103:582, 1993(会)
24) 山本正彦:骨・関節・筋肉のサルコイドーシス. 最新医学 27:1279-1285, 1972
25) 福代良一:サルコイドーシス-骨病変を伴った症例-. 皮膚病臨床 10:603-606, 1988
26) 車谷峰子, 山口全一:骨病変を伴ったサルコイドーシスの1例. 皮膚臨床 25:1217-1221, 1983
27) 坂田憲史, 永田 真, 倉光 薫ら:多発性骨病変を認めたサルコイドーシスの1例. 呼吸 11:1324-1329, 1992
28) 木村英二, 後藤秀樹, 西山 進ら:顔面紅斑が端緒となった肺, 心, 骨, 神経サルコイドーシス. 皮膚病診療 15:138-142, 1993
29) 上田美鶴, 足立あゆみ:破壊性骨病変を伴ったサルコイドーシスの1例. 日本皮膚科学会誌 106:1253-1254, 1995(会)
30) Iwai K, Tachibana T, Takemura Y, et al : Pathological studies on sarcoidosis autopsy, I. Epideminological features of 320 cases in Japan. Acta Path Jap 43:372-376, 1993
31) 立花暉夫:サルコイドーシスにおける肝障害. 肝胆疾患-新しい診断. 治療体系-日本臨牀 46(増刊号):458-464, 1988
32) 多祢直美, 林満壽彦, 佐古田新ら:関節症状を主訴として長期間経過中にサルコイド病変をみた1症例. リウマチ 20:358-366, 1980

骨関節，脊椎，神経

股関節症の疫学・29
Gorham's disease・37
myositis ossificans progressiva・45
paraneoplastic syndromeとしてのリウマチ病・52
chondrodysplasia 1999・60
透析に関連して出現するリウマチ症状・66
仙腸関節の解剖病理・76
histiocytosis・86
hyperlipidemiaとリウマチ症状・95

股関節症の疫学

井 上 康 二

はじめに

　股関節症は，明らかな原因が特定されない一次性と，原因が特定される二次性とに分類される．二次性股関節症の原因としては先天性股関節脱臼やそれに関連した臼蓋形成不全が多く，とくに本邦での病院受診患者の大部分は二次性であり，その原因の大部分は臼蓋形成不全である．この点は欧米と異なり，欧米においては一次性股関節症の患者の割合は本邦よりずっと多いと言われている．ところで，一次性股関節症と言われるものも，よく見ると少し臼蓋が浅いのではないか，つまり軽度の臼蓋形成不全があり，それが原因で高齢になってから股関節症になるのではないかとの推測がされてきた [1, 2]．もしこのような推測が正しいと仮定するならば，一次性であれ二次性であれ股関節症の発症には臼蓋の形態という局所因子が最も重要であり，臼蓋の覆いが浅い集団ほど股関節症の有病率は高いことになる．本稿ではこの点に焦点をあて，股関節症の疫学データを検証してみる．

住民調査から見た本邦および諸外国における股関節症有病率

本邦における一般住民での股関節症有病率については大田の報告がある[3,4]．この調査は，和歌山県上富田町での住民検診で30歳以上の男女737人のX線撮影を行い，Kellgren & Lawrenceの診断基準（K-L score，表1）[5]で判定したもので，その結果得られた性，年齢別有病率を表2に示す．男女とも高齢になるほど有病率は上昇し，Grade 2以上の股関節症も，Grade 3以上の股関節症も女性のほうが高い有病率を示している．この調査ではGrade 3以上の股関節症は30歳以上住民737人のうち7人（0.9％）に見られ，この7人のうち5人が二次性，2人が一次性であり，この2人の一次性股関節症例は無症状であったという．このことから，病院受診者のデータから推測されているよりも実際の一次性股関節症患者は多いのではないか，と大田は述べている．

また，大田の報告のなかで，上富田における股関節症有病率とKellgrenらの英国Leigh地区におけるそれ[6]とを比較している．それによると55～64歳の年齢層でGrade 2以上股関節症は，上富田で男4.6％，女5.1％，Leigh地区で男18.6％，女12.0％，Grade 3以上の股関節症は上富田で男0.0％，女0.0％，Leigh地区では男8.4％，女3.1％であった（表3）．この比較をみると，欧州白人と比べ本邦では股関節症有病率は低く，また女性に多いという特徴が浮かび上がる．

表1　股関節症に対するKellgren & Lawrence score

Grade 1	Possible narrowing of joint space medially and possible osteophytes around femoral head
Grade 2	Definite narrowing of joint space inferiorly, definite osteophytes, and slight sclerosis
Grade 3	Marked narrowing of joint space, slight osteophytes, some sclerosis and cyst formation, and deformity of femoral head and acetabulum
Grade 4	Gross loss of joint space with sclerosis and cysts, marked deformity of femoral head and acetabulum, and large osteophyte

(Inoue K ら，1999 [4])

表2　和歌山県上富田町における股関節症有病率(％)

年齢	Grades 2～4 男	Grades 2～4 女	Grades 3～4 男	Grades 3～4 女
30～34	0.0	0.0	0.0	0.0
35～44	1.1	5.0	0.0	1.7
45～54	1.0	7.0	0.0	1.2
55～64	4.6	5.1	0.0	0.0
65～74	6.9	11.7	0.0	0.0
75～	10.3	26.5	3.4	11.8

(大田　寛，1979 [3])

表3　上富田町調査[3]と英国Leigh地区調査[6]の股関節症有病率比較（55～64歳住民）(％)

	上富田	Leigh
Grades 2～4		
男	4.6	18.6
女	5.1	12.0
Grades 3～4		
男	0.0	8.4
女	0.0	3.1

(大田　寛，1979 [3]；Kellgren JHら，1961 [6])

表4 US National Health Surveys（米国）における股関節症有病率（%）

年齢	Grades 2〜4 男	Grades 2〜4 女	Grades 3〜4 男	Grades 3〜4 女
25〜34	0.4	—	0.2	—
35〜44	0.1	—	—	—
45〜54	0.7	—	0.1	—
55〜64	2.6	2.8	0.7	1.6
65〜74	4.6	2.7	2.3	1.2

（Lawrence RC ら，1989 [7]）

表5 Zoetermeer Community Survey（オランダ）における股関節症有病率（%）

年齢	Grades 2〜4 男	Grades 2〜4 女	Grades 3〜4 男	Grades 3〜4 女
右股関節				
25〜34	—	—	—	—
35〜44	—	—	—	—
45〜54	2.5	2.3	0.3	0.3
55〜64	7.8	3.1	1.5	1.4
65〜74	8.5	12.5	1.5	4.6
左股関節				
30〜34	—	—	—	—
35〜44	—	—	—	—
45〜54	2.8	2.8	0.2	0.2
55〜64	8.3	2.6	2.0	0.7
65〜74	10.5	7.2	2.0	2.6

（Van Sasse JLCM ら，1989 [8]）

　本邦における上富田調査以後に行われた大規模住民調査として米国の US National Health Surveys [7] とオランダの Zoetermeer Community Survey [8] がある．これらの調査から得られた性，年齢別股関節症有病率をそれぞれ表4，5に示す．このような調査結果と上富田町調査（表3）を比較すると，本邦では少なくとも Grade 3 以上の股関節症有病率は欧州や米国白人より低く，また女性優位の有病率は本邦の特徴と考えられる．

◆ 住民調査から見た本邦における臼蓋形成不全有病率

　大田らの上富田町調査では，骨盤のX線形態計測がされており，一般住民における臼蓋形成不全有病率が示されている（表6）[3]．大腿骨頭に対する臼蓋の覆いの程度の指標として Center-Edge Angle（CE角）がよく使われる（図1）．疫学のための臼蓋形成不全の診断基準については一定のものがあるわけではないので，大田の論文ではCE角が25°より小，あるいは20°より小の者の割合として報告されている．それによると男女差はあまり明瞭ではない．興味のあることに股関節の訴えとCE角との間には関係がなかったというつまり，股関節の訴えのある患者のX線検査で臼蓋形成不全があっても，それがただちに訴えの原因とは言えない．

　上富田町関節症調査が行われた当時，欧米における臼蓋形成不全有病率の報告がなかったため，大田は Hoaglund らの Hong Kong での病院受診中国人のデータ [9] と比較している．これによると股関節症有病率

表6 和歌山県上富田町における臼蓋形成不全有病率（%）

年齢	CE角<25° 男	CE角<25° 女	CE角<20° 男	CE角<20° 女
30〜34	11.1	20.0	0.0	5.0
35〜44	20.9	25.8	5.5	1.7
45〜54	14.0	19.8	2.0	0.0
55〜64	17.9	16.5	2.4	1.4
65〜74	21.5	18.0	5.4	1.6
75〜	25.9	10.0	3.7	0.0
全年齢	18.2	18.8	3.4	1.2

（大田　寛，1979 [3]）

図1 CE角 (Center-Edge Angle)

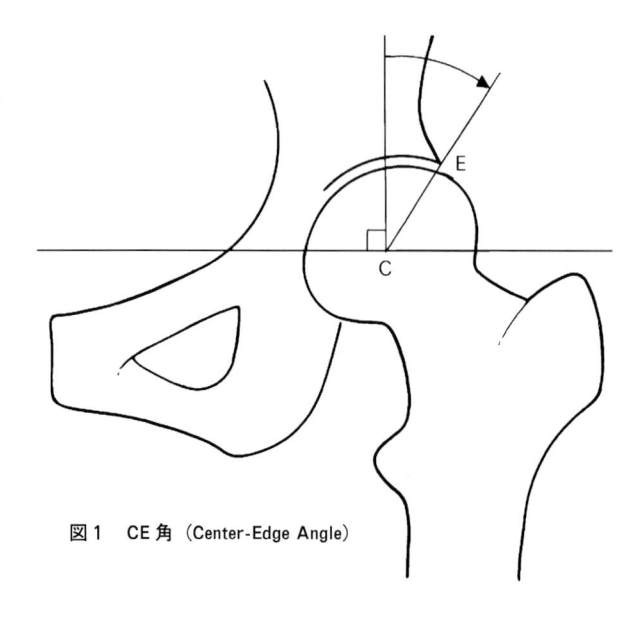

表7 上富田町調査［3］とHong Kong病院受診者調査［9］の臼蓋形成不全有病率比較（55歳以上住民）（％）

	上富田	Hong Kong
CE角＜25°		
男	20.4	10.0
女	15.8	9.4
CE角＜20°		
男	3.6	0.4
女	1.2	0.7

（大田　寛, 1979［3］；Hoaglund FTら, 1973［9］）

は両者間に明らかな違いはないが，臼蓋形成不全有病率は日本人のほうがずっと高い値を示した（表7）．ところで，比較の対象となったHoaglundらの報告では，Hong Kong中国人ではKellgrenらの英国Leigh地区住民と比べ股関節症がずっと少ないが，その理由として中国人では臼蓋形成不全が少ないからではないかと推測している．しかし，上富田調査の結果は，日本人では臼蓋形成不全はHong Kong中国人よりずっと多いが，股関節症はHong Kong中国人と同じように少ないことを示している．

最近の報告としては，60～79歳の日本人一般住民から抽出した男性99人，女性99人について調べたYoshimuraらの報告があるが［10］，CE角で定義した臼蓋形成不全有病率は大田の報告とよく類似している．

◆ 腎盂造影受検者の股関節症および臼蓋形成不全有病率

これまで，住民検診における股関節症および臼蓋形成不全有病率について述べてきた．このような調査は膨大な労力を要するものであるが，今日ではそれ以上に，無症状の一般住民の骨盤X線撮影を行うこと自体不可能に近い．そこで，筋骨格系の訴えとは無関係な理由でX線検査を受け，骨盤部の読影が可能な集団として腎盂造影受検者に注目し，そのX線より股関節症および臼蓋形成不全の頻度が調べられるようになった．実際，尿路系疾患と股関節症や臼蓋形成不全が関連するとの事実は現在のところない．英国のCroftらや［11］Smithらは［12］，腎盂造影を受検した60～75歳の英国人男性および女性の股関節症と臼蓋形態を調べた．さらに，これら英国グループと共同で同じ年齢層の腎盂造影を受検したHong Kong中国人男性についてLauらが［13］，Nigeria男性についてAli-Gombeらが［14］報告している．これらの調査結果を表8に示す．また後述するように，われわれも英国グループとは独立に，日本人およ

びフランス人腎盂造影受検者よりデータを採取しており［15］，このうち60～75歳年齢層の分析結果を同じ表8に示した．この表を見れば明らかなように，股関節症有病率と臼蓋形成不全有病率とは相関していない．とくに男性で見ると，臼蓋形成不全有病率が最も高い日本人において股関節症有病率は最も低い．

表8 腎盂造影受検者の股関節症有病率と臼蓋形成不全有病率（60～75歳）

	股関節症 Grades 3～4 per 100 subjects	臼蓋形成不全 CE＜25° per 100 hips
男		
UK ［11］	11.0	3.6
France ［15］	10.1	2.0
Hong Kong ［13］	5.4	4.5
Nigeria ［14］	4.8	2.4
Japan ［15］	1.4	4.5
女		
UK ［12］	—	3.8
France ［15］	6.3	4.8
Japan ［15］	3.7	6.1

◆ 同一検者による股関節症および臼蓋形成不全有病率調査

異なる集団の間で有病率を比較するとき，検者が異なる場合には検者間誤差が含まれる．このため，有病率に違いがあっても，それは検者間誤差に基づくものであるかもしれない．その違いが統計学的に有意なものかどうかを検定するためには，同じ基準で抽出した集団を，同一の検者が測定する必要がある．そこでわれわれは，20～79歳の成人で一定期間に腎盂造影を受検した日本人およびフランス人男女計1,183人のX線を同一の検者が評価する研究を行った［15］．この調査における対象の国別，性別，年齢階層別人数を表9に示す．これら成人のX線より股関節の関節症変化を K-L score で判定し，また臼蓋荷重部での最小関節裂隙（MJS）とCE角などの骨盤形態計測を行った．少なくとも一側に grade 3 以上の変化があるものを股関節症とし，CE角が25度未満の股関節を臼蓋形成不全とした．国別，性別の股関節症と臼蓋形成不全の粗有病率と年齢分布の違いを補正した標準化有病率（SMR）を表10に示す．股関節症のSMRは日本人男性を100とした場合に日本人女性は254，フランス人男性は389，フランス人女性は168であり，日本人女性とフランス人男性は日本人男性より有意に高かった．また臼蓋形成不全有病率は日本人男性を100として，日本人女性は231，フランス人男性は37，フランス人女性は79であった．日本人男性に比べ，日本人女性は有意に高く，フランス人男性は有意に低かった．この結果を要約すると，股関節症は日本人よりフランス人に多いが，臼蓋形成不全は逆にフランス人より日本人に多く，また男性より女性に多いということになる．

一方，MJSとCE角の相関関係を調べると，人種，性に関わらず両者は有意な逆関係になっていた（表11）．つまり，臼蓋の覆いが少ないほど関節軟骨が厚いことになる．この事実を関節の運動と関節軟骨への栄養補給という点から考えてみると，関節軟骨は滑膜で産生される関節液により栄養補給を受けているが，関節を動かすことにより，関節液は関節軟骨表面に拡散する（図2A）．もし，関節可動範囲が不十分であるならば，関節軟骨への関節液の拡散は悪くなる（図2B）．日本人の正座習慣は，この点から考えると股関節の軟骨には好ましいと思

表9　腎盂造影受検者1,183人の内訳

年齢	日本人 男	日本人 女	フランス人 男	フランス人 女
20〜39	68	53	42	44
40〜59	186	170	102	41
60〜79	160	145	139	33
全年齢	414	368	283	118

(Inoue K ら, 2000 [15])

表10　股関節症，臼蓋形成不全の粗有病率と年齢補正をした標準化有病率 (SMR)

	日本人 男	日本人 女	フランス人 男	フランス人 女
股関節症 (分母=人)				
粗有病率	1.4%	3.5%	5.7%	2.5%
SMR	100	254	389	168
95%CI	−	116〜392	199〜580	0〜357
臼蓋形成不全 (分母=股関節)				
粗有病率	5.1%	11.6%	1.8%	5.6%
SMR	100	231	37	79
95%CI	−	181〜281	14〜60	36〜122

SMR : standardized morbidity ratio, 95%CI : 95%信頼区間

(Inoue K ら, 2000 [15])

表11　最小関節裂隙 (MJS) と CE 角の相関係数

	日本人 男	日本人 女	フランス人 男	フランス人 女
r	−0.18	−0.18	−0.35	−0.39
p値	<0.001	<0.001	<0.001	<0.001

MJS : minimal joint space

(Inoue K ら, 2000 [15])

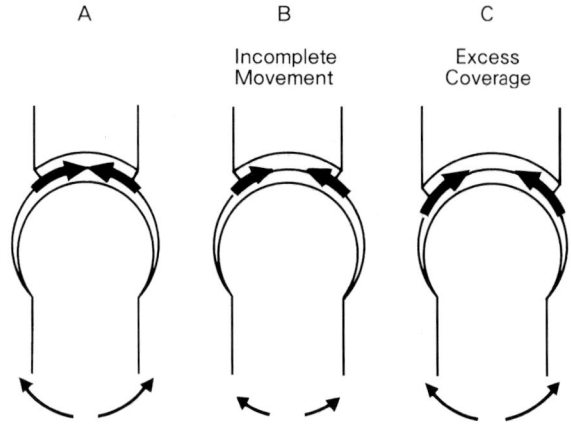

図2　関節の運動に伴う関節液の軟骨への拡散

われる．一方，関節の覆いが大きすぎる場合にも，関節軟骨への関節液の拡散は不十分となるであろう（図2C）．つまり，臼蓋の覆いが大きすぎると関節軟骨には好ましくない影響を及ぼすと推測される．

　そこで，日本人とフランス人の CE 角の分布を男女別にヒストグラムで表したのが図3である．これまで考えられているように CE 角が著しく小さい場合には股関節症のリスクになるであろう．一方，CE 角が大きすぎても股関節症のリスクになるとすると，股関節症の有病率は日本人よりフランス人のほうが高く，また日本人にあっては男性より女性のほうが高いという事実とうまく合う．

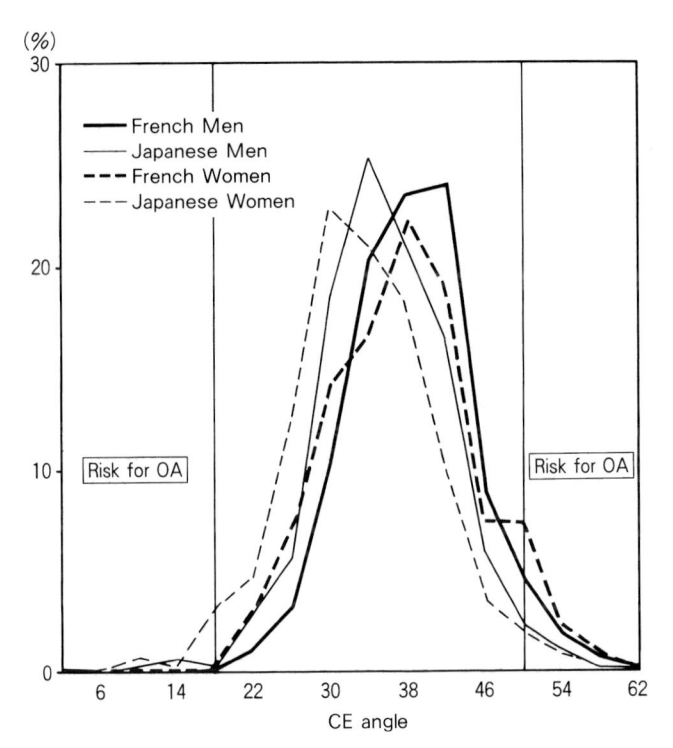

図3 国別，性別の CE 角のヒストグラム

❖ 結　　論

股関節症の成因として臼蓋形成不全が重視されてきたが，これは疫学の事実と一致しない．臼蓋被覆が適度に少ないことは股関節症の発症を防御しているかもしれない．

文　献

1) Murray RO : The oetiology of primary osteoarthritis of the hip. Br J Radiol 38 : 810-824, 1965
2) Solomon L : Patterns of osteoarthritis of the hip. J Bone Joint Surg 58-B : 176-183, 1976
3) 大田　寛 : 関節症の有病率に関する調査研究：特にX線的股関節症を中心に．日整会誌 53 : 27-42, 1979
4) Inoue K, Shichikawa K, Ota H : Prevalence of hip osteoarthritis in Kamitonda ; From a longitudinal population-based epidemiological study of rheumatic diseases in Japan. Rheumatol 38 : 793-794, 1999
5) Kellgren JH, Lawrence JS : Osteoarthrosis and disc degeneration in an urban population. Ann Rheum Dis 17 : 388-397, 1958
6) Kellgren JH, Lawrence JS : Osteoarthrosis of the hip in random population sample. Communicazione al Congresso della Lega Internationale contro il Rheumatismo. Rome, 1961
7) Lawrence RC, Hochberg MC, Kelsey JL, et al : Estimates of the prevalence of selected arthritis and musculoskeletal diseases in the United States. J Rheumatol 16 : 427-441, 1989
8) Van Sasse JLCM, Van Romunde LKJ, Cats A, et al : Epidemiology of osteoarthritis ; Zoetermeer survey. Comparison of radiologic osteoarthritis in a Dutch population with that in 10 other populations. Ann Rheum Dis 48 : 271-280, 1989
9) Hoaglund FT, Yan ACMC, Wong WL : Osteoarthritis of the hip and other joints in Southern Chinese

in Hong Kong. J Bone Joint Surg 55-A : 545−557, 1973
10) Yoshimura N, Campbell L, Hashimoto T, et al : Acetabular dysplasia and hip osteoarthritis in Britain and Japan. Br J Rheumatol 37 : 1193−1197, 1998
11) Croft P, Cooper C, Wickham C, et al : Osteoarthritis of the hip and acetabular dysplasia. Ann Rheum Dis 50 : 308−310, 1991
12) Smith RW, Egger P, Coggon D, et al : Osteoarthritis of the hip joint and acetabular dysplasia in women. Ann Rheum Dis 54 : 179−181, 1995
13) Lau EMC, Lin F, Lam D, et al : Hip osteoarthritis and dysplasia in Chinese men. Ann Rheum Dis 54 : 965−969, 1995
14) Ali-Gombe A, Croft PR, Silman AJ : Osteoarthritis of the hip and acetabular dysplasia in Nigerian Men. J Rheumatol 23 : 512−515, 1996
15) Inoue K, Wicart P, Kawasaki T, et al : Prevalence of hip osteoarthritis and acetabular dysplasia in French and Japanese adults. Rheumatol 39 : 745−748, 2000

Gorham's disease

尾崎　敏文　　檀浦　智幸

はじめに

　Gorham's disease は，罹病骨の部分的，あるいは完全な消失を伴う疾患で，massive osteolysis, vanishing bone disease, あるいは disappearing bone disease とも言われる稀な疾患である．最初の症例は，1838年に Jackson［1］により，"a boneless arm"と題された論文で報告された．その後，1955年の Gorham と Stout による包括的な再調査［2］により，Gorham's disease という病名が一般的となった．Gorham と Stout の論文が発表されてから，現在までに約150例の Gorham's disease の報告［3］が推測される．さらに，近年，新しい治療法に関しても報告されてきている［4,5］．本症の原因は不明で，血管腫症に分類され，組織学的にも良性の脈管増殖（血管腫，リンパ管腫）が特徴である．最初は骨から始まり，徐々にひとつの骨の破壊から近接する他の骨にまで進行し，次いで軟部組織を侵すに至る特異な骨病である．

症例報告

症例1　42歳，女性
　主訴：左股関節部痛．1985年（42歳時），バレーボール中に左股関節痛が出現した．疼痛は穏やかであったために，そのまま放置していた．1987年（44歳時），疼痛が増悪したために近医を受診し，単純X線像にて左坐骨部の異常陰影を指摘された．画像上骨囊腫と診断され，病巣掻爬，骨移植術を施行された．その後，外来で経過観察を受けていた．1989年（47歳時），左下側臥位時に，左股関節痛が再び出現し，同院にて骨盤骨折を指摘された．保存的な治療により症状は軽快した．さらに時期は不明であるが，再度転倒により骨盤骨折を生じたことがある．1994年（51歳時），転倒後左股痛出現，単純X線検査にて左骨盤部異常陰影と転子部骨折を指摘され当科入院となった．
　局所所見：左股関節周辺部に安静時痛はなかったが，運動時痛を訴えた．
　血液生化学検査：明らかな異常を認めなかった．
　画像所見：初診時単純X線像では，左恥骨および坐骨を中心に骨の消失像を示し，腸骨，仙

腸関節，大腿骨にも及んでいた（図1）．左大腿骨転子間部には骨折線を認めた．単純CTおよび3次元CT像では左寛骨の広範な消失を認めた（図2）．MRIでは左寛骨に一致して，T1でlow，T2でhighの病巣が認められ，Gd-DTPAにて造影効果が認められた（図3）．骨シンチでは左寛骨に一致して正常骨アイソトープ集積像の消失，タリウムシンチでは特別な異常集積所見は認められなかった（図4）．選択的内腸骨動脈造影では血管の異常増生は認められなかった．

病理組織所見：骨内と軟部組織内に，拡張した形態不規則なリンパ管を主とした脈管構造を持つ組織が認められた（図5）．これらの所見より，リンパ管腫と診断された．1日2Gy，合計40Gyの放射線治療を行うことにより，約1年間は局所コントロールが得られた．しかし，治療後1年後より，骨溶解像は再び拡がる傾向にあり，大腿骨近位部は完

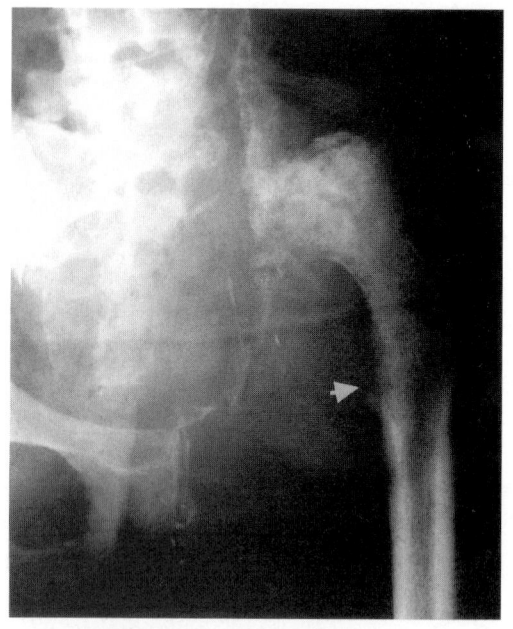

図1　左骨盤のほとんど完全な消失および仙骨の左側部の消失
左大腿骨も侵され，骨折（矢印）がある．

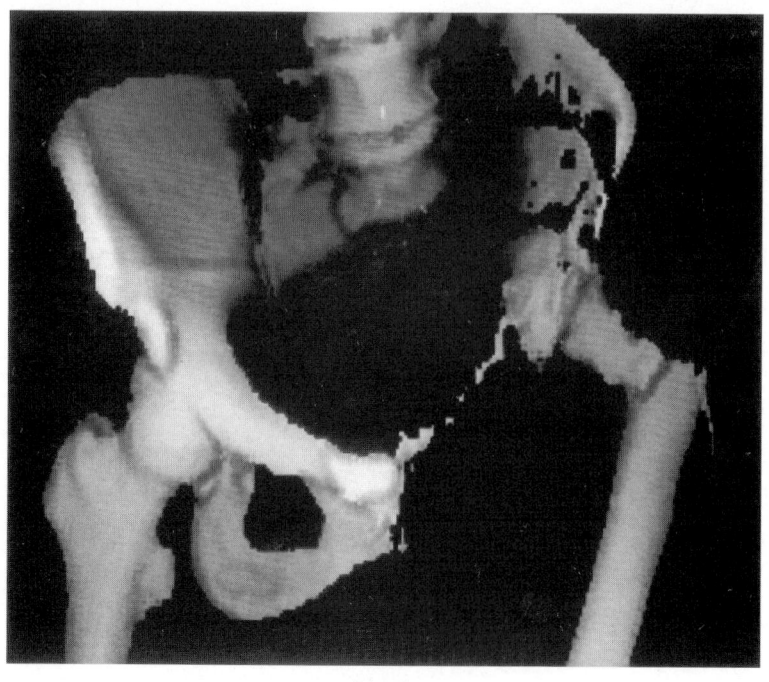

図 2
3次元CTで広汎な骨融解が立体的に出ている．

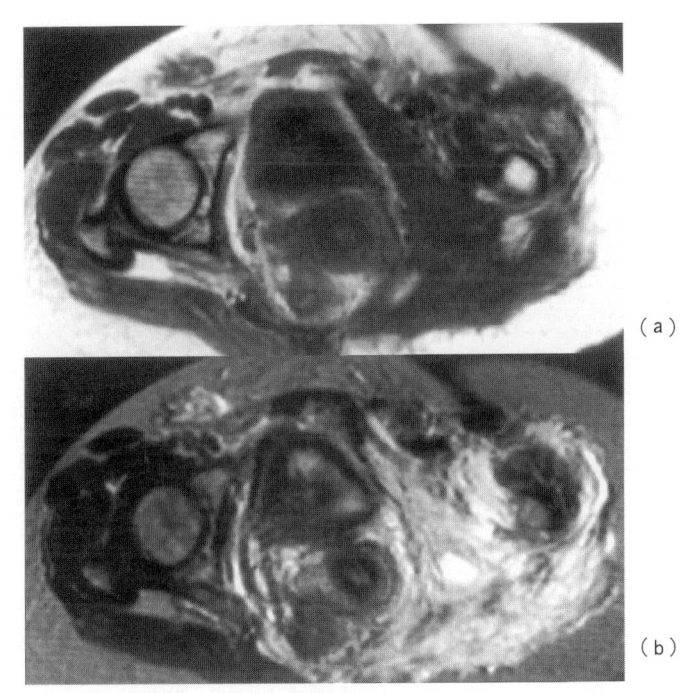

図3 Gd-DTPA を用いた MRI（T1 強調）
（a）では左骨盤が消失し，低信号領域となっている．造影剤 Gd-DTPA を用いた（b）では，（a）で低信号領域の部分が高信号となり，腫瘍の存在を示している．

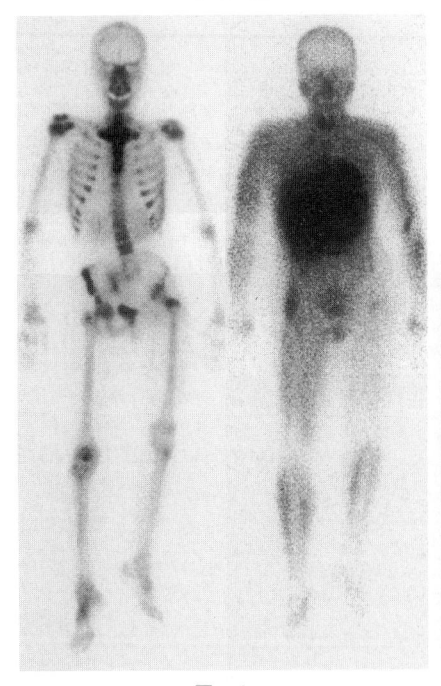

図 4
骨シンチ（左）では左骨盤の取り込みの消失が出ている．タリウムシンチ（右）では特別な集積は認められない．

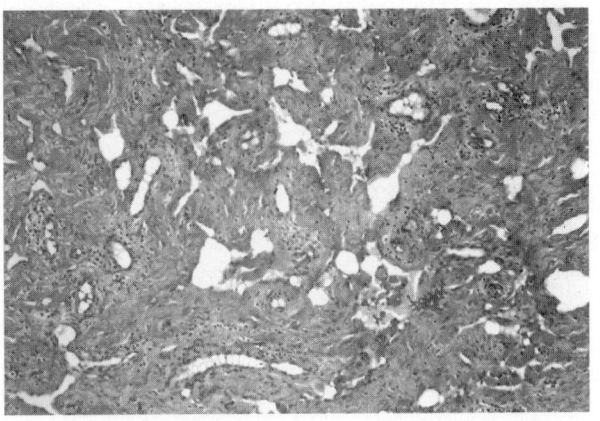

図5 骨近傍の軟部組織内に見られた多数の拡張した壁の薄い不規則な脈管構造

40　骨関節，脊椎，神経

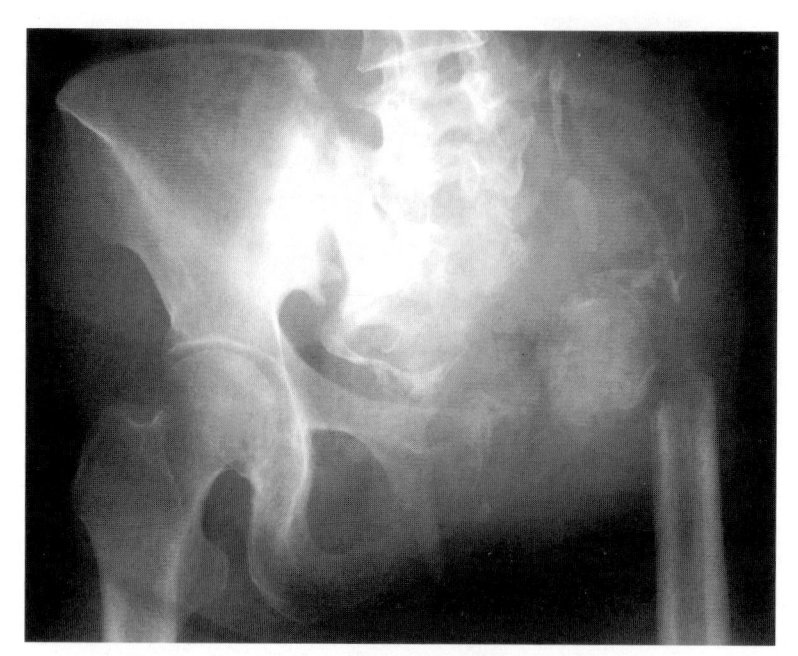

図6　図1より1年後
さらに骨融解は拡がり，大腿骨近位は完全に骨折し転移している．

全に骨折している（図6）．現在，2本杖を使用し，左側完全免荷歩行をしている．

　症例2：10歳，男児
　主　訴：項部緊張感
　家族歴・既往歴：特記事項なし．
　現病歴：1990年，誘因なく項部緊張感が出現した．近医を受診し，単純X線検査にて上位頸椎の異常陰影を指摘された（図7）．来院時歩行は正常で，上肢および下肢の神経所見は正常であった．単純X線検査では第3・第4頸椎の骨破壊（溶解）像が認められ，MRIでも同部位に異常所見が認められた（図8）．血液・生化学検査はすべて正常値であった．生検にて骨内に著明な血管増殖を伴った組織の存在が確認された．さらに，臨床経過や画像所見よりGorham's disease と診断された．
　1990年夏より頸椎カラーを装着した．92年秋からはハローベストを装着した．この頃より，骨溶解は下位頸椎から上位胸椎や肋骨にまで進行した（図9）．94年11月，乳び胸が著明となり，胸腔内ドレナージを留置するとともにテトラサイクリンを胸腔内注入したが，ドレナージ量は減少しなかった．95年7月には骨破壊がさらに進むために，35Gyの放射線照射を行った．同年9月，胸水貯留による呼吸不全で死亡した．

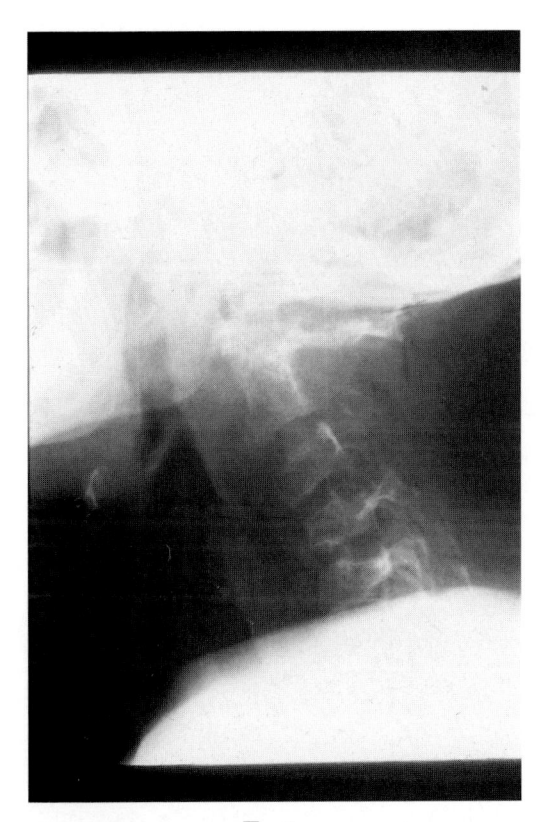

図 7
頸椎単純X線側面像で第3，第4頸椎の骨破壊を認める．

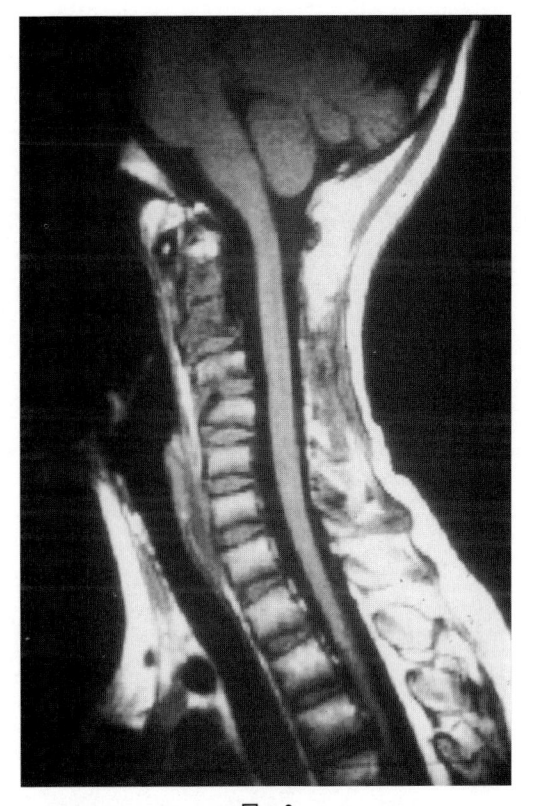

図 8
頸椎MRI像（T1強調）で頸椎全域に異常所見を呈する．

♦ 臨床像

　患者が診察に来る動機は症例1のように潜行的に続く痛みであり，臨床像は骨融解の発生した部位に応じてさまざまである．どの年齢にも発生するが，好発年齢は40歳以下で，骨盤や肩関節周辺，あるいは長管骨に多く発症する．軽度な外傷後に発症した症例も多い［2］．画像所見に比べて症状は比較的軽度で，病的骨折と診断されることもある．症例2のような頸椎罹患はきわめて稀であるが，診断，治療の面で大きな困難性を伴う．本例のように胸郭罹患があると，乳び胸のような合併症が加わり，予後は重篤となる．

♦ 生物学的反応

　Gorham病では一般に検査成績の異常はない．リン，カルシウム，副甲状腺ホルモン，骨髄像は正常である．1例だけ発熱と炎症反応のあった症例が報告されている．びまん性血管腫症の際に，発熱と原因不明の血沈の亢進を伴うことがあり，舌の海綿状リンパ管腫でも炎症の再燃，発熱，腫瘍の増大が起こる．この際，局部的な感染性疾患と誤診しないことが肝要で，

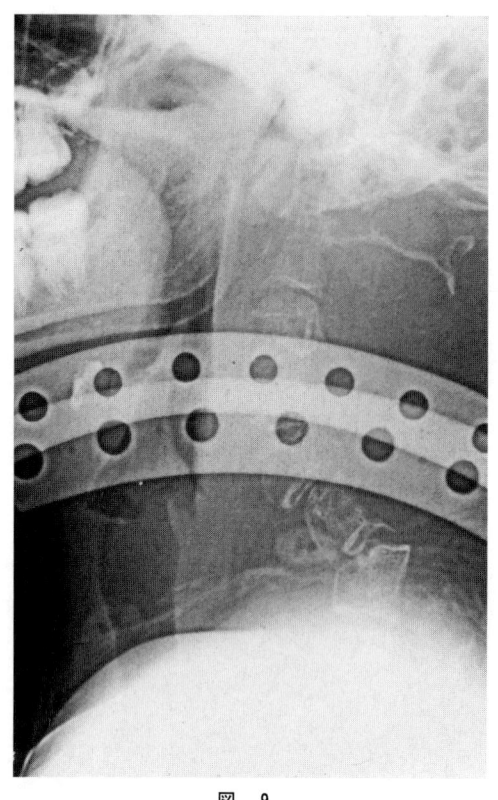

図 9

安静と非ステロイド性抗炎症剤で十分である[6].

✦ X線変化

X線変化はこの疾患の特徴をなすもので,局所的な骨融解像が次第にびまん性に拡がる.最初は骨髄内骨皮質下の輪郭不整の透亮像である.次いで骨皮質が吸収され,骨外に及ぶ.骨膜反応や血管の石灰化はなく,血管腫と異なる.図2,3のように,CT,MRIによって罹患範囲を正確に知ることができる.CTで静脈石がよく描出される.病変部はMRI T1強調で低信号,T2強調で高信号に出る.造影剤ガドペンテト酸(Gd-DTPA)注射によるMRIでは図3に見られるように信号強度が増し,病巣範囲が描出される.骨シンチでは集積像の強い場合もあり,消失の場合もあって(図4)あまり有用でないが,病巣が1ヵ所かどうかの判定に役立つ.胸部罹患があり,胸膜浸出液があるときにはリンパ管造影がなされる.

✦ 病理組織像

診断は主として生検材料の細胞像による.病理組織学的には,骨内の血管腫様あるいはリンパ管腫様組織が特徴で,後にそれらは線維組織に置換される[8].骨芽細胞にも異常が認められる.破骨細胞は存在するとは限らない.

✦ 経　　過

経過は進行性で,骨融解が進み,周囲の軟部組織に変化が及ぶ.稀に進行の止まった症例も報告されているが,骨変化の修復は見られない.経過中に種々の合併症があり,特発性骨折,骨の変形が多い.脊椎では脊髄の圧迫症状とか馬尾神経症候群を発生する.胸郭では乳び胸や心膜炎の合併があり,死因となる.

✦ 鑑別診断

画像上の鑑別は,悪性腫瘍(骨原発または転移性),慢性関節リウマチ,乾癬性関節炎や腎

障害時の骨病変が含まれる［7］が，比較的若年者に発生する，激しい骨破壊を伴うけれども症状がマイルドな骨疾患は本症を疑うべきである．悪性腫瘍のうち巨細胞腫は長管骨の骨幹端を侵し，骨膜反応のあることにより，軟骨腫は骨硬化のある輪部で境されていることと内部に硬化や骨化像が見られることにより，骨肉腫も石灰化像があり，まったくの著しい骨融解のみの本症とは異なるので鑑別できる．そのほか，Ewing肉腫，線維肉腫，骨芽細胞腫，血管肉腫が問題となる．

病因

骨破壊のメカニズムは諸説ある［2, 8〜12］が，はっきりしていない．骨破壊場所に破骨細胞を認めない症例も多く［2, 8］，本症例の骨破壊における破骨細胞の役割には議論がある．酸性フォスファターゼとロイシンアミノペプチダーゼの強い活性が骨破壊が起きている部分の血管周囲単核細胞に，酸性フォスファターゼ活性が血管内皮細胞にも認められることより［10］，これらの酵素活性の関与が示唆されている．この病気の最初の組織像を報告したStoutは骨吸収部に破骨細胞の見られないことを強調したが，その後破骨細胞の役割，ことに局所の骨吸収のメディエータとしてのinterleukin-6（IL-6）が取り上げられるようになった．下顎骨の骨吸収のある症例で，血清IL-6の値が正常の7倍も上昇していて，治療によってその値が75％下降したことが報告されている［4］．しかもこの患者の血清は in vitro での組織培養で骨吸収を促進し，IL-6のインヒビターで吸収が抑制された．しかし，IL-1β，tumor necrosis factor α，transforming growth factor α，parathyroid hormone（PTH），PTH-rp（PTH related peptides）は正常であった．

治療法

治療法は確立されていないが，切除が可能ならば完全切除が望ましい．切除後の再建は，悪性骨腫瘍で行われているさまざまな方法が施行可能であろう．放射線療法が病態の進行を防止したり，骨化を進行させるという報告も多い［13〜16］が，一方，自然治癒例［7, 17］も報告されている．したがって，各治療方法の効果判定には慎重を要する．われわれの症例1も放射線治療後1年間は病態の進行は見られなかったが，その後は徐々に病態は進行傾向である．乳び胸は，生命を脅かす合併症で，乳び胸合併14症例中6例のみが生存したと報告されている［5］．Bleomycinは，従来のタルクやテトラサイクリンなどより悪性腫瘍における胸水のコントロールに有効であると報告されている［18］が，Aokiらの報告ではbleomycinの胸腔内投与開始から1週間で乳び胸が治まっている．本方法は，乳び胸対策として有用と思われる．近年，α-インターフェロンとclodronateの併用療法が，放射線治療が無効で，胸水と全身状態の悪化を伴った下位頸椎から上位胸椎のGorham's diseaseに施行されて，その効果が有効であったことが報告されている［19］．α-インターフェロンは，血管増殖を抑制する点より本

疾患に効果があると考えられる．本方法は今後，新しい治療方法として確立されるかもしれない．また，インターロイキン6がGorham's diseaseの骨溶解に関与していることが報告されており［4］，IL-6の産生や活性に影響を及ぼすような治療法が，骨溶解に対して有効である可能性がある．

文　献

1) Jachson JBS : A boneless arm. Boston Medical and Surgical Journal 18 : 368−369, 1838
2) Gorham LW, Stout AP : Massive osteolysis (acute spontaneous absorption of bone, phantom bone, disappearing bone) its relation to hemangiomatosis. J Bone Joint Surg [Am] 37 : 985−1004, 1955
3) Manisali M, Ozakksoy D : Gorham disease ; Correlation of MR findings with histopathologic changes. Eur Radiol 8 : 1647−1650, 1998
4) Devlin RD, Bone Ⅲ HG, Roodman GD : Interleukin-6 ; A potential mediator of the massive osteolysis in patients with Gorham-Stout disease. J Clin Endocrinol Metab 81 : 1893−1897, 1996
5) Aoki M, Kato F, Saito H, et al : Successful treatment of chylothorax by bleomycin for Gorham's disease. Clin Orthop 330 : 193−197, 1996
6) Saraux A, Menard N, Ehrhart D, et al : Inflammatory Gorham disease. Rev Rhum [Engl Ed] 60 : 516−518, 1993
7) Campbell J, Almond HGA, Johnson R : Massive osteolysis of the humerus with spontaneous recovery. Report of a case. J Bone Joint Surg [B] 57 : 238−240, 1975
8) Heyden G, Kindblom LG, Moeller Nielsen J : Disappearing bone disease. A clinical and histological study. J Bone Joint Surg [Am] 59 : 57−61, 1977
9) Sage MR, Allen PWL : Massive osteolysis ; Report of a case. J Bone Joint Surg [Br] 56 : 130−135, 1974
10) Cannon SR : Massive osteolysis. A review of seven case. J Bone Joint Surg [Br] 68 : 24−28, 1986
11) Dickson GR, Mollan RAB, Carr KE : Cyrochemical localization of alkaline and acid phosphatase in human vanishing bone disease. Histochemistry 87 : 569−572, 1987
12) Spieth ME, Greenspan A, Forrester DM, et al : Gorham's disease of the radius ; Radiographic, scintigraphic, and MRI findings with pathologic correlation. A case report and review of the literature. Skeletal Radiol 26 : 659−663, 1997
13) Shives TC, Beabout JW, Unni KK : Massive osteolysis. Clin Orthop 250 : 297−302, 1990
14) Mawk JR, Obukhov SK, Nichols WD, et al : Successful conservative management of Gorham disease of the skull base and cervical spine. Child's Nerv Syst 13 : 622−625, 1997
15) Johnson PM, McClure JG : Observations on massive osteolysis. Radiology 71 : 28−42, 1958
16) Dan'ura T, Ozaki T, Sugihara S, et al : Massive osteolysis in the pelvis ; A case report. Acta Orthop Scand 69 : 197−198, 1998
17) Halliday DR, Dahlin DC, Pugh DG, et al : Massive osteolysis and angiomatosis. Radiology 82 : 637−644, 1964
18) Lynch Jr TJ : Management of malignant pleural effusions. Chest 103 (Supple) : 385S−389S, 1993
19) Hagberg H, Lamberg K : α-2b interferon and oral clodronate for Gorham's disease. Lancet 350 : 1822−1823, 1997

myositis ossificans progressiva
(fibrodysplasia ossificans progressiva)

橋 本　淳

❖ はじめに

　myositis ossificans progressiva は，疼痛を伴いつつ筋肉，筋膜，腱，靱帯に多発性，進行性に異所性骨化を生じ，最終的には開口障害，肺活量の低下，四肢関節の拘縮に伴う歩行能力の低下きたす疾患である．筋肉に炎症所見がないことと結合組織の異常であることから，国際的には fibrodysplasia ossificans progressiva（FOP）と呼ばれるようになっている．100〜200万人に一人の発症率で，常染色体優性遺伝であるが子孫を残す機会が少ないため，ほとんどが散発的発症である．きわめて稀な疾患ではあるが，異所性に内軟骨性骨化が生ずる病態に bone morphogenetic protein-4（BMP-4）の関与していることなどが示され，FOP の病態解明は生体での内軟骨性骨化の機序を知るうえで貴重な情報を提供すると考えられ注目されている．ここでは臨床的経過の概説とともに，病態に関して最近明らかとなってきている情報を文献から紹介する．

❖ 臨床経過（図1，2）

　横紋筋内に異所性の内軟骨性骨化を生じ，腹壁筋，内臓平滑筋には骨化は見られない．0〜16歳（平均発症年齢は5歳）に頸部，上位胸椎の傍脊柱筋に初発し，股関節などの大関節や顎関節に拡がるが，病変は体の中枢から末梢へ，頭部から尾部へと拡がる．発症年齢が若いほど重症型である．外傷などの誘因なく靱帯，腱，筋肉局所に血管に富んだ線維性増殖性組織の有痛性腫瘤が見られる．その後同様の腫瘤が部位を移動しつつ出現し，局所は次第に硬くなり異所性骨化を生ずるようになる．異所骨形成の進行とともに四肢関節の関節外骨性強直をきたし歩行不能となる．また，転倒の機会増加，転倒時の防御反応低下により頭部外傷が多くなる．最終的には開口障害，肺活量の低下，肺性心，肺炎により，40歳までの死亡例が多い．手術による病巣切除や生検，注射，外傷などの侵襲により，局所の異所性骨形成は悪化する［1〜5］．
　skeletal abnormality として，両側母趾の短縮，外反，母指中手骨短縮が見られることが多い．また，長管骨骨幹端の widening（靱帯付着部の骨化）が見られ，広く短縮した大腿骨頸部や偽外骨腫（pseudoexostosis）を見ることがある．perinatal hullux valgus は Down's

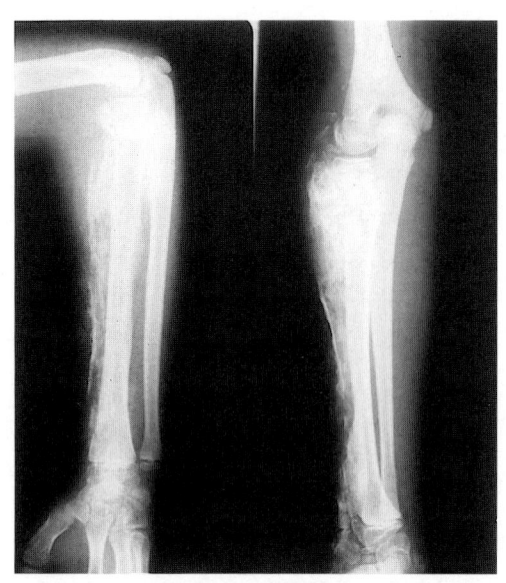

図1　12歳，男，進行性化骨性筋炎，右前腕骨2
　　　方向X線像
　　橈骨周囲軟部組織の広汎な骨化．
　　　　　　　　　　　（水島哲也先生から借用）

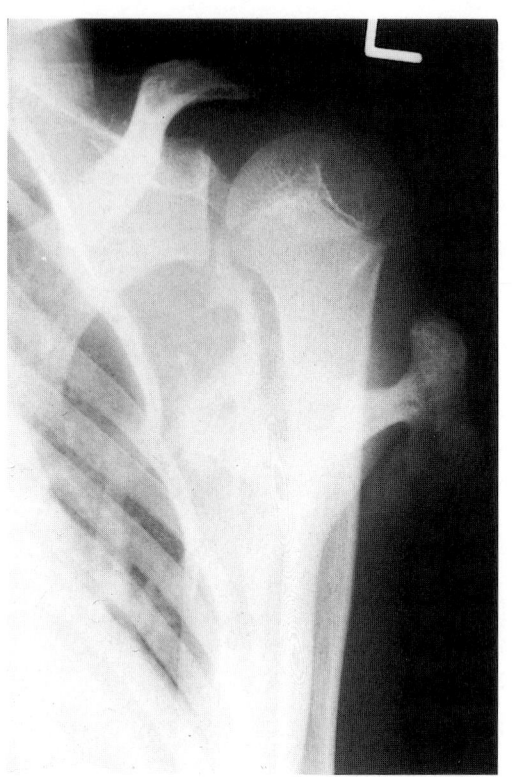

図2　5歳，男，進行性化骨性筋炎，左上腕骨正
　　　面X線像
　　上腕骨周囲軟部組織の骨化．
　　　　　　　　　　　（水島哲也先生から借用）

syndrome, popliteal pterygium, ectodactyly にも見られ，perinatal short big toe は trisomy18, Greig's syndrome, hand-foot-genital syndrome, Jackson-Weiss syndrome にも見られるので，これのみで早期にFOPを診断することはできない．

　初期に，臨床症状だけでは鑑別困難なために生検術が行われることがあるが，aggressive juvenile fibromatosis や sarcoma と誤診されることも多く，組織学的鑑別は困難である．結局臨床像での診断になることや生検術による病巣悪化を考え，診断は臨床的にされるもの（両側母指，母趾の先天的な変型と傍脊柱の腫脹や異所性骨化）で，組織診断は避けるべきとされている［2］が実際は報告の多くの例で生検術がなされている．

　早期の組織像では血管周囲のリンパ球浸潤が起こり，その後筋肉内へのリンパ球の浸潤と著しい血管新生を伴った線維性増殖性組織が見られる［6］．晩期の組織像は典型的な内軟骨性骨形成が見られ，形成された骨には造血骨髄を伴っている．FOPの特徴的な組織像は，この内軟骨性骨形成の過程が見られることである．初期に浸潤しているリンパ球はBリンパ球，Tリンパ球混在しているが，Tリンパ球にBMP-4が免疫染色にて軽度陽性になることが報告されている［6］．初期の線維性増殖組織では，FOPとaggressive juvenile fibromatosisの鑑

別は不可能であるが，FOP の場合のみ線維性の細胞に免疫染色で BMP-4 の発現が確認されている [7].

◆ FOP の病態

　一方，病因に関しては未だ解明されてはいないが，異所性に内軟骨性骨化が生ずる病態に BMP-4 の関与していることが示されている．BMP は *in vivo* で筋膜化，筋肉内への移植で異所性骨形成を誘導する物質で，embryogenesis において中胚葉の腹側化因子でもあり，organogenesis phase において骨格形成誘導にも関与している物質である．Shafritz AB らは，FOP 患者の病変から得た細胞と，正常胎児皮膚とヒト骨肉腫細胞株で内軟骨性骨形成に関与すると考えられている種々の遺伝子の発現を Northern Blot で比較し，BMP-4 のみが FOP 患者組織で強く発現していることを明らかとした [8]（表 1）．さらに，末梢血からとった immortalized lymphoblastoid cell で，FOP 患者と正常者とで BMP-1〜7 の発現を ribonuclease protection assay で比較し，BMP-4 の mRNA のみが FOP 患者の lymphoblastoid cell で発現していること，BMP-2 と 4 を認識する抗体を用いた免疫染色で FOP の lymphoblastoid cell の細胞質が染色されることで lymphoblastoid cell にも BMP-4 が存在していることを示した．Gannon FH らは，HE 像だけでは鑑別不可能な aggressive juvenile fibromatosis の組織と FOP 病早期の組織を，BMP-2 と 4 を認識する抗体で免疫染色を行い，FOP の fibromatous cell にのみ BMP-2/4 が免疫染色されることを示した [7]（表 2）．さらに Gannon FH らは，BMP-4 の発現が見られるリンパ球が末梢血中に循環し，FOP 病初期に浸潤している T リンパ球に BMP-4 が免疫染色にて軽度陽性になることを報告し，軟部組織の損傷時に BMP-4 の発現が見られるリンパ球が局所に集まり，基底膜Ⅳ型コラーゲンに BMP-4 がトラップされて作用する可能性を指摘している [6]．一方，BMP の receptor に関しては，type Ⅰ，Ⅱ とも mRNA の発現には FOP でとくに変動は見られないことも報告された [9]．また，このような FOP 患者に見られる BMP-4 の過剰発現は，BMP-4 の遺伝子の異常が関与している可能性も考えられたが，BMP-4 の遺伝子自体には FOP 患者で何ら異常が見つかっていない [10]．また，BMP-4 の発現増強は FOP 患者のすべての lymphoblastoid cell で見られるのではないことも明らかとなった（図 3）[11]．さらに，BMP-4 だけではなく病勢悪化時期の FOP の患者尿中では，血管新生作用を有する basic fibroblast growth factor（b-FGF）の濃度が著しく上昇していることが報告されている [12]．

　これらの点より，FOP の病態として BMP-4 の発現増強は，これを制御するほかの遺伝子の異常や BMP-4 の作用抑制機構の障害のひとつの結果である可能性が考えられている．胎児の骨形成，成長軟骨や骨折治癒時に発現することが知られ，内軟骨性骨形成に関与する転写因子 c-fos protooncogene を胎生期から過剰発現させた c-fos embryonic stem cell chimera mouse は，fibrodysplasia ossificans progressiva と同様の変化（出生後に異所性骨形成，

表1 Expression of mRNA of genes related to bone and cartilage development*

mRNA	skin fibroblasts from a normal infant	lesional cells from a patient with fibro-dysplasia ossificans progressiva	U-2 OS osteosarcoma cells
collagen type I	+++	++	+
collagen type II	−	−	+/−
alkaline phosphatase	+	+	+
osteocalcin	−	−	−
c-fos	+	+	++
c-jun	++	++	++
jun B	++	++	++
jun D	+/−	+/−	+/−
MSX-2	−	−	−
TGF-β1	++	++	++
bone morphogenetic protein			
1	++	+	+
2	−	−	++
3	−	−	+/−
4	−	+	++
5	−	−	+
6	−	−	+
7	−	−	++
growth-differentiation factor 5	−	−	+
glyceraldehyde-3-phosphate dehydrogenase	++++	++++	++++

*The ++++ symbol indictes an intense signal after 2 hours of exposure of a hybridized Northern blot to x-ray film (see the Methods section); +++ indicates an intense signal after 12 hours of exposure; ++ indicates a strong signal within 24 hours; + indicates a signal that was easily seen within a 3-day period; and +/− indicates a faint signal at 7 days. The − symbol indicates that no signal was detected after seven days of exposure at −70℃ with two intensifier screens.

種々の遺伝子の発現をNorthern Blotで比較した結果，BMP-4のみがFOP患者組織で強く発現していた．　　　　　　　　(Shafritz ABら, 1996 [8])

表2 Summary of immunostaining of early lesions from FOP and AJF

	FOP	AJF	osteosarcoma	lymph Node	liver
BMP-2/4	++++	−	++++	−	−
alkaline phosphatase	++	−	+++	−	+++
desmin	+	+	−	−	−
vimentin	+	+	+++	−	+/−
collagen type I	+/−	+/−	+	−	−
collagen type II	+/−	+/−	−	−	−

abbreviations: −, 0%; +/−, <10%; +, 10～25%; ++, 26～50%; +++, 51～75%; ++++, 76～100%

FOPのfibromatous cellにのみBMP-2/4が免疫染色されaggressive juvenile fibromatosis (AJF)の組織では陰性であった．

(Gannon FHら, 1997 [7])

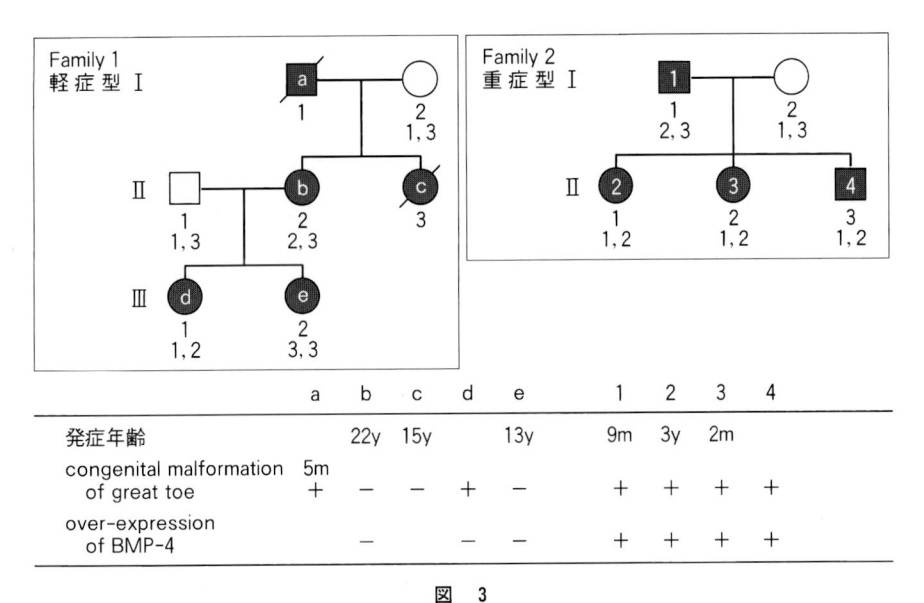

```
                        a    b    c    d    e    1    2    3    4
発症年齢                     22y  15y       13y  9m   3y   2m
congenital malformation  5m
    of great toe        +    −    −    +    −    +    +    +    +
over-expression
    of BMP-4            −    −    −              +    +    +    +
```

図 3
BMP-4の発現増強はFOP患者のすべてのlymphoblastoid cellで見られるのではない．
(Virdi ASら，1999 [11])

進行性の関節拘縮，胸郭運動制限）を起こし，BMP-4の発現も増加する．そこで，fibrodysplasia ossificans progressivaの患者の組織でのc-fosの発現を免疫染色で調べられたがFOPではc-fos染色性は見られず，FOSではc-fos embryonic stem cell chimeraのようなc-fosの発現増強を伴うBMP発現増強ではなかった [13]．一方，Lucotte Gらは，最近FOP患者でnogginをcodeする遺伝子のNOG（chromosome 17q22）を調べたところ，14個のアミノ酸を欠損するような42塩基の欠損を持ったヘテロ接合が見られることが報告された．NogginはBMP-4と結合し，その不活性化する分泌性のタンパク質であり，FOP患者での14個アミノ酸欠損nogginのBMP-4への結合能低下が病態に関与している可能性が指摘された [14]．

上記のほかにもBMP-4の発現に関する遺伝子の異常に関して変異を検討すべき候補遺伝子はあるが，現在FODに関して4つの小家系が確認されているのみで，linkage analysisやpositional cloningが困難な状況である．しかし，最近4つの小家系を用いたGenomewide linkage analysisにより，染色体4q27～31の領域の遺伝子マーカーとFOPの表現型が関連していることが明らかとなった．この領域には100以上の未知の転写産物がcodeされており，FOPの原因遺伝子は未知のものである可能性もあるが，，既知のものとしてはBMP-4受容体以降の細胞内伝達物質であるSMAD1，内皮細胞に発現され血管新生やT細胞，B細胞の成長，分化に関与するサイトカインIL-15，プロスタグランディンの不活化に関与するdehydrogenase enzymeのひとつであるNAD-dependent 15-PGDHがこの領域にあり，異所性の骨形成に関与する可能性が考えられるFOPの候補原因遺伝子である [15]．

治　療

コンタクトスポーツをしない，手術，歯科治療を避けることを指導する．etidronate，放射線療法はあまり効果がないが，病初期にはステロイド投与によりの抗炎症作用と骨形成抑制作用で，腫瘤の大きさを減ずる場合がある．また，転倒と頭部外傷の防止に転倒の危険のある活動の制限，環境整備，head gear 装着などの supportive care が重要である［16］．異所性の骨の生検・切除術は，これにより FOP の flareup をきたし，異所骨再発，病状進行に至るので禁忌である．

今後の新しい治療としては，内軟骨形成を抑制する antiangiogenic therapy が FOP の治療となる可能性が考えられている［12］．

おわりに

FOP に見られる異所性骨形成は，まさに BMP-4 が局所で作用して生ずる現象であり，このような病変が何らかの遺伝子の障害で生じていることはきわめて興味深い．ヒトでの BMP-4 の制御機構を知るうえでも，また，これにより FOP の治療法を見いだし，さらには BMP-4 の関連する他の病態や治療を考えるうえでも早期の原因遺伝子同定が待たれる．きわめて稀な疾患であり，その診断や治療にあたることは少ないであろうが，FOP の病態解明は目の離せない分野のひとつである．

文　献

1) Shore EM, Glaser DL, Gannon FH : Osteogenic induction in hereditary disorders of heterotopic ossification. Clin Orthop 374 : 303-316, 2000
2) Magryta CJ, Kligora CJ, Temple HT, et al : Clinical presentation of fibrodysplasia ossificans progressiva : pitfalls in diagnosis. J Pediatr Hematol Oncol 21 : 539-543, 1999
3) Smith R : Fibrodysplasia (myositis) ossificans progressiva. Clinical lessons from a rare disease. Clin Orthop 346 : 7-14, 1998
4) Kussmaul WG, Esmail AN, Sagar Y, et al : Pulmonary and cardiac function in advanced fibrodysplasia ossificans progressiva. Clin Orthop 346 : 104-109, 1998
5) 奥野徹子，吉田健治，田中公次ら：進行性骨化性筋炎－自験例 2 例と本邦 82 症例の検討－．整形外科 32 : 1837-1843, 1981
6) Gannon FH, Valentine BA, Shore EM, et al : Acute lymphocytic infiltration in an extremely early lesion of fibrodysplasia ossificans progressiva. Clin Orthop 346 : 19-25, 1998
7) Gannon FH, Kaplan FS, Olmsted E, et al : Bone morphogenetic protein 2/4 in early fibromatous lesions of fibrodysplasia ossificans progressiva. Hum Pathol 28 : 339-343, 1997
8) Shafritz AB, Shore EM, Gannon FH, et al : Overexpression of an osteogenic morphogen in fibrodysplasia ossificans progressiva. N Engl J Med 22 ; 335 : 555-561, 1996
9) Lanchoney TF, Olmsted EA, Shore EM, et al : Characterization of bone morphogenetic protein 4 receptor in fibrodysplasia ossificans progressiva. Clin Orthop 346 : 38-45, 1998
10) Xu M, Shore EM : Mutational screening of the bone morphogenetic protein 4 gene in a family with fibrodysplasia ossificans progressiva. Clin Orthop 346 : 53-58, 1998

11) Virdi AS, Shore EM, Oreffo RO, et al : Phenotypic and molecular heterogeneity in fibrodysplasia ossificans progressiva. Calcif Tissue Int 65 : 250−255, 1999
12) Kaplan F, Sawyer J, Connors S, et al : Urinary basic fibroblast growth factor. A biochemical marker for preosseous fibroproliferative lesions in patients with fibrodysplasia ossificans progressiva. Clin Orthop 346 : 59−65, 1998
13) Olmsted EA, Gannon FH, Wang ZQ, et al : Embryonic overexpression of the c-Fos protooncogene. A murine stem cell chimera applicable to the study of fibrodysplasia ossificans progressiva in humans. Clin Orthop 346 : 81−94, 1998
14) Lucotte G, Semonin O, Lutz P : A de novo heterozygous deletion of 42 base-pairs in the noggin gene of a fibrodysplasia ossificans progressiva patient. Clin Genet 56 : 469−470, 1999 (No abstract available)
15) Feldman G, Li M, Martin S, et al : Fibrodysplasia ossificans progressiva, a heritable disorder of severe heterotopic ossification, maps to human chromosome 4 q27−31. Am J Hum Genet 66 : 128−135, 2000
16) Glaser DL, Rocke DM, Kaplan FS : Catastrophic falls in patients who have fibrodysplasia ossificans progressiva. Clin Orthop 346 : 110−116, 1998

paraneoplastic syndrome としてのリウマチ病

安 波 礼 子

◆ paraneoplastic syndrome とは

　paraneoplastic syndromeというのは，悪性腫瘍に付随した症候群という意味である．悪性腫瘍に，ある症候群が合併する場合，両者の合併が単なる偶然の場合もあるが，当該症候群の原因が悪性腫瘍である場合もある．とくに腫瘍に由来するメディエーターを介して，腫瘍から遠隔の部位に惹起される症候群を指して，その悪性腫瘍のparaneoplastic syndromeという．paraneoplastic syndromeの存在は，臨床的には従来から想定されていたが［1］，近年とくに分子生物学の進歩により，メディエーターの存在が分子レベルで解明されるに及んで，その存在が立証されるようになった．代表的な例として，胸腺腫に合併する重症筋無力症，主に肺癌に合併するLambert-Eaton症候群などが挙げられる．重症筋無力症は，抗アセチルコリン受容体に対する抗体がメディエーターであることが示され［2, 3］，Lambert-Eaton症候群では，電位依存性カルシウムチャネルに対する抗体がメディエーターであると推測されている［4］．

◆ paraneoplastic syndrome としてのリウマチ病の頻度

　悪性腫瘍にリウマチ症状が随伴するという報告は，今までにも報告がなされている［5～7］．とくに頻度に関しては小規模な検討がほとんどであり，筆者が検索した範囲では十分に検討が加えられたな報告は少ない．Nashitzらの報告は，厳密な意味でのpopulation studyではないが，ある程度の規模を持つものなのでここに紹介する．15万人の人口に対して400ベッドを有するイスラエルの総合病院で，リウマチ症状が，悪性腫瘍の発見に先行したparaneoplastic syndromeとしてのリウマチ病の頻度と，それらの特徴についての解析結果である［8］．1981年から1990年までの10年間に同病院の内科病棟に入院した患者のうち，リウマチ病を有していると思われるものの，入院時に診断が確定していなかった患者を対象に調査している．このような患者を対象として選んだのは，paraneoplastic syndromeとしてのリウマチ病が，本来のリウマチ病に比較して非典型的な病態を示すことが知られているからと推測される．これらの条件に該当した患者の人数は108名で，内科病棟に入院した総患者数15,142名の約0.7％

表1 合併した悪性腫瘍の種類とそれに伴うリウマチ症候

悪性腫瘍		リウマチ症候
肺癌	14名	hypertrophic osteoarthropathy
大腸癌	2名	指動脈閉塞
	1名	皮膚筋炎
ホジキンリンパ腫	1名	好酸球性筋膜炎
	1名	限局性筋炎
膵臓癌	1名	単関節炎と血尿
前立腺癌	1名	好酸球性筋膜炎
乳癌	1名	好酸球性筋膜炎
カポジ肉腫	1名	多発性筋炎
腎細胞癌	1名	リウマチ性筋痛症
慢性リンパ性白血病	1名	リウマチ性筋痛症

(Nashitz JE ら, 1995 [8])

表2 癌の治療により寛解がもたらされた症例

3名	好酸球性筋膜炎
1名	限局性筋炎
2名	hypertrophic osteoarthropathy
2名	リウマチ性筋痛症
1名	指動脈閉塞症

(Noshitz JE ら, 1995 [8])

を占めている．そのうち，入院後の精密検査の結果，癌が認められた者が25名で，23.1％であったとしている（表1）．これらのリウマチ病は，悪性腫瘍の存在とともに認められたことは確かであるが，それだけでは paraneoplastic syndrome というには不十分である．リウマチ病が悪性腫瘍に由来するということを証明するには，悪性腫瘍を除去あるいは治療することにより，リウマチ症状が消失あるいは軽減することを示さなくてはならない．Nashitzらの報告では，癌の治療により，長期にわたってリウマチ病の寛解が得られた例は25名中9名あったとしている（表2）．つまり，悪性腫瘍が発見された症例の半分以上の症例で，合併しているリウマチ病が paraneoplastic syndrome であるということを証明できていない．しかしながら，一般に悪性腫瘍に対しては，有効な治療を必ずしも満足に行えないことが多いことを考慮すれば，合併しているリウマチ病が paraneoplastic syndrome である割合はもっと高いと推定される．以上より，paraneoplastic syndrome としてのリウマチ病の頻度は，一般の内科病棟で，15,142名の総患者数に対して9名から25名程度であり，約0.06％から0.17％，すなわち入院患者の0.1％程度という計算になる．

◆ paraneoplastic syndrome としてのリウマチ病の特徴

　paraneoplastic syndrome としてのリウマチ病が存在するということは，未だ原因不明のリウマチ病の発症メカニズムを考えるうえで，非常に興味の持たれるところであるが，他方，臨床的に最も重要な意義は，リウマチ症状が悪性腫瘍のマーカーとなりうることである．とくに，メディエーター分子が明らかにされている重症筋無力症，Lamber-Eaton症候群のような paraneoplastic syndrome では，このメディエーターが腫瘍マーカーとなりうるため，悪性腫瘍の早期発見や治療成績の評価に貢献する．しかしながら，リウマチ病においては未だメディエーターの明らかなものは確認されておらず，もっぱら症候が腫瘍の存在を示すマーカーである．したがって，paraneoplastic syndrome としてのリウマチ病に，元来のリウマチ病とは異なる何か特徴的なものがあれば，paraneoplastic syndrome としてのリウマチ病を疑

表3 リウマチ症状を示し,入院時診断がついていなかった症例

リウマチ性疾患	cancer + 症例数	男性	平均年齢	cancer − 症例数	男性	平均年齢
関節炎	1	1	74	10	4	56
強皮症	0	0	0	7	2	58
好酸球性筋膜炎	3	1	72	15	6	64
限局性筋炎,多発性筋炎,皮膚筋炎	3	3	74	3	1	48
hypertrophic osteoarthropathy	14	12	67	7	4	37
リウマチ性筋痛症	2	1	47	1	0	73
抗リン脂質抗体症候群	0	0	0	2	0	69
側頭動脈炎	0	0	0	15	5	73
全身性エリテマトーデス	0	0	0	8	1	30
leukocytoclastic vasculitis	0	0	0	3	0	41
他の血管炎	0	0	0	12	3	60
指動脈閉塞症	2	0	69	0	0	0

(Noshitz JEら, 1995 [8])

表4 リウマチ病に高頻度に合併する悪性腫瘍

リウマチ病	悪性腫瘍	相対危険率(倍)
RA	多発性骨髄腫	3.4
	悪性リンパ腫	4.0
	白血病	2.5
	血液の悪性腫瘍	2.5
Felty's syndrome	non-Hodgkin's lymphoma	12.8
シェーグレン症候群	non-Hodgkin's lymphoma	44.0
皮膚筋炎	卵巣癌	3.1
全身性エリテマトーデス	血液の悪性腫瘍	4.1

(Noshitz JEら, 1995 [9])

い,悪性腫瘍の検索の手がかりとすることができる.このような点から,Nashitzらは前述の報告の中で,典型的なリウマチ病でなかったために,paraneoplastic syndromeとしてのリウマチ病が疑われた患者108名を,癌が認められた患者と認められなかった患者の2つのグループに分け,種々の点で比較検討し,paraneoplastic syndromeとしてのリウマチ病の特徴を解析している.その結果,(1)癌の合併が明らかになった患者では,癌の合併が見られなかった患者に比較して,paraneoplastic syndromeとしてのリウマチ病の種類に偏りが見られている(表3).paraneoplastic syndromeとしてのリウマチ病でとくに頻度が高いのはhypertrophic osteoarthropathyであり,血管炎やSLEはみられていない.また,(2)paraneoplastic syndromeとしてのリウマチ病に合併していると考えられた悪性腫瘍のうち,最も多いのが肺癌である(表1).これを,本来のリウマチ病と悪性腫瘍との合併と比較してみると,paraneoplastic syndromeではないリウマチ病では,悪性腫瘍の合併率はあまり高くないが,合併例においては,血液あるいは免疫担当細胞に由来する悪性腫瘍の頻度が高いことが報告されている[9](表4).このように,合併する悪性腫瘍の種類という点でも,paraneoplastic syndromeとしてのリウマチ病と本来のリウマチ病では相違点が見られた.さらにまた,(3)癌を合併するparaneoplastic syndromeとしてのリウマチ病は,臨床像が

表5 悪性腫瘍の存在を考え，検索が勧められるリウマチ病（症状）
（=非典型的な症状を呈するリウマチ病）

リウマチ病/症状	特徴
多発性関節炎	高齢者，非対称性
RA	単クローン性の高ガンマグロブリン血症
シェーグレン症候群	単クローン性の高ガンマグロブリン血症
Eosinophilic fascitis	ステロイド治療に抵抗性
結節性紅斑	6ヵ月以上持続
レイノー現象	50歳以降で出現
leukocytoclastic vasculitis	皮膚，50歳以降の発症

(Noshitz JE ら, 1995 [8])

非典型的なものであるとしている（表5）.

多発関節炎と癌 [6, 7, 10, 11]

RA に似ているが，血清陰性の多発関節炎で，急性発症，非対称性の関節罹患，下肢に好発し，手指罹患少なく，リウマトイド結節が少ないというようなことが paraneoplastic polyarthritis の特徴とされ，さらに癌の治療によって多発関節炎の寛解，または改善の起こることが報告されたが，最近では発症が発熱を伴い急激なこと，高齢者に見られ，X線で侵食性変化のないこと，抗炎症薬が奏効しないことが問題にされ，また癌と多発関節炎の経過の平行することが取り上げられている.

多発筋痛症と癌

多発筋痛症における癌の発現は多くない．特徴としてステロイドに対する反応が悪いことがいわれている．肺癌の剔出で多発筋痛症が消失し，腫瘍の再発とともに出現した例が報告されている [12].

成人スチル病と癌

一過性の斑状丘疹状の皮疹が発熱時に出現，多核白血球増多，肝機能検査異常が腫瘍発見前に見られたという報告がある [13].

血管炎と癌 [14]

血管炎と neoplasm との合併は稀であり，大部分は種々の血液疾患で，とくに有毛細胞白血病では結節性動脈周囲炎の症状が見られている [15]．実質性腫瘍との合併は例外的である.

血管炎としては，皮膚あるいは種々の臓器，ことに消化器の leukocytoclastic vasculitis, リウマトイド紫斑病，結節性動脈周囲炎 [16] がある.

腫瘍の剔出で血管炎の消退した例が報告されている．腫瘍の完全剔出できないときはプレド

ニン20mgが有効であった [17].

血管炎と腫瘍の併発する発現機序は明らかでないが，腫瘍抗体に対する免疫複合体によるとの考えがある．しかし，免疫複合体もクリオグロブリンも低補体も証明されない．抗腫瘍抗体と血管内膜細胞との交叉反応などが考えられたが関連は不明である.

指動脈閉塞症

指の阻血は女性が2/3で，年齢は平均55歳である．急に指の阻血が起こり，2/3は対称性で，進行が速く，指の壊死に至る．レーノー症候が先行することもある．血管造影で指動脈の血栓形成を証明できる.

指の阻血と癌の発生との時期の開きは平均9ヵ月である [18]．腫瘍の治療後治癒または改善が見られている [19, 20].

指の阻血の発生機序として，血液の粘性亢進，骨髄増殖性疾患，血液凝固亢進，クリオグロブリン血症，炎症性動脈炎，心内膜炎からの塞栓が考えられているが不明である.

皮膚筋炎，多発筋炎と癌

この項に関しては，前田恵治がリウマチ病セミナーVIIIに詳しく書いているので参照されたい [21].

paraneoplastic necrotizing myopathy [22]

20数例が報告されている．筋の脱力が急速に進行し，筋痛を伴い，主として肩甲帯を侵すが骨盤帯にも見られている．組織像で筋組織の壊死が認められる.

肺，消化器，乳，膀胱癌が併発する．ステロイドが無効である [23]．腫瘍剔出での改善例が報告されている [24].

原因は不明で，仮説として，腫瘍抗原に感作されたT細胞の筋細胞膜抗原との交叉反応がいわれている.

全身性エリテマトーデスと癌

paraneoplastic syndromeを誤ってSLEと診断することがある（多発関節炎，血管炎の皮疹，レーノー症候，指の壊死，抗核抗体の弱陽性）．pericardial mesotheliomaやpreleukemic syndromeの例が報告されている [25, 26].

一方，SLEの診断基準を満たすもので，卵巣のseminomaやadenocarcinomaが発生し，腫瘍の治療で全身症状の寛解が起こった例の報告がある [27].

肺性肥大性骨関節症（pulmonary hypertrophic osteoarthropathy）

　肥大性骨関節症の90％は胸内腫瘍によるもので，そのうち肺癌は75％である．20％は肥大性骨関節症が肺腫瘍の症状として認められる．癌に合併するリウマチ症状としては最も頻度が高い．腫瘍剔出によって症状の消失が見られている［28, 29］．

　指の clubbing（ばち指）と hypertrophic osteoarthropathy（骨膜炎と関節痛から多発関節炎までの関節症状）が特徴である．関節は膝，足首，手首，MCP 罹患が多い．

　病因はよくわかっていない．迷走神経切離やアトロピンによく反応するので神経性関与が想像されている．

疼痛性ジストロフィー（algodystrophy：反射性交感神経性ジストロフィー sympathetic reflex dystrophy）と手掌腱膜炎（palmar fascitis）

　疼痛性ジストロフィーが種々の悪性腫瘍に合併することはよく知られている［30］．

　最近新しい疾患単位として Medger（1982）にょって記載された palmar fascitis with polyarthritis［31］は，卵巣癌を呈した6症例の報告である．1986年までに22例が報告されている［31, 33］．

　もっぱら女性を侵し，手の関節のこわばり，手掌の浮腫，腱膜の肥厚があり，よく結節状となる．また，腱鞘の肥厚，指の屈曲拘縮が起こる．指の皮膚は最初は熱感，発赤を示すが，次いでチアノーシス，発汗があり，強皮症と混同されるが，レーノー症候はない．MCP 関節は関節炎があり，関節包の拘縮が起こり，対称性に見られる．1/4症例に肩の拘縮をきたし，肩手症候群の症状を呈する．

　この症状が約1年（1ヵ月から25ヵ月）腫瘍の診断に先行する．卵巣以外に膵，大腸，気管支，乳，そのほか血液疾患の腫瘍がある．腫瘍発見時には症状が進行していて予後不良である．したがって，腫瘍剔出で完全に症状の消退した症例は1例報告されているにすぎない［30］．そのほか化学療法とステロイド治療で改善が見られている．

　発現機序は不明で，algodystrophy の重症例という人もいるが，腱膜炎も関節炎も著明で進行性なので，まったく違った面があり，腱膜に抗核抗体や免疫グロブリンの沈着があって，免疫性機序が働いていると想像する者もいる．

多中心性細網組織球症（multicentric reticulohistiocytosis）と癌

　1/4症例に悪性腫瘍を伴う［34］．また，種々の自己免疫疾患や結核の合併も見られる．2/3は女性で，40歳台が多い［35］．

　症状は主として皮膚と関節で，内臓罹患を見るのにはガリウムシンチが有用である．

　癌の治療によって症状の改善した報告がある［34］．

◆ま と め

近年の分子生物学，免疫学，遺伝子学のめまぐるしい進歩により，paraneoplastic syndrome は，とくに神経免疫学的領域で研究が進められ，メディエーターの解析も多くなされている．腫瘍細胞が分泌するホルモン様物質以外にも，腫瘍細胞に対する宿主の免疫反応により産生される抗体，あるいはサイトカインなどが，paraneoplastic syndrome の原因物質であるメディエーターになっていることが具体的に示されている．リウマチ病においても，paraneoplastic syndrome のメディエーターが明らかになれば，これがリウマチ病の発症に深く関係している可能性があり，病態あるいは発症メカニズムの解析に有用な情報を提供するものと思われる．一方，臨床的な意義に関しては，非典型的なリウマチ症状を呈し，診断に迷うようなリウマチ病の場合は，頻度は低いものの paraneoplastic syndrome の可能性も考えに入れることが重要であると思われる．paraneoplastic syndrome としてのリウマチ病は悪性腫瘍の存在を示唆するものであり，重要なマーカーであると同時に，その治療法は悪性腫瘍の治療によるほかはないということを認識しておく必要がある．

文　献

1) Simpson JA : Myasthenia gravis ; A new hypothesis. Scott Med J 5 : 419, 1960
2) Noda M, et al : Structural homology of Torpedo californica acetylcholine receptor subunits. Nature 302 : 528, 1983
3) Sakmann B, et al : Role of acetylcholine receptor subunits in gating of the channel. Nature 318 : 538, 1985
4) 本村正勝：カルシウムチャネル抗体と Lambert-Eaton 筋無力症候群．神経研究の進歩 41 : 268, 1997
5) Calabro JJ : Cancer and arthritis. Arthritis Rheum 10 : 553−567, 1967
6) Butler RC, Thompson JM, Keat ACS : Paraneoplastic rheumatic disorders ; A review. J Royal Soc Med 8 : 168−172, 1987
7) Caldwell SD, McCallum RM : Rheumatologic manifestations of cancer. Med Clin North Am 70 : 385−417, 1986
8) Nashitz JE, Yeshurun D, Rosner I : Rheumatic manifestations of occult cancer. Cancer 75 : 2954−2958, 1995
9) Nashitz JE, Rosner I, Rozenbaum M, et al : Rheumatic syndromes ; Clues to occult neoplasia. Semin Arthritis Rheum 29 : 43−55, 1999
10) Mackenzie AH, Scherbel AL : Connective tissue syndromes associated with carcinoma. Geriatrics 18 : 745−753, 1963
11) Sheon RP, Kirsner AB, Tangsintanapas P, et al : Malignancy in rheumatic disease ; Interrelationships. J Am Geriat Soc 25 : 2−27, 1977
12) Masin N, Buchard PA, Gerster JC : Polymyalgia rheumatica et cancer pulmonaire ; Syndrome paraneoplasique. Rev Rhum 59 : 153−154, 1992
13) Drenth JPH, Dekleijn EHMA, DeMulber PHM, et al : Metastatic breast cancer presenting as fever, rash, and arthritis. Cancer 75 : 1608−1611, 1995
14) Greer JM, Longley S, Edwards L, et al : Vasculitis associated with malignancy. Experience with 13 patients and literature review. Medicine 67 : 220−230, 1988
15) Farcet JP, Weschsler J, Wirquin V, et al : Vasculitis in hairy cell leukemia. Arch Intern Med 147 : 660−664, 1987

16) Poveda F, Gonzalez-Garcia J, Picazo ML, et al : Systemic polyarteritis nodosa as the initial manifestation of a gastric adenocarcinoma. J Intern Med 236 : 679−683, 1994
17) Sanchez-Guerrero J, Gutierrez-Urena S, Vidaller A, et al : Vasculitis as a paraneoplastic syndrome. Report of 11 cases and review of literature. J Rheumatol 17 : 1458−1462, 1990
18) De Cross AJ, Sahasrabudhe DM : Paraneoplastic Raynaud's phenomenon. Am J Med 92 : 571−572, 1992
19) Chow SF, Mckenna CH : Ovarian cancer and gangrene of the digits ; Case report and review of the literature. Mayo Clin Proc 71 : 253−258, 1996
20) Kohli M, Bennett RM : Raynaud's phenomenon as a presenting sign of ovarian adenocarcinoma. J Rheumatol 22 : 1393−1394, 1995
21) 前田恵治, 調 裕次, 五十嵐敢：皮膚筋炎・多発筋炎と癌. リウマチ病セミナー（七川歓次監修), pp33−41, 大阪, 永井書店, 1997
22) Vosskamper M, Korf B, Franke F, et al : Paraneoplastic neoritizig myopathy ; A rare discorder to be differentiated from polymyositis. J Neurol 236 : 489−492, 1989
23) Brownell B, Hughes JT : Degeneration of muscle in association with carcinoma of the bronchus. J Neurol Neurosurg Psychiatry 38 : 363−370, 1975
24) Smith B : Skeletal neurosis associated with cancer. J Pathol 97 : 202−210, 1969
25) MacGuigan L, Fleming A : Pericardial mesothelioma presenting as systemic lupus erythematosus. Ann Rheum Dis 43 : 515−517, 1984
26) Saxne T, Turesson I, Wollheim FA : Preleukemic syndrome simulating SLE. A case report. Acta Med Scand 212 : 421−424, 1982
27) Kahn MF, Solnica J, Bourgeois P : Disappearance of clinical and biological evidence of SLE after removal of an ovarian seminoma ; 21 years follow-up. J Rheumatol B : 833−834, 1986
28) Schumacher HR : Articular manifestations of hypertrophic osteoarthropathy In bronchogenic carcinoma. Arthritis Rheum 19 : 629−636, 1976
29) Staalman CR, Umans U : Hypertrophic osteoarthropaty in childhood malignancy. Med Pediatr Oncol 21 : 676−679, 1993
30) Goldberg E, Dobransky R, Gill R : Reflex sympathetic dystrophy associated with malignancy. Arthritis Rheum 28 : 1079−1080, 1985
31) Medsger TA, Dixon JA, Garwood VF : Palmar fascitis and polyarthritis associated with ovarian carcinoma. Ann Intern Med 96 : 424−431, 1982
32) Shiel WC, Prete PE, Jason M, et al : Palmar fasciitis and arthritis with ovarian and non-ovarian carcinomas ; New syndrome. Am J Med 79 : 640−644, 1985
33) Champion D, Saxon JA, Kossard S : The syndrome of palmar fibromatosis (fasciitis) and polyarthritis. J Rheumatol 14 : 1196−1198, 1987
34) Lambert CM, Nuki G : Multicentric reticulohistiocytosis with arthritis and cardiac Infiltration ; Regression following treatment for underlying malignancy. Ann Rheum Dis 51 : 815−817, 1992
35) Rapini RP : Multicentric reticulohistiocytosis. Clin Dermatol 11 : 107−111, 1993

chondrodysplasia 1999

安 井 夏 生

❖ はじめに

　最近の分子遺伝学の進歩は目覚ましく，永年にわたり原因不明とされた骨系統疾患の原因遺伝子が次々と解明されつつある［1］．従来の蛋白から攻める functional cloning に比べ，連鎖解析により原因遺伝子を探し出す positional cloning は圧倒的に効率が良く，アラブやメキシコの患者大家系の解析は数多くの大発見に結びついた．疾患に対する知識などなくても，遺伝子から攻めれば結果的に何らかの疾患にたどりつくという戦略は reverse genetics と呼ばれ，それまで骨系統疾患とは縁のなかった若い研究者を一躍世界の桧舞台にのしあげてきたわけである．その一方で，われわれ臨床医は次々と発見される遺伝子の名前を覚えるのが精一杯で，その遺伝子異常がどのように病気に結びつくのか理解に苦しんでいるのが現状である［2］（表1）．

　リウマチや癌などでは，家系内に特定の遺伝子異常が見つかっても，それがただちに疾患の原因に結びつくとは限らない．骨系統疾患でも新しい遺伝子異常が見つかった場合，それが本当に疾患の原因であるのかという疑問が常に生ずる．しかし，その遺伝子を標的にして作成した knockout mouse や transgenic mouse がヒトの骨系統疾患と同じ表現型を示すとなれば，もはやそれが原因遺伝子であることに疑いの余地はない．リウマチや癌のような多因子疾患とは異なり，メンデルの法則に従う骨系統疾患は基本的に単一遺伝子の異常による疾患であり，原因遺伝子が明らかになれば，ほかに本質的な原因の求めようがないわけである．

　最近では骨系統疾患は表現型からではなく遺伝子型から攻めるのが当たり前となり，reserve genetics という言葉はもはや死語となった．臨床家が用いる骨系統疾患の分類も，これまでの表現型に基づく臨床分類から，遺伝子型に基づく原因別分類に切り替わりつつある（表1）．21世紀は，骨系統疾患に限らず医学そのものが遺伝子抜きに考えることができない時代になった．

　ここでは骨系統疾患のすべてを網羅することは到底不可能であるので，最近話題となったいくつかの疾患を例にとり，遺伝子異常がどのように疾患に結びつくかを解説してみる．

表1　Chondrodysplasia の遺伝子

Chrondrodysplasia		遺伝子
Achondroplasia group（軟骨無形成症グループ）		
Achondroplasia	軟骨無形成症	FGFR3
Hypochondroplasia	軟骨低形成症	FGFR3
Thanatophoric dysplasia	致死性骨異形成症	FGFR3
Diastrophic dysplasia group（捻曲性骨異形成症グループ）		
Diastrophic dysplasia	捻曲性骨異形成症	DTDST
Achondrogenesis type ⅠB	軟骨無発生症	DTDST
Atelosteogenesis type Ⅱ	骨不全発生症	DTDST
Type Ⅱ collagenopathies（タイプⅡコラーゲン症）		
Achondrogenesis type Ⅱ	軟骨無発生症タイプⅡ	COL2A1
Hypochondrogenesis	軟骨低発生症	COL2A1
Kniest dysplasia	Kniest 骨異形成症	COL2A1
(spondyloepiphyseal dysplasia)		
Spondyloepiphyseal dysplasia (SED) congenita	先天性脊椎・骨端異形成症	COL2A1
Spondyloepimetaphyseal dysplasia (SEMD) Strudwick type	脊椎・骨端・骨幹端異形成症	COL2A1
Mild SED with premature onset arthrosis	軽症SED, 早発生関節症	COL2A1
Stickler dysplasia (heterogenous, somenot linked to COL2A1	Stickler 骨異形成症（不均質，COL2A1にリンクしないものもある）	COL2A1
Type ⅩI collagenopathies（タイプⅪコラーゲン症）		
Stickler dysplasia (heterogenous)	Stickler 骨異形成症（不均質）	COL2A1
Otospondylomegaepiphyseal dysplasia	耳・脊椎・巨大骨端異形成症	COL2A1
Multiple epiphyseal dysplasia and pseudoachondroplasia（多発性骨端異形成症と偽性軟骨無形成症）		
pseudoachondroplasia	偽性軟骨無形成症	COMP
Multiple epiphyseal dysplasia (MED) (Fairbanks and Ribbing types)	多発性骨端異形成症（Fairbanks and Ribbings型）	COMP
Metaphyseal dysplasia（骨幹端異形成症）		
Jansen type		PTHR
Schmid type		COL10A1
Hunter-Thompseon dysplasia (acromesomelic dysplasia)	Hunter-Thompson 異形成症（遠位中間肢異形成症）	CDMP1
Bent-bone dysplasia グループ（彎曲骨異形成症グループ）		
Campomelic dysplasia	彎曲骨異形成症	SOX9

FGFR3：FGF（fibroblast growth factor）receptor type 3
DTDST：Sulfate transporter
COMP：Cartilage oligomeric matrix protein
PTHR：PTH（parathyroid hormone）receptor
CDMP-1：Cartilage-derived morphogenic protein
SOX9：SRY（sex-determining region Y）-homologous high-mobility group box 9

（1997年国際分類から抜粋［2］）

loss of function と haploinsufficiency

　常染色体劣性遺伝を呈する疾患の多くは loss of function により発症する．例えばムコ多糖症や低フォスファターゼ症などの場合，両親は無症状の保因者（ヘテロ変異体）であり，多くの場合血族結婚により4人に一人の割合で患者（ホモ変異体）が生まれる．つまり酵素欠損症では両方の対立遺伝子の loss of function によりはじめて発症し，片方の対立遺伝子にだけ loss of function が生じても，もう一方の対立遺伝子由来の酵素が機能するため無症状となる．単純に計算すれば50％の loss of function では無症状で，100％の loss of function ではじめて発病することになる．

　常染色体優性遺伝を呈する疾患のなかにも loss of function により発症するものがある．例えば頭蓋鎖骨異形成症は転写因子CBFA1が原因遺伝子であることが明らかになった疾患であるが，片方の対立遺伝子の loss of finction により発症すると考えられている．酵素欠損症とは異なり，転写因子の障害は細胞の成長・分化に直接影響するため50％の loss of function がただちに病気に結びつくと考えられている．この機構は haploinsufficiency と呼ばれ，遺伝形式は優性となる．

gain of abnormal function と dominant negative 効果

　優性遺伝を呈する疾患には gain of abnormal function により発症するものが多い．片方の異常遺伝子由来の蛋白がもう一方（正常）の遺伝子由来の蛋白の機能を障害することを dominant negative 効果と呼ぶ．例えば軟骨無形成症は片方の FGFR3（fibroblast growth factor receptor-3）遺伝子の点変異により発生する疾患であるが，変異FGFR3はリガンドとの結合なしに2量体を形成するため FGF の信号は恒常的に switch on となってしまい（consititutive activation），その結果骨成長の抑制が起こると考えられている．つまり FGFR3は骨成長の negative regulator であると考えられるようになったわけである．

compound heterozygote

　低フォスファターゼ症は全身骨にさまざまな程度の骨化障害をきたす骨系統疾患である．この疾患が TNSALP 遺伝子（1p36.1〜p34）の異常により発生することが示されたのは1988年 Weiss らによる報告［4］であるが，当時はその遺伝子変異がこの疾患の本質的な原因であるかどうかが疑問視された．その後次々と同様の遺伝子変異が報告され，低フォスファターゼ症は TNSALP 遺伝子のホモ変異による loss of function により発症することが確立された．

　われわれは，両親が血族結婚でないのに兄弟発生した乳児型低フォスファターゼ症の1例につき TNSALP 遺伝子解析を行ったところ，複合ヘテロ変異体（compound heterozygote）であることがわかった．この症例では片方の対立遺伝子（父由来）の TNSALP には Phe310Leu

変異（310番目のphenylalamineがleucineに置換される変異）がみられ，もう一方の対立遺伝子（母由来）のTNSALPではGly439Arg変異が生じていることがわかった［5］．この患者の血清中のTNSALP活性は完全欠損ではなく，正常者の約20〜30％程度に保たれていた．それぞれの変異蛋白の酵素活性を測定したところ，母由来のGly439Arg変異蛋白はTNSALP活性がまったく消失しているのに対し，父由来のPhe310Leu変異蛋白は正常の約60％のTNSALP活性を保有していることがわかった．つまり患者血清中に低いTNSALP活性が見られるのは父方の対立遺伝子由来のTNSALPが部分的に機能しているためで，その結果乳児型としては比較的軽症型となったと考えられる．両親はともに正常者よりはTNSALP活性が低かったが，片方の対立遺伝子が正常のため無症状の保因者である．もし母方の家系内で血族結婚によりgLY439aRGのホモ変異が発生すれば，重症型（おそらくは致死型）の低フォスファターゼ症の重症度を説明するうえで示唆に富むものである．

✦ collagenopathy

collagenopathyというといわゆる膠原病と混同されやすいが，ここではコラーゲン遺伝子に変異を持つ本当の意味でのcollagenopathyについて述べる．同一のコラーゲン遺伝子の異なった部分の異常が異なった表現型を呈する例は多い［6］．例えば軟骨無発生症，Kniest dysplasia, SED congenitaなどはともにII型コラーゲン遺伝子の異常による疾患（type II collagenopathy）であるが，表現型，重症度にはかなりの違いがある．この機構はまだ明らかにされていないがcollagenopathyが共通して優性遺伝を呈する機構は次のように説明される．コラーゲン分子は3本のα鎖がヘリックスを巻いて1分子を形成する．対立遺伝子のどちらかに変異が生じると正常のα鎖と異常なα鎖が50％ずつ合成されることになるが，正常α鎖だけで3本鎖ヘリックスが巻かれる確率は1/2×1/2×1/2＝1/8である．つまり残りの7/8は異常なα鎖を含む異常コラーゲン分子であり，構造上不安定で通常は細胞内で分解される．結果的に総コラーゲン合成量が1/8に落ちてしまうため病気となる．片方の対立遺伝子の異常によりもう一方の対立遺伝子由来の蛋白の機能まで障害される機構はdominant negative効果と呼ばれcollagenopathyが優性遺伝を呈するのはこのためと考えられる．

✦ 画家ロートレックの病気

19世紀末パリで活躍した画家ロートレック（1864〜1901）は，低身長で複数回の骨折歴があったため何らかの骨系統疾患であったと考えられていた．X線検査がまだ普及していなかった当時は骨系統疾患に対する理解度も低く，骨形成不全症，軟骨無形成症，多発性骨端異形成症などさまざまな病名が画家に授けられた．その死後60年以上も経った1965年に，MaroteauxとLamyは残された身体写真や骨折歴，家族歴（両親が従兄妹結婚であった）などから判断して，ロートレックはpycnodysostosisであったと診断した［7］．独特の顔貌やプロポーショ

ンから病気を見抜く専門家の目はさすがであるが，何といっても X 線像による裏づけがなく，あくまで状況証拠に基づいた総合判断であった．ちなみに X 線がレントゲン博士により発見されたのは1895年のことである．それから X 線検査が臨床の場で普及するまでにはしばらく時間を要したことであろう．1901年に他界したロートレックが，生前に X 線検査を受けていた可能性はきわめて低い．

　pycnodysostosis は，1962年 Maroteaux と Lamy により独立疾患として分離された常染色体劣性遺伝を呈する骨系統疾患である．低身長と独特の顔貌，易骨折性を主徴とするが，X 線学的には大理石骨病に似た全身の骨硬化と指尖部（末節骨）の骨融解を特徴とする．全身の骨硬化は大理石骨病と同様，破骨細胞の機能不全によるものと推定されていたが，具体的な原因は不明であった．1995年，pycnodysostosis の原因遺伝子は第1染色体の長腕（1q21）に存在することがつきとめられた［8，9］．翌1996年には lysozomal protease である cathepsin K の遺伝子変異が疾患の原因であることが報告され［10］，破骨細胞の機能不全を説明するのに好都合な結果が示された．1998年には cathepsin K の knockout mice がヒトの pycnodysostosis と同じ表現型を示すことが報告され［11, 12］，もはや cathepsin K が pycnodysostosis の原因遺伝子であることに疑念を差し込む余地はなくなった．前述したように，メンデルの法則に従う遺伝疾患では原因遺伝子は唯一のはずであり，ほかの因子により多少の表現型の修飾は起こるとしても本質的ではない．

　pycnodysostosis の原因遺伝子が明らかになった現在，ロートレックの病名に再び疑問が投げかけられている．Maroteaux と Lamy の診断は専門家の目で見たとはいえ客観性に欠け，本当のところは遺伝子診断をしてみないとわからないというわけである．今さらロートレックの遺体が掘り起こされることはないと思うが，画家の爪か髪の毛が残っていれば遺伝子診断が可能かもしれない．

❖ おわりに

　ヒトゲノムの全構造解析が完了した現在，すべての骨系統疾患の原因遺伝子が解明される日もそう遠くはないであろう．いずれ骨系統疾患にも本格的な遺伝子治療が導入されるに違いない．21世紀は，医療技術が人の価値観や倫理観と今以上にぶつかりあう世紀となる．

文　献

1) 松井好人，木村友厚，安井夏生：解明された骨系統疾患と原因遺伝子の対応．細胞工学 17：363-371, 1988
2) International Working Group on Constitutional Disease of Bone：International nomenclature and classification of the osteochondro dysplasia（1997）. Am J Med Gen 79：376-382, 1998
3) 鬼頭浩史，野上　宏：骨系統疾患の FGFR（fibroblast growth factor receptor）の変異．小児内科 30：398-402, 1998
4) Weiss MJ, Cole DEC, Ray K, et al：A missence mutation in the human liver/bone/kidney alkaline phosphatase gene causing a lethal form of hypophosphatasia. Proc Natl Acad Sci USA 85：7666-

7669, 1988
5) Ozono K, Yamagata M, Michigami T, et al : Identification of novel missense mutations (Phe310Leu and Gly439ARG) in a neonatal case of hypophosphatasia. J Clin End Metab 81 : 4458−4461, 1996
6) 安井夏生：コラーゲンの変異遺伝子．小児内科 30 : 403−408, 1998
7) Maroteaux P, Lamy M : The malady of Toulouse-Lautrec. JAMA 191 : 715−717, 1965
8) Gelb BD, Edelson JG, Desnick RL : Linkage of pycnodysostosis to 1q21 by homozygozity mapping. Nature Genetics 10 : 235−237, 1995
9) Polymeropoulos MH, Ortiz De Luna RI, Ide SE, et al : The gene for pycnodysostosis maps to human chromosome 1q21. Nature Genet 10 : 238−239, 1995
10) Gelb BD, Shi GP, Chapman HA, et al : Pycnodysostosis, a lysozomal disease caused by cathepsin K deficiency.Science 273 : 1236−1238, 1996
11) Saftig P, Hunzinger E, Wehmeyer O, et al : Impaired osteoclastic bone resorption leads to osteopetrosis in cathepsin K-deficient mice. Proc Natl Acad Sci USA 95 : 13453−13458, 1998
12) Gowen M, Lazner F, Dodds R, et al:Cathepsin K knockout mice develop osteopetrosis due to a deficit in matrix degradation but not demineralization. J Bone Miner Res 14 : 1654−1663, 1999

透析に関連して出現するリウマチ症状

圓尾　宗司

　1970年はじめより血液透析療法が本邦に導入され，慢性腎不全患者をはじめとする腎障害患者の治療・延命のみならず，QOLの改善などに大きな福音をもたらした．最近では透析患者数は20万人あまりとなり，その20%以上が20年以上の長期透析患者となり，その多くが骨・軟骨障害をきたし，リウマチ病患者を扱う医者には避けて通れない問題となってきた．

　これらには，まず骨粗鬆症，上皮小体機能亢進症（HPT）などでbone qualityの低下をきたす腎性骨異栄養症（ROD），透析関連骨症と呼ばれる群がある．一方，β_2-MGの蓄積による透析アミロイドーシスをきたす群がある．この中に手根管症候群，アミロイド骨囊腫，破壊性脊椎関節症（DSA）などがあり，整形外科的治療の対象となる多くの疾患が含まれる（図1）．

　bone qualityの低下は骨軟骨の破壊をきたしやすく，また手術的治療に際しては，骨脆弱化のためにインスツルメントによる脊椎の再建をしばしば困難にする．本稿ではこれらをまとめて，透析関連性骨軟骨障害として話を進める．

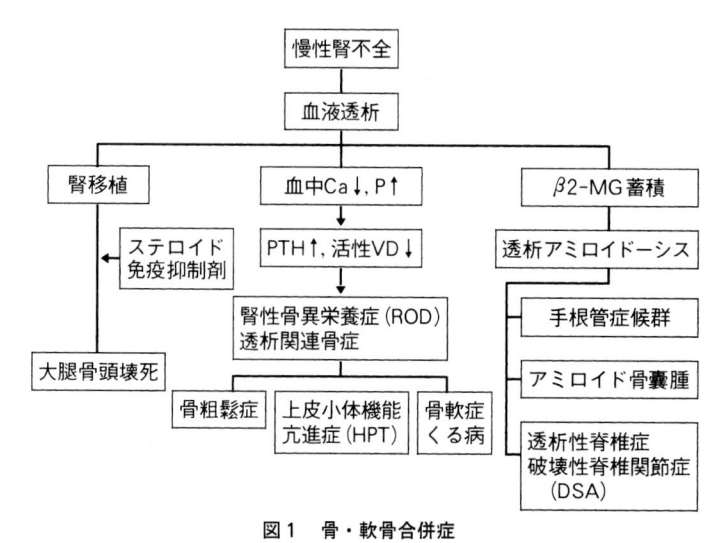

図1　骨・軟骨合併症
β_2-MG：β_2-microglobulin, ROD：renal osteodystrophy, PTH：parathyroid hormon, HPT：hyperparathyroidism, DSA：destructive spondyloarthropathy

透析関連性骨軟骨障害

これは血液透析中に生ずるβ_2-microglobuline（β_2-MG）を前駆蛋白とする透析性アミロイドの沈着により発生する．このアミロイドは膠原繊維親和性で，とくに靱帯や関節包付着部などに沈着し，この部分の炎症としてのエンテソパチー（enthesopathy）を起こす．その結果，この部分の骨吸収，骨破壊などが起こり，脊椎であれば椎体不安定性による機械的ストレスや加齢変化が加わり，破壊性骨関節症（destructive spondyloarthropathy：DSA），透析性脊椎症を発生する．このような障害の発生機序より見て，リウマチ類似疾患と称せられている（図2）．

この発生原因としてのβ_2-MGを除去するために，透析膜や透析液の改良がいろいろと試みられたが，いずれも未だ実用化していない．最近になり，このβ_2-MGを選択的に吸着除去する吸着型血液浄化装置（リクセル）が開発され，保健適応として発売されたが，使用3条件など制限が多い．また，すでに体内に蓄積されたβ_2-MGの除去は不可能で，新たな蓄積の予防には役立つはずということで，現時点での本症の治療には役立たない．

腎臓移植も，本邦ではドナー不足や免疫抑制剤の投与などの問題があり，根本的な解決には時間が必要である．結局本邦では，血液透析療法が今後も重要な治療法として存続する限りは，この透析関連性骨軟骨障害への対応はますます重要な問題となってくる．

透析性アミロイドとDSA

この透析性アミロイドは，組織学的には当初コンゴーレッド染色との偏光像でのアップル・グリーンの発色で証明されていた．その後，その前駆蛋白がβ_2-MGであることが1980年に下条[1]により報告された．最近では免疫染色によりアミロイドP-componentやβ_2-MGが

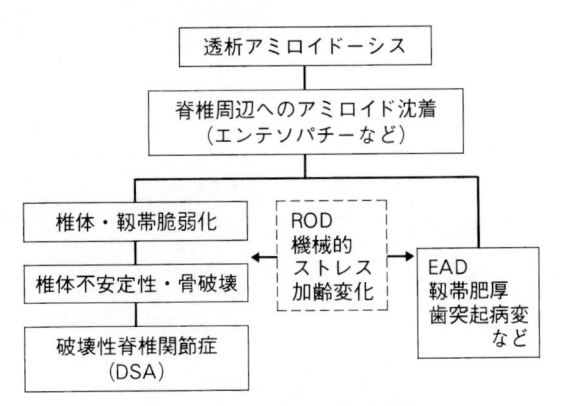

図2 透析性脊椎症の発生機序
DSA：destructive spondyloarthropathy
ROD：renal osteodystrophy
EAD：extradural amyloid deposit

証明されるようになった（図3）．いずれにしても，その沈着部位は滑膜では表層部分に，脊椎靱帯ではその内層部分に多く見られ，全体として肥厚した靱帯が脊髄や馬尾を圧迫して神経症状を発症する．したがって，手術に際しては沈着したアミロイドを摘出するより，肥厚した靱帯をアミロイドとともに摘出する方法が必要となる．

骨軟骨障害の諸病変とその対応

代表的な病変につき述べる．

手根管症候群

透析開始後数年頃より，手根管部にアミロイドが沈着し，神経症状をきたすようになる．それは手根管部の疼痛，ファーレン・テスト（手関節掌屈での疼痛）陽性，中・環指への放散痛としびれ感，高度になると筋萎縮もきたすようになる．治療法は，手術的に横手根靱帯の切離と沈着したアミロイドを含む靱帯の切除術が原則となるが再発も多い．最近では再手術が容易なため，鏡視下切離術も行われている．

透析性関節症，骨囊腫

アミロイド沈着，は肩・膝・足・股など多くの関節に起こる．とくに肩関節で高頻度に見られ，肩から前腕にかけての疼痛が透析療法中や夜間に増強するのが特徴である．関節鏡検査で

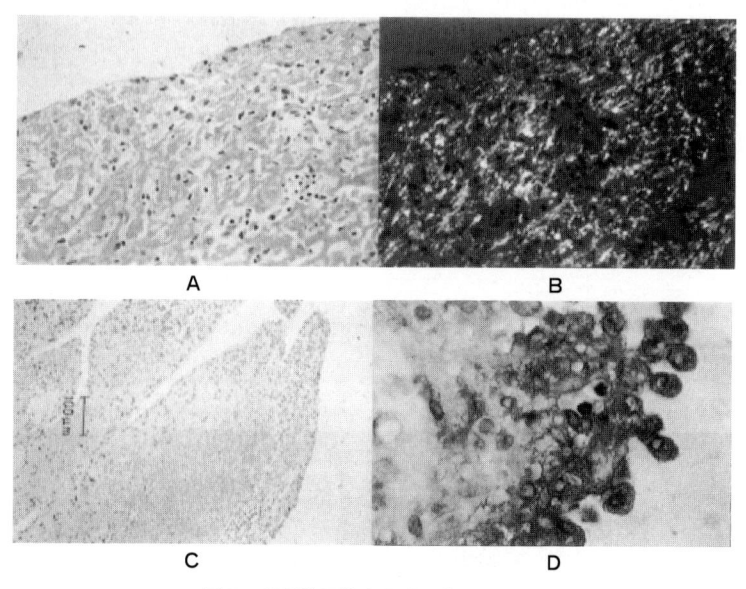

図3　透析性関節症滑膜の病理組織像
DSAでも同様の所見が見られる．
A：コンゴーレッド染色像，B：同部の偏光像，C：アミロイドP-componentの免疫組織像，D：β_2-MG免疫染色像
DSA：destructive spondyloarthropathy，β_2-MG：β_2-microglobulin

は滑膜の肥厚・増生と，茶褐色のアミロイド沈着が見られる．生検を兼ねた滑膜切除術が有用である［2］．

骨嚢腫は，透析初期の頃には小さなものが手骨根部によく見られる．進行期から末期になると上腕骨や股関節，膝関節周辺に見られるようになる．大きくなると病的骨折を起こし，手術的治療も必要となることがあるので注意を要する．

透析性脊椎症

長期透析による脊椎病変は，1984年 Kuntz により DSA（destructive spondylo-arthropathy：破壊性脊椎関節症）［3］としてはじめて報告された．その後，症例を重ね検討を加えるうちに，その病態も次第に明らかとなってきた．すなわち，脊椎隅角の靱帯付着部へのアミロイド沈着による炎症としてのエンテソパチーに始まり，次第に脊椎不安定性，椎体破壊へと進行し，ときに脊髄圧迫症状をもきたすようになる．透析歴15～20年頃より出現し，さまざまな病態を呈する．10年以上の透析患者の約20％にこのようなX線変化が見られる．しかし，その多くはカラー固定などの保存的療法で対応が可能で，手術的療法を要することはきわめて稀である．

病期，病型分類

私達の行っている Stage, Type 分類を図4に示す［4］．

Stage 1（marginal erosion）の初期から，Stage 2（endplate erosion & disc space nar-

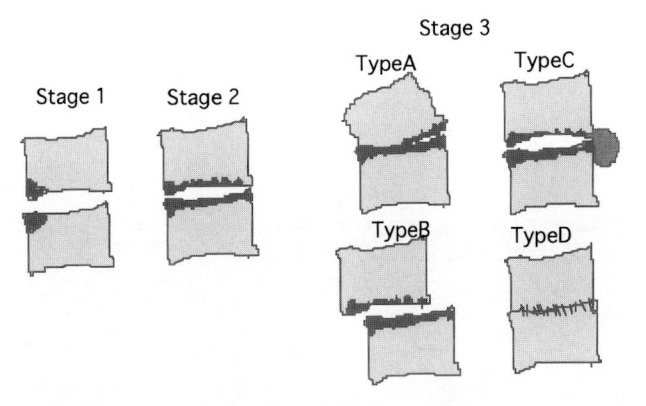

図4 Stage および Type 分類

Stage 0：変化なし
Stage 1（marginal erosion）：初期
Stage 2（endplate erosion & disc space narrowing）：進行期
Stage 3：末期　　Type A（destructive kyphosis）
　　　　　　　　Type B（vertebral subluxation, instability）
　　　　　　　　Type C（EAD & HL）
　　　　　　　　Type D（spontaneous fusion）
（EAD：extradural amyloid deposit, HL：hypertrophied ligament）

70 骨関節, 脊椎, 神経

rowing) の進行期を経て Stage 3 の末期に至る. Stage 3 に至ったものではそのまま spontaneous fusion した Type D のほかに, 破壊された椎体間が後彎変形をきたす Type A, 不安定となった椎体間ですべりが生ずる Type B などがある.

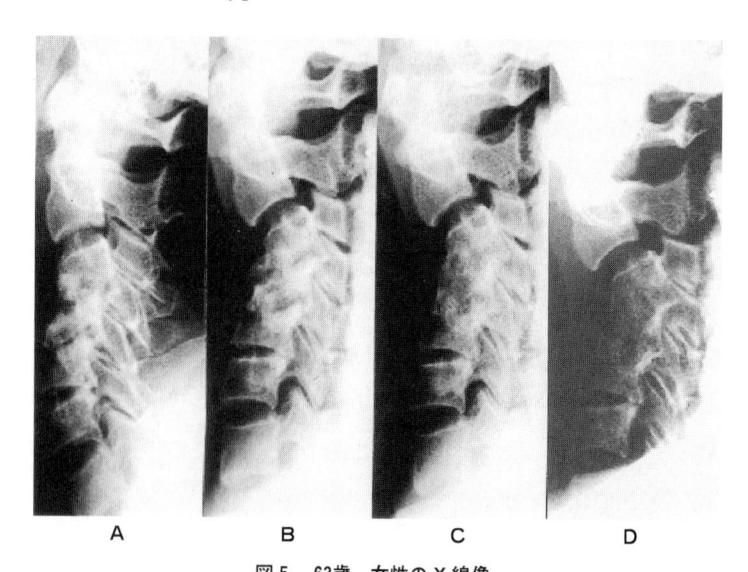

図5 63歳, 女性のX線像
A:発症時, B:骨セメント後方固定術直後, C:術後1年, D:術後13年

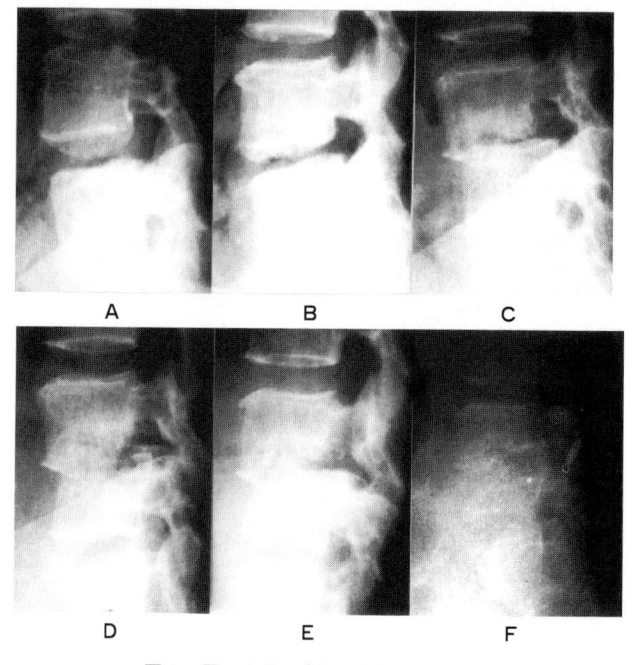

図6 図3と同一症例の腰椎X線像
A:腰部症状なく, X線的にも異常なし.
B:軽度の腰痛発症時, L4-5椎間板腔の狭小化を認める.
C, D:2年後, 腰痛著明となり椎体の骨破壊とすべりとその進行が見られる.
E:7年後, 骨破壊とすべりの進行はほぼ停止した.
F:発症後10年, すべりの進行もなく, 腰痛もほぼ軽快している.

このほかに，椎体後縁にアミロイドが沈着し脊髄圧迫症状をきたす Type C がある．典型的な症例の画像を図5および図6に示す．

その他の脊椎病変

EAD（extradural amyloid deposit）：1985年に Allain ら［5］が報告したもので，椎体後縁へのアミロイド沈着により，脊髄や馬尾の圧迫症状をきたす病態をいう．これは，おそらく先述した Stage 3，Type C に相当するものと思われ，腰椎部でときに見られる（図7）．

脊椎靱帯肥厚：後縦靱帯や黄色靱帯の肥厚により，脊髄や馬尾の圧迫症状をきたす病態をいう．頸椎部では後縦靱帯肥厚症や黄色靱帯肥厚症による脊髄圧迫症状，腰椎部では黄色靱帯肥厚による脊柱管狭窄症類似の症状をきたし，ときに手術的療法を要することがある［6］．

手術症例の検討

当科での手術症例数は，1982年以来18年間で23例であり，決して多くはない．初期の2例では耐えがたい頸部痛を対象としたが，その後は疼痛に加え，頸部では重篤な四肢麻痺，腰椎部では脊柱管狭窄症状による歩行障害，下肢痛などを対象として手術を行うようになった［4］［7］〜［9］．その後，インスツルメント手術の著しい進歩により，骨セメント固定から pedicle screw や hook，rod system の組み合わせにより強固な固定性が得られるようになり，手術成績も著しく向上してきた．しかし，あくまで腎不全を基盤に有する poor risk の患者に対する手術的治療である．手術に際しては易出血性のことが多く，入念な手術計画と術中操作により，最小侵襲手術とするように心がけねばならない．また，骨代謝障害による骨粗鬆化，骨脆弱化があり，手術に際しては細心の注意を払っても，強固な固定性が得られぬことが多い．また，この bone quality の低下により pedicle screw などのゆるみが生じやすく，術後管理にも細心の注意を要する．

代表症例を呈示する．

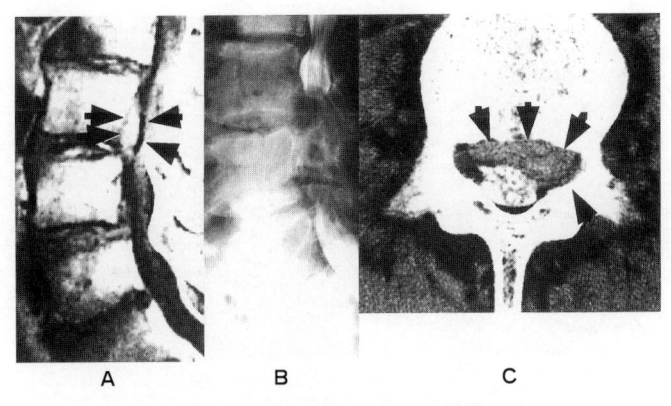

図7　70歳，男性の MRI と X 線像
A：MRI 像で L3椎体後面に高輝度塊を認める（矢印）．
B：ミエログラムでは，同部位での造影剤の欠損像を認める．
C：CTM 像では，L3椎体高位での椎体後面にアミロイドと思われる沈着物を認める．

56歳，男性．透析歴15年．Stage 3，Type A．JOA score 6点．C4-5，C5-6の高度な後彎変形による四肢麻痺で歩行不能となった．椎体亜全摘術，腓骨移植とプレートによる前方固定術を施行し，症状は著しく改善しJOA scoreも12点となった．しかし，移植骨の尾側端の骨癒合が遅延し，ハローベストなどによる長期の固定を要した（図8）．可能なら後方固定術の併用も考慮した症例である（図9）．

61歳，女性．透析歴15年．Stage 3，Type B．JOA score 8点．椎体の破壊はなく，C3-4

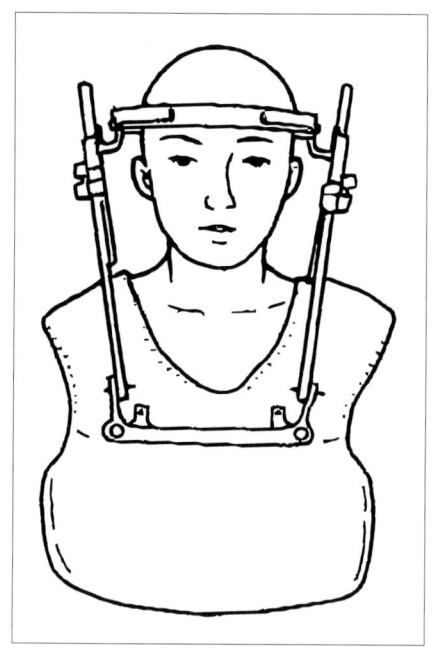

図8 ハローベスト装置
(圓尾宗司編：整形外科診療メモ．改訂2版，p11，南江堂，1997)

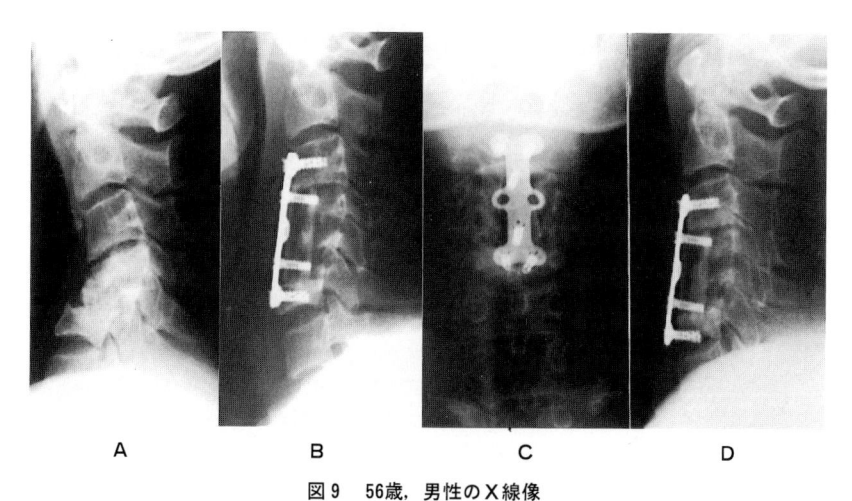

図9 56歳，男性のX線像
A：術前C4-5，5-6での高度の後彎変形，B，C：前方固定術施行後，D：術後1年4ヵ月

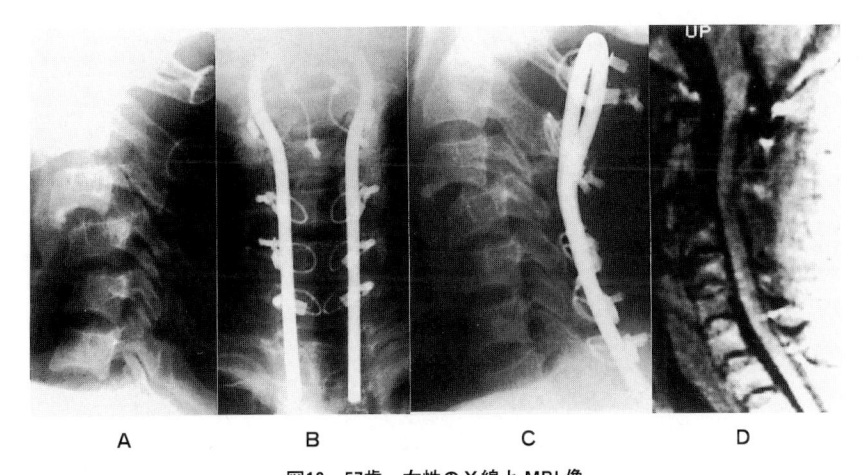

図10 57歳，女性のX線とMRI像
A：術前C3-4間での高度すべり，B，C：ルーキー・ロッドでの脊椎固定術後，D：術後のMRI像

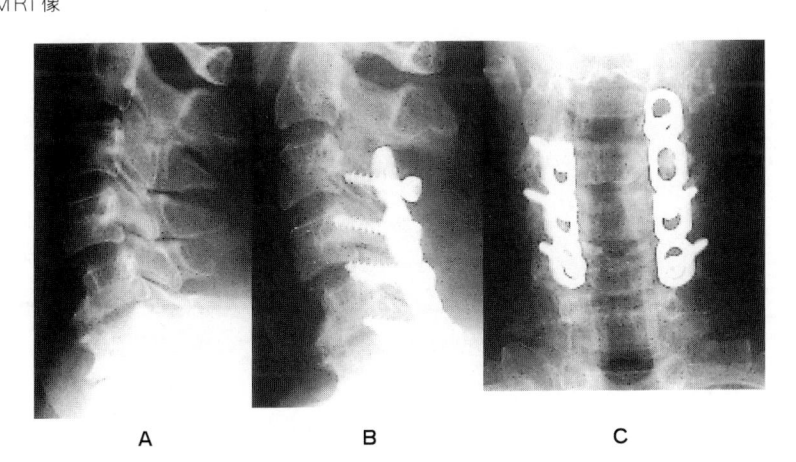

図11 57歳，女性
A：術前，B，C：後側塊固定術後

間の後彎変形と前方すべりと多椎間にわたる不安定性による四肢麻痺のため歩行不能となり，車椅子で来院した．ハローベストを装着し，アライメントの矯正により症状の改善を見たので，C3-4の脊柱管拡大術とともにルーキー・ロッドによる後頭骨頸椎間固定術を施行した．術後，症状は著しく改善し，JOA scoreも12点となり独歩も可能となった．当時では新鋭のチタン製ロッドを用いたため，脊髄圧迫の改善の様子がよく観察できる（図10）．

57歳，女性．透析歴12年．Stage 3, Type B, C. C5-7間の局所後彎曲による四肢麻痺で歩行不能となった．C3-6間の脊柱管拡大術とAXIS plateによる後側塊固定術を行い，症状は改善し独歩可能となった（図11）．このように，最近では後側塊固定術（lateral mass fixation）を用いることにより，必要な範囲の除圧と最小限の固定術が可能となった．本例では，骨脆弱化のためC3左側のスクリューの刺入が不可能であったが，右側のスクリューのみで良好な固定性が得られている．

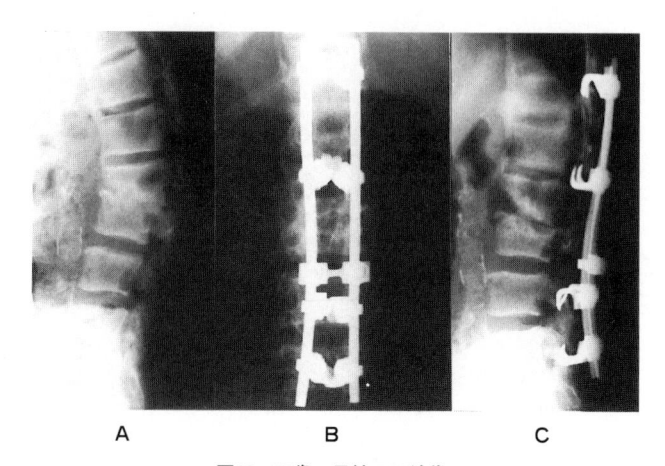

図12　57歳，男性のX線像
A：術前L2, 3での椎体破壊と後彎変形，B，C：椎弓切除術とTSRHCによる後方固定術施行後

　57歳，男性．透析歴12年．Stage 3，Type A．L2-3間での椎体破壊と後彎変形による腰痛と両下肢痛に対して，椎弓切除術とTSRH型脊椎固定システムによる多椎間の後方固定術を行い，症状の改善を得た．JOA scoreも4点から17点となった（図12）．

◆ ま と め

　1970年はじめ頃より本邦に導入された血液透析療法は，慢性腎不全をはじめとする多くの腎障害患者の治療に際し，延命のみならず，QOLの改善に多くの福音をもたらすようなった．その一方で，20年以上の長期透析患者が増加し，その多くが骨・軟骨障害をきたすようなった．その成因は骨粗鬆症，上皮小体機能亢進症（HPT）などによるbone qualityの低下をきたす腎性骨異栄養症（ROD）と，血液透析により生じたβ2-MGによる透析アミロイドーシスに大別される．RODではbone qualityが低下し骨の脆弱化をきたし，手術に際してはインストルメントによる脊椎の再建を困難にする．β2-MGの蓄積による透析性アミロイドーシスでは手根管症候群，アミロイド骨嚢腫，最近では透析性脊椎症と称せられる破壊性脊椎関節症（DSA）などがある．これらの病態は，脊椎をはじめとした諸種靱帯付着部（エンテーシス）を中心にアミロイドが沈着し炎症が起こりエンテソパチーが発生し，次第に脊椎の不安定性をきたしDSAへと進行する．その後，症例を重ねるにつれ靱帯肥厚や（黄色）靱帯内へのアミロイド沈着により脊髄や馬尾が圧迫され脊柱管狭窄症の症状を呈するもののあることも判明してきた．これらの病態の多くはリウマチ炎症による骨軟骨の破壊と進行に類似している．
　このβ2-MG除去のため，透析膜，透析液などの改良のためのさまざまな努力がされているが，未だ実用化していない．また，腎移植にも多くの問題があり，本邦では慢性腎不全に対する血液透析療法は重要な治療法となっており，今後も増えるであろう骨軟骨障害への対応は重要な課題となることが予想される．

文　献

1） Gejyo F, et al : A new form of amyloid protein associated with chronic bemodialysis was identified as β2-microglobulin. Biochem Biophys Res Commun 129 : 701−706, 1985
2） 楊　鴻生 : 透析関節症の病理組織. MB Orthop 9 : 33−39, 1996
3） Kuntz D, Naveau B, Bardin T, et al : Destructive spondylarthropathy in hemodialyzed patients. A new syndrome. Arthritis Rheum 27 : 369−375, 1984
4） 圓尾宗司, 松本　學, 谷口　睦ら : 長期透析患者における脊椎病変（DSA）. 日脊会誌 8 : 317−329, 1997
5） Allain TJ, Stevens PE, Bridges LR, et al : Dialysis myclopathy ; quadriparesis due to extradural amylod of β2 microglobulin origin. Br Med J 296 : 752−753, 1988
6） 久野木順一, 真光雄一郎, 赤津　昇ら : 長期透析患者の腰部脊柱管狭窄症における黄色靱帯肥厚の意義. 日脊会誌 8 : 62, 1997
7） 圓尾宗司, 楊　鴻生 : 長期透析患者にみられる Destructive Spondyloarthropathy の診断と治療. Orthop 30 : 99−105, 1990
8） 圓尾宗司, 松本　學 : 破壊性脊椎関節症の手術的治療. MB Orthop 9 : 9−16, 1996
9） Rousselin B, Helenton O, Zingraff et al : Pseudotummor of the craniocervical junction during long-term hemodyalysis. Arthritis Rheum 33 : 1567−1573, 1990
10） 谷口　睦, 圓尾宗司 : DSA 脊椎の外科治療. 透析患者の合併症とその対策. 骨・関節障害, 日本透析医学会 : 51−62, 1996
11） 谷澤龍彦, 高橋英明, 山田智晃ら : 長期透析患者と整形外科, 脊椎病変. 整・災外 39 : 219−225, 1996

仙腸関節の解剖病理

谷　仁孝

◆　はじめに

　仙腸関節（sacro-iliac joint，以下SIJ）は脊柱と骨盤との間にあり，躯幹と下肢をつなぐ重要な関節である．本関節が血清反応陰性脊椎関節症（seronegative spondyloarthropathy，以下SNSA）に共通する特徴的な関節炎の発生部位であることは周知である．また，慢性腰痛の一因として，SIJの異常が以前から注目されている．Bernardらの報告によると，1,293例の慢性腰痛患者をretrospectiveに調査した結果，22.5％の患者において腰痛の原因がSIJにあった［1］．外傷によるmalalignmentやそれに伴う二次的変化も，臨床上しばしば問題となる．訓練やスポーツによるSIJへの過剰な負荷が，疲労骨折を惹起した症例も報告されている［2, 3］．

　このように，SIJはさまざまなリウマチ病と関連しており，本関節についての基礎的知識は重要である．本章では，臨床上必要なSIJの解剖学的，病理学的特性について見直したい．

◆　解　　剖

骨　関　節

　SIJは，仙骨（S1～S3）と腸骨から形成されるユニークな関節である．滑膜性関節面は後上方を凹とするブーメラン状をなす（図1）．さらに，関節面は前上方に逆ハの字型に開くとともに，三次元的な凹凸（仙骨側が凹，腸骨側が凸）を持つ（図3）．この凹凸は，小児期には比較的平坦であるが，加齢により起伏が増す．関節面積は，日本人の場合14cm^{2}程度である［4］．関節軟骨の厚さは仙骨側で約2mm，腸骨側はその半分程度であり，大関節でありながら非常に薄い［2, 5, 6］．一般に，女性のほうが男性より厚い．滑膜性関節の上後方は骨間仙腸靱帯により結合している．荷重関節としては不適当な関節面方向を持つにもかかわらず，このような複雑な立体構造が本関節を安定させている．

軟　　骨

　仙腸関節は滑膜関節であり，関節腔が存在するが，加齢とともに軟骨結合（synchondrosis）

の傾向が強まり，60歳を過ぎると半数以上の人に見られるようになる（図2）．さらに骨性癒合に至るものもある．30歳以上の住民の仙腸関節のX線像では325例中4例に仙腸関節の狭小化や骨性強直が見られたが，すべて80歳以上の高齢者であった［30］．

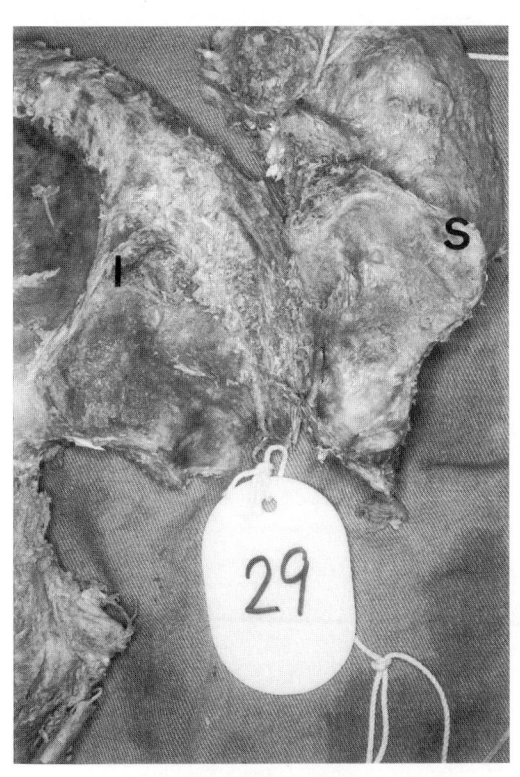

靱　帯

SIJ は，関節内外に複数の強固な支持靱帯を持つ．前述した関節面の立体構造と靱帯性固定により，本関節は安定性を獲得している．関節を主に固定する靱帯としては，前仙腸靱帯，骨間仙腸靱帯，後仙腸靱帯がある．そのほか，補助的な靱帯として仙棘靱帯，仙結節

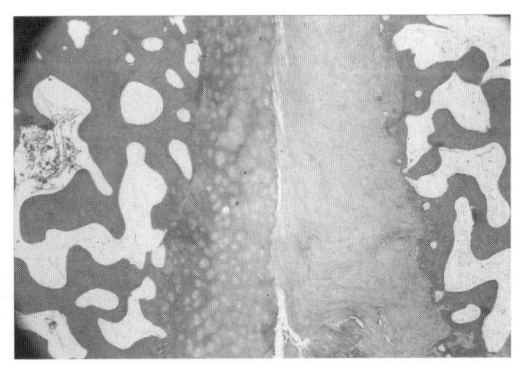

図1　仙腸関節（剖検例）
　　　I：腸骨，S：仙骨

図　2
解剖学教室屍体標本からのものであるが，腸骨側軟骨が伸びて仙骨軟骨へ架橋状に癒合しつつある状況がよくうかがえる．

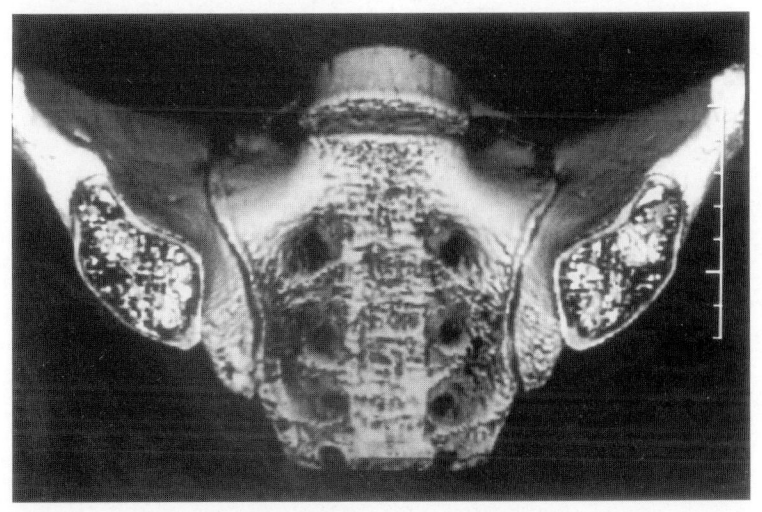

図3　健常人の三次元CT像

靱帯，腸腰靱帯などがある．とくに後方靱帯群（骨間仙腸靱帯，後仙腸靱帯，仙結節靱帯など）は強靱であり，この損傷は骨盤輪全体の不安定性を生ずる（図4）．

筋

固有運動筋はSIJに存在しない．周囲の筋群の働きによる股関節や脊椎の動きに伴い，相動的に運動する．

神経分布

SIJの神経分布についての解剖学的研究を検討すると，各報告により若干の違いはあるもののおおむね一致している [6]．前方部は腰仙椎神経叢からの直接枝が支配する．後方部はL5〜S2神経後枝が，下方部は上殿神経分枝がそれぞれ支配している．閉鎖神経については，その関与を認めるか否かについて意見が一致していない．腰仙部および殿部の皮膚枝はL3〜L5神経，S1〜S4神経後枝内側枝よりなる．

SIJ障害によるの固有自覚疼痛域はSIJ裂隙の外縁部（上後腸骨棘の外側）であり，殿部の中央を越えることは少ない．また関連痛として，大腿外側や後面，下腿にかけての痛みを訴える場合が多い．圧痛点は，上後腸骨棘，仙骨溝付近に認められる．これまでに，さまざまな誘発テスト（Gaenslen test, Patrick test, Newton testなど）が報告されているがいずれも特異的ではなく，その陽性率も不明である．SIJ障害の診断は，自覚的な誘発テストよりも機能

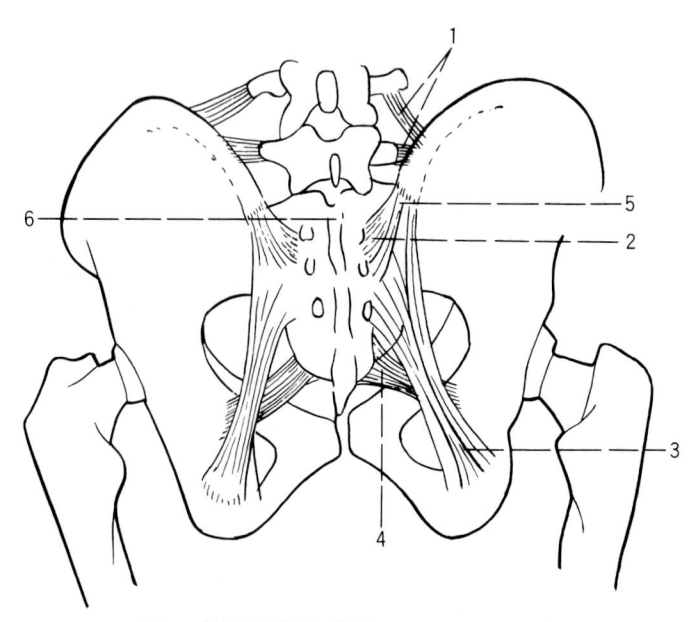

図4　仙腸関節周囲の靱帯とkinetic testの示標
1：腸腰靱帯，2：後仙腸靱帯，3：仙結節靱帯
4：仙棘靱帯，5：上後腸骨棘，6：正中仙骨基部

的診断法（standing flexion test など，SIJ の異常運動を他覚的に捉える）のほうが優れている [7]．これは SIJ の異常運動を他覚的にとらえるものである．代表的な standing flexion test（kinetic test）を簡単に紹介する．まず患者を立位とし，患側の上後腸骨棘に検者の母指をあてる．患側の股関節を屈曲させて，健側下肢の片脚起立を行わせる．このとき，正常では上後腸骨棘が尾側へ移動するが，SIJ 障害例では頭側へ移動する（図5）．

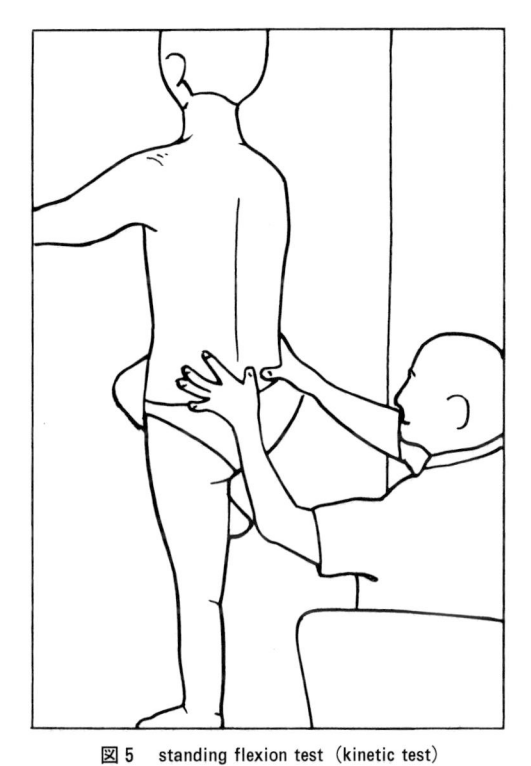

疼痛に対してはブロック療法が有効である [8, 9]．しかし，先に述べた関節面の三次元構造と上後腸骨棘の突出により，SIJ の関節注射は手技的に容易ではない．Ebraheim らの報告による後方アプローチでは，針の刺入部位は上後腸骨棘の 2〜3 cm 遠位で，方向は矢状面に対し 20〜30°外側，横断面に対し 10〜20°遠位に向けるのがよい [10]．

X 線透視下に行う場合は腹臥位にて前方アプローチで行うが，薄い枕などを患側臀部の下に入れたほうが刺入しやすい．

図5 standing flexion test（kinetic test）
患者を壁に手をあてて立たせる．右側を調べる場合は患者の右上後腸骨陵上に検者の右母指をあて，左母指を正中仙骨基部にあてる（図4参照）．患者に左片脚起立させ，右股関節の屈曲運動を行う間の左右の母指頭によって仙腸関節の腸骨側あるいは仙骨側の動きを観察する．

また，SIJ 周囲の靱帯にも豊富な神経分布（L3〜L5神経，S1, S2神経前・後枝，S3, S4神経後枝）が確認されている．このため，SIJ 性疼痛の発痛源は，関節腔内である場合と関節腔外である場合が考えられる．実際，SIJ の慢性疼痛に対して，関節後方の靱帯領域へのブロック療法が臨床的にかなり有効であると報告されている [11]．また SNSA 患者においても，ステロイド剤の SIJ 近傍への注射がその疼痛に対し有効である [12]．

運　　動

SIJ は滑膜関節であり，わずかに可動性を有する．これは，S2 を通る横軸を中心とする回旋運動に前後，垂直方向の滑りが加わった複雑な運動である．しかも，運動軸が運動方向により一定しておらず，個人差も大きい．これらの点が SIJ の運動解析を困難にしている．ヒト新鮮屍体を用いた SIJ の三次元的動態解析では，屈曲 1.3°，伸展 1.7°，側屈 0.5°，回旋 0.6° 程度の微小な動きが確認されている [13]．また，Kissling らは健常人の仙骨，腸骨にキルシュナー鋼線を刺入し，これを指標として SIJ の可動性の三次元的解析を行った．その結果，腰椎の前

後屈に伴い，それぞれ1.7～2.2°の回旋と0.5～0.9mmの偏位を認めている［14］．この回旋が6°以上，偏位が2mm以上の場合をhypermobilityとし，これは可動性の減少よりも臨床上重要であると指摘している．

✦ 画像検査

基本は骨盤正面像とSIJの斜位像による単純X線検査である．単純X線検査による病変の把握には骨盤正面像のみで十分であり，とくにSIJ撮影を行う必要はないとする報告も多い［15］．骨盤正面像では上方1/3が靱帯結合部分，下方2/3が軟骨関節部分に相当する．複雑な立体構造を持つSIJでは，単純X線像のみでその形状を詳細にとらえることは困難であり，以前より断層撮影やCTの優位性が指摘されてきた．ただ，CT像では健常人においても多彩な関節面形状のanatomical variantがある．Prassopoulosらの報告によると，健常人の約20％に副関節が認められる［16］．微細な軟骨変化や質的変化に対しては，CTよりもMRIが優れている［17］．また，早期病変や疲労骨折，化膿性関節炎に対し，骨シンチグラフィーの有用性も報告されている［18］，［19］．

変形性関節症

SIJにおける変形性関節症（osteoarhrosis，以下OA）性変化として，他関節と同様，単純X線像（骨盤正面像）における軟骨下骨の硬化，関節面の不整，辺縁の骨棘，関節裂隙の狭小化所見が挙げられる．Jajicらは，リウマチ性疾患で通院中の患者238人中186人（78％）にSIJのOA変化を認めたと報告している［20］．さらに，外傷によりSIJの不適合性や不安定性を生じた症例においては，CT像にて早期にOA変化の出現が認められている［21］．しかし，明らかなリウマチ性疾患や外傷の既往がない場合には，画像所見と臨床症状とが完全に一致するわけではない．Fafliaらの報告によると，健常人骨盤CT像を検討したところ，比較的若年から高率にSIJの退行性変化が出現していた［22］．すなわち，20歳台ですでに15％程度に骨棘の形成が認められ，40歳台で約50％となっている．subchondral cystも，30歳台男性では約15％に認められた（図6）．このような画像上のOA変化は，女性よりも男性に多い傾向にあった．Stewartは骨標本の調査から同様の傾向を報告しており，軟骨の厚さの性差が関与していると推測される［23］．

血清反応陰性脊椎関節症

SNSAにおける仙腸関節炎の罹患頻度は疾患により異なる．単純X線像による診断では，強直性脊椎炎（ankylosing spondylitis，以下AS）で必発であるが，ベーチェット病や乾癬性関節炎では5％以下である．画像所見にも差異があり，ASの場合，まず関節裂隙が拡大し，次いで滑膜関節部の腸骨側にびらん像が現れる（図7）．さらに関節裂隙が狭小化し，最終的

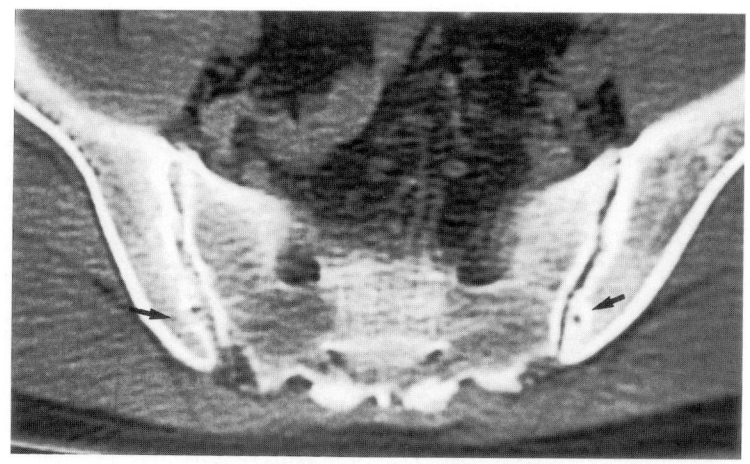

図6 健常人骨盤CT像（46歳，男性）
両腸骨側の subchondral cyst を認める（矢印）.

に強直に至る．これに対し，ライター病や乾癬性関節炎では靭帯結合部分に病変が先行する．一般に両側性であるが，ASを除いては非対称性のことも多い．単純X線像が診断の基本となるが，これのみで早期病変を十分に描出することは困難である．骨シンチグラフィーは，sensitivity は高いものの specificity が比較的低い [24, 25]．CTは早期の骨変化をとらえるには有用であるが，被爆の問題がある．軟骨の変化や bone marrow edema を描出できる点からも，現時点ではMRI（図8）が優れている [17].

腸骨硬化性骨炎

腸骨硬化性骨炎（osteitis condensans illi）は，単純X線像にて腸骨側に限局した三角形の骨硬化像を示す疾患である（図9）．この変化は不可逆性ではなく，長期観察で硬化

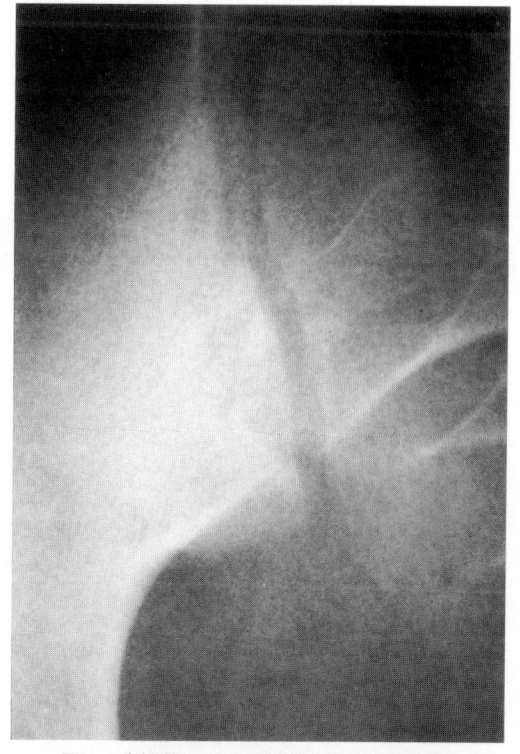

図7 病初期 AS の仙腸関節の単純X線斜位像
関節裂隙の開大を認める.

像が消失した症例が報告されている [26]．本症は経産婦に認められることから，以前は分娩時の骨盤外傷が原因と考えられてきた．しかし，未産婦や男性にも認められることから，骨盤不安定性が基礎にある力学的負荷による変化と現在は考えられている．

82　骨関節，脊椎，神経

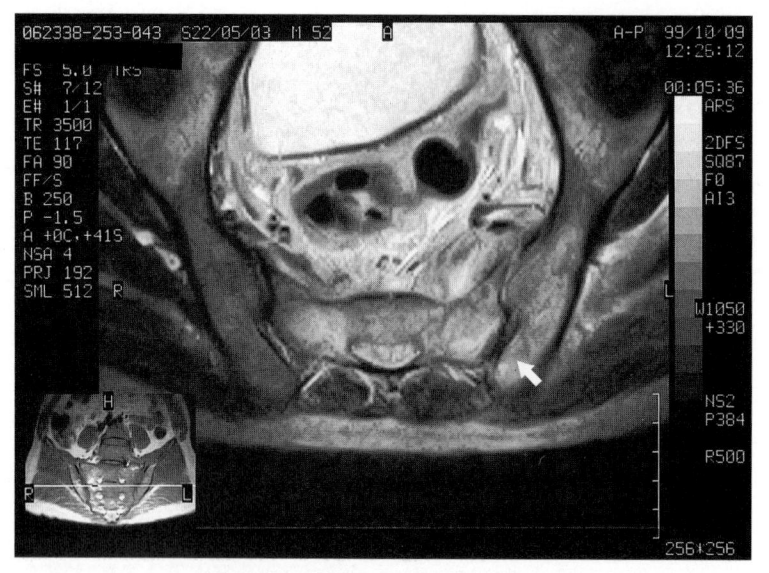

図8　左化膿性仙腸関節炎（矢印）

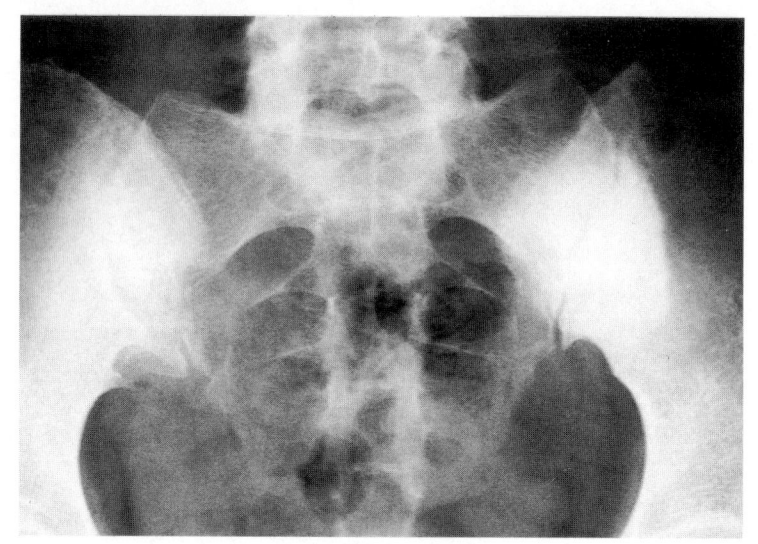

図9　腸骨硬化性骨炎

✦ 仙腸関節症候群

　先にも述べたように，SIJ 由来の慢性腰痛・下肢痛が以前から指摘され，仙腸関節症候群（sacroiliac joint syndrome, 以下 SIJS）と総称されてきた．SIJS は誘発テストや機能的診断法で陽性とされ，仙腸関節ブロックや理学療法（徒手的関節療法や徒手的筋療法など）により症状の改善が認められるものである．SIJS の慢性腰痛に占める割合は不明であるが，

Schwarzerらは43例の慢性腰痛患者にSIJの正確なブロック療法を行い，13例（30%）が有効であったと報告している[27]．SIJSは画像検査で確定診断されるものではないが，骨シンチグラフィーで所見の認められる場合もある．Maigneらは，SIJSにおける骨シンチグラフィーのsensitivity, specificityは，それぞれ46.1%，89.5%であったと報告している[28]．

病理

加齢による関節軟骨の変性は，腸骨側で先行する．軟骨表面のfibrilation，軟骨細胞の不整配列，cluster形成が認められる．次いで軟骨基質に亀裂が生じ，細胞数が減少し，軟骨層が薄くなる（図10）．これは大関節であるにもかかわらず，とくに腸骨側関節軟骨が著しく薄いことに起因していると考えられる．SIJは滑膜関節であり関節腔が存在するが，加齢とともに軟骨結合（synchondrosis）の傾向が強まり，60歳を過ぎると半数以上の人に認められるようになり，さらに骨性癒合に至るものもある．七川らの行った住民調査では，単純X線像にて30歳以上の325名中4名（1.2%）にSIJの狭小化や骨性強直が見られたが，いずれも80歳以上の高齢者であった[29]．過去の報告では仙骨側が硝子軟骨，腸骨側が線維軟骨と記されている[30, 31]．しかし，本来は両側とも硝子軟骨であり，線維軟骨化は加齢による退行性変化である．免疫組織学的にも，軟骨表層に線維軟骨を構成するⅠ型コラーゲンの局在が，加齢により増加することが認められている[32]．

強直性脊椎炎

初期病変は軟骨下の浮腫や肉芽組織からなる（図10）．これが線維軟骨の再生により置換されながら関節を侵食し，最終的に骨化（強直）に至る．この変化は経時的に見た単純X線所見（まず関節裂隙が拡大し，次いで狭小化が起こり，最終的に強直に至る）とも合致する．このように，軽い炎症に続発する線維軟骨増殖と化骨が本疾患の本質であり，この病態は靱帯の付着部炎と同様である[33]．

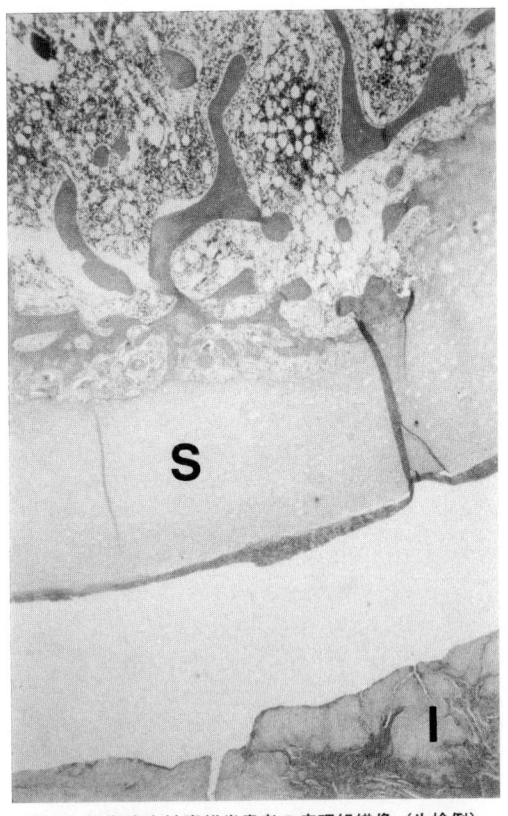

図10 初期強直性脊椎炎患者の病理組織像（生検例）
腸骨側軟骨が著しく摩耗している．仙骨側軟骨下に浮腫が著明．
I：腸骨，S：仙骨

✧ ま と め

1) SIJ は特徴的な立体構造と強固な支持靱帯組織により，安定した荷重関節となっている．
2) 大きな滑膜関節にもかかわらず，関節軟骨は薄い（とくに腸骨側）．
3) 靱帯組織を含めた関節周囲に，豊富な神経分布を認める．
4) 微細な可動性を有し，脊椎，股関節の動きに伴い運動する．
5) 画像診断には骨盤正面の単純X線像が用いられるが，早期病変の描出には断層撮影，CT，MRI，骨シンチグラフィーが有利である．
6) 健常人においても，壮年期から比較的高率に画像上の退行性変化を認める．
7) 関節軟骨の変性は，腸骨側において進行が速い．
8) 関節軟骨は硝子軟骨からなるが，変性により線維軟骨化する．

文　献

1) Bernard TN, Kirkaldy-Willis WH : Recognizing specific characteristics of non specific low back pain. Clin Orthop 217 : 266-280, 1985
2) Chisin R, Milgrom C, Margulies J, et al : Unilateral sacroiliac overuse syndrome in military recruits. Br Med J 289 : 590-591, 1984
3) Marymont JV, Lynch MA, Henning CE : Exercise-related stress reaction of sacroiliac joint ; An unusual cause of lowback pain in athletes. Am J Sport Med 14 : 320-323, 1986
4) 大場俊二：本邦老人仙腸関節の形態学的研究およびその関節軟骨面の肉眼的組織学的観察．日整会誌 59 : 675-689, 1985
5) 三浦啓志：仙腸関節の生力学的特性．日整会誌 61 : 1093-1105, 1987
6) 仲川富雄：日本人仙腸関節および近接域の神経細末の分布に関する研究．日整会誌 40 : 419-430, 1966
7) Cibulka MT, Koldehoff R : Clinical usefulness of a cluster of sacroiliac joint tests in patients with and without low back pain. J Orthop Sports Phys Ther 29 : 83-92, 1999
8) Schwarzer AC, April CN, Bogduk N, et al : The sacroiliac joint in chronic low back pain. Spine 20 : 31-37, 1995
9) Dreyfuss P, Michaelsen M, Pauza K, et al : The value of medical history and physical examination in diagnosing sacroiliac joint pain. Spine 21 : 2594-2602, 1996
10) Ebraheim NA, Xu R, Nadaud M, et al : Sacroiliac joint injection : a cadaveric study. Am J Orthop 23 : 338-341, 1997
11) 村上栄一，石塚正人，渡辺一弘：仙腸関節性疼痛の発痛部位のブロックによる検索．整・災外 41 : 1293-1298, 1998
12) Luukkainen R, Nissila M, Asikainen E, et al : Periarticular corticosteroid treatment of the sacroiliac joint in patients with seronegative spondylarthropathy. Clin Exp Rheumatol 17 : 88-90, 1999
13) 山元　功, Panjabi MM：仙腸関節の三次元動態解析．関節外科 18 : 500-504, 1999
14) Kissling RO, Jacob HAC : The mobility of the sacroiliac joint in healthy subjects. Bull Hospital Joint Dis 54 : 158-164, 1996
15) Battistone MJ, Manaster BJ, Reda DJ, et al : Radiographic diagnosis of sacroiliitis ; Are sacroiliac views really better? J Rheumatol 25 : 2395-2401, 1998
16) Prassopoulos PK, Faflia CP, Voloudaki AE, et al : Sacroiliac joints : Anatomical variants on CT. J Comput Assist Tomogr 23 : 323-327, 1999
17) Yu W, Feng F, Dion E, et al : Comparison of radiography, computed tomography and magnetic resonance imaging in the detection of sacroiliitis accompanying ankylosing spondylitis. Skeletal

Radiol 27 : 311−320, 1998
18) Dunn EC, Ebringer RW, Ell PJ : Quantitative scintigraphy in the early diagnosis of sacro-iliitis. Rheumatol Rehabil 19 : 69−75, 1980
19) Ailsby RL, Staheli LT : Pyogenic infections of the sacroiliac joint in children. Radioisotope bone scanning as a diagnostic tool. Clin Orthop 100 : 96−100, 1974
20) Jajic I, Jajic Z : The prevalence of osteoarthrosis of the sacroiliac joints in an urban population. Clin Rheumatol 6 : 39−41, 1987
21) 白井康正 : 仙腸関節の画像診断−骨盤骨折と仙腸関節−. 関節外科 18 : 506−511, 1999
22) Faflia CP, Prassopoulos PK, Daskalogiannaki ME, et al : Variation in the appearance of the normal sacroiliac joint on pelvic CT. Clin Radiol 53 : 742−746, 1998
23) Stewart TD : Pathologic changes in aging sacroiliac joints. A study of dissecting-room skeletons. Clin Orthop 183 : 188−196, 1984
24) Russel AS, Lentle BC, Percy JS : Investigation of sacroiliac disease ; Comparative evaluation of radiological and radionuclide techniques. J Rheumatol 2 : 45−51, 1975
25) Goldberg RP, Genant HK, Shimsak R, et al : Applications and limitations of quantitative sacroiliac joint scintigraphy. Radiology 128 : 683−686, 1978
26) Rendich RA : Osteitis condensans ilii. J Bone Joint Surg 18 : 899−908, 1936
27) Schwarzer AC, Aprill CN, Bogduk N : The sacroiliac joint in chronic low back pain. Spine 20 : 31−37, 1995
28) Maigne JY, Boulahdour H, Chatellier G : Value of quantitative radionuclide bone scanning in the diagnosis of sacroiliac joint syndrome in 32 patients with low back pain, Eur Spine J 7 : 328−331, 1998
29) 七川歓次, 辻本正記, 小瀬弘一ら : 強直性脊椎炎−その早期診断, 頻度, 病因について. リウマチ病Ⅱ, 七川歓次編, p188, 大阪, 永井書店, 1973
30) Bowen V, Cassidy JD : Macroscopic and microscopic anatomy of the sacroiliac joint from embryonic life until the eighth decade. Spine 6 : 620−628, 1981
31) Walker JM : Age-related differences in the human sacroiliac joint ; A histological study ; Implications for therapy. J Orthop Sports Phys Ther 7 : 325−334, 1986
32) Kampen WU, Tillmann B : Age-related changes in the articular cartilage of human sacroiliac joint. Anat Embryol 198 : 505−513, 1998
33) 七川歓次 : 強直性脊椎炎. リウマチ 16 : 395−407, 1976

histiocytosis

石澤 命仁

❖ はじめに

　histiocyte（組織球：白血球のひとつである大食細胞・macrophage にほぼ同義で血管より組織間隙に流出したものを指す）の増殖をきたす疾患は炎症性，腫瘍性，脂質貯蔵性の3者に大別され，通常，前2者を histiocytosis（組織球症）と呼ぶ．脂質貯蔵性の疾患には Gaucher 病等が該当する［1］．なお Cline は脂質貯蔵性疾患も包含した histiocytic desease の分類を提唱している［2］．

　本項では，histiocytosis の分類と，整形外科の実際の診療で遭遇する可能性のある Langerhans cell histiocytosis について新しい知見を交えて述べる．

❖ histiocytosis の分類

　histiocytosis（組織球症）の概念はここ10年程の間にかなり分類が整理されつつあるが，その原動力は histiocyte に大きく2つの系統があることが明らかになり，またこれを識別できるようになったことである．histiocyte の2つの系統とは monocyte-macrophage 系と，Langerhans cell 系であり，両者とも CD34陽性の骨髄幹細胞から分化するが免疫系では異なる機能を持っている［1,3,4］．

　このような経緯で，最近 histiocytosis は，（1）Langerhans cell histiocytosis（LCH），（2）histiocytoses of mononuclear phagocytes other than Langerhans cells，（3）malignant histiocytic disorders の3つのカテゴリーに分類されている．

　（1）は1953年，Lichtenstein が提唱した histiocytosis X とほぼ同義であるが，この疾患に出現する組織球が Langerhans cell であることが判明したため1985年頃より LCH の呼称が用いられることが一般的になりつつある．またこの概念が確立したことから LCH 以外の histiocytosis の存在がより明らかになったとも言える．

　（2）は monocyte-macrophage 系の histiocyte が増殖する全身性の稀な疾患で，haemophagocytic reticulosis, infection-associated haemophagocytic syndrome などがある．この2疾患については骨は冒されない．

（3）は組織球由来の白血病・リンパ腫でやはり稀な疾患である［5］.

しかしながら，分類に混乱の生じている組織球増殖疾患もまだかなりたくさんあり，Lieberman によると文献上 histiocytosis と位置づけられているものが24疾患あるという．このなかには macrophage 系の histioctyosis と位置づける説と LCH と同一の疾患とする説があり，未だに論争の続く疾患である Erdheim-Chester disease などが含まれる［6, 7］．参考までに Tazi らの分類を挙げておく（表1）［8］.

表1　histiocytosis の分類

〇非ランゲルハンス組織球症
〇体外物質による組織球症
　　局在：パラフィレオイルによる pneumopathy
　　びまん性：ポリビニールピロリドン，ポリエチレン蓄積
〇感染性組織球症
　　septic granulomatosis
　　Whipple 病
　　びまん性非定型的 mycobacterial infection
〇haemophagocytic histiocytosis
　　二次性 macrophage activation syndrome
　　familial lymphohistiocytosis
　　Chediak-Higashi 病
　　Griscelli 病
　　Rosai-Dorfman 病
〇遺伝性組織球症
　　hyperlipidemia
　　Tangier 病
　　cerebrotendinous xanthomatosis
　　sitosterolemia
　　Wohlman 病
　　Farber 病
　　Nieman-Pick 病
　　Gaucher 病
　　Hermansky-Pudlak syndrome
　　GM1 gangliosidosis
〇散発性組織球症
　　xanthogranuloma
　　benign cephalic histiocytosis
　　multicentric reticulohistiocytosis
　　progressive nodular histiocytosis
　　xanthoma disseminatum
　　generalized eruptive histiocytosis
　　Erdheim-Chester 病
〇ランゲルハンス細胞組織球症（LCH）
　　（局在型）
　　　好酸球性骨肉芽腫
　　　　pulmonary LCH, cutaneous LCH
　　（多組織型）
　　　多病巣（Hand-Schüuler-Christian syndrome）
　　　びまん性（Letterer-Siwe 病）
　　（悪性組織球症）
　　　monocyte-macrophage 系
　　　　急性白血病，悪性組織球症，組織球性肉腫
　　　樹枝状細胞/ランゲルハンス細胞系
　　　　interdigitating dendritic cell sarcoma, Langerhans cell sarcoma

(Tazi A ら, 2000 ［8］)

❖ Erdheim-Chester disease

稀な疾患であるが痛みを伴う骨病変が特徴的なので触れておく．

X線での長管骨のびまん性の骨硬化像が診断の手がかりになる．全身性病変としては，眼球突出，黄色板腫，尿崩症，後腹膜の浸潤が多い．重症な小脳罹患もある．そのほか，肺，神経，心罹患が報告されている．診断は生検での組織像による．免疫組織学マーカー S-100，CD1a は発現していない．コルチコイドと化学療法が行われるが予後は良くない．診断後，平均32ヵ月で1/3症例が死亡する［7］．

❖ Langerhans cell histiocytosis（LCH）の沿革

LCH の疾患概念は histiocytosis X にほぼ同義であるが，その変遷を辿ると，まず1868年，Langerhans cell の発見に始まり，1921年 Hand-Schüller-Christian 病（HSC）の報告，1924/1933の Letteler-Siwe 病（LS）の報告，1925年には Calve の扁平椎の報告がある［9〜11］．1940年 eosinophilic granuloma（EG）を報告した Lichtenstein が1953年 HSC, LS, EG の3疾患に，病理組織像が同じであることを根拠に histiocytosis X と名づけた．1973年 Nezelof は histiocytosis X の histiocyte が Langerhans cell であることを見いだし，1985年頃より Histiocyte Society が LCH の名称を用いることを提唱し，最近この名称が用いられることが多くなってきた．

❖ LCH の病因

Langerhans 細胞（LC）とは皮膚・肺・リンパ節・胸腺・脾臓などに分布する dendritic histiocyte（突起を有する組織球）で，抗原提示細胞のひとつである．T-cell に抗原提示をするのがその主な役割である．CD34陽性骨髄幹細胞由来であることは通常の macrophage と同じであるが，貪食能は乏しく，病理組織学的には免疫組織化学マーカー（S-100, CD1a）の発現，電子顕微鏡における Birbeck granule の存在などで通常の macrophage と識別できる［1, 3, 4］．

LCH とはこの Langerhans 細胞の異常増殖をきたす原因不明の疾患で，HSC, LS, EG のほか，皮膚病変を主とする Hashimoto-Pritzker 病などが含まれる．

病因に関しては，未知の刺激による反応性自己免疫異常とする考え方が有力だが，増殖する Langerhans cell のクローン分析から 新生物と位置づける報告もあり，依然不明である．この報告は X 染色体上の HUMARA locus を調べる方法を用いており，対象となった10人の女性患者のなかで，acute disseminate disease 3 名すべて，multi focal disease の 4 名中 3 名，unifocal bone disease の 3 名中全員に clonality が認められたというものである［12］．そのほか LCH の患者では suppressor T cell が減少しているとの報告が多数あり，また G-CSF な

どの cytokine の増加があるとの報告もある.

✦ LCH の症状

　LCH は骨を冒すことが多く，臨床的には骨腫瘍との鑑別が重要で，骨腫瘍類似疾患のひとつに分類され，全骨腫瘍・骨腫瘍類似疾患の約1.4%を占める［13］．小児が罹患することの多い疾患だが，成人にも発生する．そのほとんどは骨に限局するものである．HSC, LS に相当する患者は少なく，200万人に1人であるとの報告があり，またほとんどの患者は2歳以下で，主に小児科で治療が行われる．

　骨病変の好発部は頭蓋・大腿骨近位部・肋骨などで，90%以上の患者は限局した骨の疼痛を自覚し，しばしば罹患骨周辺の軟部組織の腫脹を伴う［14］．血液・生化学検査では好中球増多・赤沈値の上昇・血清アルカリフォスファターゼ上昇などが見られることもある．

　骨以外にはリンパ節・肝・脾・肺・皮膚・中枢神経（下垂体・視床下部を冒されるとHand-Schüller-Christian 病の trias のひとつとして知られる尿崩症をきたす）も冒されることがあり，その病変の数・臓器分布によって multifocal disease, unifocal disease（あるいは multisystem disease, single system disease）に分類される［1, 3, 4］．

✦ pulmonary LCH について

　最近の Mayo Clinic の報告では，肺単独の罹患例がかなり多いことが注目される［15］．また，肺罹患例の年齢分布は全体に比べて成人に多く，小児に多いこの疾患のなかでは例外的である．また小児には肺単独罹患はきわめて稀であるとしている．一方，multisystem disease の肺罹患例に最も多く合併するのは骨病変であるとしている．

　また肺の LCH は成人男性に多く，またほとんどの患者に喫煙歴があることが報告されている［16］．さらに肺の LCH 患者ではタバコから抽出された糖蛋白に対するリンパ球増殖試験で反応が健常者に比べて低下しているとの研究報告もある［17］．これらの知見は，現在未だ不明であるこの疾患の解明に有力な手がかりとなるかもしれない．

✦ LCH の治療と予後

　一般に骨の単発病変は最も予後が良く，おおむね自然治癒する．したがって治療も基本的には生検，保存的療法のみで十分であると考えられているが，罹患部位（例えば脊椎）や病的骨折の程度により内固定などが必要になることもある．多発病変・複数臓器罹患がある患者には steroid や抗癌剤による治療が行われるが，治療に反応せず予後不良の経過をとる症例も見られる．ほかには免疫抑制剤である cyclosporine, interferon-alpha などが有効との報告，また acute disseminated disease（HSC, LS に相当する病態）に対する同種骨髄移植，同種肝移植などの報告も見られる［3］．

症　例

最近筆者が経験した症例を供覧する．

症例1　4歳　男児．上腕骨，頭蓋骨，頸椎，大腿骨の多発骨限局例である．1995年1月，上腕痛の訴えで受診した．単純X線で上腕骨骨幹部に骨膜反応を伴う境界不明瞭な溶骨性病変を認めた（図1）．血液・生化学検査に異常はなかった．初診より約1ヵ月後，生検でLCHと診断した（図2）．この頃，骨シンチグラムで側頭骨にも病変の存在が判明したため小児科でステロイドパルス療法を施行し退院した．同年5月斜頸が出現，環椎に病変があり，グリソン牽引・頸椎カラー固定を行い自然治癒した（図3）．さらに同年8月，跛行が出現，大腿骨頭に病変が見られたがすでに病巣辺縁の骨硬化が見られ，次第に症状は消失した（図4）．その後4年間再発なく経過している．

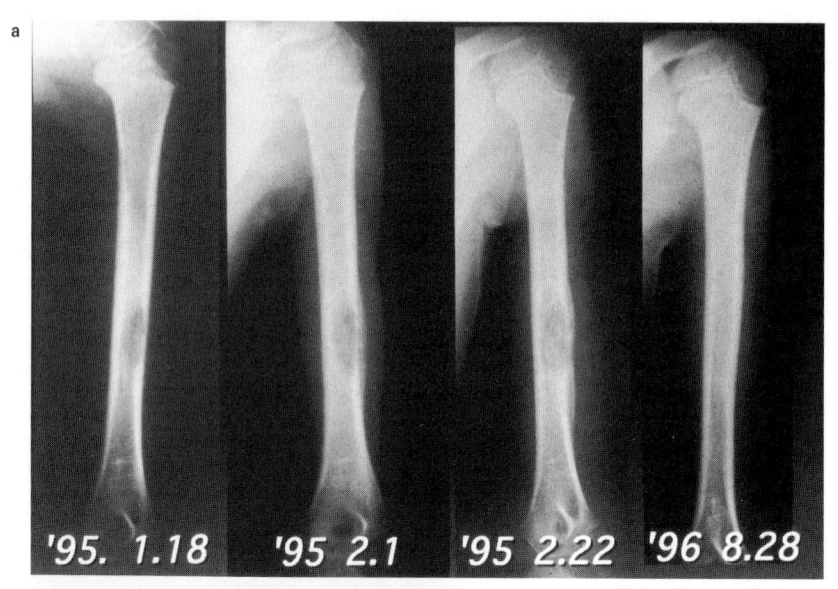

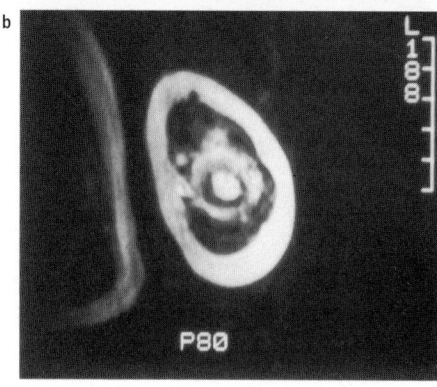

図1　症例1
a：症例1　上腕骨単純X線の推移
b：症例1　上腕骨MRI（T2強調画像）
　骨髄内，骨皮質周囲に高信号域が見られる．
　単純X線・MRIでは，Ewing肉腫・骨髄炎との鑑別を要する．

histiocytosis 91

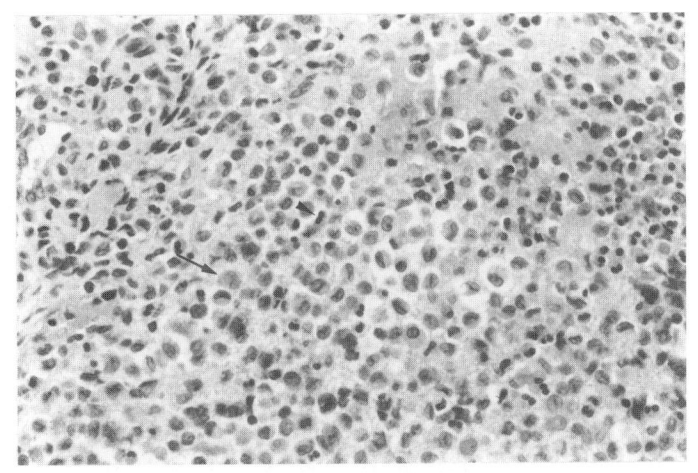

図2 症例1 病理組織像（H.E.）
Langerhans細胞（矢印）に加えて好酸球（矢頭）もかなり見られる．

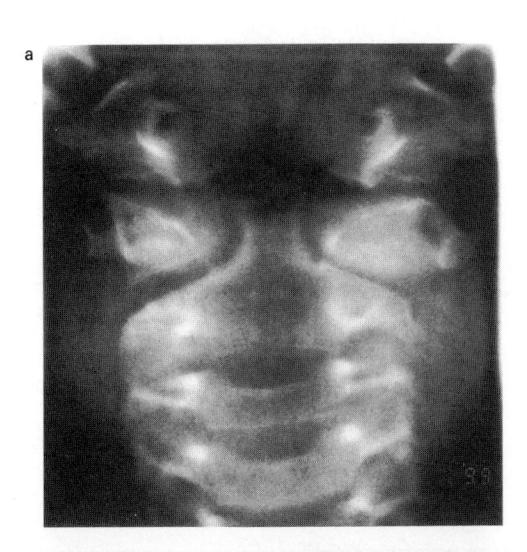

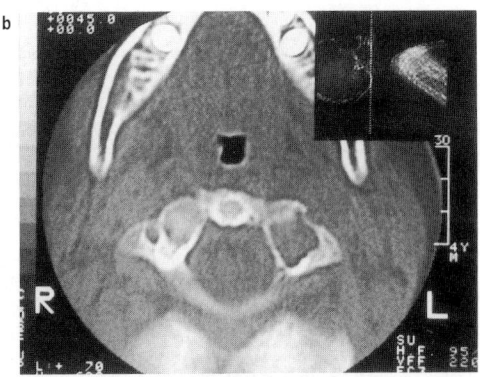

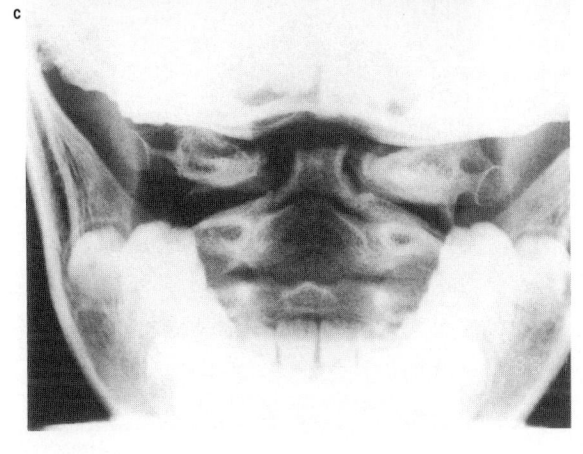

図3 a, b 症例1 断層X線（頸椎正面）およびCT
左の環椎外側塊に骨皮質の膨隆・菲薄化を認めた．
c 1年後の単純X線（頸椎正面開口位）
自然修復され顕著な変形はない．

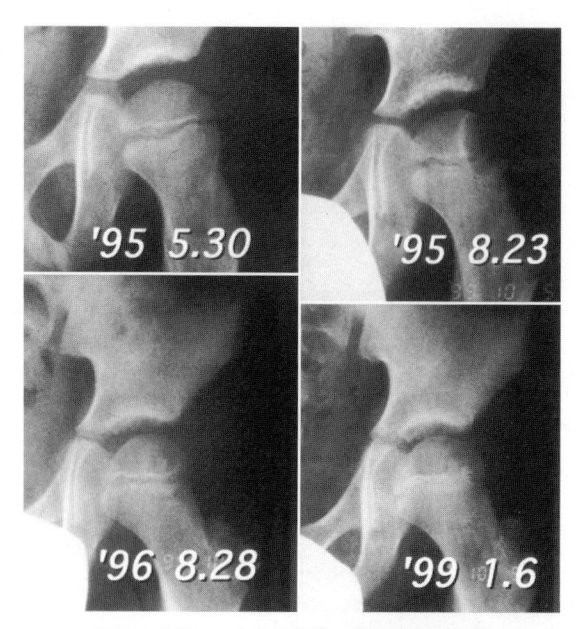

図4 症例1 左大腿骨頭の単純X線の推移

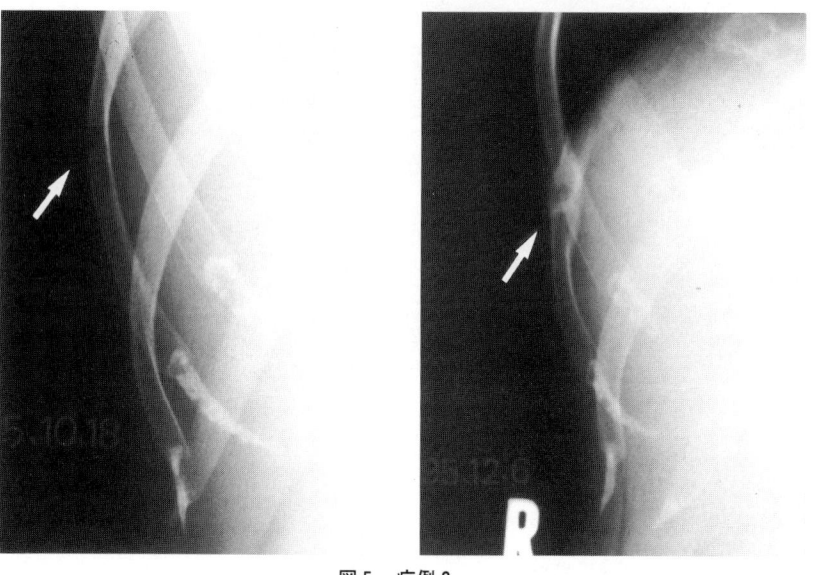

図5 症例2
右第10肋骨に認められた骨融解像（写真左）は2ヵ月後には自然修復が見られた（写真右）．

症例2 27歳，女性．喫煙者．肋骨と肺の複数臓器・多発罹患例である．1995年10月右胸壁痛を自覚した．単純X線で右第10肋骨に骨融解像を認めたが，自然治癒傾向が見られた（図5）．経過観察中の1996年1月，左第6肋骨に骨融解像が出現した．同年2月，同部の生検を行い，LCHと診断した（図6）．この際，偶然CTで肺に異常が発見された．high resolution CTでは典型的なpulmonary LCHの所見だった（図7）．病巣は多発であるが軽微であるため禁煙

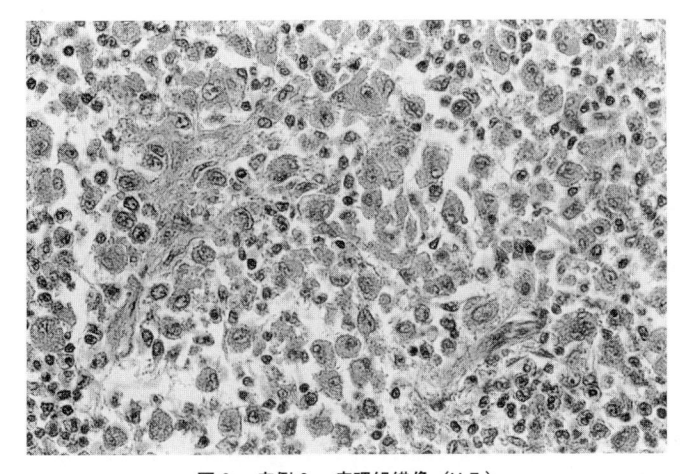

図6 症例2 病理組織像（H.E.）
この症例ではリンパ球の浸潤が顕著である．大きな核と胞体を有する細胞がLangerhans cellである．

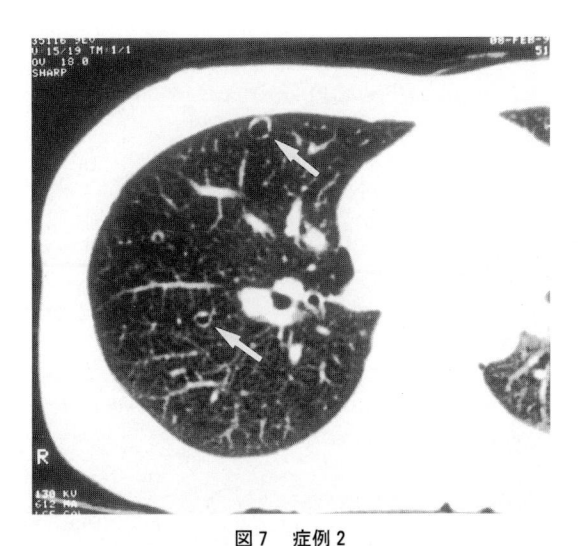

図7 症例2
high resolution CTでは肺野に多数の小さな囊腫様病変（矢印）を認めた．これは肺LCHの典型的所見である．

を指導するのみで，経過観察しているが4年間，骨病変の再発・肺病変の進行は見られない．この症例は喫煙に起因する肺のLCHに骨病変を伴ったものと考えられ興味深い．

◆ 結　語

　histiocytosisの最近の分類とLangerhans cell histiocytosis（LCH）について概説し，筆者の経験した症例を紹介した．LCHは未だ原因不明の疾患であるがその分類・概念は徐々に整理されつつある．

文　献

1) Lichtman M, Komp D : Inflammatory and malignant histiocytosis. In : Williams Hematology, 5th ed (Ed, Beutler E, et al), pp885−894, New York, McGraw-Hill, Inc, 1998
2) Cline MJ : Histiocytes and histiocytosis. Blood 84 : 2840−2853, 1994
3) Nicholson S, Lukens JN : Langerhans cell histiocytosis. In : Wintrobe's clinical hematology, 10th ed (Ed, Lee R et al), pp1916−1925, Baltimore, Williams & Wilkins, 1999
4) Lipton J : Histiocytic syndromes. In : Hematology, 2nd ed (ed, Hoffman R, et al), pp838−851, New York, Churchill Livingstone, 1995
5) The Writing Group of th Histiocyte Society : Histiocytosis syndromes in children. Lancet 1 : 208−209, 1987
6) Liebermann PH, Jones CR, Steinman RM, et al : Langerhans cell (eosinophilic) granulomatosis. A clinicopathologic study encompassing 50 years. Am J Surg Pathol 20 : 519−552, 1996
7) Veyssier-Belot C, Cacoub P, Caparros-Lefebvre D, et al : Erdheim-Chester disease. Clinical and radiologic characteristics of 59 cases. Medicine 75 : 157−169, 1996
8) Tazi A, Emile J-F, Soler P, et al : Histiocytoses. In : Maladies et Syndromes Systémiques (Ed, Kahn M-F, Peltier A-P, Meyer O, et al), pp1077−1098, Paris, Flammarion, 2000
9) Nezelof C, Basset F : Langerhans cell histiocytosis research. Past, present and future. Hematol Oncol Clin North Am 12 : 385−406, 1998
10) Schultz KP, Niggemeyer O : Historical perspective. Jacques Calve. Spine 21 : 886−890, 1996
11) Siegelman SS : Taking the X out of histiocytosis X. Radiology 204 : 322−324, 1997
12) Willman L, Busque L, Griffith BB, et al : Langerhans'-cell histiocytosis (histiocytosis X) -A clonal proliferative disease. N Engl J Med 331 : 154−160, 1994
13) 日本整形外科学会骨軟部腫瘍委員会編：全国骨腫瘍患者登録一覧表：国立がんセンター，1994
14) Kilpatrick SE, Wenger DE, Gilchrist GS, et al : Langerhans' cell histiocytosis (histiocytosis X) of bone. A clinicopathologic analysis of 263 pediatric and adult cases. Cancer 76 : 2471−2484, 1995
15) Howorth DM, Gilchrist GS, Mullan BP, et al : Langerhans cell histiocytosis. Diagnosis, natural history, management and outcome. Cancer 85 : 2278−2290, 1999
16) Travis WD, Brook Z, Roum JH, et al : Pulmonary Langerhans cell granulomatosis (Histiocytosis X). A clinicopathological study of 48 cases. Am J Surg Pathol 17 : 971−986, 1993
17) Youkeles LH, Grizzanti JN, Liao Z, et al : Decreased tobacco-glycoprotein-induced lymphocyte proliferation in vitro in pulmonary eosinophilic granuloma. Am J Respir Crit Care Med 151 : 145−150, 1995

hyperlipidemia とリウマチ症状

酒井 尚彦

はじめに

　食生活の欧米化とともにわが国においても虚血性心疾患をはじめとする動脈硬化性疾患の急激な増加が大きな社会問題となりつつある．高脂血症（hyperlipidemia）は喫煙，高血圧，糖尿病と並んで動脈硬化性疾患の大きな危険因子のひとつであり，動脈硬化の予防を考えるうえでも早期発見，早期治療が重要である．一般に高脂血症は silent disease であり，動脈硬化性疾患を合併しない限り無症状で健診などで偶然に発見されることがほとんどである．しかし，無症状でも理学的には脂質蓄積所見として角膜輪や皮膚・腱黄色腫を伴うこともあり，またこの黄色腫が原因となって疼痛・運動制限をきたすこともある．よって，これらの患者は関節痛・関節腫脹を主訴として整形外科を受診し高脂血症を診断されることもある．本稿においては関節炎様症状を主訴に整形外科を受診する可能性のある脂質代謝異常症について概説する．

四肢に黄色腫を呈する主な疾患

　表1に四肢に黄色腫を呈する疾患を示す．脂質代謝異常に基づくものとして家族性高コレステロール血症（familial hypercholesterolemia：FH），アポ蛋白Eの異常に起因するⅢ型高脂血症，脳腱黄色腫症（cerebrotendinous xanthomatosis：CTX），β-シトステロール血症（β-sitosterolemia）などがあり，脂質代謝異常を伴わないものとしてむしろ皮膚科的な疾患である necrobiotic xanthogranuloma や家族性の黄色腫症などが挙げられる．このような患者はときに「関節が曲がりにくい」「関節が痛い」「関節が腫れている」「靴が履きにくい」というような症状を主訴に整形外科外来を受診することがある．

　これらのなかで頻度も高く，早発性の動脈硬化を合併し，早期発見・早期治療が重要である家族性高コレステロール血症（以下FH）とFHと鑑別すべき疾患である脳腱黄色腫症（以下CTX），β-シトステロール血

表1　四肢にリウマチ様所見（黄色腫）を呈する疾患

脂質代謝異常を伴った黄色腫
　　家族性コレステロール血症（FH）
　　Ⅲ型高脂血症（apoEの異常）
　　β-シトステロール血症
　　（小）脳腱黄色腫症
　　　　（cerebrotendinous xanthomatosis：CTX）

脂質異常を伴わない黄色腫
　　necrobiotic xanthogranuloma

症について述べる.

家族性高コレステロール血症（FH）

　約100年前から血中のコレステロールが著明に高値を呈し，図1に示すようなアキレス腱の肥厚をはじめとして全身の皮膚や腱に黄色腫が発生し，若年で時には20歳台で心筋梗塞を起こして死亡する特異な高コレステロール血症の存在が記載されていた．この疾患は1975年にGoldstein, Brown両博士によって低比重リポ蛋白（low density lipoprotein：LDL）受容体の遺伝的欠損であることが解明され，家族性高コレステロール血症（FH）と命名された［1］.

　FHは，LDL受容体の遺伝的欠損によって発症する，高LDL血症，高コレステロール血症，腱黄色腫，若年性冠動脈硬化症などを臨床的特徴とする遺伝性高脂血症である．先に述べたようにGoldsteinとBrownらの精力的な研究によって，原発性高コレステロール血症のなかでは最も早く病態と病因が明確にされた疾患のひとつである．常染色体性優性遺伝形式をとり，ヘテロ接合体でも高脂血症が発症する（gene dose effect）．ヘテロ接合体は一般人口約500人に1例(0.2％)の頻度で存在し，日本と欧米で差はなく，最も頻度の高い遺伝疾患のひとつであると考えられる．なお，ホモ接合体の頻度は100万人に1例とされる．血清コレステロール,

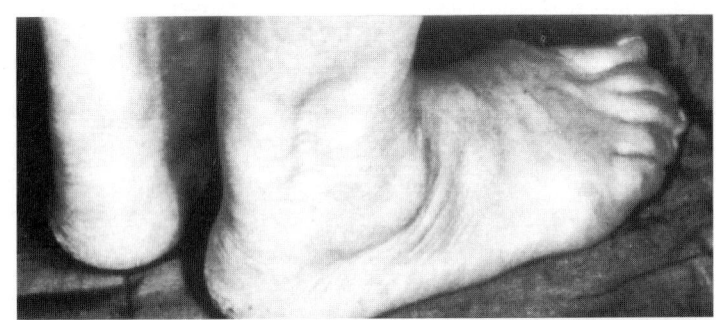

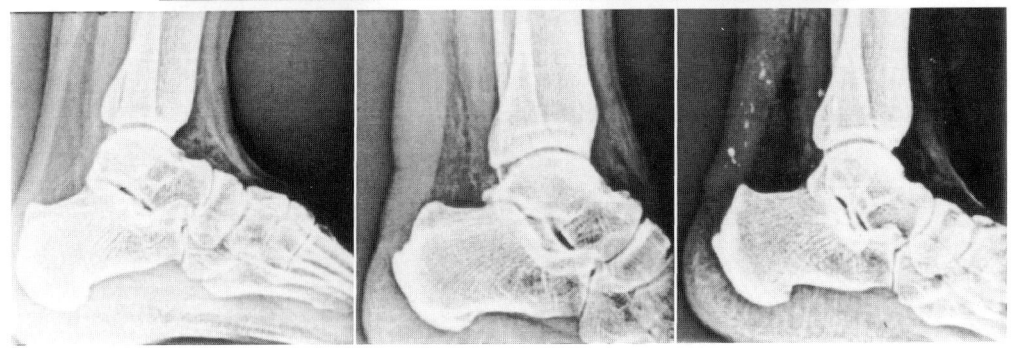

図1　家族性高コレステロール血症（FH）におけるアキレス腱肥厚
上：両側アキレス腱外観
下：アキレス腱 xeroradiography
左：正常
中：アキレス腱肥厚
右：アキレス腱石灰化

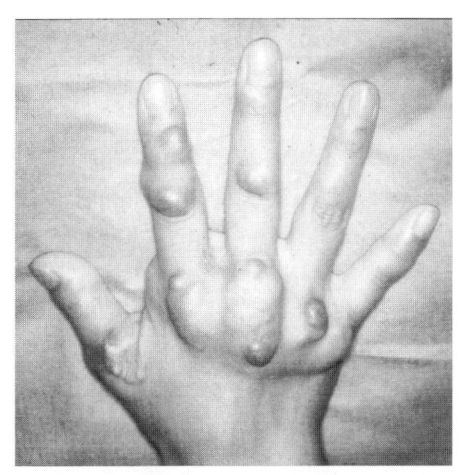

図2　家族性高コレステロール血症（FH）における手背皮膚結節性黄色腫

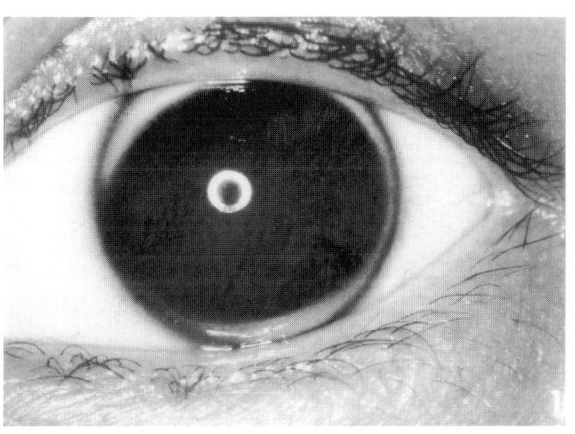

図4　家族性高コレステロール血症（FH）における角膜輪
年齢や性状の違い（本文参照）から老人性角膜輪との鑑別が必要となる．

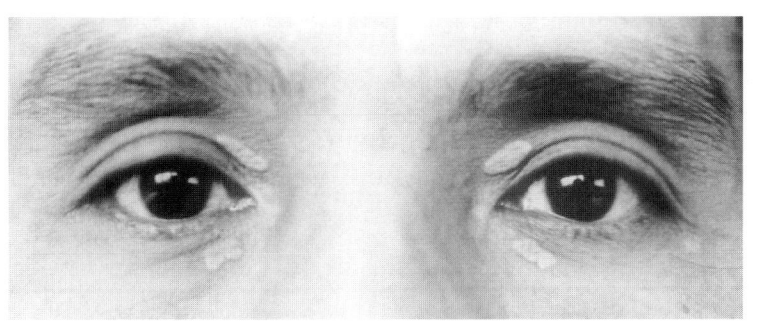

図3　家族性高コレステロール血症（FH）における眼瞼黄色腫
瞼黄色腫は眼瞼の内側，とくに上眼瞼の内側に出現しやすい．

血清LDLの上昇は新生児期から存在し，治療しなければ生涯持続する．成人のヘテロ接合体ではほとんどの症例で260〜500mg/dlの血清コレステロール値を呈するが，食事中の脂肪量などの影響でそれ以下の場合も存在する．腱黄色腫，皮膚結節性黄色腫（図2）は特徴的な所見である．とくにアキレス腱黄色腫はFHに特徴的で診断的価値があるのみならず，X線による腱厚の測定値はコレステロール蓄積の進展・退縮の指標として重要な所見である（図1）．眼瞼黄色腫（図3）や若年性（50歳以下）角膜輪（図4）の頻度も高い．FHの若年性角膜輪は円周性というよりは角膜上下両極に強く現れ，しかも境界が鮮明である点で老人性角膜輪と区別しうる．最も予後を規定する臨床症状は虚血性心疾患である．男性では30歳台から高頻度となり，60歳台では約80％が冠動脈硬化を有すると考えてよい．女性ではその発症は約10〜15年遅れると考えられる．一方，ホモ接合体では新生児期より著しい高コレステロール血症を呈し，また幼少時より皮膚扁平黄色腫を合併することが多い．この扁平黄色腫は膝，肘，臀部など物理的刺激の加わる部位に好発する．成人では血清コレステロール値は600〜1,000mg/dlにも達し，虚血性心疾患が必発する．先に述べたようにFHの本態は，LDL受容体の欠損のた

表2 家族性高コレステロール血症（FH）の診断基準

大項目
(1) 原則として血清コレステロール値260mg/dl以上でⅡaまたはⅡbの表現型を示す．
(2) 腱黄色腫または皮膚結節性黄色腫が存在する．
(3) LDLレセプターの分析によりレセプター活性低下ないし種々の異常が認められる．

小項目
(1) 眼瞼黄色腫
(2) 若年性（＜50歳）角膜輪
(3) 若年性（＜50歳）虚血性心疾患

大項目のうち2個以上有する場合は確診
大項目のうち1個と小項目のうち1個以上有する場合は疑診
ただし，第1度近親者に確診例のみられる場合は，大項目1個のみで確診しうる．

LDL : low density lipoprotein

め血中にLDLがうっ滞することである．LDL受容体の遺伝子変異は200種類以上が報告されており，きわめて多彩である．

診断は表2の厚生省特定疾患「原発性高脂血症」調査研究班の診断基準に従う［2］．高コレステロール血症と腱黄色腫を証明すれば，臨床的には確定診断としてもよいが，黄色腫がない場合や，あっても血清コレステロール値がそれほど高くない場合には，ほかの高コレステロール血症との鑑別がつきにくいことがある．この場合は家族歴の調査が必要である．確定診断は，皮膚生検により採取した培養皮膚線維芽細胞，もしくはリンパ球を用いたLDL受容体分析を行い，受容体活性低下を証明することによりなされる．

家族性高コレステロール血症類似の臨床像を呈するものの，LDL受容体に異常のない疾患が，稀ではあるが報告されている．そのなかで成因が明らかとなっているものは，家族性欠陥アポリポ蛋白B血症（familial defective apolipoprotein B : FDB）と呼ばれる疾患で，FHがLDL受容体側の異常であるのに対し，リガンド側のLDLの構成アポ蛋白であるアポリポ蛋白Bの異常のため，LDL受容体への結合能が障害され，LDL受容体異常と同様の病態を呈する疾患である．本症においていくつかの原因遺伝子変異が報告されているが，わが国ではいまだ報告例はない．

FHの治療としては一般的な生活療法（食事療法，運動療法，節酒，禁煙）に加えて薬物療法としてHMG-CoA還元酵素阻害剤，胆汁酸吸着剤，probucolが挙げられ，特殊な治療法としてとくにホモ接合体に対してLDL-apheresisが行われ効果を上げている．ほかに現在遺伝子治療が研究され，実際に何例か米国で施行されたが，いまだ実用化のレベルまで達していない．また，過去に肝移植が行われたこともあるが，現在では行われていない．

脳腱黄色腫症（CTX）

脳腱黄色腫（CTX）は小脳症状，全身の腱黄色腫，白内障，知能低下を症状とし，血中のコレスタノールの増加を認める常染色体劣性遺伝性疾患である．最近胆汁酸の合成に関与する

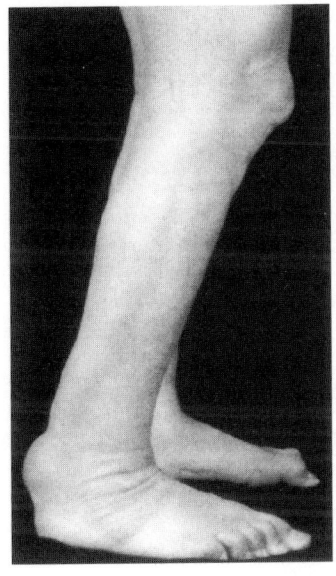

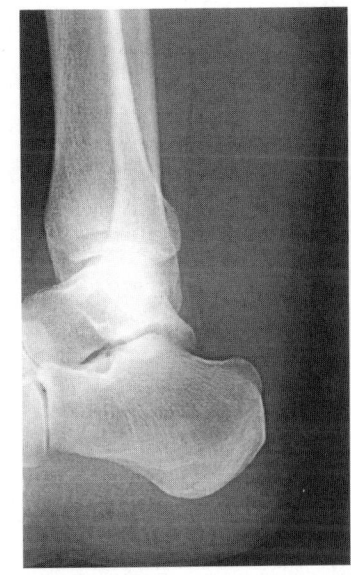

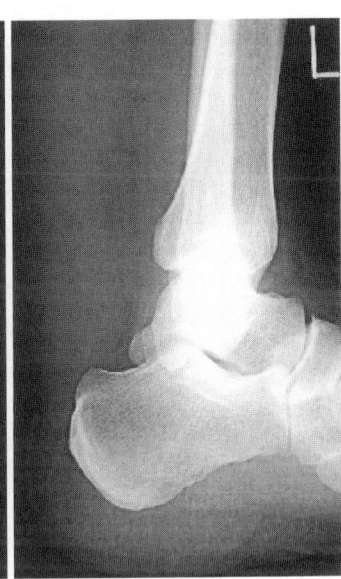

図5 脳腱黄色腫症（CTX）におけるアキレス腱肥厚
　　左：アキレス腱外観
　　右：両側アキレス腱軟線撮影

27-hydroxylase の遺伝的欠損によって血中のコレスタノールと胆汁酸アルコールが増加することが明らかとなった．図5にCTX患者のアキレス腱黄色腫を示す．FHと同様に全身の腱黄色腫を認めるが，アキレス腱肥厚はこのようにFHよりも著明である．

β-シトステロール血症

β-シトステロール血症は同じく全身黄色腫を主症状とする疾患で，血中の植物ステロール（β-sitosterol, campesterol, stigmasterol）が増加する常染色体劣性遺伝性疾患である．腸管におけるステロールの吸収亢進または排泄の低下が示唆されているが，現在のところその遺伝子異常はまだ同定されていない．

◆ 高脂血症とリウマチ症状

1960年代後半頃から，脂質・リポ蛋白代謝異常に伴う関節疾患・症状が報告されてきた．そのなかで，高尿酸血症は高中性脂肪（TG）血症を伴うことが多く，したがって高TG血症（IV型高脂血症）におけるリウマチ症状では，まず通風を考慮する必要がある．一方，先に述べた家族性高コレステロール血症（FH）に代表される高コレステロール血症（IIa型高脂血症）と関節炎またはリウマチ症状との関連については未だ明らかではない．Wysenbeek ら[3]はIIa型高脂血症（高コレステロール血症）患者をFH群（33例），nonFH高コレステロール群（36例）の2群に分け，その関節炎様症状の頻度をコントロール群（31例）と比較した．その結果，FH, nonFH に関わらず高コレステロール群（FH+nonFH）はコントロール

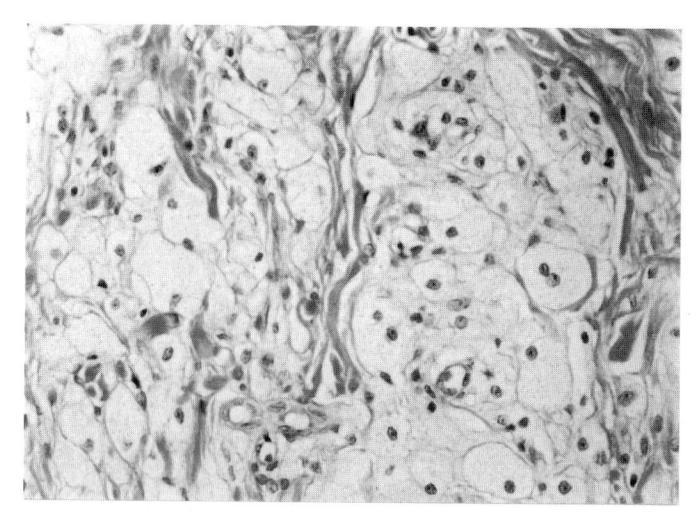

図6 家族性高コレステロール血症（FH）におけるアキレス腱黄色腫の組織像
変性した low density lipoprotein を取り込んで泡沫化したマクロファージ（泡沫化細胞）が集積している．

群に比して1.8倍（p＝0.03）関節痛の頻度が高かった．この関節痛は足，かかと部分で有意にコントロールより頻度が多かったが，それらは黄色腫の存在と無関係で，かつ炎症所見（発赤，腫脹，熱感）や朝のこわばりを伴わない．また，Mathonら［4］はFH患者73例において関節症状が40％に認められ，そのうち頻度の多いものとしてアキレス腱痛（18％），アキレス腱炎（11％），oligoarthritis（7％），polyarthritis（4％）としている．これらはいずれも高コレステロール血症と関節症状との関連を示唆するものであるが，いずれも原因については言及していない．筆者らも家族性高コレステロール血症ヘテロ接合体でアキレス腱炎を併発し，アキレス腱黄色腫切除術を施行した中年女性を経験しているが，前述した文献に認められるような高頻度ではない．今後，高コレステロール血症における関節症状の頻度，原因についてさらなる検討が期待される．

おわりに

このような腱をはじめとする黄色腫の本態は図6に示すように血中で増加したLDLを取り込んで，蓄積し，泡沫化したマクロファージである．前記の皮膚・腱黄色腫の組織にはこのようにコレステロールを蓄積した泡沫化マクロファージ（foam cell）の集積が認めらる．血中で増加した悪玉コレステロールと言われるLDLは酸化変性を受けてマクロファージに発現するいくつかのスカベンジャー受容体を介して取り込まれる．また，マクロファージに蓄積したコレステロールは善玉コレステロールと言われるHDLによって引き抜かれるという機構も存在し，これはHDLを介した動脈硬化の防御機構として知られている．

したがって，今後これらの腱黄色腫，皮膚黄色腫を観察したときには脂質代謝異常の存在

(LDLが増加しているかまたはLDLが変性してマクロファージに取り込まれやすくなっているか，HDLが減少してコレステロールの引き抜きが悪くなっているか）またはマクロファージ自身に異常があるかを検討していく必要があると思われる．

文　　献

1) Goldstein JL, Hobbs HH, Brown MS : Familial Hypercholesterolemia. In : The Metabolic and Molecular Bases of Inherited Disease（Eds, Scriver CR, et al), pp1981-2030, NY, McGraw-Hill, Inc.
2) 原発性高脂血症の分類と診断基準　厚生省特定疾患原発性高脂血症調査研究班昭和62年度研究報告書（垂井清一郎班長）pp26-34, 1988
3) Wysenbeek AJ, Shani E, Beigei Y : Musculoskeletal Manifestations in Patients with Hypercholesterolemia. J Rheumatol 16 : 643-645, 1989
4) Mathon G, Gagne C, Brun D, et al : Articular Manifestations of Familial Hypercholesterolemia. Ann Rheum Dis 44 : 599-602, 1985

燐・カルシウム代謝

骨粗鬆症とselective estrogen receptor modulators・103
低リン血症・112
骨粗鬆症の遺伝子・122

骨粗鬆症と selective estrogen receptor modulators

牛 山 敏 夫

はじめに

　骨粗鬆症は女性に多く，なかでも閉経後骨粗鬆症はその高い頻度より問題となる．その予防薬，治療薬として，選択的エストロゲン受容体モデュレーター（selective estrogen receptor modulator : SERM）が注目されている．

閉経後骨粗鬆症

　女性は閉経後，血清エストロゲン濃度は著減する．血清エストロゲン濃度の減少により骨代謝回転は亢進し，骨量の減少が起こる．この閉経後骨粗鬆症は脊椎圧迫骨折，大腿骨頸部骨折などを引き起こす．
　血清エストロゲン濃度の低下が骨量の減少を引き起こす機序については不明な点が多いが，以下のような機序が考えられている [1]．骨芽細胞にはエストロゲン受容体が存在し，エストロゲンは骨芽細胞の TGF-β や IGF-I の産生を促進する [2,3]．破骨細胞にも同様にエ

ストロゲン受容体が存在するが [4], エストロゲンの直接作用については異論が多い. 一方, 閉経後骨粗鬆症患者や卵巣摘出患者からの培養末梢単球では IL-1, TNF-α, GM-CSF (granulocyte macrophage-colony stimulating factor) などの産生が亢進しており, これらはエストロゲンにより抑制される [5, 6]. また, 培養骨髄ストローマ細胞や培養骨芽細胞では IL-6 の産生はエストラジオールにより抑制される [7]. したがって, 末梢単球や骨髄細胞を含めた骨組織全体のサイトカインのネットワークが閉経後骨粗鬆症の病態に関与していると考えられる.

◆ 閉経後骨粗鬆症とホルモン補充療法

閉経後のエストロゲンの欠乏に対し, エストロゲンの投与は合理的である. 通常エストロゲンあるいはプロゲステロンとの併用を行うホルモン補充療法は, 閉経後女性の骨量の減少を防ぎ, これを増加させる [8, 9]. また, 骨粗鬆症の治療の最終目的は骨折の予防である. 表1にエストロゲン投与と骨折のリスクについてのこれまでの報告の一覧を示すが [10], エストロゲンは大腿骨頸部骨折, 手関節骨折などのリスクを有意に低下させる. このようにエストロゲンは閉経後骨粗鬆症の予防および治療に明確な作用を持つ.

表1 エストロゲンの相対的骨折危険度に関する報告

Author	Journal	Year	Fracture	Relative risk
Hutchinson	Lancet	1979	H,C	0.17[a]
Johnson	Am J Public Health	1981	H	0.67[a]
Kreiger	Am J Epidemiol	1982	H	0.5[a]
Paganini-Hill	Ann Intern Med	1981	H	0.42[a]
Weiss	N Engl J Med	1980	H,C	0.46[a]
Williams	Obstet Gynecol	1982	H,C	variable
Kiel	N Engl J Med	1987	H	0.65[a]
Ettinger	Ann Intern Med	1985	All	—
Lindsay	Lancet	1980	V	—
Naessen	Ann Intern Med	1990	H	0.79[a]

[a]: $p<0.05$
H: hip, C: Colles, V: vertebral

(森井浩世, 1997 [10])

表2 50歳の白人女性が長期にホルモン補充療法を受けた場合の生涯発症期待値

Variable	Lifetime probability		
	No Treatment	Estrogen	Estrogen +Progestin
Coronary heart disease, %	46.1	34.2	34.4−39.0
Stroke, %	19.8	20.2	19.3−20.3
Hip fracture, %	15.3	12.7	12.0−12.8
Breast cancer, %	10.2	13.0	13.0−19.7
Endometrial cancer, %	2.6	19.7	2.6
Life expectancy, y	82.8	83.7	82.9−83.8

(Grady D ら, 1992 [11] より改変)

一方，エストロゲンは骨組織以外の標的器官にも働き，さまざまな作用を示す（表2）[11, 12]．冠動脈疾患のリスクの低下，それらにより寿命が延びるなどの好ましい影響もあるが，問題となるのは乳癌，子宮内膜癌などのリスクを増大させることである．プロゲステロンとの併用で子宮内膜癌のリスクは抑えられるが，乳癌のリスクは増大する．またホルモン補充療法の副作用として，不正性器出血，乳房痛，消化器症状，hot flash（のぼせ），血栓症，高血圧，体重増加，こむらがえりなどのマイナートラブルも出現し，婦人科的な症状に対する対応は婦人科医でないと困難である．これらよりホルモン補充療法は，骨粗鬆症の予防および治療に有用であるにもかかわらず，とくに本邦では一般的ではない[13]．

◆ 選択的エストロゲン受容体モデュレーター（SERM）

SERMの種類と構造

　選択的エストロゲン受容体モデュレーター，SERMはエストロゲン受容体と相互作用を示す化合物の総称で，抗エストロゲン性乳癌治療薬として開発された．図1にエストロゲン受容体に作用する物質の主なものの構造式を示す[14]．生理的な作用物質としてエストラジオールがあり，純粋なアンタゴニストとして合成化合物のICI-164384がある．また，SERMとしてトリフェニルエチレン系のタモキシフェン，ベンゾチオフェン系のラロキシフェンなどがある．なかでもラロキシフェンが最も注目されている．

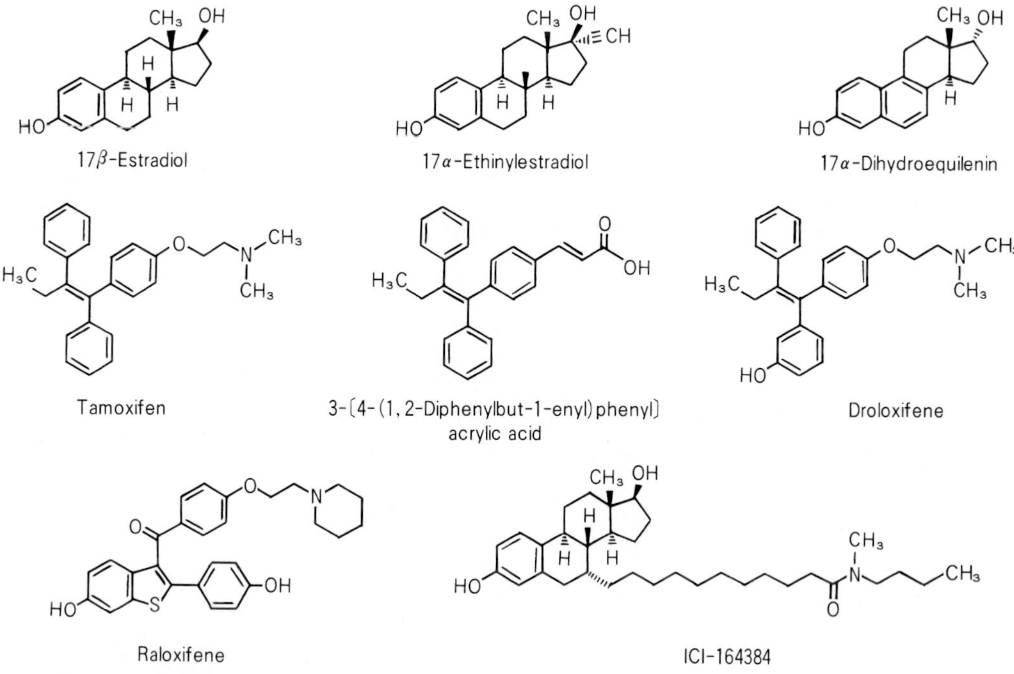

図1　エストロゲン受容体に作用する物質（Kauffman RFら，1995 [14]）

表3 SERMのエストロゲンプロファイル

Site	Pure antiestrogens	SERMs 1st generation	SERMs 2nd generation	Estrogens
Bone	Antagonist	Agonist	Agonist	Agonist
Cholesterol metabolism	?	Agonist (?)	Agonist	Agonist
Uterus	Antagonist	Partial agonist	Antagonist	Agonist
Mammary	Antagonist	Antagonist	Antagonist	Agonist
Prototype compound	ICI-164384	Tamoxifen	Raloxifene	17β-Estradiol

(Kauffman RF ら, 1995 [14])

SERMのエストロゲンプロファイル

　SERMの特徴は，そのエストロゲンプロファイルである（表3）[14]．エストラジオールは骨組織，コレステロール代謝，子宮組織，乳腺組織のすべてにアゴニスト作用を示す．反対に純粋なアンタゴニストであるICI-164384は，コレステロール代謝に対する作用は不明であるが，他の組織にはアンタゴニスト作用を示す．第1世代のSERMであるタモキシフェンは骨組織，コレステロール代謝にはアゴニスト作用を示すが，乳癌の治療薬として使われるように乳腺組織に対してはアンタゴニスト作用を示す．また子宮組織に対しては部分的にアゴニスト作用を示す．一方，第2世代のSERMであるラロキシフェンは骨組織，コレステロール代謝にはアゴニスト作用を示すが，子宮組織，乳腺組織にはアンタゴニスト作用を示す．すなわち，必要な組織にのみ作用し，ほかの組織には有害な作用を示さない．この点で，ラロキシフェンは理想的なエストロゲンプロファイルを示す．

SERMの作用機序

　SERMが組織特異的に作用する機序については不明な点が多いが，エストロゲン受容体を介する経路の多様性によると考えられる[15]．細胞質でheat shock proteinと複合体を形成しているエストロゲン受容体はエストラジオールの結合により高次構造が変化し，核内で二量体を形成，標的遺伝子の上流にあるエストロゲン応答領域に結合し下流遺伝子を制御する．しかし，近年エストロゲン受容体を介する機序にはこのような古典的な経路だけでなく，以下のようなさまざまな経路があることが明らかになった．エストロゲン受容体にはαとβの2種類があり，両受容体は組織分布，一部の転写機能が異なる[16, 17]．またこれらのエストロゲン受容体の高次構造の変化はリガンドにより異なる[18]．エストロゲン応答領域にはvariantがあるだけでなく，新しいエストロゲン応答遺伝子も単離されており[19]，Jun/Fosを介してAP-1に作用する系もある[20]．これらの標的遺伝子の活性化にはco-activator, co-supressorなどのco-factorが関与する[21]．さらに膜エストロゲン受容体から遺伝子を介さない経路も報告されている[22]．

以上より，SERMの組織特異性はさまざまなレベルで説明しうる．例えばタモキシフェンはエストロゲン受容体の高次構造の変化によりAF-1，AF-2の機能を抑制しアンタゴニスト作用を示す．また，Jun/Fosを介する系はエストロゲンよりSERMのほうが良いリガンドであり[20]，ラロキシフェンが特異的に作用するラロキシフェン応答配列がTGF-β3の上流にあるとする報告もある[23]．

◆◆ 臨床試験成績

ラロキシフェンは，すでに1997年より骨粗鬆症予防薬として世界57ヵ国で承認，使用されており，最近FDAは骨粗鬆症治療薬としても承認した．本邦ではphase IIの臨床試験が進行中である．以下，これまでの主な臨床試験成績について紹介する．

短期成績として，閉経後の健常女性251名にカルシウムの補給とともにラロキシフェン200mg/日，600mg/日，エストロゲン製剤およびプラセボを8週間投与した多施設無作為二重盲

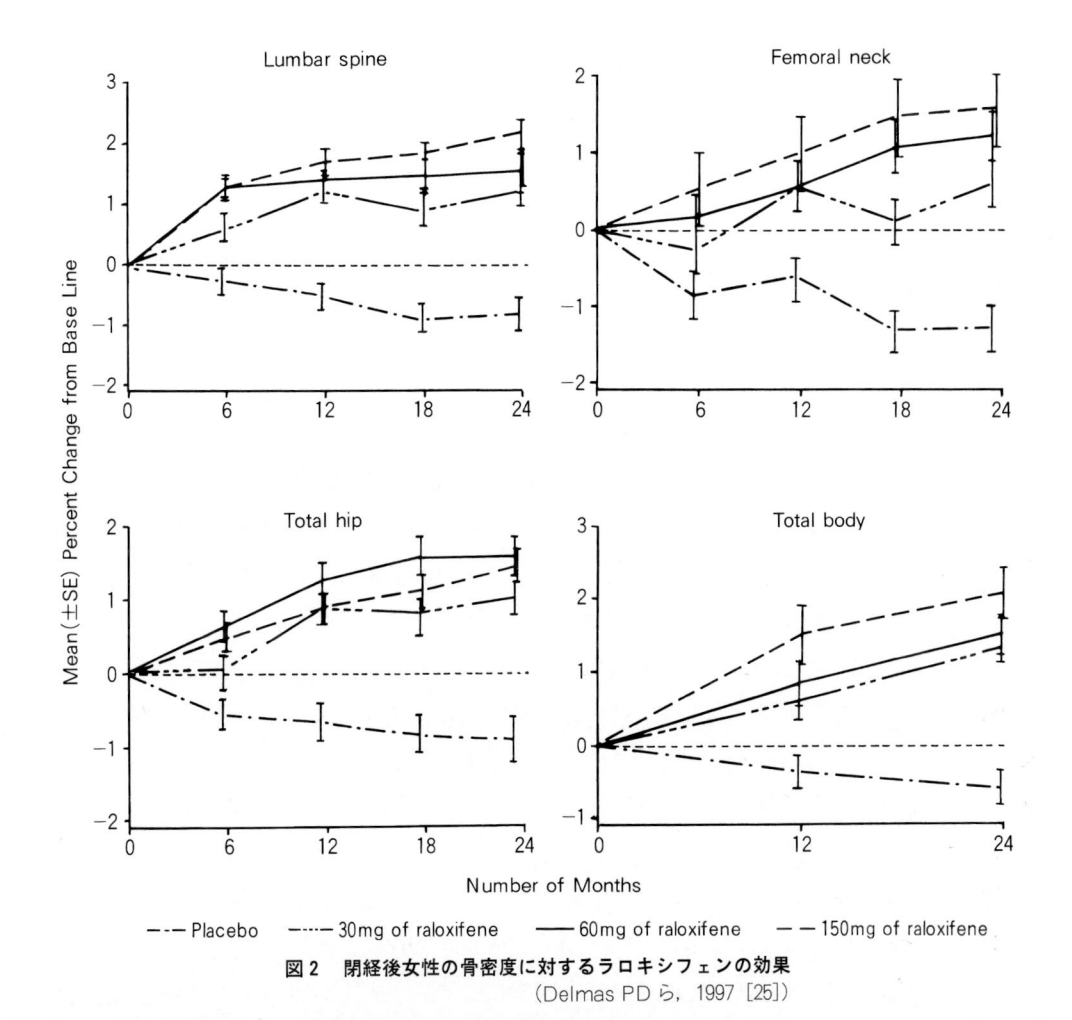

図2 閉経後女性の骨密度に対するラロキシフェンの効果
(Delmas PDら，1997 [25])

検試験がある[24]．結果は，ラロキシフェン投与群ではエストロゲン投与群と同様に血清アルカリフォスファターゼ，血清オステオカルシン，尿中ピリジノリンなどの骨代謝マーカーは有意に低下，すなわち骨代謝回転は低下した．また，ラロキシフェンは血清コレステロール，血清LDLコレステロールを低下させたが，子宮内膜には影響を及ぼさなかった．副作用として，hot flash はラロキシフェン600mg/日投与群で有意に増加した．

世界8ヵ国で行われた多施設無作為二重盲検試験では，45歳から60歳の601名の閉経後女性にラロキシフェンを1日量30mg，60mg，150mgを投与，24ヵ月間の追跡調査を行った[25]．ラロキシフェン投与群ではDXAで測定した腰椎，股関節および全身の骨量はプラセボ群に較べて有意に高く，これらは骨代謝回転の低下によるものであった（図2）．また，血清コレステロールおよびLDLコレステロールは有意に低下した．一方，超音波で測定した子宮内膜の厚さ，hot flash や不正性器出血などの頻度はプラセボとの間で差はなかった．

椎体骨折のある143名の閉経後骨粗鬆症患者にラロキシフェンを1日量60mg，120mgを投与し，1年間の追跡を行った無作為二重盲検試験では，ラロキシフェン投与群で骨代謝マーカーは低下し，股関節および橈骨遠位の骨密度は増加していたが，ラロキシフェンの骨に対する効果は従来報告されているエストロゲンの効果より小さかった．血清コレステロール，血清LDLコレステロールは低下し，また不正性器出血，血栓性静脈炎，乳腺症状，子宮内膜の厚さはコントロールと比較して差はなかった[26]．

MORE study (Multiple Outcomes of Raloxifene Evaluation)

ラロキシフェンに関する大規模な臨床試験としてMORE studyがある[27,28]．これは1994年より開始され，主にアメリカおよびヨーロッパの世界25ヵ国，180施設で行われている多施設無作為二重盲検試験である．対象は7,705名の80歳までの閉経後骨粗鬆症患者である．閉経後骨粗鬆症患者は，椎体骨折があるグループと，椎体骨折はないが骨量が若年女性の−2.5SD以下のグループの2つに分けられる．これらの症例にラロキシフェン60mg，120mgまたはプラセボを投与，同時にビタミンDとカルシウムを毎日補充し，3年間の追跡調査を行った．椎体骨折についての報告[27]と乳癌に与える影響の報告[28]がある．

椎体骨折については，ラロキシフェンはすでに椎体骨折のある骨粗鬆症患者に新たに生じる椎体骨折を30％抑制し，椎体骨折はないが骨量減少のある症例では50％低減した（図3）[27]．骨量は全体として2％から3％増加していたが，骨量の増加だけでは椎体骨折の抑制効果は説明できず，他の要因の影響もあると考えられる．一方，手関節骨折，足関節骨折，大腿骨頸部骨折などの椎体骨折以外については症例が少なく有意な差は認めなかった（表4）[27]．

ラロキシフェンの乳癌の発症に対する影響については，これを有意に抑制することが明らかとなった．乳癌全体としては発症を65％抑制，invasiveな乳癌では76％減少させた．さらにエストロゲン受容体陽性の乳癌の発症を90％を抑制したが，エストロゲン受容体陰性の腫瘍では

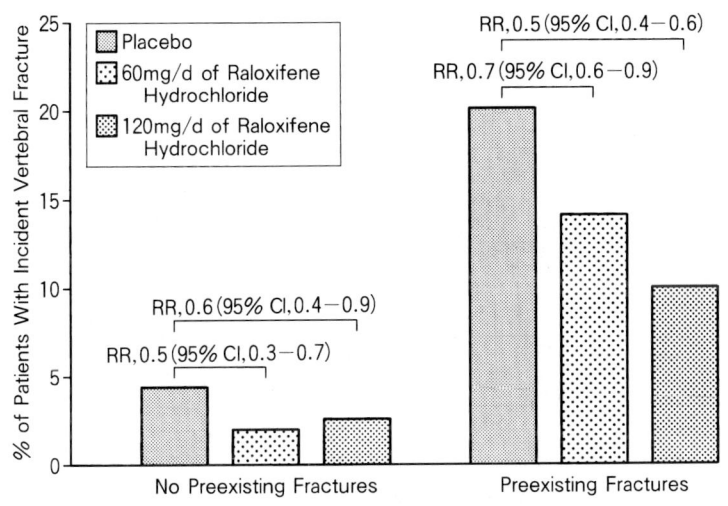

図3 新たに生じる椎体骨折に対するラロキシフェンの効果（MORE study）
閉経後骨粗鬆症患者6,828名の3年間の追跡調査．左のグラフが投与開始時に椎体骨折のなかった症例，右のグラフが椎体骨折のあった症例である．両グループともラロキシフェン投与群で新たな骨折のリスクは有意に低減している．

(Ettinger B ら，1999 [27])

表4 椎体骨折以外の骨折に対するラロキシフェンの効果（MORE study）：5,129名のラロキシフェン投与群と2,576名のプラセボ投与群との比較

	No. (%) of Women Placebo	Raloxifene	Relative risk (95%CI)*
Nonvertebral fracture	240 (9.3)	437 (8.5)	0.9 (0.8–1.1)
Wrist fracture	86 (3.3)	151 (2.9)	0.9 (0.6–1.1)
Ankle fracture	28 (1.1)	34 (0.7)	0.6 (0.4–1.0)
Hip fracture	18 (0.7)	40 (0.8)	1.1 (0.6–1.9)

*CI: confidence interval (Ettinger B ら，1999 [27])

有意な抑制作用を示さなかった．これはラロキシフェンのエストロゲン受容体を介する作用を裏づけるものである．このラロキシフェンの乳癌の予防効果は，従来のタモキシフェンのそれより強く，このことはラロキシフェンが骨粗鬆症の予防薬，治療薬とともに乳癌の予防薬として有用であることを示す．

その他の作用として血清コレステロール，LDLコレステロールを減少させたが，子宮内膜の過形成はなく，子宮内膜癌のリスクも増大しなかった．症例数は少ないが，深部静脈血栓症を約3倍に増加させた．その他，hot flash，下腿のこむらがえりなどのマイナートラブルも有意に増加したが，重大な副作用はなかった [27,28]．

以上，これまでの臨床試験成績をまとめるとラロキシフェンは骨粗鬆症の予防および治療に有用であるだけでなく，乳癌や冠動脈疾患の予防，コレステロール代謝に有用である．深部静脈血栓症を増加させるものの，重大な副作用は報告されていない．これらの骨組織以外に対する作用は他の骨粗鬆症治療薬と比較して閉経後女性にとって有利である．MORE study は現在も継続中であり，そのほかにもラロキシフェンに関して，心疾患予防のための RUTH (Raloxifene Use in The Heart)，乳癌予防効果については STAR (Study of Tamoxifen and Raloxifene) などが行われている．今後，ラロキシフェンの骨粗鬆症や他の作用についての長期作用，ステロイドなどによる二次性骨粗鬆症に対する効果，またどのような症例に何歳まで投与すべきか，などの点が明らかになると思われる．

一方，エストロゲン受容体が存在する組織は骨組織，乳腺組織，子宮組織だけでなくほかにも多くある．例えば中枢神経組織，関節軟骨組織などにもエストロゲン受容体が発現している[29,30]．したがって，ラロキシフェンの長期投与が中枢神経にどのような影響を与えるか[31]，また骨粗鬆症と同様に閉経後女性に好発し，疫学研究では反対の関係にある変形性関節症のリスクを増大させないか[32]，などについては今後注意深い観察が必要である．

◆おわりに

選択的エストロゲン受容体モデュレーター (SERM)，なかでもラロキシフェンはそのエストロゲンプロファイルより閉経後骨粗鬆症の予防薬，治療薬として期待される．

文　献

1) 川口　浩：性ステロイド．最新骨粗鬆症（折茂　肇編集），pp186-190，東京，ライフサイエンス出版，1999
2) Komm BS, Terpening CM, Benz DJ, et al : Estrogen binding, receptor mRNA, and biologic response in osteoblast-like osteosarcoma cells. Science 241 : 81-84, 1988
3) Ernst M, Heath JK, Rodan GA, et al : Estradiol effects on proliferation, messenger ribonucleic acid for collagen and insulin-like growth factor-I, and parathyroid hormone-stimulated adenylate cyclase activity in osteoblastic cells from calvariae and long bones. Endocrinology 125 : 825-833, 1989
4) Oursler MJ, Osdoby P, Pyfferoen J, et al : Avian osteoclasts as estrogen target cells. Proc Natl Acad Sci USA 88 : 6613-6617, 1991
5) Pacifici R, Rifas L, McCracken R, et al : Ovarian steroid treatment blocks a postmenopausal increase in blood monocyte interleukin 1 release. Proc Natl Acad Sci USA 86 : 2398-2402, 1989
6) Pacifici R, Brown C, Puscheck E, et al : Effects of surgical menopause and estrogen replacement on cytokine release from human blood mononuclear cells. Proc Natl Acad Sci USA 88 : 5134-5138, 1991
7) Girasole G, Jilka RL, Passeri G, et al : 17β-estradiol inhibits interleukin-6 production by bone marrow-derived stromal cells and osteoblasts in vitro ; A potential mechanism for the antiosteoporotic effect of estrogens. J Clin Invest 89 : 883-891, 1992
8) Christiansen C, Christensen MS, Transbol I : Bone mass in postmenopausal women after withdrawal of oestrogen/gestagen replacement therapy. Lancet 28 : 459-461, 1981
9) Lindsay R, Tohme JF : Estrogen treatment of patients with established postmenopausal

osteoporosis. Obstet Gynecol 76 : 290-295, 1990
10) 森井浩世 : Tissue selective estrogen の臨床評価. 骨粗鬆症財団主催第18回教育ゼミナール講演会記録, pp 8-14, 東京, ライフサイエンス出版, 1997
11) Grady D, Rubin SM, Petitti DB, et al : Hormone therapy to prevent disease and prolong life in postmenopausal women. Ann Intern Med 117 : 1016-1037, 1992
12) 中山昌樹, 五来逸雄 : エストロゲンアンタゴニスト・アゴニストによる治療. CLINICAL CALCIUM 5 : 502-505, 1995
13) Ryan PJ, Harrison R, Blake GM, et al : Compliance with hormone replacement therapy (HRT) after screening for post menopausal osteoporosis. Br J Obstet Gynaecol 99 : 325-328, 1992
14) Kauffman RF, Bryant HA : Selective estrogen receptor modulators Drug News and Perspectives 8 : 531-539, 1995
15) Yang NN, Bryant HU, 中澤隆弘 : ラロキシフェンの組織特異的作用の分子機構. Molecular Medicine 35 : 520-526, 1998
16) Kuiper GGJM, Enmark E, Pelto-Huikko M, et al : Cloning of a novel estrogen receptor expressed in rat prostate and ovary. Proc Natl Acad Sci USA 93 : 5925-5930, 1996
17) Mosselman S, Polman J, Dijkema R : ERβ : identification and characterization of a novel human estrogen receptor. FEBS Lett 392 : 49-53, 1996
18) Grese TA, Sluka JP, Bryant HU, et al : Molecular determinants of tissue selectivity in estrogen receptor modulators. Proc Natl Acad Sci USA 94 : 14105-14110, 1997
19) Inoue S, Orimo A, Hosoi T, et al : Genomic binding-site cloning reveals an estrogen-responsive gene that encodes a RING finger protein. Proc Natl Acad Sci USA 90 : 11117-11121, 1993
20) Webb P, Lopez GN, Uht RM, et al : Tamoxifen activation of the estrogen receptor/AP-1 pathway ; Potential origin for the cell-specific estrogen-like effects of antiestrogens. Mol Endocrinol 9 : 443-456, 1995
21) Shibata H, Spencer TE, Onate SA, et al : Role of co-activators and co-repressors in the mechanism of steroid/thyroid receptor action. Recent Prog Horm Res 52 : 141-165, 1997
22) Wehling M : Nongenomic actions of steroid hormones. Trends Endocrinol Metab 5 : 347-353, 1994
23) Yang NN, Bryant HU, Hardikar S, et al : Estrogen and raloxifene stimulate transforming growth factor-β3 gene expression in rat bone ; A potential mechanism for estrogen-or raloxifene-mediated bone maintenance. Endocrinology 137 : 2075-2084, 1996
24) Draper MW, Flowers DE, Huster WJ, et al : A controlled trial of raloxifene (LY139481) HCl : impact on bone turnover and serum lipid profile in healthy postmenopausal women. J Bone Miner Res 11 : 835-842, 1996
25) Delmas PD, Bjarnason NH, Mitlak BH, et al : Effects of raloxifene on bone mineral density, serum cholesterol concentrations, and uterine endometrium in postmenopausal women. N Engl J Med 337 : 1641-1647, 1997
26) Lufkin EG, Whitaker MD, Nickelsen T, et al : Treatment of established postmenopausal osteoporosis with raloxifene ; A randomized trial. J Bone Miner Res 13 : 1747-1754, 1998
27) Ettinger B, Black DM, Mitlak BH, et al : Reduction of vertebral fracture risk in postmenopausal women with osteoporosis treated with raloxifene. JAMA 282 : 637-645, 1999
28) Cummings SR, Eckert S, Krueger KA, et al : The effect of raloxifene on risk of breast cancer in postmenopausal women. JAMA 281 : 2189-2197, 1999
29) Shughrue PJ, Scrimo PJ, Merchenthaler I : Estrogen binding and estrogen receptor characterization (ER α and ER β) in the cholinergic neurons of the rat basal forebrain. Neuroscience 96 : 41-49, 2000
30) Ushiyama T, Ueyama H, Inoue K, et al : Expression of genes for estrogen receptors α and β in human articular chondrocytes. Osteoarthritis Cart 7 : 560-566, 1999
31) Wu X, Glinn MA, Ostrowski NL, et al : Raloxifene and estradiol benzoate both fully restore hippocampal choline acetyltransferase activity in ovariectomized rats. Brain Res 847 : 98-104, 1999
32) Dequeker J : The relationship between osteoporosis and osteoarthritis. Clin Rheum Dis 11 : 271-296, 1985

低リン血症

杉本 利嗣

❖ はじめに

リン（P）は生体内で6番目に多い元素で，体全体で600〜700g含まれているが，骨や細胞内の量が多く，血液中にはわずかしか存在しない．Pは骨格系や細胞膜そして核酸の構成成分であるだけでなく，細胞内エネルギー代謝（ATP），NAD，NADPなどの補酵素，蛋白のリン酸化，そして酸塩基平衡の緩衝剤として重要な役割を果たしている．本稿ではまずPの臨床生理について述べ，次いで低P血症をきたす疾患の病態，鑑別，臨床徴候などを中心に概説する．

❖ リンの臨床生理

生体内でのリンの分布と出納（図1）

Pは大人では体重の約1％を占め，そのうち80〜90％がヒドロキシアパタイトとして骨，10

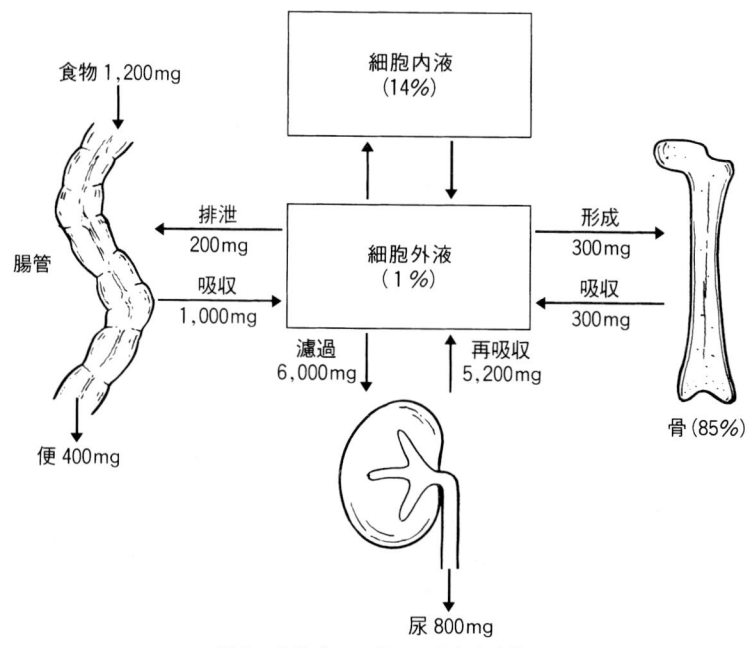

図1 生体内でのリンの分布と出納

〜20％が筋肉などの軟部組織の細胞内の陰イオンとして存在し，すべての細胞に不可欠な高エネルギーリン酸化合物となっている．そして細胞外のP量は全体のわずか1％以下である．血中のPの70％はリン脂質や有機リン酸エステルなどの有機物の形で，そして30％が無機物の形で存在する．臨床検査で測定している血清P値は無機Pである．血中には85％が遊離イオン，10％が蛋白結合，5％が不溶性の結合物として存在し，pH7.4では2価と1価イオンが1：4であり，その合計として血清P値は測定されている．

日本人では1日に約1,200mgのPを食物より摂取し，このうち約65％が腸管，とくに十二指腸と空腸より吸収される．したがって約400mgが便中に排泄され，約800mgが吸収されることになる．腎臓からは腸管より吸収されたほぼ同量のPが排泄される．また細胞外液プールと骨との間には約300mgのPの出入りがある．

細胞外リン濃度の調節（図2）

生体内では血清P濃度はCaほど厳密な調節は受けておらず，年齢，性，摂食などにより生理的にもかなり変動する．血清P濃度は，1）P摂取と腸管からの吸収，2）腎での排泄，3）骨との間の交換（骨石灰化，骨吸収），4）細胞膜における輸送と細胞内代謝により恒常性が維持されている．このうちいちばん重要な調節系は2）であり，主たる調節因子は副甲状腺ホルモン（PTH）と活性型ビタミンD_3［1.25$(OH)_2D_3$］である．

血清P濃度が低下すると，腎尿細管におけるP再吸収が増加し，Pの排泄を低下させる．また低P血症は腎における1α水酸化酵素の活性を高め，1.25$(OH)_2D_3$産生を高める．そして1.25$(OH)_2D_3$はCa，Pの腸管と腎でのそれぞれの吸収と再吸収を増加させる．さらに低P血症自体が骨におけるCa，Pの流動化を高める作用も有する．一方，1.25$(OH)_2D_3$および

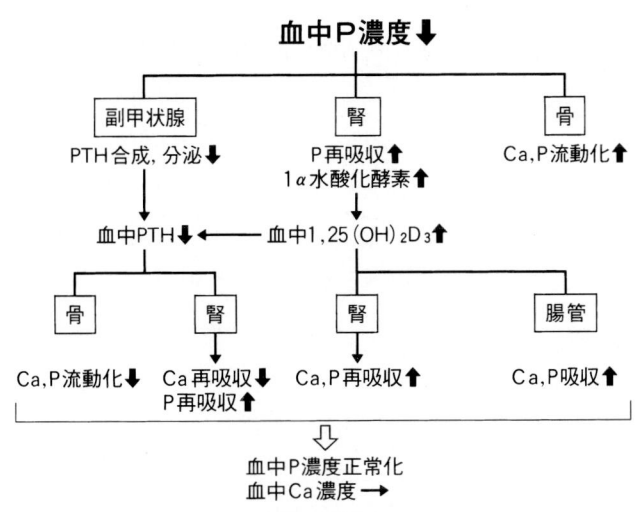

図2 細胞外リン濃度の調節

Caの増加は副甲状腺におけるPTH合成，分泌を抑制し，PTHの低下は腎におけるCaの再吸収を抑制し，一方Pの再吸収を促進する．全体としてPの腸管吸収，腎尿細管再吸収，骨からのPの流動化が高まり，血清P濃度は正常化に向かう．一方，血清Ca濃度はPTHにより一定に保たれるよう調節される．

腸管でのリン吸収機構

腸管でのPの吸収は細胞間隙からの拡散による受動輸送と1.25(OH)$_2$D$_3$によって活性化されるナトリウム (Na) 依存性の経細胞的能動輸送により行われる．正常状態では大部分は受動輸送によるが，食事によるP制限が強いときには能動輸送が重要な役割を果たす．

腎尿細管でのリン再吸収機構

生理的状態では95％のPが糸球体で濾過され，このうち80〜95％が腎尿細管，とくに70〜80％が近位尿細管で再吸収され，再分泌はないと考えられている．近位尿細管におけるP再吸収は基底膜にあるNa/K-ATPaseによって作られるNaの濃度勾配を利用して管腔膜においてNaとの共輸送により管腔側から基底膜側に一方向性に経細胞経由で行われる[1]．この輸送を担当しているのが最近クローニングされたNa/Pi共輸送体 (Na/Pi cotransport) である[2,3]．腎のNa/P共輸送体はタイプⅠとⅡの2つあるが，実際Na/Pi共輸送の調節に働いているのはタイプⅡであることが明らかとなっている[3〜5]．そしてPTH，1.25(OH)$_2$D$_3$，成長ホルモン (GH) /インスリン様成長因子・Ⅰ (IGF-I) (somatomedine)，食事中のPなどの因子はNa/Pi共輸送能を変化させることにより，P再吸収を調節している．PTHと1.25(OH)$_2$D$_3$はNa/Pi共輸送能をそれぞれ減少，増加させる．PTHの作用はendocytosisにより共輸送体が細胞質内に取り込まれるためであるのに対し，1.25(OH)$_2$D$_3$の作用はgenomicな反応と考えられている．また乳幼児においては腎におけるPの保持能が高いことが知られているが，これはGH/IGF-Ⅰ系によりNa/Pi共輸送能が増加し，P再吸収が増加することによると考えられる．一方，血中P濃度の低下に対する腎尿細管独自の調節は，急性には細胞質内から管腔膜へのNa/Pi共輸送体の移動に伴う輸送能の増加による[7]．逆に血清P濃度の増加に対する調節は，endocytosisによりNa/Pi共輸送体が細胞質内に取り込まれるために管腔膜に存在するNa/Pi共輸送体が減少することによるという．また食事中のPの変動により，血中P濃度とは無関係に尿細管P再吸収が変化することも知られている[8,9]．すなわち，消化管には食事性のP含量を感受して尿細管でのP再吸収を厳密に調節する機構が存在する．これはEntro-renal axisと称されているが，機序の詳細は不明である．また新たなP利尿因子であるphosphatoninがDreznerらにより想定されているが[11]，同定は未だされていない．

骨でのPによるCa, P流動化の調節

P欠乏や低P血症が慢性に及ぶと骨吸収が亢進し骨の脱灰が進み，一方骨形成が抑制されることがin vivoの動物実験中やヒトの骨組織の計態計測で報告されている[12〜19]．すなわち，低P血症は骨基質の形成を阻害し，Ca, Pのskeletal mobilizationを促す．一方，P過剰の状態では骨にanabolicに作用するという．in vitroの研究においても，培養液中のP濃度を上昇させると，破骨細胞形成と活性化が抑制され，一方石灰化と骨形成のマーカーが上昇することが報告されている[20〜23]．筆者らは骨芽細胞株MC3T3-E1細胞を用いた研究により，培養液中のP濃度上昇により，骨芽細胞増殖の著明な増加とともに，アルカリホスファターゼ（ALP）活性やタイプIコラーゲンmRNA発現が促進されることを見いだした．そしてこのP濃度上昇による骨芽細胞増殖促進作用に少なくとも一部IGF-Iが関わっていることを示す結果を得ている．一方，マウス破骨細胞前駆細胞系とウサギ単離破骨細胞系を用いた検討より，P濃度上昇による破骨細胞分化と活性化の抑制作用の少なくとも一部は，それぞれ破骨細胞前駆細胞と成熟破骨細胞へのPの直接作用であることを示した．骨芽細胞には副甲状腺などに発現するNa/Pi共輸送体タイプIIIのP tramsporterが存在し[24]，破骨細胞には腎臓と同じタイプIIのP transporterが発現していることが示されているが[25]，この役割の詳細は不明である．

◆ 低リン血症

低リン血症の原因疾患（表1）

臨床上，血清P値が2.5mg/dl以下のときに低P血症と称する．1.0〜2.5mg/dlを軽度〜中等度の低P血症といい，1.0mg/dl以下を高度の低P血症という．低P血症の成因としては，1）ビタミンD作用不全症，2）外因性のP負荷の低下と腸管からのP吸収の低下によるP欠乏，3）尿中へのPの喪失，4）細胞内へのPの移行，5）骨形成促進に伴う骨石灰化の亢進による骨組織へのPの移行が挙げられる．3）の尿中へのP喪失をきたす疾患ではNa/Pi共輸送能の低下によることがほとんどである．

原発性副甲状腺機能亢進症とhumoral hypercalcemia of malignancyでは前者はPTH，後者はPTH-related peptide（PTHrP）過剰が原因となり共輸送能の低下をきたす．またグルココルチコイド過剰ではこのホルモンの尿細管P

表1 低リン血症をきたす疾患

1. ビタミンD作用不全症
    - ビタミンD欠乏症
    - ビタミンD依存症I型
    - ビタミンD依存症II症
2. P欠乏
    - P摂取不足
    - 腸管P吸収の低下
    （吸収不良，リン酸結合制酸剤の服用など）
3. 尿中へのPの喪失
    - 原発性副甲状腺機能亢進症
    - 癌に伴う高Ca血症（PTHrP産生腫瘍）
    - 低P血症性ビタミンD抵抗性くる病
    - 腫瘍性骨軟化症
    - 腎尿酸管性アシドーシス
    - ファンコニー症候群
    - グルココルチコイド過剰
4. 細胞内へのPの移行
    インスリン治療，高カロリー輸液，アルカローシス，悪性腫瘍の急性増悪など
5. 骨へのPの移行
    hungry bone症候群，造骨性骨転移など

再吸収抑制作用が原因となる．一方，ファンコニー症候群をはじめ尿細管性アシドーシスでは近位尿細管障害により Na/Pi 共輸送能が低下することに起因する．低リン血症性ビタミン D 抵抗性くる病や腫瘍性骨軟化症でも Na/Pi 共輸送能の低下により低 P 血症をきたすが，この発症機序には最近新知見が得られている（図3）．低リン血症性ビタミン D 抵抗性くる病の病態を最も的確に示す疾患名である X-linked hypophosphatemic rickets（XLH）の原因遺伝子として Xp22.1に座位する遺伝子，phosphate regulating gene with homologies to endopeptidase on the X chromosome（PHEX）がクローニングされた [26]．この遺伝子産物は neutral endopeptidase と高い相同性を有し，XLH では PHEX 遺伝子の変異によりこの酵素の機能喪失を起こすと考えられる．すなわち健常者ではリン利尿因子である phosphatonin が PHEX 蛋白によって不活性化されているのに対し，XLH 患者では PHEX 遺伝子の変異のため phosphatonin が不活性化されない．その結果，Na/Pi 共輸送能が抑制され，尿細管での P 再吸収が阻害され，低 P 血症を生じると仮定されている [27]，しかし phosphatonin と Na/Pi 共輸送体が実際どのような関係にあるかについての詳細は現在不明のままである．一方，腫瘍性骨軟化症では骨や軟部組織などの中胚葉性の腫瘍（血管腫，線組腫など）が原因で，腎からの著明な P 漏出と低 P 血症および骨軟化症をきたす [28]．この機序には過剰に phosphatonin が産生されるため，通常レベルの PHEX 蛋白では十分に不活性化できず，P 利尿を生じると想定される [11,27]．しかし XLH では，1,25(OH)$_2$D$_3$ は正常またはやや低値であり，これは腎におけるビタミン D の不活性化経路である24水酸化反応が亢進されているためとされているのに対し [29]，腫瘍性骨軟化症では血中1,25(OH)$_2$D$_3$ 濃度はしばしば測定感度以下となるほど低値をとり，これは腎における 1α水酸化反応の抑制によると考えられ [36]，XLH と腫瘍性骨軟化症では相違がある．したがって，phosphatonin が本当に単一物質で，XLH および腫瘍性骨軟化症の責任因子か否か，ビタミン D 活性化抑制因子と phosphatonin が同一か否か，そして液性因子説によりこれらの疾患のすべての病態が説明しうるか否かは不明であり，とくに phosphatonin の同定が今後の重要課題である．

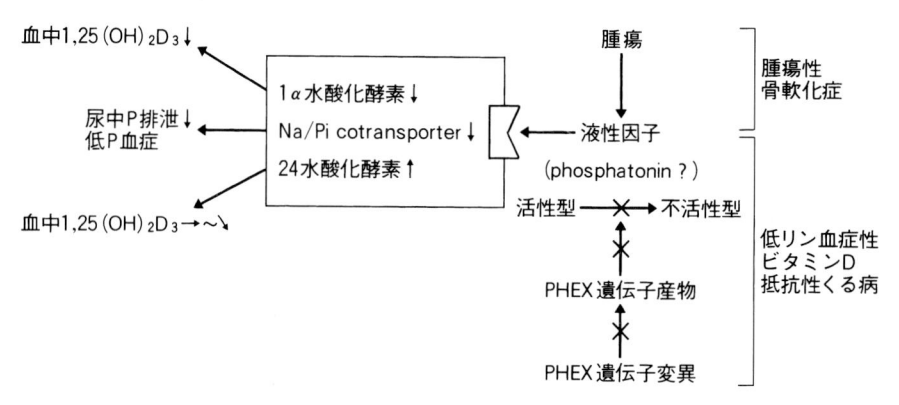

図3 低リン血症性ビタミン D 抵抗性くる病と腫瘍性骨軟化症の予想される病態生理

低リン血症の鑑別診断（図4）

　体内のPの大部分は細胞内に存在しているため，低P血症が必ずしも生体内のP欠乏を反映しているとは限らない．したがって血中P値の低下を認めた場合，実際P欠乏を伴っているか否かを鑑別することが大切である．これにはP欠乏の臨床徴候を伴っているか否か，腎臓からのP喪失の所見やビタミンD欠乏のような小腸からのP吸収の低下を示唆する所見があるか否かが鑑別に重要である．また低P血症の多くはPTHや1,25(OH)$_2$D$_3$などのCa代謝調節ホルモンの分泌や作用の異常に伴って出現する．したがって低P血症を認めたときには，まずCa代謝の異常を伴っているか否かを検討する必要がある．

　高Ca血症を合併している場合，原発性副甲状腺機能亢進症かhymoral hypercalcemia of malignancyを疑い，血中PTHやPTHrP濃度の測定を行い，鑑別する．低Ca血症を伴う場合，ビタミンD作用不全症やPが骨へ移行するhungry bone syndromeなどが疑われるので，25(OH)D$_3$，1,25(OH)$_2$D$_3$を測定し鑑別する．血中Ca値が正常の場合にはP欠乏，尿中へのP喪失そして細胞内へのPの移行が原因として挙げられる．これらの鑑別に重要となる指標はmaximum tubular reabsorption rate of phosphate（TmP/GFR）である［31］．TmP/GFRはこの値以上に血清P値が上昇すると尿中にP排泄が出現してくる理論的な血清P値を示しており，この主な調節因子はPTHとPである．一方，尿細管P再吸収率：tubular reabsorption rate of phosphate（%TRP）も尿細管P再吸収率の指標として用いられるが，GFRの変動の影響を受けるためTmP/GFRのほうが診断価値が高い．P欠乏や細胞内へのPの移行が長期にわたる場合にはTmP/GFRの高値を示す．腎尿細管P再吸収の低下に伴い尿中へPが漏出する疾患群ではTmP/GFRの低下が認められる．

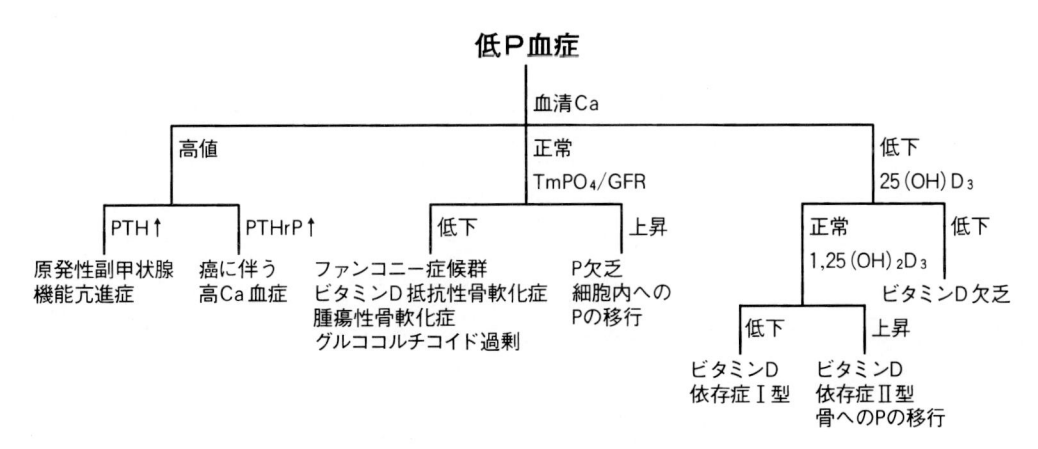

図4　低リン血症の鑑別診断

低リン血症の臨床症状と徴候（表2）

　Pは細胞内でATPなどの高エネルギーリン酸化合物の構成成分として，エネルギー代謝の維持に必須の役割を担っている．また細胞膜のリン脂質を構成し，細胞膜機能の維持のうえで

も重要である．したがって高度な低P血症ではこれらの機能の異常により，とりわけ血球系，神経系，そして筋骨格系の障害をきたす．

血球系では赤血球内の2.3-diphosphoglycerate（DPG）の低下により酸素解離能が変化し，組織の低酸素が引き起こされるほか [32]，ATP欠乏による赤血球寿命の短縮，白血球の貪食能の低下 [33]，血小板粘着能の低下 [34] などをきたす．中枢神経系ではATP産生のためにTCA cycleを介するブドウ糖の酸化が必須である．低P血症が続くと，P不足と赤血球機能不全による酵素供給の低下によるブドウ糖の酸化障害によりATP産生ができなくなる．そのためとくに酸素需要の大きい大脳皮質の障害により，神経鈍麻，昏睡，けいれん発作などの原因となる．末梢神経系でも脱力，しびれ，構語障害などを呈する [35]．筋肉はとくにATP合成が盛んでエネルギー需要の高い組織であり，リン欠乏により細胞代謝の異常やATP欠乏が起こると，横紋筋の融解などが起こり，尿中にミオグロビンが出現し，四肢近位筋優位の脱力が起こる [36]．心筋や肋間筋が障害されると，それぞれ心機能障害や呼吸機能不全をきたす [37]．

骨格系ではPはCa，水酸イオンとともに石灰化骨のhydroxyapatiteの重要な構成成分である．体内における石灰化能はCaとPの血中濃度に依存している．すなわちCa×P＝40という状態が析出する限界であり，したがって血中P濃度が正常な石灰化を進めるうえで重要となる．骨芽細胞の細胞膜からバブリングのようにして骨基質小胞ができるときにCaとPは非常に濃縮される．骨芽細胞には副甲状腺などに発現するタイプIIIリン輸送体が発現している [24]．そしてこの輸送体が骨芽細胞から骨基質小胞に移行し，これがP濃縮に関して機能するという．そしてこの濃縮されたCaとPがALPにより石灰化を起こすことになる．この過程で慢性の高度な低P値血症が存在すると骨軟化症がもたらされることになる．一方，軽度〜中等度のP欠乏や低P血症では骨吸収亢進に伴う骨の脱灰や骨痛，そして骨形成の低下が生じることが報告されている [17,18,38]．したがって，慢性のP欠乏では骨軟化症以外に骨粗鬆症像を呈することもある．実際，若年男性の骨粗鬆症の病因として腎尿細管障害による腎からのP漏出が挙げられるとの報告もある [39]．

リウマチ症状と低P血症

低P血症により，ankylosing spondylitis, fused sacroiliac joints, peritendinitis calcarea with in flamed joint, myopathy, sensory polyneuropathyといったリウマチ様の症状を示すことも報告されている [40]．そしてこれらには低P血症の治療により多くは可逆性である

表2　低リン血症の臨床症状と徴候

(A) 血球系
　　赤血球，白血球，血小板機能不全
(B) 神経系
　　大脳皮質障害（意識レベル低下，けいれん発作，昏睡）
　　末梢神経障害（脱力，しびれ，構音障害）
(C) 筋肉
　　四肢近位筋の脱力，横紋筋融解
　　心収縮力低下，呼吸機能不全
(D) 骨組織
　　骨吸収能亢進，骨形成能低下
　　骨軟化症，骨粗鬆症
　　骨痛，リウマチ様の骨関節症

という．

　Amorらによると［41］，痛みを訴えてリウマチクリニックを受診し，骨粗鬆症と分類されていた101例の患者のうち37例は低P血症で，TmP/GFR 平均が0.58（0.35～0.72）と低値であったという．痛みの始まったのは平均38.7（27～60）歳，痛みが出てから受診までの期間が平均5年であった．痛みの部位は腰部が82％，背部が53％，下肢への放散痛のあるものが58％，頸部の痛みで上肢または後頭部への放散痛のあるものが24％あり，7例は椎間板障害ということで手術を受けていた．また痛みの時間帯として夜間痛を訴えていたものが74％あったという．このような症状から脊椎関節症（spondylarthropathy : SpA）の診断がされやすく，16例（42％）もあった．ただし，低P血症の症例ではSpAと違って非ステロイド性抗炎症剤（NSAID）はまったく効かない．もうひとつの誤診として多いものは椎間板障害であって，手術されることもある．そのほか，線維筋痛（fibromyalgia），うつ病がある．正しい診断のためには，血中P値の低いこと，血中Ca，クレアチニンの測定，TmP/GFRの測定を行う．骨塩の測定を行うと，大部分の患者に低下が見られた．治療としてはVD$_3$とPの投与で血中Pを3 mg/dl 近くにもってくる．これによってAmorの症例では著効18％，改善32％，無効（痛みに対して）24％の成績が出されている．以上から，SpAの診断基準を満たさず，NSAID無効で，椎間板性の根性神経痛と思われても，X線像が正常，またははっきりしなければ，fibromyalgia や depression などと診断する前に TmP/GFR 値の測定を行い，適正な治療を行えば患者の訴えを改善することができる．

低リン血症，リン欠乏症の治療

　この治療においては，まず原因をつきとめ，これに対する治療が最優先である．これでも回復しない場合にはPを補給する必要がある．このときには経口投与が可能な場合には，経口を原則とする．経口投与として安全な方法は脱脂乳か低脂肪乳の投与である．経口P製剤としては中性リン酸塩（NaH$_2$PO$_4$ と Na$_2$HPO$_4$ を4 : 1で混合し，pH7.4に調整したもの）を用い，最初P量として2,000mg/日から開始し，増減する．1.0mg/dl 以下の高度の低P血症でP欠乏症状を呈する場合には，P剤の静脈内投与を行う．製剤としてはリン酸K塩（K$_2$HPO$_4$）を用いる．1筒中に960mgのPが含まれているが，Kが20mEq/筒含有しているため投与速度に注意を要する．

◆ おわりに

　Pの臨床生理と低P血症について概説した．また低P血症の骨関節症状についても言及した．PのホメオターシスⅠ維持に腎尿細管のNa/Pi共輸送能が中心的役割を担っていることが明らかとなっているが，この調節機構には未だ不明な点が多々ある．また細胞外Ca濃度を感知するCa感知受容体のように，Pについてもこの濃度を感知する何らかのセンサーの存在が予想

されるが，現在不明であり，今後この分野のさらなる研究の発展が期待される．

文　献

1) Murer H, Wermer A, Reshkin S, et al : Cellular mechanisms in proximal tubular reabsorption of inorganic phosphate. Am J Physiol 260 : C885- C899, 1991
2) Werner A, Moore ML, Mantel N, et al : Cloning and expression of cDNA for a Na/pi cotransport system of kidney cortex. Proc Natl Acad Sci USA 88 : 9608-9612, 1991
3) Magagnin S, Werner A, Markovich D, et al : Expression cloning of human and rat renal cortex. Na/Pi cotransport. Proc Natl Acad Sci USA 90 : 5979-5983, 1993
4) Verri T, Markovich D, Perego C, et al : Cloning and regulation of a rabbit renal Na/Pi-cotransporter. Am J Physiol 286 : F626-633, 1995
5) Stephen A, Kempson SA, Lötscher M, et al : Parathyroid hormone action on phoshate transporter mRNA and protein in rat renal proximal tubules. Am J Physiol 268 : F784-791, 1995
6) Lötscher M, Kaissling B, Biber J, et al : Regulation of rat renal Na/Pi cotransporter by parathyroid hormone ; Immunohistochemistry. Kidney Int 49 : 1010-1011, 1996
7) Hamsch E, Forgi J, Murer H, et al : Role of microtubules in the adaptive response to low phosphate of Na/Pi cotransporter. in opossum kidney cells. Pfügers Arch 422 : 516-522, 1993
8) Levi M, Lötscher M, Sorribas V, et al : Cellular mechanisms of acute and chronic adaptation of rat renal Pi transporter to atterations in dietary Pi. Am J Physiol 267 : F900-F908, 1994
9) Loghman-Adham M : Adaptation to changes in dietary phosphorus intake in health and in renal failure. J Lab Clin Med 129 : 176-188, 1997
10) Katai K, Segawa H, Haga H, et al : Acute regulation by dietary phosphate of the sodium-dependent phosphate transporter (NaPi-2) in rat kidney. J Biochem 121 : 50-55, 1997
11) Econs MJ, Drezner MK : Tumor-induced osteomalacia-unveiling a new hormone. N Engl J Med 330 : 1679-1681, 1994
12) Baylink D, Wergedal J, Staufter M : Formation, mineralization and resorption of bone in hypophosphatemic rats. J Clin Invest 50 : 2519-2530, 1971
13) Thompson E, Baylink D, Wergedal J : Increases in number and size of osteoclasts in response to calcium or phosphorus deficiency in the rat. Endocrinology 97 : 283-289, 1975
14) Bruin WJ, Baylink DJ, Wergedal JE : Acute inhibition of mineralization and stimulation of bone resorption mediated by hypophosphatemia. Endocrinology 96 : 394-399, 1975
15) Ecarot B, Glorieux FH, Desbarats M, et al : Effect of dietary phosphate deprivation and supplementation of recipient mice on bone formation by transplanted cells from normal and X-linked hypophosphatemic Mice. J Bone Miner Res 7 : 523-530, 1992
16) Harris WH, Heaney RP, Davis LA, et al : Stimulation of bone formation in vivio by phosphate supplementation. Calcif Tissue Res 22 : 85-98, 1976
17) De Vernejoul MC, Marie P, Kuntz D, et al : Nonosteomalacic osteopathy associated with chronic hypophosphatemia. Calcif Tissue Int 34 : 219-233, 1982
18) Laroche M, Arlet J, Ader JL, et al : Skelltal manifestation of moderate phosphate diabetes. Clin Rheum 12 : 192-197, 1993
19) Cuisinier-Gleizes P, Thomasset M, Sainteny-Debove F, et al : Phosphorus deficiency, parathyroid hormone and bone resorption in the growing rat. Calcif Tissue Res 20 : 235-240, 1976
20) Bingham PJ, Raisz LG : Bone growth in organ culture ; Effects of phosphate and other nutrients on bone and cartilage. Calcif Tissue Res 14 : 31-48, 1974
21) Asher MA, Sledge CB, Glimcher MJ, et al : The effect of inorganic orthophosphate on the rates of collagen formation and degradation in bone and cartilage in tissue culture. J Clin Endocrinol Metab 38 : 376-389, 1974
22) Raisz LG : Bone formation and resorption in tissue culture ; Effect of agents implicated in renal osteodystrophy. Arch Intern Med 126 : 887-889, 1970

23) Yates AJ, Orefto ROC, Mayor K, et al : Inhibition of bone resorption by inorganic phosphate is mediated by both reduced osteoclast formation and decreased activity of mature osteoclasts. J Bone Miner Res 6 : 473−479, 1991
24) Tatsumi S, Segawa H, Morita K, et al : Molecular cloning and hormonal regulation of PiT-1, a sodium-dependent phosphate cotransporter from rat parathyroid glands. Endocrinology 139 : 1692−1699, 1998
25) Gupta A, Guo XL, Alvarez UM, et al : Regulation of sodium-dependent phosphate transporter in osteoclasts. J Clin Invest 100 : 538−549, 1997
26) HYP Consortium : A gene (PEX) with homologies to endopeptidases is mutated in patients with X-linked hypophosphatemic rickets. Nat Genet 11 : 130−136, 1995
27) Nelson AE : The PEX gene : Not a simple answer for X-linked hypophosphatemic rickets and oncogenic osteomalacia Mol Cell Endocrinol 132 : 1−5, 1997
28) Drezner MK : Tumor-induced rickets and osteomalacia. Favus MJ (ed) ; Primer on the metabolic bone diseases and disorders of mineral metabolism, 3rd ed, pp319 − 325, Lippincott-Raven, Philadelphia, 1996
29) Tenenhouse HS, Jones G : Abnormal regulation of renal vitamin D catabolism by dietary phosphate in murine models for X-linked hypophosphatemic rickets. J Clin Invest 85 : 1450−1455, 1990
30) Miyauchi A, Fukase M, Tsutsumi M, et al : Hemangiopericytoma induced osteomalacia ; Tumor transplantation in nude mice canses hypophosphatemia and tumor extracts inhibit renal 25-hydroxyvitamin D1-hydroxylase activity. J Clin Endocrinol Metab 67 : 46−53, 1988
31) Yanagawa N, Nakhoul F, Kurokawa K : Physiology of phosphorus metabolism. Narins RG (ed), Clinical Disorders of Fluid and Electrolyte Metabolism, McGraw-Hill 5th, pp344−350, New York, 1995
32) Travis SJ, Sugerman HJ, Ruberg RL, et al : Alterations of red cell glycolytic intermediates and oxygen transport as a consequence of hypophosphatema in patients receiving intravenous hyperalimentation. N Engl J Med 285 : 763−768, 1971
33) Craddock PR, Yawata Y, Van Santen L, et al : Acquired phagocyte dysfunction ; A complication of the hypophosphatemia of parenteral hyperalimentation. N Engl J Med 290 : 1403−1407, 1974
34) Yawata Y, Hebbel RP, Silvis S, et al : Blood cell abnormalities complicating the hypophosphatemia of hyperalimentation ; Erythrocyte and platelet ATP deficinency associated with hemolytic anemia and bleeding in hyperalimented dogs. J Lab Clin Med 84 : 643−653, 1974
35) Weintraub M : Hypophosphatema mimicking acute Guillain-Barre-Strohl syndrome ; A complication of parenteral hyperalimentation. JAMA 235 : 1040−1041, 1976
36) Knochel JP, Barcenas C, Cotton JR, et al : Hypophosphatemia and rhabdomyolysis. J Clin Invest 62 : 1240−1246, 1978
37) O'Connor LR, Wheeler WS, Bethune JE : Effect of hypophosphatemia on myocardical performance in man. N Engl J Med 291 : 901−913, 1977
38) Rent CE, Stamp TCB : Hypophosphatemic osteomalacia presenting in adults. Q J Med 40 : 303−329, 1971
39) Laroche M, Moulinier E, Bon E, et al : Renal tubular disorders and arteriopathy of the lower limbs ; Risk factors for osteoporosis in men? Osteoporosis Int 4 : 309−313, 1994
40) Moser CR, Fessel WJ : Rheumatic manifestations of hypophosphatemia. Arch Intern Med 134 : 674−678, 1974
41) Amor B : Manifestations ostéo-articulaires du diabète phosphoré mineur de l'adulte. Proceeding of 15th International Congress of Rheumatology, Hôpital Cochin, Phosphore et maladies de l'appareil locomoteur, 1999

骨粗鬆症の遺伝子

上 好 昭 孝

◆ はじめに

　骨粗鬆症はCaバランスの異常から骨塩量が低下することで骨構造が弱化し，易骨折性となるとともに，腰背痛など臨床症状が伴ったものである．骨粗鬆症は高血圧症などと同じく，遺伝的要因に環境要因が加わり発症する多因子性疾患である．複数の遺伝的素因と環境素因が関与していると思われる．骨塩量の大半は遺伝が支配することをSleder[1]が双生児の研究で指摘している．また，骨塩量にビタミンDレセプター遺伝子多型が関与していることをMorrisonら[2]が報告して以来，骨代謝関連遺伝子解析の研究が活発になっている．しかるに骨粗鬆症は多因子性疾患のため，その研究はまだ諸についたところで研究の成績でも人種差などもあり，必ずしも確立されたものではない．今回はなかでも骨粗鬆症に関与すると思われる比較的研究の多いビタミンD受容体遺伝子多型性を中心に概説する（表1）．ただしビタミンDレセプターについては本セミナーIXでその機能と構造，各種疾患との関係について橋本が詳述しているので[3]，ことに骨量との関連については本稿と多少重複する部分もあるが，是非参考にしていただきたい．

◆ 遺伝子多型性

　ヒト遺伝情報はアデニン（A）とチミン（T），またはグアニン（G）とシトシン（C）という塩基対が約30億対並んだDNA鎖（ゲノム）に組み込まれ，46本の染色体に分配されている．蛋白質をコードする遺伝子は約10万で，全DNAの5％である．その遺伝子の内部にもメッセンジャーRNAへの転写が行われるエクソンのほかに，転写されない部分イントロンがある．長い年月の間にゲノムは塩基の置換や脱落，組み替えなどの変化が加わる．とくに致死的でない変化は遺伝子の多様性として子孫に引き継がれ，遺伝子多型性polymorphismが起こる．

◆ 骨塩量と遺伝

　以前から骨粗鬆症が黒人に少なく，白人やアジア人に多いことから人種差[4]や家族歴と関係し，やせ型の体質の者に多いことは意見が一致している．Smithら[5]は若年双生児と

表1 骨量と関連遺伝子多型性

Site	Polymorphism	Alleles	BMD低下との関連	BMD測定部位	性, 年齢, 人種	文献
VDR	Bsm I	Bとb	B	腰椎	女, 閉経前, 日本人	[2]
	Apa I	Aとa	弱い関連			
	Toq I	Tとt	関連なし			
	T-C	Mとm	m	腰椎	女, 閉経前, 日本人	[14]
ER	Pvu II	Pとp	p	腰椎, 全身	女, 閉経後, 日本人	[18]
	Xba I	Xとx	x	腰椎	女, 閉経前後, 日本人	[19]
	microsatellite TA	(TA)n	$C^{n=12}$	脊椎	女, 閉経後, 日本人	[20]
Apo E	E_2, E_3, E_4	E	$E_4(-)$	腰椎	女, 閉経後, 日本人	[21, 22]
PTH	Bst B I	Bとb	b	腰椎	女, 閉経後, 日本人	[23]
CTR	microsatellite					
	Taq I	Tとt	t	腰椎	女, 閉経後, イタリア人	[24]
COLIAI	Sp I (Bal I)	Sとs	s	腰椎, 大腿骨頸部	女, 閉経後, オランダ人	[25]
				椎体骨折	男, 女 デンマーク人	[26]
IL6	microsatellite TA	A, C, D, E, F	C/CとF/F	脊椎	女, 閉経前後, 英国人	[27]
TGFβ1	$T^{29}->C$	CとT	T	腰椎	女, 閉経後, 日本人	[28]
IGF1	microsatellite CA	(CA)n	関連なし	腰椎, 全身	女, 閉経後, 日本人	[29]
Osteocalcine	HindIII	Hとh	H	腰椎	女, 閉経後, 日本人	[30]

成人双生児の橈骨骨密度の比較研究にて,若年者の骨密度は遺伝が大きく関与し,加齢により環境因子が加わってくることを指摘している.さらにPocock[6]らは双生児の研究で,骨形成マーカーである血清オステオカルシン(bone gla protein ; BGP)やPICP(carboxy-terminal propeptide of type I procollagen, ときにはprocallogen type IC-terminal peptideも用いられることがある)が二卵性双生児に比べ一卵性双生児は姉妹間での一致率が高く,これらの値が高いほど骨密度は低い傾向であると報告している.このように骨粗鬆症は強く遺伝が関与するものと思われる.

骨粗鬆症のさまざまな遺伝的因子を解析する分子生物学的手法に2つの方法が用いられる.ひとつは骨代謝関連の液性因子とそれらの受容体をコードする候補遺伝子を取り上げ,それら遺伝子近傍の多型性と骨塩量などの関連を追跡する.ほかは骨量と関連する遺伝子をゲノム上に分布する遺伝子マーカーを用いて検索する方法である.

◆ 候補遺伝子多型性からの遺伝的素因

ビタミンD受容体(VDR)遺伝子の多型性

Morissonら(1994)[7]は骨粗鬆症の遺伝的な背景としてオーストラリア人でのVDR

遺伝子多型性を見いだし，この面での研究に火がついた．その後の追試では，VDR 遺伝子多型性と骨塩量との関連についてまだ一定の見解は得られていない．

多型性（遺伝子の個人差）の検出は末梢血からゲノム DNA を抽出後，制限酵素を用いて RFLP（restriction fragment length polymorphism：制限断片長多型）解析を行う．

一般に遺伝子が制限酵素で切断されないときは大文字で，切断されるときは小文字で表される．Morrison ら（1992）[2] は染色体の第12番長腕にある VDR 遺伝子に数種の制限酵素を用い，対立遺伝子の塩基配列の違いから生じる多型分析を RFLP 解析で行い，制限酵素で分けられる genotype と血清オステオカルシンの関連を検索した．この血清オステオカルシンは骨芽細胞から合成される基質タンパクで，骨形成マーカーの指標とされている．この研究成績で Bsm I 制限酵素がオステオカルシンと最も強い相関性を示すことを認めている．VDR 遺伝子は9つのエクソン（EXON）を持ち，Bsm I による多型がエクソン8とエクソン9の間であるイントロン8の部分に存在することも認めている（図1）．そして，このとき切れるほうの遺伝子をb，切れないほうはBと呼称した．対立遺伝子は2本なので，2本とも切れないものはBB，2本とも切れたものがbb，片方だけが切れたものはヘテロタイプBbとしている．このように，Bsm I で切断される対立遺伝子をb遺伝子，切断されない遺伝子をB遺伝子とすると，対立遺伝子の組み合わせでBB，Bb，bbの3つの多型が見られる．遺伝子の特定の部位が切れたり，切れなかったりするのは，その部位の塩基配列の変異のためと思われている．

VDR 遺伝子多型の発現頻度

Morrison ら [2] による白人閉経前女性では BB 型が17％，Bb 型が50％，bb は33％に認められている．Tokita ら [8] は日本人閉経前女性の研究で VDR 遺伝子多型は BB 型が2％，Bb 型は26％，bb 型が72％といい，白人では BB 型遺伝子が多く，日本人では bb 型が多いことを指摘している．一般に日本人の BB 型多型は1〜8％の頻度で少なく，白人や黒人の BB 型多型が15〜20％と頻度が多く，遺伝子多型性の頻度に人種差が認められている．

VDR 遺伝子多型と骨塩量

Morrison ら [2] はオーストラリア在住の日本人5,000人の PCR 法による population study の成績で，BB 型は bb 型と比較すると10％程度骨塩量が低値であることを示している

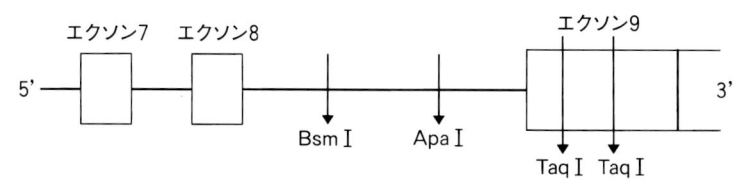

図1　ビタミンD3受容体遺伝子多型（イントロン8からエクソン9）
　Bsm I，Apa I，Taq I：制限酵素
（Morrison ら，1992 [2] から改変）

（図2）．最大骨塩量は BB genotype の人が若い世代（20歳台）の骨塩量正常値幅の1 SD（standard deviation）低値で，bb genotype の人に比べ，10％程度の最大骨塩量の差を認めている．骨塩量は多型性 bb＞Bb＞BB の順に高値であった．このことから，BB 型が bb 型と骨塩量の減少速度が同じであると，BB 型が10年から15年ほど早く骨折閾値に達することを示唆している．

　Yamagata ら［9］は日本人で BB 型が bb 型に比し，腰椎骨密度が Z スコアーで1 SD 低いと指摘している．そして VDR 遺伝子多型が骨密度に関与すると推察している．

　また，Tokita ら［8］は健常日本人の閉経前女性で Bsm Ⅰ，Apa Ⅰ や Taq Ⅰ 制限酵素を用いた研究で，日本人女性では最も多い対立遺伝子組み合わせが baT としている．この遺伝子多型の頻度は bbaaTT が42.4％，bbAaTT は31％という．白人では bbaaTT と bbAaTT で30.7％，ヘテロ接合体 BbAaTt が37.8％に認めている．Matsuyama ら［10］の骨粗鬆症での報告でも bbaaTT が50％で，bbAaTT は23％，BbAaTt が17％，BbAATt は6％としている．

　このように閉経前および骨粗鬆症の両方において VDR 多型の頻度に人種差が見られている．

　そのほか，Kiel ら［12］の Ca 摂取量と遺伝子多型の関連を見た研究では Ca 摂取量が骨密度に関与するといい，Ferrali ら［12］も Ca 摂取をしても BB 型は骨密度への関与が少ないという．Dawson-Hughes ら［13］は吸収試験で，腸管からの Ca 吸収は BB 型は低 Ca 食では腸からの吸収能が bb 型に比べ有意に低く，血中1.25（OH）2D 濃度は BB 型が高い傾向を認めている（図3）．

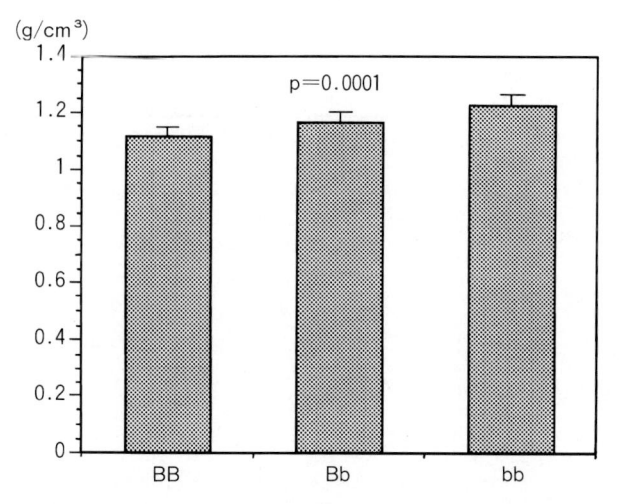

図2　VD レセプター対立遺伝子 B および b と腰椎骨密度
（Morrison ら，1994［7］から改変）

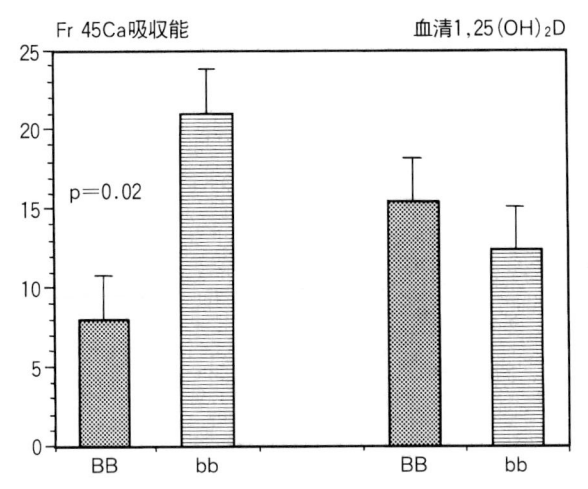

図3 VDレセプター対立遺伝子B, bとカルシウム吸収能と血清1.25(OH)₂Dの変化(%)
(Dawson-Hughesら, 1995 [13] から改変)

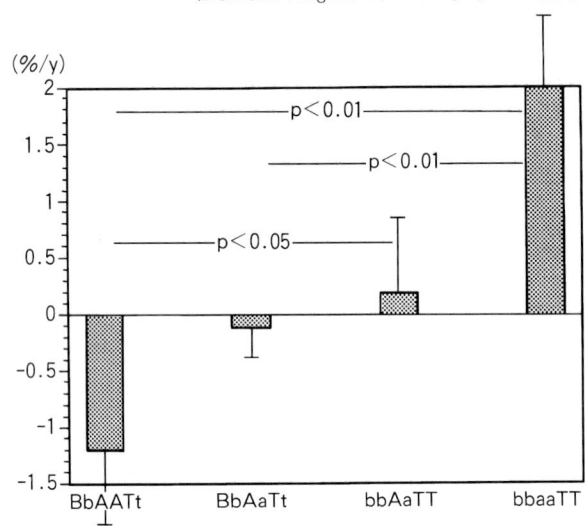

図4 活性型ビタミンDの1年間投与に対するビタミンD遺伝子多型の違いによる腰椎骨塩量の比較
(Matsuyamaら, 1995 [10] から改変)

VDR遺伝子多型とビタミンD治療

　Matsuyamaら[10]の骨粗鬆症への活性型ビタミンDの1年間投与に対するVDR多型の違いによる腰椎骨塩量の比較試験を示す(図4).bbaaTT型(日本人で高率-50%,白人で30.7%)は1年間に2.1%の増加が見られ,bbAaTT型では年間1.3%の増加を示したにもかかわらず,BbAATt型(日本人で最低率-6%)は年間1.3%の減少を示した.VDR遺伝子多型の違いで,骨粗鬆症への活性型ビタミンD投与の治療成績が異なることを示唆している.本邦では骨粗鬆症に活性型ビタミンDがよく選択される.海外ではビタミンD投与が少ないのはこれによるものと思われる.

その他

従来 VDR 遺伝子は9つのエクソンより構成されることが知られていた．宮本ら [14] は近年 PCR-SSCP (polymerase chain reaction-single-stranded conformation polymorphism：モリメラーゼ連鎖反応——本鎖 DNA コンホメーション多型) 法でエクソン2の翻訳開始点に遺伝子多型を見いだし，翻訳開始点とされているコドン ATG と ACG を示し，ATG を M 型とし，ACG を m 型とし閉経前の健常女性で腰椎骨密度 BMD を比較している．それによると MM 型は mm 型や Mm 型よりも有意に高値となることを認めている．

一方，VDR 遺伝子多型と骨塩量については反対の意見 [15] もあり，母集団や遺伝的背景についてもさらなる検討が今後の問題として残っている．

エストロゲン受容体 (ER) 遺伝子多型

骨代謝へのエストロゲンの関与からエストロゲンは候補遺伝子のひとつとされるがその報告は少ない．

ER は第6染色体に見られる ERα 遺伝子と第14染色体にある ERβ 遺伝子が知られている．

ERα 遺伝子は第6染色体に見られ，8つのエクソンからなっている．多型性は ER 遺伝子の内部と上流に見られ，2つの制限酵素断片長多型 RFLP 部位が知られている．前者には第1イントロン内にあって制限酵素 Pvu II と Xba I で切断されるかどうかの RFLP と Bst U による RFLP がある [16]．

後者は ER 遺伝子の上流部のチミン，アデニン塩素の繰り返し数の多型〔microsatellite TA 多型：(TA)n〕である（図5）．

山縣 [17] は日本人の健常女性で Pvu II，Xba I の制限酵素部位を持つ対立遺伝子を P，x とし，持たない対立遺伝子を P，X として，遺伝子型頻度を報告している．それによると Pvu II 遺伝子多型の頻度は PP が 15%，Pp が 52%，pp が 32.7% で，Xba I 遺伝子多型の頻度は XX が 2.8%，Xx は 39.3%，xx が 57.9% であり，白人の頻度とほぼ同じとしている．

また骨密度との関連は，Pvu II 遺伝子多型は VDR 遺伝子多型，体重，年齢などで補正すると PP の骨密度が最も高値で，Pp，pp の順に骨密度が有意に低値を示すことを指摘している．

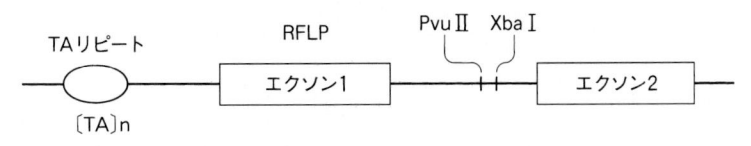

図5 ER 遺伝子の上流に TA リピートによる多型が見られる
RFLP：restriction fragment length polymorphism，TA リピート：チミン，アデニンリピート (microsatellite TA：[TA]n)，Pvn II，Xba I：制限酵素

（井上，1999 [16] から改変）

さらにXba I ではXXがほかの遺伝子型に比して有意に骨密度が高値で，Xx，xxの順に低値となっている（図6）と山縣は報告している．日本人の閉経後女性でKobayashiら［18］は制限酵素Pvu IIとXba IによりRFLP解析を行っている．pp型はPP型より骨量の低下を，またxx型は最も低値の傾向，PPxx群がほかの群より骨塩量が低値であった（図7）．水沼［19］は日本女性を閉経の前後で月経状況別に4群に分け，分析すると閉経前はXx群がxx群に比較して骨塩量が有意に高値であることを示している．

前述のERα遺伝子上流のmicrosatellite（TA）領域の多型では12tandems TAを含む対立遺伝子C（$C^{n=12}$）とBMDが弱い関連を示すことが，Sanoら［20］によって，閉経婦人の脊椎で示されている．

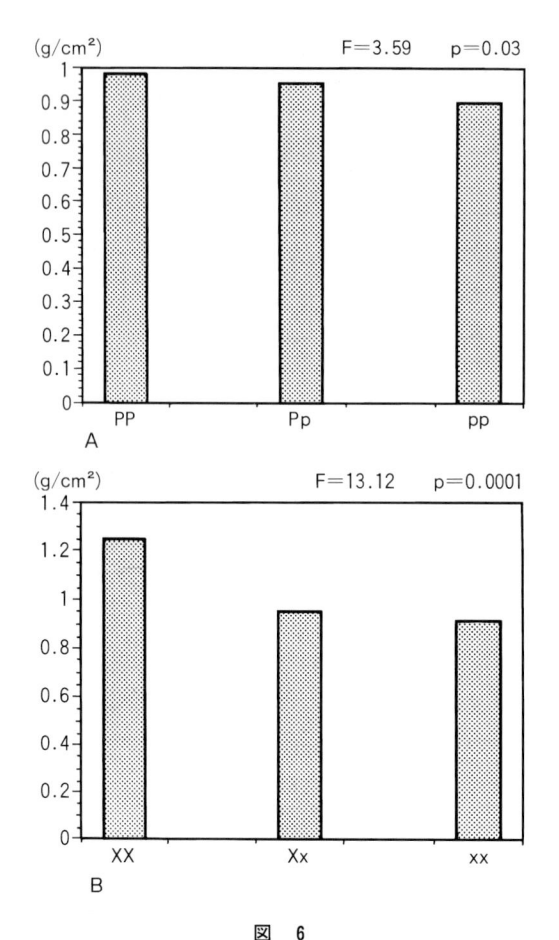

図 6
A：ERα対立遺伝子P，pと骨密度（VDR遺伝子型補正）
B：ERα対立遺伝子X，xと骨密度

（山縣，1998 ［17］）

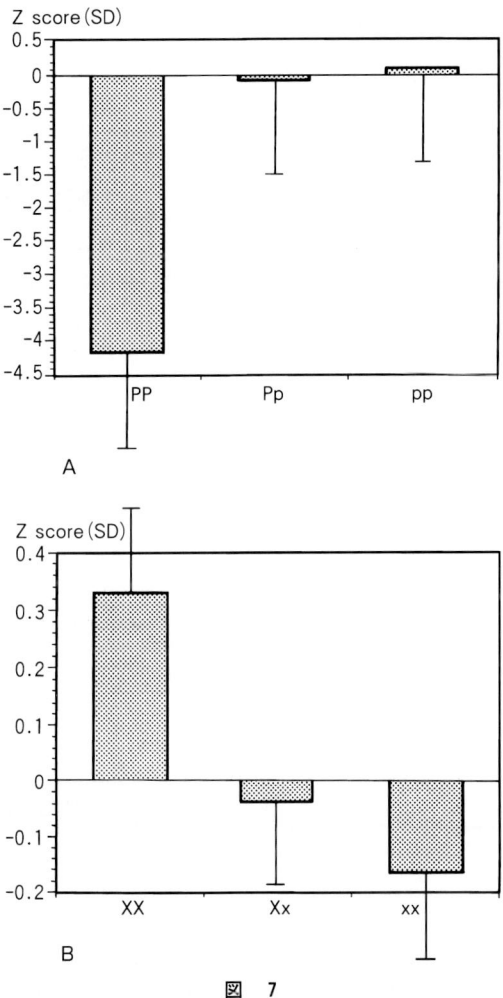

図 7
A：エストロゲン受容体対立遺伝子 P, p と日本人閉経後女性の骨塩量（Z score）
B：エストロゲン受容体対立遺伝子 X, x と日本人閉経後女性の骨塩量（Z score）
SD：standard deviation　　　　　　　　　　（Kobayashi ら，1996 [17]）

◆ アポリポ蛋白質 E

　アポリポ E には遺伝子多型性（E2, E3, E4）があり，アポ E4 を有するものは高脂血症，アルツハイマーに関与するとしている．

　白木ら [21] は Apo E フェノタイプと骨密度の関係を調査し報告している．それによるとアポリポ蛋白 E の頻度は E3/2 が 9.9%，E3/3 が 66.5%，E4/2 は 1.8%，E4/3，E4/4 が 2.1% に見られる．これを 3 つのタイプ，Apo E4－/－（E3/2 と E3/3），Apo E4＋/－（E4/3，E4/2），

Apo E4＋/＋（E4/4）に分けた成績で（E4/2を除外），E4の有無で腰椎骨塩量は E4（－/－）群，E4（＋/－）群，E4（＋/＋）群の順に高値であるとしている．これは日本人と白人のそれらとほぼ同様の頻度である［23］．

　閉経後女性での骨密度との関係を見た成績では骨密度を年齢と体格で補正した Z-Score は Apo E4を2つともホモ，ひとつヘテロ，2つとも持たないの順に骨密度が低値となっている．また，Apo E4があるものはないものの骨密度よりも低値を示している（図8）．また，VDR genotype の AABのZ-Score は－0.8，ER genotype の PPxx の Z-Score は－0.9で，どの遺伝子とも関与の程度はおよそ同じような成績を示している（図9）．

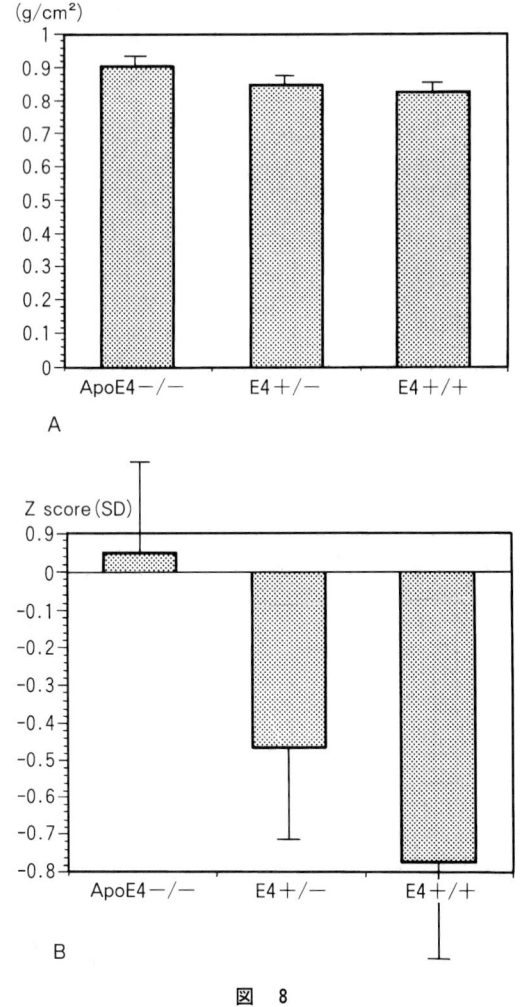

図　8
A：アポリポ蛋白E遺伝子と日本人閉経後女性の腰椎骨密度
B：アポリポ蛋白E遺伝子と日本人閉経後女性の腰椎骨密度のZ score
(Shiraki ら，1997 [21])

◆ PTH遺伝子多型性

PTH遺伝子は11番染色体の短腕にある．PTH遺伝子は第2イントロンの部分をPCR法にて増幅し，Bst BIを用いたRFLP解析が行われる［23］．

BB型は82.5%，Bb型は16.7%，bb型は0.8%に見られた．

この遺伝子多型と骨密度の絶対値と日本女性のデータによる年齢と体重で補正したZ scoreの関連の成績を図9に示す．

b（両アレルともにBst BI siteを持たない）のホモ（bb）は少なかったので，BB（両アレルともにBst BI siteを持つ）群とBb群の比較が示されている腰椎骨密度とZ scoreはBb群がBB群よりも有意に低値である成績であった．

◆ CT受容体遺伝子多型

カルシトニン受容体（CTR）遺伝子についてはmicrosatellite polymorphismを用いて遺伝子多型を決定する．7つのゲノタイプが見られた．

Masiら［24］は閉経後のイタリア女性でのCTR遺伝子の多型性に対するRFLPの有無を調べた．Taq I 制限酵素を用いてCTR遺伝子に多型があることを認めている．

Taq I 酵素のないものはT，あるものはtで表す．

その頻度はTTが10.9%，Ttが49.7%，ttが39.3%に認められる．

また，tt遺伝子型を持つものはTt型のものと比べて有意に腰椎骨密度が低値であると報告している．

Msp I，Bsm I，Apa I，Pvu II，Xba I 制限酵素では多型性を認めていない．

Tt型は健常な婦人に57.6%見られ，骨粗鬆症患者では40%と多くに認めている．tt型は骨粗鬆症婦人の頻度45.5%，健常婦人は34.2%と報告している．

◆ Collagentype I α I（COLIAI）遺伝子多型性

Uitterlindenら［25］はPCR法で，次いで制限酵素Bal I を用いてNetherlandの閉経女性でCOLIA 1 genotypeをSS, Ss, ssとした．このgenotypeとBMD，そして骨粗鬆症の発生率を調べた．

SS genogypeの婦人に比べてSs genotypeのものは大腿骨頸部と腰椎のBMDが有意に2%少なく，ss genotypeのものは大腿骨頸部で4%，腰椎で6%と有意に減少が認められている．

Langdahl［26］らもCOLIA 1 Sp I（第1イントロン内の転写因子）遺伝子多型の研究で，英国女性の骨量と椎体骨折が関連あると述べている．

PCR法，次いでBal I で切断できるものをs多型，切断されないものをS多型としている．

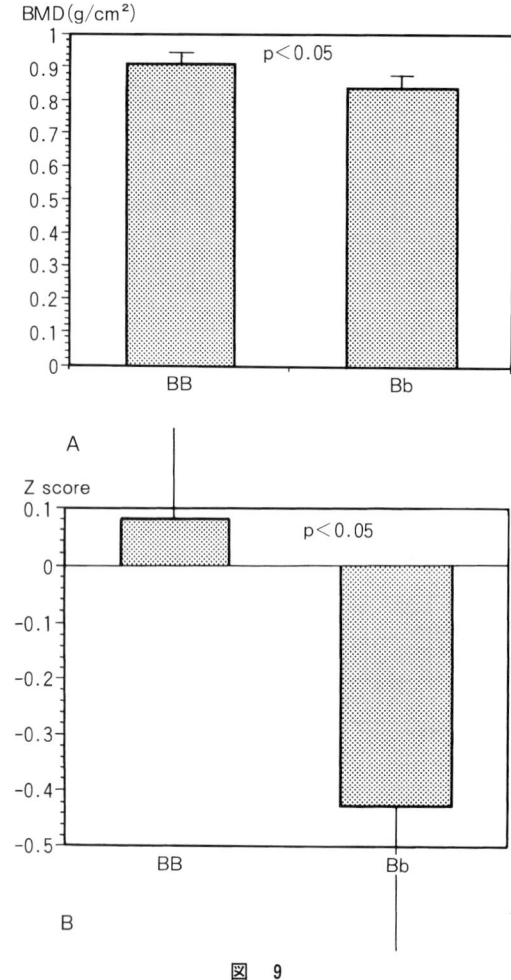

図 9
A：副甲状腺ホルモン対立遺伝子 B, b と閉経後の骨密度
BMD：bone mineral density
B：副甲状腺ホルモン対立遺伝子 B, b と閉経後の腰椎骨密度
（細井，1998 [23]）

そして腰椎骨密度は SS, Ss, ss の順に低値であるとしている．

◆ cytokine 遺伝子多型性とオステオカルシン遺伝子多型性

これらの BMD に対する影響についても報告がある．その成績については表 1 を参照されたい．

◆ おわりに

遺伝子レベルでの骨粗鬆症への遺伝的素因を解明するひとつに，Morrison らがビタミン D 受容体遺伝子多型性を分析することで脚光を浴びた．

その後,急激に種々の遺伝子多型の研究が行われているところである.骨粗鬆症が多因子性の疾患であるため,さまざまな遺伝的素因の検討が必要とされるため,未だ解決されるに至っていないので現状である.本邦でも多くの日本人の遺伝子多型の業績が見られるので,それらを引用した.これらを取っかかりとし,薬剤の選択にも応用されると期待される.また,この遺伝子多型の早期の解決が21世紀の高齢化社会への対応策にもなるものと思われる.

文　献

1) Slemenda CW, Christian JC, Williams CJ, et al : Genetic determinants of bone mass in adult women ; A reevaluation of the twin model and the potential importance of gene interaction on heritability estimates. J Bone Miner Res 6 : 561-567, 1991
2) Morrison NA, Yeoman R, Kelly PJ, et al : Contribution of trans-acting factor alleles to normal physiological variability ; Vitamin D receptor gene polymorphisms and circulating osteocalcin. Proc Natl Acad Sci USA 89 : 6665-6669, 1992
3) 橋本　淳:ビタミンDレセプター.リウマチ病セミナーⅨ(七川歓次監修), pp161-168, 大阪, 永井書店, 1998
4) Dempster DW, Lindsay R : Pathogenesis of osteoporosis. Lancet 341 : 797-801, 1993
5) Smith DM, Nance KW, Kang JC, et al : Genetic factors in determining bone mass. J Clin Invest 52 : 2800-2808, 1973
6) Pocock NA, Eisman JA, Hopper JL, et al : Genetic determinants of bone mass in adults. A twin study. J Clin Invest 80 : 706-710, 1987
7) Morrison NA, Qi JC, Tokita A, et al : Prediction of bone density from vitamin D receptor alleles. Nature 367 : 284-287, 1994
8) Tokita A, Matsumoto H, Morrison NA, et al : Vitamin D receptor alles, bone mineral density and turnover inn premenopausal Japanese women. J Bone Miner Res 11 : 1003-1009, 1996
9) Yamagata Z, Miyamura T, Iijima S, et al : Vitamin D receptor gene polymorphisms and bone mineral density inn healthy Japanese women. Lancet 344 : 1027, 1994
10) Matsuyama T, Ishii S, Tokita A, et al : Vitamin D receptor genotypes and bone mineral density. Lancet 345 : 1238-1239, 1995
11) Kiel D, Myers RH, Cupples LA, et al : The Bsm I vitamin D receptor restriction fragment length polymorphism (bb) influences the effect of calcium intake on bone mineral density. J Bone Miner Res 12 : 1049-1057, 1997
12) Ferrari SL, Rizzoli R, Cheralley T, et al : Vitamin D gene polymorphisms and the rate of change of lumbar spine bone mineral density in the elderly. Lancet 345 : 423-424, 1995
13) Dawson-Hughes B, Harris SS, FInneran S : Calcium absorption on high and low calcium intakes in relation to vitamin D receptor genotype. JCE & M 80 : 3657-3660, 1995
14) 宮本賢一,新井英一:骨量を規定する遺伝子. Medicine 35 : 1088-1090, 1998
15) Garnero P, Borel O, Sornay-Rendu E, Arlot ME, et al : Vitamin D receptor gene polymorphisms are not related to bone turnover, rate of bone loss, and bone mass in postmenopausal women ; The OFELY study. J Bone Miner Res 11 : 827-834, 1996
16) 井上　聡:エストロゲン受容体遺伝子多型.最新骨粗鬆症,病態,診断,予防,治療(折茂　肇編), pp386-393, 東京, ライフサイエンス, 1999
17) 山縣然太朗:エストロゲンレセプター遺伝子と骨代謝.医学のあゆみ 186 : 899-903, 1998
18) Kobayashi S, Inoue S, Hosoi T, et al : Association of bone mineral density with polymorphism of the estrogen receptor gene. J Bone Miner Res 11 : 306-311, 1996
19) 水沼英樹:エストロゲン受容体遺伝子多型から何が分かるか. Osteoporosis Japan 6 : 189-193, 1998
20) Sano M, Inoue S, Hosoi T, et al : Association of estrogen receptor dinucleotide repeat polymorphism with osteoporosis. Biochem Biophys Res Commun 217 : 378-383, 1995

21) Shiraki M, Shiraki Y, Aoki C, et al : Association of bone mineral density with a polypoprotein E phenotype. J Bone Miner Res 12 : 1438−1445, 1997
22) Eto M, Watanabe K, Ishii K, et al : Racial difference in apolipopurotein E allele frequencies between the Japanese and Caucasian populations. Clin Genet 30 : 422−427, 1986
23) 細井孝之：副甲状腺ホルモン，カルシトニン遺伝子多型と骨粗鬆症．Oseoporosis Japan 6 : 199−202, 1998
24) Masi L, Becherini L, Colli E, et al : Polyorphisms of the calcitonin receptor gene are associated with bone mineral dencity in postmenopausal italian women. Biochem Biophysical Resear communications 248 : 190−195, 1998
25) Uitterlinden AG, Burger H, Huang Q, et al : Relation of alleles of the collagen type IaI gene to bone density and the risk of osteoporotic fractures in postmenopausal women. N Engl Med 210 : 554−558, 1989
26) Langdahl B, Ralson S, Grant SFA, et al : An Spl binding site polymorphism in the COLIA1 gene predicts osteoporotic fractures in both men and women. J Bone Miner Res 13 : 1384−1389, 1998
27) Murray RE, McGuigan F, Grant SF, et al : Polymorphisms of the interleukin-6 gene are associated with bone mineral density. Bone 21 : 89−92, 1997
28) Yamada Y, Miyauchi A, Goto J, et al : Association of a polymorphism of the transforming growth factor-beta gene with genetic susceptibility to osteoporosis in postmenopausal Japanese women. J Bone Miner Res 13 : 1569−1576, 1998
29) Miyao M, Hosoi T, Inoue S, et al : Polymorphism of insulin-like growth factor I gene and bone mineral density. Calcif Tissue Int 63 : 306−311, 1998
30) Dohi Y, Iki M, Ohgushi H, et al : A novel polymorphism in the promoter region for the human osteocalcine gene ; The possibility of a correlation with bone mineral density in post monopausal Japanese women. J Bone Miner Res 13 : 1633−1639, 1998

検査法

MRアンギオグラフィー

高田 政彦

はじめに

　MRアンギオグラフィー（以下MRA）は，今日最も非侵襲的な血管造影法であると言える．CT画像から3次元的に血管像を作成するCTアンギオグラフィー（CTA）は，動脈にカテーテルを挿入して血管造影を行う従来法よりはるかに非侵襲的ではあるが，静脈を穿刺する点と造影剤を用いる点においてまだ侵襲的である．MRAは後述する造影MRAを別にすれば，造影剤を用いずに血管を描出する方法であり，侵襲性はまったくないと言ってよい．MRAは「血管を造影する」といった従来法の概念ではなく，液体の流れを画像化していると考えたほうがよい手法であるが，この流れのとらえ方に大きく分けて流入効果法〔Time of Fight（TOF）法〕と位相シフト法〔Phase Contrast（PC）法〕と呼ばれる2つの方法がある．さらに，造影剤を用いる造影MRA法も存在する．ここではMRAの各手法を解説し，それぞれの適応とその症例を紹介する．

❀ MRAの各撮像法の特徴と適応

流入効果法

　この方法は，日常最もよく使用されている方法である．MRI画像ではその断面において，ある程度以上の流速で流れる血流は，ラジオ波にて励起されても撮像断面より流れ出てしまうため，通常無信号となる．しかし，撮像断面に新たに流入してくる血流は，異なるエネルギー状態であるため，その撮像断面のエネルギー状態に新たな影響を与える．この変化をとらえて血流の画像を作成するのが流入効果法である［1］．動静脈の分離は，撮像する断面において，どちら向きに流入してくる血流の信号をとらえるかによって分けられる．撮像断面に流入してくる血流の信号をとらえるため，撮像断面は通常横断面（軸断面）に設定される．撮像断面に対し垂直に血流が流入する方向において良好な画像が得られるが，一方この撮像法の原理から見て当然ではあるが，撮像断面に対して平行に流れる血流の検出には劣る．日常臨床において依頼の多い頭部，頸部，四肢のMRAでは，横断面に対して垂直に血流が流入する割合が多く，この方法が用いられている．脳MRAは今日，脳動脈瘤や主要脳血管の動脈硬化性変化のスクリーニングとしてよく行われており，人間ドックにも取り入れられている［2,3］．図1は左内頸動脈動脈瘤の症例である．脳動脈瘤の検出能はCTAの検出能に匹敵するが，瘤内部の血流をすべて画像化できていないので，血栓の有無やその程度の判定にはCTAより劣る［4］．図2は左後大脳動脈狭窄の症例である．MRAでは，図2左のような横断画像が数100枚程度撮像され，次いで図2右のような3次元画像が再構成される．頸部においても，MRAは内頸動脈の動脈硬化性変化のスクリーニングによく用いられている［5］．図3は右内頸動脈狭窄の例であるが，正面像（図3左）では右内頸動脈の狭窄がはっきり描出されていないが，斜位の画像（図3右）では明瞭である．血管の3次元画像では，有所見を見逃さないために多

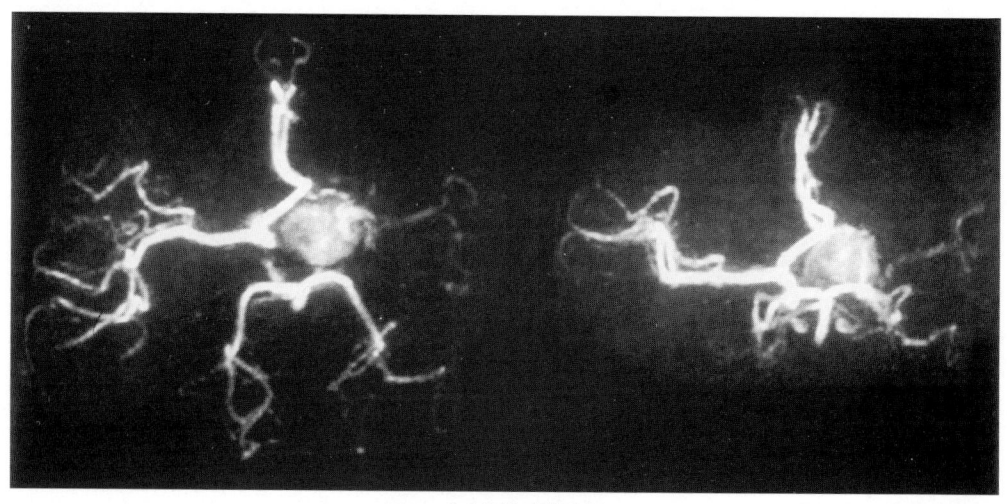

図1　左内頸動脈動脈瘤例

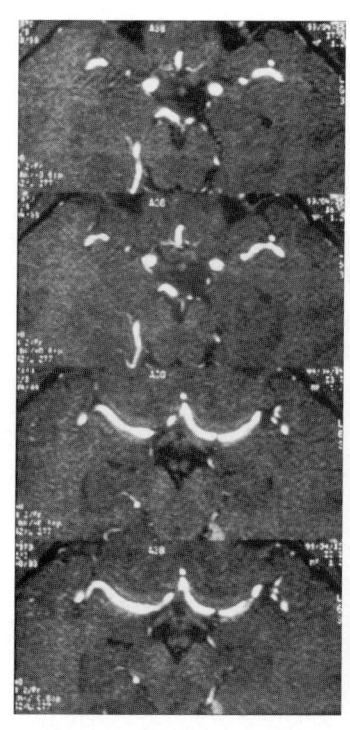

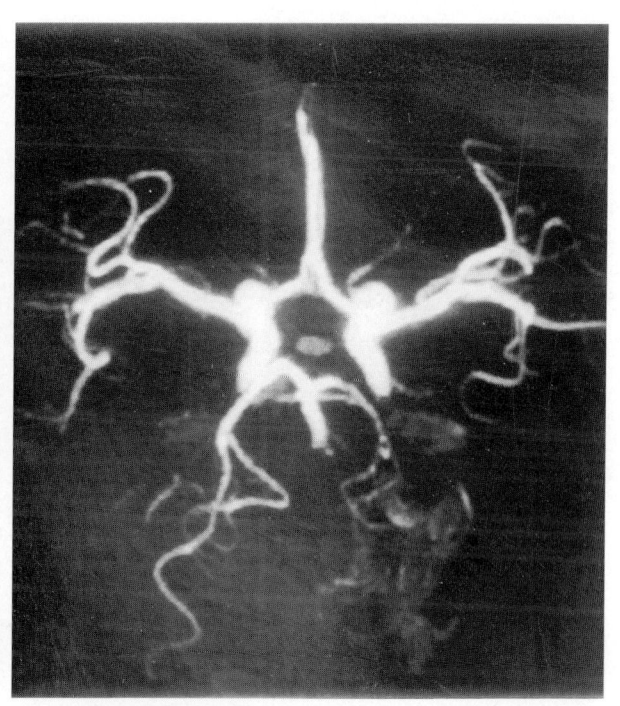

図2　左後大脳動脈狭窄例
左は右の3次元画像を作るための元画像

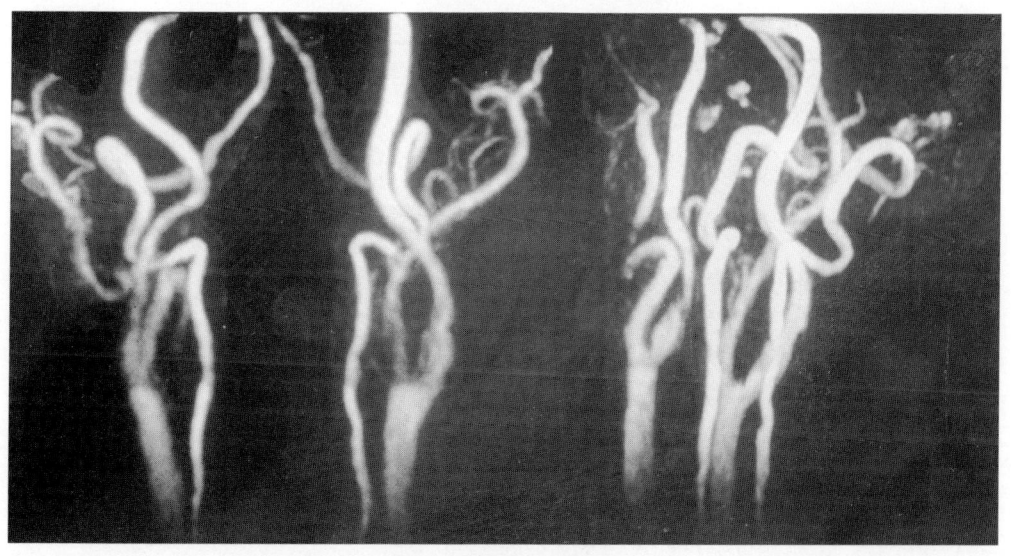

図3　右内頸動脈狭窄例

方向からの観察が重要である．図4は左内頸静脈血栓症の症例である．図4右のT1強調（左上），T2強調（左下）横断像では右内頸静脈は無信号となっており，流れている血流があることがわかるが，左内頸静脈はT1強調画像では，軽度低信号，T2強調画像で高信号となってお

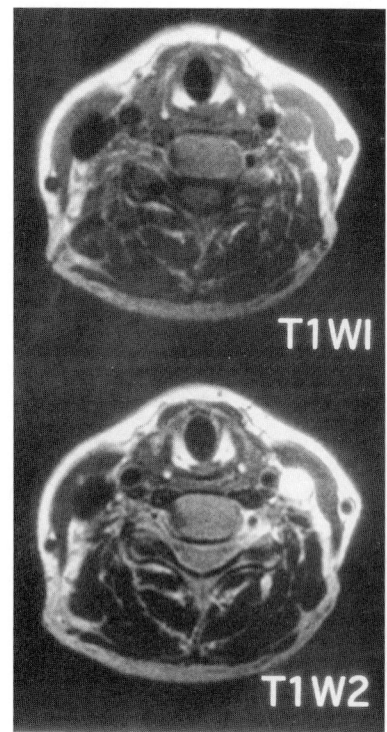

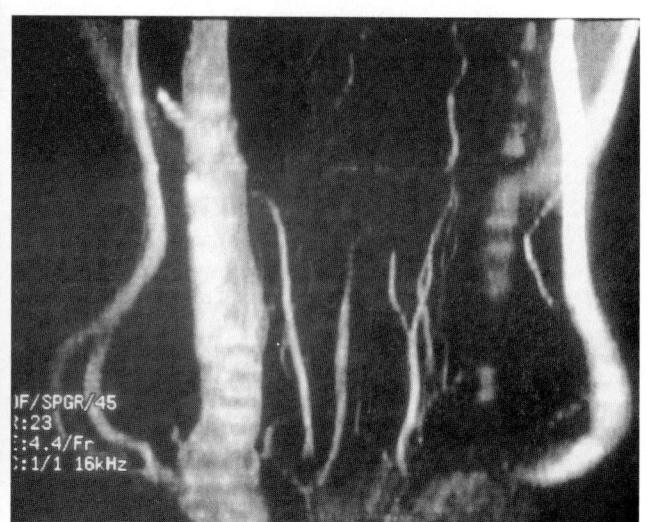

図4　左内頸静脈血栓症例
左上：T1強調画像，左下：T2強調画像，右：MRA画像

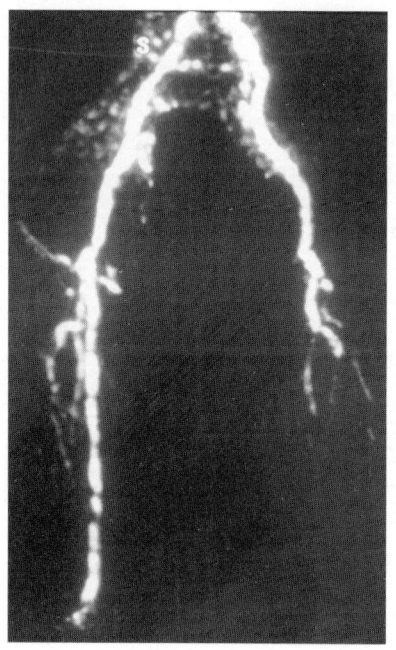

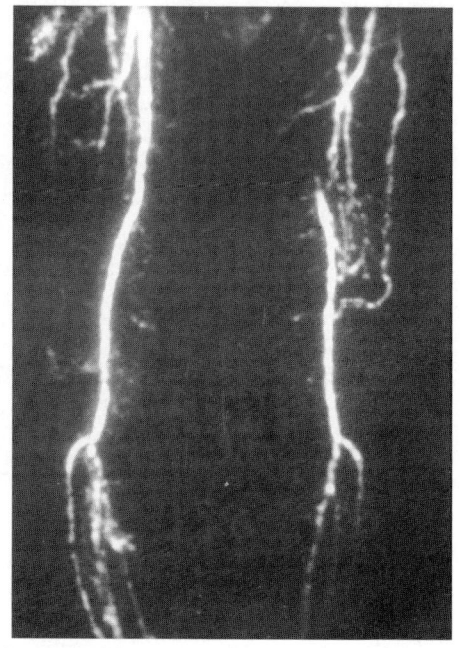

図5　左大腿動脈閉塞例

り，血栓が存在することがわかる．図4右の頸部の静脈MRA画像では，左内頸静脈は描出されず血流がないことが診断できる．図5は閉塞性動脈硬化症による左大腿動脈閉塞症例である．左大腿動脈は描出されず，その側副路が描出されている．腸骨動脈から下腿の動脈に至る閉塞性動脈硬化症による動脈の狭窄や閉塞の評価には，造影剤やラジオアイソトープを用いたアンギオグラフィーが行われてきたが，MRAはこれに代わる手法である．

位相シフト法

次に紹介する位相シフト法は，前述の流入効果法とはまったく異なる方法である．これはMR画像撮像における位相変化と呼ばれる現象が，静止している組織ではゼロであるのに対し，移動している組織，すなわち血流においては位相変化が生じるため，その信号変化を取り出し血流画像を作成する方法である［6］．この方法では速度エンコーディング（cm/s）（velocity encoding：VENC）と呼ばれる速度パラメーターを設定し，その流速に応じた血流をとらえる．動静脈の分離は，この速度エンコーディングの設定により分ける．おおよそ主幹動脈ではVENC＝60cm/s，末梢動脈では30〜40cm/s，静脈では5〜20cm/sあたりに設定されている．この方法はさまざまな速度の血流の描出が可能，流入効果法のように撮像方向により血管の描出が変化することがないため，横断像のみならず冠状断，矢状断など自由に選択できるなどの特徴を有する．一方，検査時間が長い，最適の速度エンコーディングが常に設定できるとは限らない，空間分解能に劣るなどの短所を有す．そのため，日常臨床では流入効果法がよく使用されているが，動静脈奇形のようにさまざまな方向に種々の流速の血流が流れるような病

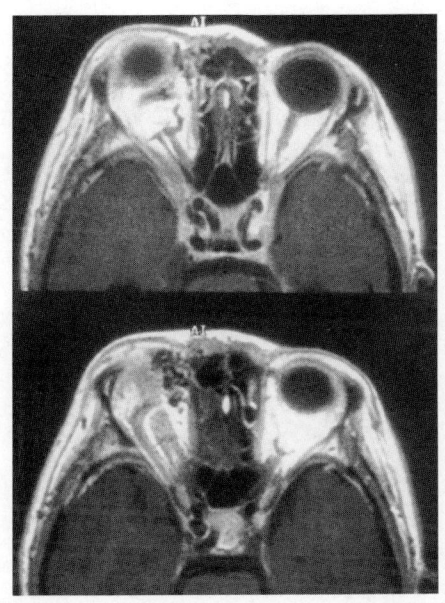

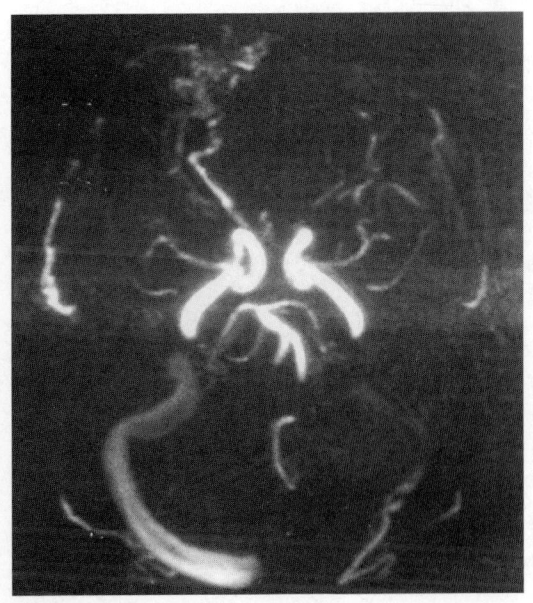

図6　右眼窩内動静脈奇形例
左：T1強調横断画像，右：MRA画像

態には位相シフト法の方が優れている［7］．図6は右眼窩内動静脈奇形の症例である．図6左の横断像では，右眼窩内の動静脈奇形がflow voidとして描出されている．図6右は位相シフト法によるMRA画像であるが，栄養動脈とnidusが描出されている．

造影MRA法

　MRAは造影剤を用いずに，血管画像が得られることが，ほかの手法に対する優位性であったが，胸部，腹部の大動脈およびその主要分枝の描出には造影剤を用いたほうが描出の程度が良いため，今日これらの血管の描出には造影MRAが行われている．この手法ではガドリウム製剤であるMR用造影剤を経静脈的に注入する．核磁気共鳴現象から血流を画像化するといったMRI本来の手法よりも，造影剤による血液のT1短縮効果を画像化する方法であり，CTにおいて造影剤を用いるのと同様の感覚である［7］．したがって，CTAと同程度の侵襲性があるが，使用する造影剤量は10ml程度の造影剤とフラッシュ用の生食20〜30mlで済み，CTAにて100mlの造影剤を注入するときに被検者が感ずる熱感に比べれば，造影剤注入に伴う侵襲性は軽い．CTAでは目的血管が造影剤で充満している状態を撮像しているが，造影MRAでは，短時間に造影剤が流れ去ってしまうため，造影剤が目的血管に達したことを感知して撮像する必要がある．以前は少量テスト注入などにより到達時間を推測していたが，誤差が大きく失敗する危険があった．今日ではMR装置の進歩により，一定時間内に高速撮像を繰り返し行い，後で最もタイミングの良い画像を選ぶ方法が行われており，失敗の危険はかなり少なくなっている．撮像面は，目的血管の走行に平行に選ぶ．図7は造影MRAによる解

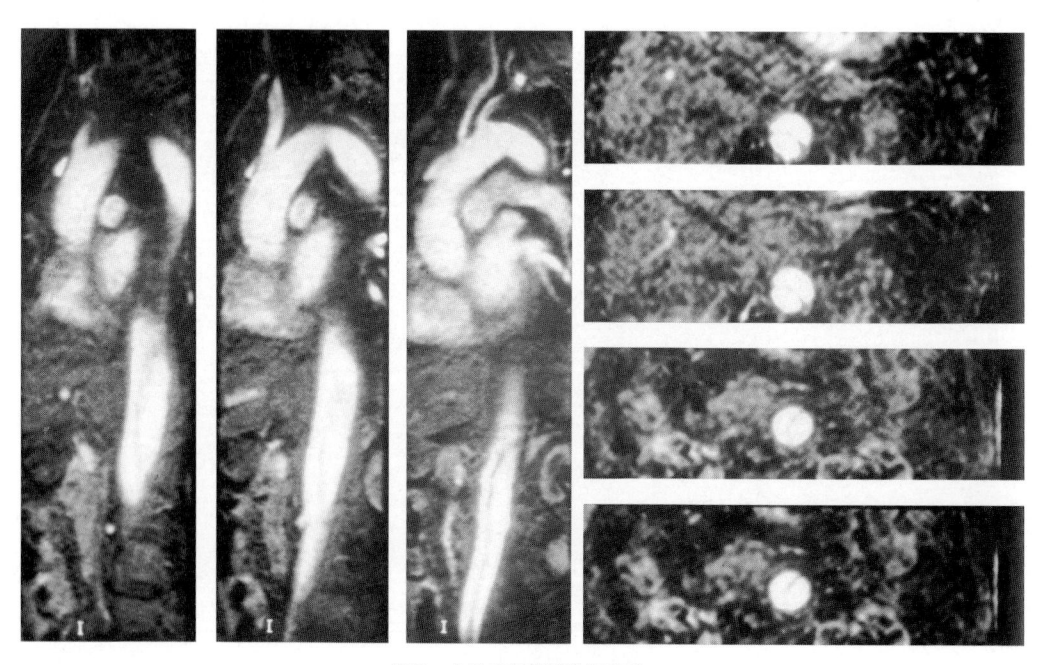

図7　大動脈解離性動脈瘤例

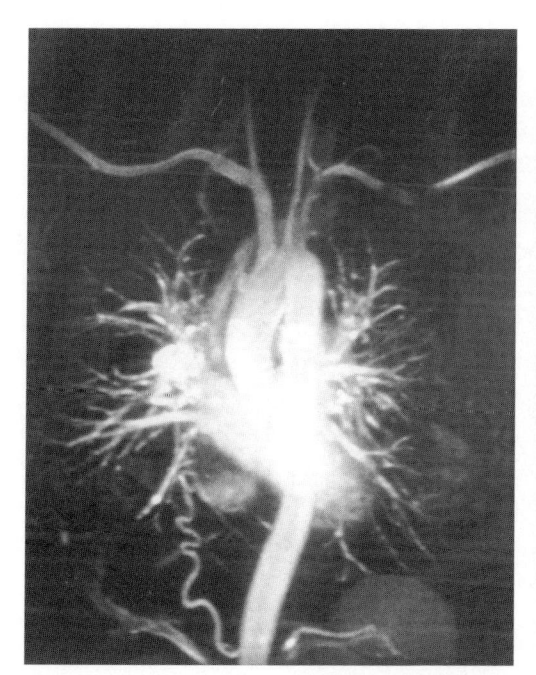

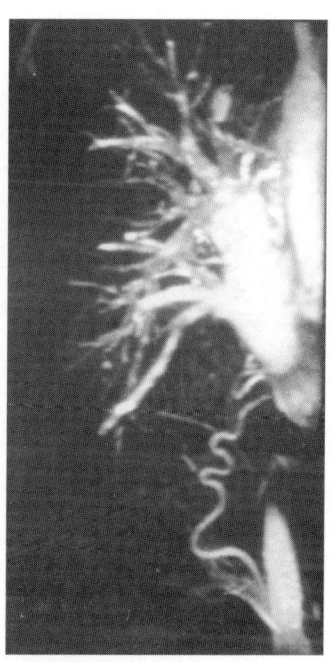

図8 右肺門部肺内動静脈奇形とその栄養動脈

離性動脈瘤の症例である．画像は動脈と平行に得られるので，図7右の横断像は後から作成したものである．図8は右肺門部の肺内動静脈奇形への栄養動脈が造影MRAにより良好に描出された症例である．

まとめ

MRAには，ここに紹介した流入効果法，位相シフト法，造影MRA法の3種類があり，撮像部位と症例により使い分ける必要がある．主要脳血管，頸部，四肢には通常よく使われている流入効果法を用いるが，動静脈奇形や末梢部では位相シフト法の使用を考える必要がある．また，胸部，腹部と骨盤部の主要血管の描出には造影MRAを用いたほうがよい．

文　献

1) 中田　力：MRの基礎．「脳脊髄MRA」－基礎と臨床，流れの画像化－（中田　力，宝金清博編）pp1-24, 東京，中外医学社，1997
2) 宝金清博：脳動脈瘤のMRA.「脳脊髄MRA」－基礎と臨床，流れの画像化－（中田　力，宝金清博編）pp 55-83, 東京，中外医学社，1997
3) 青樹　毅：閉塞性脳血管病変のMRA,「脳脊髄MRA」－基礎と臨床，流れの画像化－，中田　力，宝金清博編, pp86-104, 東京，中外医学社，1997
4) Schwartz RB, Tice HM, Hooten SM, et al: Evaluation of cerebral aneurysms with helical CT : correlation with conventional angiography and MR angiography. Radiology 192 : 717-722, 1994
5) 宝金清博：頸部血管のMRA.「脳脊髄MRA」－基礎と臨床，流れの画像化－（中田　力，宝金清博編）pp 137-151, 東京，中外医学社，1997

6）隅田昌之，井川房夫，魚住　徹：Phase contrast 法の臨床応用．「脳脊髄 MRA」-基礎と臨床，流れの画像化-（中田　力，宝金清博編）pp151-168，東京，中外医学社，1997
7）青樹　毅：脳血管奇形の MRA．「脳脊髄 MRA」-基礎と臨床，流れの画像化-（中田　力，宝金清博編）pp106-117，東京，中外医学社，1997
8）吉岡邦浩，玉川芳春：脈管疾患の非侵襲的画像診断法-大動脈疾患 MRA，臨床画像 13：912-919, 1997

生物学的反応

補体系とリウマチ病・143
慢性関節リウマチの病因遺伝子・155
一酸化窒素（NO）と関節炎・166
軟骨の再生・173

補体系とリウマチ病

志水　正敏

❈ はじめに

　"補体"の歴史は，20世紀のはじめまで遡る．血清によって，細菌が破壊される反応を研究する過程で，血清の殺菌作用を56℃で30分間処理することにより不活化されてしまう活性と，その条件で変化しない活性に分別できることが示された．その後，56℃30分間の処理で安定な物質は免疫グロブリン，すなわち抗体であり，抗体は細菌に結合するが菌を殺すことはなく，細菌を融解する作用は上記の処理で失活する"補体"の働きであることがまず明らかになった．体内に入った微生物に対する防御反応を分担するという意味では等しく重要である抗体と補体ではあるが，その後の免疫学の発展の歴史のなかでは，圧倒的に抗体産生のメカニズムの解析が脚光を浴び続けたのに反し，補体系の研究は免疫学者達にとっては比較的地味な分野とされてきた．その理由としては，抗体産生の調節機構の研究には，免疫学者達を魅了して止まなかった2つの大きな謎が問いかけられていたことを挙げることができる．すなわち，そのひとつは「哺乳動物が，侵入してくる病原微生物に対抗して常に有効な抗体を産生し続けるためには，

膨大な種類の抗原に対し常に迅速に抗体を産生する必要があるが，限られた量の遺伝子でどのようにしてそのようなことが可能になるのか」という抗体の多様性の謎であり，あとひとつの謎は「一体，哺乳動物はどのようにして侵入者である敵（非自己）と味方（自己）を見分けるのか」という非自己認識機構の謎であった．

これら2つの謎は，過去1980年代から加速した分子遺伝学の興隆により，今やほぼ完全に解明されるに至った．そして，その過程でわが国の利根川進博士をはじめ多くのノーベル賞受賞者を生んだ．一方，この間の分子遺伝学の隆盛は補体研究の分野にも大きな成果をももたらし，補体系を構成する約20種類の可溶性蛋白質，補体系に作用する制御因子，および補体断片に対する受容体の構造などの補体系を構成する要素のほとんどすべてと考えられる約40種類の蛋白の構造が決定された．しかしながら，抗体とリンパ球の研究をめぐって見られた学問的興奮状態をもたらすには至らなかった．今後も補体研究の分野では，われわれの目を見張らせるような学問的クライマックスは来ないのであろうか．

筆者には，今後補体系の研究にはまったく新しいスケールの大きな展開が待っているように思われてならない．本稿では，補体系とリウマチ病との関連につき基本的な解説を行うなかで，なぜ筆者がそのような予感を持つのかという点にも言及したい．

※ 高等動物における補体系の特質

補体系の根幹をなすものはC1〜9の蛋白群であるが，ひとつの補体蛋白が活性化されると，次のステップの補体蛋白を限定分解することにより活性化するというように，次々とドミノ倒しのように反応が進み，最後にはC8とC9からなる膜攻撃複合体（membrane attach complex：MAC）（図1）を細菌の細胞膜上に作り，細胞膜に穴を開けてしまう．ドミノ倒しでは，ひとつひとつのドミノの質量の位置エネルギーが次々と伝達され，その過程でエネルギーの増幅や減衰，枝分かれなどが起こるが，補体系では蛋白質の化学反応エネルギーがドミノの位置エネルギーの役割を持ちつつ反応が進んでいく．そして，この連鎖反応が向かう終点は，細胞膜の破壊を行う膜攻撃複合体の形成である．補体蛋白質群は，高等動物の体内に侵入してきた細菌の膜構造を破壊するためのエネルギーを体内のすみずみにまで行き渡らせる巧妙な仕組みとも見ることができる．補体蛋白群は，活性化されない限り，アルブミンや免疫グロブリンなどのほかの蛋白と同じように静かに存在するが，いったん活性化が起こると，まるで点火された火薬のような破壊力を発揮する．もっとも，図1に示したように膜攻撃複合体のサイズは直径約10mmであるので，この比喩は約100万倍に拡大されている．さらに，補体による破壊が火薬によるものと異なるのは，反応が水溶液中で起こることと補体系の破壊力に対して生体側が高度に保護されている点である．補体系と非常によく似たもうひとつの酵素反応の連鎖は凝固線溶系であり，動物が外傷により致死的失血を起こすことを防いでいる．補体系と凝固線溶系は，ともに哺乳動物生存のための基本構造となっているとも言えよう．そして，血清中の総

図1 □膜攻撃複合体

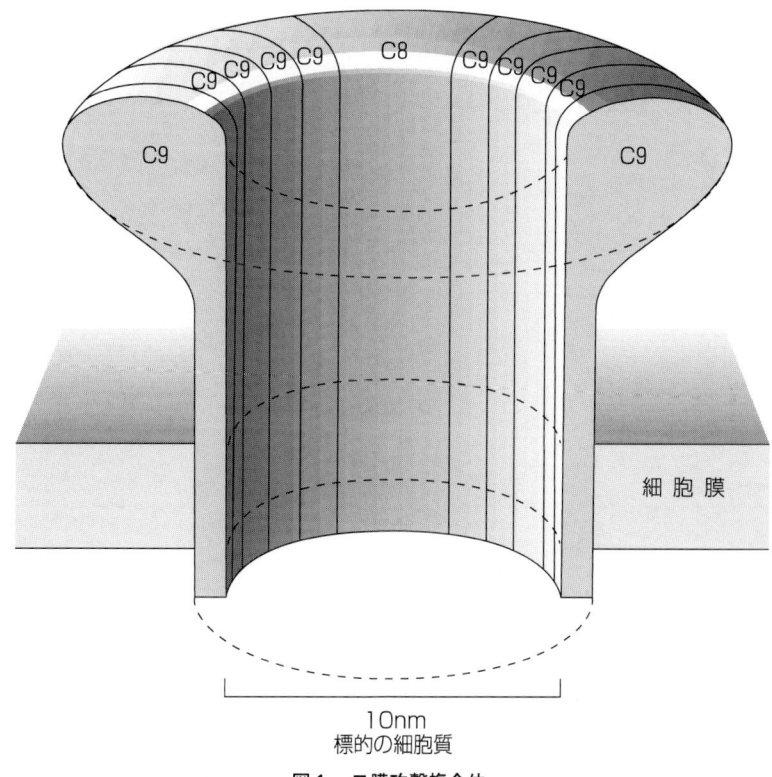

　蛋白濃度には自ずから上限があるが，その限度を一杯にまで使いながら限られた蛋白濃度の枠内に補体系と凝固線溶系が詰め込まれているとも言える．補体系においても凝固線溶系においても，いったん活性化された酵素活性は迅速に鎮静化されるが，この調節機構の多くに補体系と凝固線溶系に共通の因子が登場する．これは，これらの2系統を進化のなかで発展させるときの遺伝子の効率の問題であると同時に，哺乳動物として動物同士の生存競争（運動能力が低いとほかの動物に食べられてしまう）や，外気の温度変化への適応などのために血液の粘稠度の上昇が不利であるため，補体系と凝固系の機能維持のために許される蛋白濃度に上限があることもその理由であろう．

　表1には補体の各成分の平均血中濃度を示すが，その総和は約290mg/dlであり，アルブミンと免疫グロブリン以外のすべての蛋白質量の約30％を占める（表2参照）．フィブリノーゲンの平均血中濃度を約220mg/dlとすると，補体系と凝固線溶系に関与する蛋白濃度の和は優に500mg/dlを超える．これは血清総蛋白量からアルブミンと免疫グロブリンを除いたものの約50％に相当する．

表1 補体系可溶性成分の蛋白濃度

	各成分の濃度（mg/dl）	平均値（mg/dl）
C1q	12～17	15
C1INH	15～35	25
C2	1～3	2
C3	50～125	90
C4	13～54	33
C5	8～15	11
C6	6～7	6
C7	5.5～8	6
C8	5.5～8	7
C9	5～16	10
B因子	14～24	19
H因子	30～56	43
I因子	3～5	4
C4BP	11～21	16
計		287

表2 血清中の主要蛋白成分の濃度

	各成分の濃度（mg/dl）	平均値（mg/dl）
アルブミン	3,800～5,200	4,500
IgG	800～2,000	1,400
IgA	70～470	270
IgM	40～350	190
計		6,360
総蛋白	6,500～8,300	7,400

※ 補体の反応経路とその役割

古典的経路

　抗体分子は，対応抗原と反応することによって補体に結合する性質を持つ．図2に示すように，抗原との複合体形成によって抗体分子の構造変化が起こり，補体系の最初の因子であるC1に対する結合部位が出現するのである．C1は，C1q6分子，C1sとC1r各2分子からなる多量体蛋白である．C1q抗体に，その球状の頭部によって結合する．6分子のC1q分子が束のように並び，これにC1rとC1s計4分子が会合している．抗体分子が，少なくとも2分子またはそれ以上のC1qの頭部に結合すると，C1rが分解されてC1rが生じ，それが次にC1sを分解する．これによって，さらに次の補体因子C4がC4bとC4aに分解される．C4bは，次の

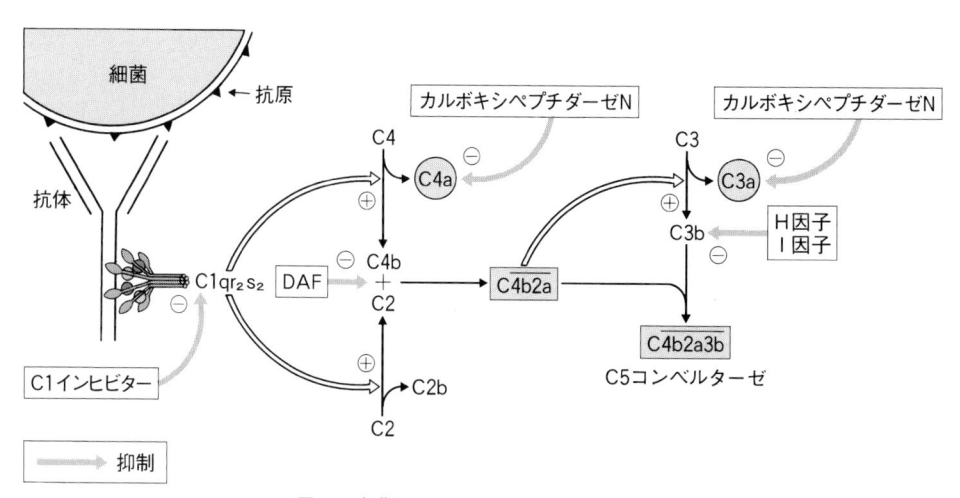

図2　古典経路による補体の活性化と調節

反応系を活性化する．

　C4がC4bへと分解されることにより，分子内チオエステル基が露出され，これを介して細胞表面の蛋白や糖鎖と共有結合するか，もし固相の結合相手が近傍にない場合はすみやかに不活化される．C4bが固相に共有結合すると安定化され，そこでMg2+依存性の反応によってC2に結合する．このような反応が，補体系連鎖反応の典型的な形である．すなわち，酵素学的に高い活性を持つ不安定な分子が生成され，菌体などの固相表面，その近傍にあれば，それに結合してさらに反応が進むが，そうでない場合にはすみやかに不活化分解されていく．

　C4bに結合したC2は，次にC1sによって分解され，C4b2aという複合体になる．これが，古典的経路におけるC3コンベルターゼである．C3はC4と同じく，内部にチオエステル基を持っている．C3は分解され，2つの断片ができるが，断片C3aはきわめて強い生物活性を持っている．他方の断片C3bには反応性の高い結合基が露出され，C4b2aの存在する固相面上でそのごく近傍に結合する．C4b2aの近傍にC3bが結合することによって，蛋白分解酵素，C4b2a3bが生成される．これが，古典的経路におけるC5コンベルターゼである．C5コンベルターゼがC5を分解することから，膜攻撃経路が開始される．

第2経路

　以上述べた古典経路以外にも，第2経路（alternative pathway）と呼ばれるC5コンベルターゼの生成経路が存在する．図3に示すように，細胞膜などの固相上にC3bが付着すると，そこに液相中からB因子が付着する．そして，液相中の蛋白分解酵素（serine protease）であるD因子が作用し，C3コンベルターゼ活性を持つC3bBbが生じる．このC3bBbはプロペルジン（properdin，P因子）により安定化され，さらに多くのC3を分解する．この第2経路はC3を分解し，C3bを生じさせるステップの強力な増幅機構として作用する．この第2経路による増幅サイクルを持つことにより血中のC3の作用効率が高まり，血液中のC3濃度を何分の1かに節約できているものと考えられる．第2経路はI因子およびH因子による抑制を受けている．そして，増幅機構が強力な分，そのブレーキであるH因子とI因子には合計で約40g/dlという大きな量が割り当てられている．

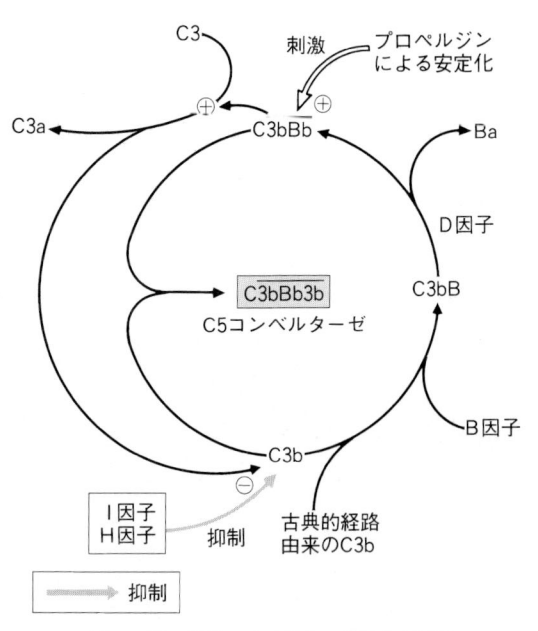

図3　第2経路による補体の活性化と調節

レクチン経路

レクチン経路は，細菌などの表面の糖鎖にマンナン結合蛋白（mannan binding protein：MBP）が結合することで始まる．これによって，MBPと複合体を形成するMBP関連セリンプロテアーゼ(MASP)が活性化され，C4，C2，C3が分解され古典経路と同じくC5以下が活性化される．レクチン経路の特徴として重要なのは，第2経路と同じく免疫グロブリンの関与なしに自然免疫として作用しうることである．

最終共通経路

膜攻撃経路ともいい，その概略を図4に示す．古典経路あるいは第2経路によって生じたC5コンベルターゼがC5に作用し，C5a（小断片）とC5b（大断片）が生じる．C5bはC6に結合し，C5b6はC7に対する高い反応性を獲得C5b67脂質に対し高親和性で細胞膜と結合し，さらに選択的にC8と結合する．C8はα，β，γの3鎖からなり，γ鎖は細胞膜内に挿入されC5

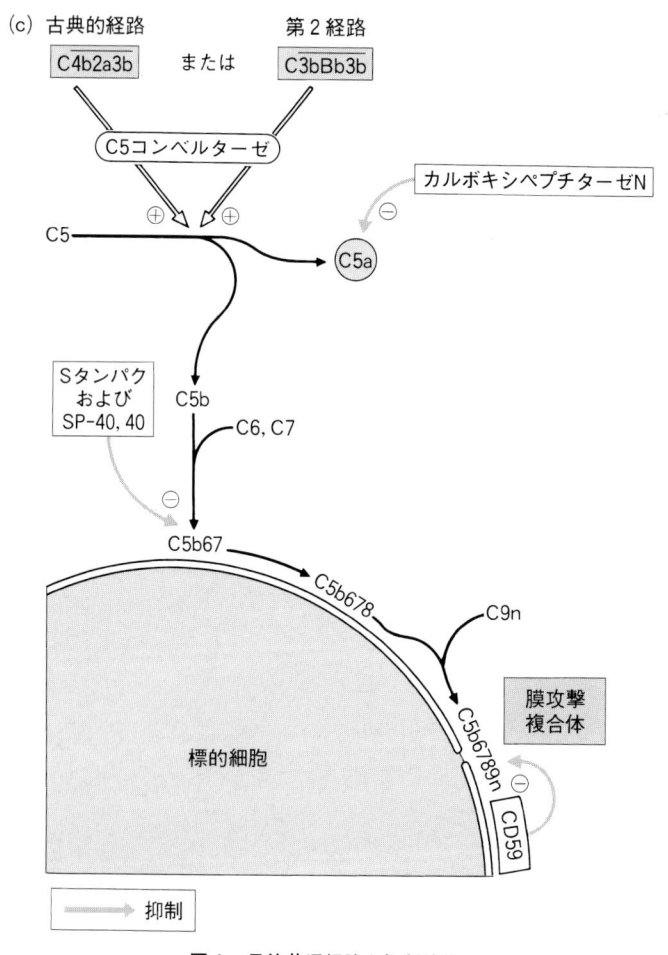

図4 最終共通経路と抑制機構

b678を膜に固定する．このC5b678複合体に12－15分子のC9が円筒状に重合し，細胞膜を貫通する．このようにしてできた穴の数が多くなると細胞は融解する．

❈ 補体系の制御因子

C1インヒビター（C1INH）の欠損症では，C1sが血清中のC4とC2を消費し，増大したC2の分解産物が血管の通過性亢進を引き起こす．これにより，口唇，喉頭，顔面，四肢などの発作的な浮腫が起こる．この遺伝性血管神経浮腫（hereditary angioneurotic edema：HANE）の臨床においては，声門浮腫による気道の閉塞が問題である．

C3コンベルターゼ，およびC5コンベルターゼを主に制御しているのがI因子である．I因子はC4結合蛋白（C4 binding protein：C4BP），あるいはH因子を補助因子とし，C4bおよびC3bを分解失活させる．C3コンベルターゼは，細胞膜上の蛋白であるDAF（decay-accelerating factor）やMCP（membrane co-factor protein）の制御を受ける．すなわち，DAFはC3b，Bb，およびC4b，C2bを解離させ，MCPはI因子によるC3bおよびC4bの不活性化を促進する．補体系における主な制御因子を表3に示す．

❈ 補体系蛋白質の欠損症からわかること

上述したように，補体系の構成要素の数は多く，かつ複数の経路があり，そして制御因子も数種類ある．補体系のなかのこれらの種々の構成要素は，細菌感染が起こっていない平常時でも一定の速度で反応を進行させており，そこに外敵の侵入があると，動的平衡を保ちつつ，大きな幅で活性を上昇させる．そして，そのなかで自然免疫の最も中心的な担い手として侵入者を静かに水際で撃退し，オプソニン化して白血球に引き渡す．侵入した微生物が自然免疫の防衛線を突破して増殖すると，抗体の助けを得て戦力を強化すると同時に，C3aやC5aなどの補体断片により局所に白血球を集め，最終的に侵入者を全滅させる．これらの過程で発生した免疫複合体は生体にとって高度に有害な物質であるが，そのダメージを最小限にとどめる．すなわち，赤血球はCR1レセプターによって免疫複合体とC3b，C4bを介して結合し，免疫複合体を効率よく脾臓まで運搬する．

表3 主な補体制御因子

蛋白質	役割
C1インヒビター（C1INH）	活性化したC1rとC1sを不活化
C4結合タンパク質（C4BP）	C4b2aの解離とI因子によるC4b分解の補助
1型補体レセプター（CR1，CD35）	C4b2a，C3bBbの解離とI因子による分解の補助
H因子	C3bBbの解離とI因子によるC3b分解の補助
I因子	C3b，C4bの分解
DAF（CD55）	C4b2a，C3bBbの解離
MCP（CD46）	I因子によるC3b，C4b分解の補助
CD59	C5b-9膜傷害複合体形成の阻止

脾臓では好中球や単球がCR1, CR3, CR4により免疫複合体を貪食・処理をする．このような仕事を常時続ける全体的な性能が個々のヒトでどのように異なるのかということが，補体系で論じられるべき最も重要なポイントであろう．残念ながら，現在のところ補体に関する論議は未だそのようなレベルには達していない．しかしながら，種々の補体系蛋白の欠損症において観察される症状は，生体防御における補体系の意義について多くの示唆を与えてくれている（表4）．C1q, r, s, C4およびC2の欠損では，とくに重症感染症の頻度上昇は見られない．一方，第2経路のB因子の完全欠損が起るとヒトは生存できないようである．このことは，細菌感染の防御に関しては第2経路がきわめて重要であることを示している．第2経路およびレクチン経路は，古典経路が関与する抗体が獲得免疫であるのに対し，自然免疫の主要な担い手である．自然免疫は，病原微生物が体内に侵入する水際で微生物の数が少ない時点で発揮されるためきわめて有効であるが，反応の規模が小さくスマートに処理されるため，目に見える形で観察されにくいのである．一方，体内に入った病原微生物が増殖し，抗体産生のプログラムが発動されると，発熱，疲労感や関節痛などの臨床症状も見られ，かつ血清CH50値や侵入

表4 補体系蛋白質の欠損症

タンパク質	頻度	主な臨床症状	備考
古典経路			
C1q	+	SLE様症候群，免疫複合体病	重症感染症は少ない
C1r	+		C4, C2欠損でのSLEの合併は約50%
C1s	+		
C4	+		
C2	++		
第2経路			
B因子	+	（部分欠損で）無症状	完全欠損なし
D因子	+	再発性感染症（ナイセリア）	
レクチン経路			
MBP	+++	再発性感染症	
C3	+	再発性感染症，SLE様症候群，免疫複合体病	感染症は重症時に致死的
膜傷害複合体			
C5	+	再発性感染症（ナイセリア）	
C6	+		
C7	+		
C8	+		
C9	+++	無症状	日本人に多い
補体制御因子			
C1INH	+++	遺伝性欠陥神経浮腫	優性遺伝
I因子	+	再発性感染症，SLE様症候群，免疫複合体病	
H因子	+	（再発性感染症）	比較的軽症
DAF	+	無症状	
CR1	+	（SLE, リウマチ，骨髄異形成，AIDS, 腎炎などで低値）	真の欠損症なし
CR3	+	再発性感染症	p150, 95, LFA-1も欠損
CD59	+	PNH様症状	

MBP：マンナン結合蛋白

（中村宣雄ら，1997［3］より一部改変）

細菌に対する抗体なども検出される．免疫学の初期より現在まで，医学者が観察可能な現象として抗体が関与する古典経路のほうが知られてきたのであり，本来的により重要な自然免疫は微小レベルの反応であるため，未だ十分には観察できていないのである．

一方，古典的経路の補体成分の欠損では免疫複合体病の症状の頻度が高い．また，C4，C2欠損症でのSLEの合併は50％を超えると言われている［2］．このことは，古典的経路の意義は病原菌に対する感染防御機構の役割は当然重要であるが，それに加えて，体内で増殖した病原微生物を免疫システムで撃退した後の免疫複合体の処理なども，非常に大きな任務としていると考えられる．さらに，古典経路の重要な役割は，第2経路に一定レベルでC3bを供給することにより，常に第2経路の活性化レベルを維持することにあると考えられている．

※ 哺乳動物における病原微生物に対する防御機構の階層的構造と補体

哺乳動物における感染防御機構を，俯瞰的にまとめたものが表5である．

皮膚：粘膜による物理的な防御，胃液による殺菌作用などを除いた部分全体が広義の"免疫系"であるが，構成要素を各種血球などの細胞成分と抗体や補体などの液性因子にこれらを大きく分類することができる．ここで液性成分の抗体もBリンパ球や形質細胞から産生されるし，

表5　病原微生物に対する哺乳動物の防御機構

物理的：	皮膚および粘膜による防御
	気管支絨毛の運動＋分泌液の流れ
化学的〜生物学的：	胃酸および胃液中の消化酵素による殺菌
	涙液中および唾液中のリゾチーム
白血球による防御：	好中球，マクロファージによる貪食
	細菌を異物として貪食
	急性期蛋白（CRPなど）との反応によるオプソニン化
	補体によるオプソニン化
	レクチン経路
	第2経路
	抗体と補体によるオプソニン化
	古典経路
	IgM抗体
	IgG抗体
液性免疫：	補体による溶解
	急性期蛋白（CRPなど）
	レクチン経路
	第2経路
	抗体と補体による溶解
	IgM抗体
	IgG抗体
	局所液性免疫
	IgA抗体
	IgE抗体
細菌性免疫：	NK細胞
	単核食細胞の動員および活性化
	ウイルス感染細胞に対しキラー活性を発揮
	Tリンパ球は抗体産生の増強，クラススイッチなどを支配調節している

　　：補体が関与する反応

液性成分によってオプソニン化された細菌を白血球が貪食をするので，これらすべての要素は混然一体となり，かつ緊密な協力や調整を行いながら全体として機能をしている．

表中グレーの影をつけた部分に補体が関与しているのであるが，この表に示されたおのおのの項目のうち，細菌の侵入時の第一線は貪食細胞が補体のレクチン経路と第2経路の助けを受けながら担当しており，第一線が破られたあとの防御体勢に関しては，補体産生が起った後，大規模な全経路の補体の関与と貪食細胞の出動が起こる．そして，発生学的にはまず貪食細胞の存在，補体レクチン経路，補体第2経路があり，抗体産生系の発達に伴って古典経路が整備されていったと推測される．

※ リウマチ性疾患の日常診療と血清補体

日常の診療における補体価測定の意義は原因を異にし，病態も異なる幅の広い疾患において認められている．感染症や自己抗体の存在する疾患などの免疫が関与することが明白な疾患をはじめとし，腎疾患，肝疾患，多臓器不全，播種性血管内凝固症候群などの疾患において重要な判断材料になることは無論のこと，一見免疫系が関与していないように見える疾病であっても，補体系の検査に異常が認められれば補体系と免疫系が何らかの型で関与しているのであるから，病態の考察に関して大きな手がかりとなる．

補体価（CH50）および血清C3，C4が異常値を示す場合の種々の疾患につき，CH50, C3, C4の値のパターンにより分類（A〜E群）したものが表6である．CH50とは抗体で感作した赤血球を溶血せしめる活性の評価法で，CH50というのは50％ of Complete Hemolysisの略で，補体系全体としての活性の評価法である．A群はCH50が高値を示す場合であるが，炎症があると急性期蛋白である補体系全体の産生亢進によりCH50が高値となる．悪性腫瘍や妊娠は炎症疾患ではないが補体価の上昇が観察されている．悪性腫瘍の場合，血中免疫複合体の軽度上昇や腫瘍細胞表面の糖鎖の異常などにより，長期にわたり補体系の古典経路と第2経路の両方が刺激を受けることによると思われる．また，妊娠後期における補体価上昇の機構に関して不明であるが，妊娠中のフィブリノーゲンが上昇することとの関連性が推測されている．

B群の全身性エリテマトーデス（SLE）ではDNAと抗DNA抗体により，悪性関節リウマチではIgM・IgGリウマトイド因子と変異IgGの免疫複合体により，古典経路で急速に補体が消費される型である．播種性血管内凝固症候群および多臓器不全においては，感染症などにより急速に，かつ大量に補体が消費された結果，補体系の制御因子が涸渇し補体系全体が一定範囲の平衡状態を保ちえなくなっている病態と考えられる．

肝硬変や劇症肝炎では，補体系の蛋白の合成ができなくなったための低補体価である．B群において補体の産生の低下であるのか，消費の産生の低下であるのか，消費の亢進であるのかの識別は通常臨床的判断により行うことができるが，C3aおよびC5aの測定によっても確認することができる．

肥満細胞上のIgE抗体が抗原刺激を受けて起こるアナフィラキシーショックでは，CH50，C4およびC3の低下は起こらないが，大量の免疫複合体により古典経路が急速に活性化され大量のアナフィラトキシン（C3a, C5a）が産生されるとアナフィラキシーショックが起こる．臨床症状が告示するヨード造影剤注入後のショック（C群に分類）では，C4値は正常値にとどまる．C群は，細菌の細胞膜成分や透析膜によって第2経路が活性化された場合のパターンであり，腎疾患時に重要である．腎疾患でC3の低下が認められる場合は，C3bBbに対する自己抗体であるC3 nephritic Factor（C3NeF）の検索を行う．

C4が低値でC3が正常のD群は，古典経路の弱い活性化を示唆する．これは軽度のC4消費が持続するとき，C3は産生も亢進するので検査値としては正常範囲内となるものである．またD群にはC4の欠損症が含まれるが，リウマチ科の専門外来ではC4の部分欠損を伴うSLE患者の頻度が多い．SLEの急性期にCH50, C3, C4が低下するB群の型であった症例で，治療により臨床症状や抗DNA抗体値などから判断される寛解期に入ってもC4値が低値にとどまる症例である．

全身性エリテマトーデスの場合，DNA・抗DNA抗体の免疫複合体により古典経路で補体系が活性化されていることがわかるが，C2, C4の欠損がある場合は免疫複合体は処理されずに長く存在することから，抗DNA抗体産生を促す抗原刺激が続きSLEが発症する可能性が考えられる．

C4, C3値が正常でCH50が低値を示す場合（E群）ではC3, C4以外の補体成分欠損症が考えられるが，日常診療では採血から補体価測定までの検体処理の過程でcold activationが起こっ

表6　補体価（CH50），C3, C4が異常となる疾患

CH50	C4	C3	群	疾　患　群
高値			A	慢性関節リウマチ，多発性動脈炎などの結合織疾患，悪性疾患，感染症，妊娠，急性期反応蛋白として上昇
低値	低値	低値	B	全身性エリテマトーデス，悪性関節リウマチ，慢性肝炎，肝硬変，劇症肝炎，亜急性肝炎，播種性血管内凝固症候群，多臓器不全，アナフィラキシーショックなど
低値	正常	低値	C	急性糸球体腎炎，膜性増殖性糸球体腎炎，エンドキシンショック，ヨード剤注入後，人工透析時，C3欠損症 I（C3bインアクチベータ）欠損症など
低値	低値	正常	D	遺伝性または後天性血管神経性浮腫（C1インヒビター欠損症），C4欠損症など
低値	正常	正常	E	補体cold activation（血清・血漿補体価解離現象），C3, C4以外の補体成分欠損症など

（竹村周平, 1999 [4] より一部改変）

た可能性をまず疑うべきである．補体測定用の血液は採血後37℃に保ちつつ血清を分離し，－20℃以下に保存する．室温で処理をする場合は採血後30分以内に血清を分離するが，CH50低値が見られた場合はEDTA血漿を用いて再検をする．補体のcold activationは肝硬変においてしばしば起こり，Ｃ型肝炎では約50〜60％の高頻度に見られる．

❊ おわりに

　この補体系で解説を行ったすべての要素が動的定常状態にありながら，その定常状態は刻々変化している．そして，このシステム全体が外部からの微生物侵入による刺激を受けて定常状態を波動させるのである．C1qrsやC8C9で構成される膜攻撃複合体などのただならぬ形状は，自然が悠久の時間をかけてこの補体系を厳しく磨き抜いてきたことを物語っている．私たちが現時点で補体系の凄さを明確に認識できていないのは，その仕事ぶりがあまりにスマートなので，観察すらできない微小反応として終了してしまう部分が大きいからである．ヒト補体系の病態的意義を明らかにするには，上述の反応様式のすべてを含むひとつの複雑系として解析する以外に道はないと筆者は考えている．また，高等動物における生命維持作用の性質を複雑系として解析するアプローチのなかでは補体系は十分に解析が可能で，かつその成果に大きな意義が認められる恰好のテーマであると思う．

文　　献

1) Peakman M, Vergani D：自然免疫 I．物理的および体液性防衛．免疫学―主要疾患発症のメカニズム，湊　長博訳，pp9-20，東京，メディカルサイエンスインターナショナル，1999
2) Abbas AK, Lichtman AH, Pober JS：The Complement System. Cellular and Molecular Immunology, pp259-282, Philadelphia, W.B. Saunders Company, 1991
3) 中村宣雄，木下タロウ：補体とその異常．免疫のしくみと疾患（平野俊夫編），pp74-78，東京，羊土社，1997
4) 竹村周平：補体価，C3，C4．臨床検査ガイド（和田　攻，大久保昭行，永田直一ら編），pp1999-2000，東京，文光堂，1999

慢性関節リウマチの病因遺伝子

塩澤 俊一

✤ はじめに

　自己免疫疾患は，遺伝素因に環境要因（引き金）が加わって発症すると言われてきたが，遺伝素因の実態は不明であった．すなわち，これまでの研究は自己免疫疾患が多因子遺伝によることを明確にしたが，その実態は判然とせず，例えばメンデルの優性遺伝が劣性遺伝によるものなのかすらわからなかった．

　自己免疫疾患の遺伝解析が難しいのは，①候補遺伝子がわからず検索すべき遺伝子が特定できない，②メンデル遺伝形式がわからない，③多因子遺伝であるから浸透率（penetrance）が低く，したがって検出感度が落ちるからで，さらには④RAでは患者が比較的高齢発症で，診断確定時すでに両親が死去していて遺伝子型が決定できないという具体的な問題点がある．

　こうした問題にもかかわらず，最近の分子生物学の進歩は，医学を論理的な学問へと発展させただけでなく古典的遺伝学にも変革をもたらし，家系を対象にした遺伝解析を格段に進歩させた［1, 2］．すなわち，上述の問題点に対して，①は全染色体に散在するマイクロサテライトマーカーを指標にすれば，絨毯爆撃によって全染色体が解析できる［3］，②にはメンデル遺伝形式を問わないノンパラメトリックな同胞対検索法（sib-pair method）が使える，③は解析法の感度と家系，および民族の遺伝的背景に依存する，④について，私達は当初遺伝解析プログラムが入手できなかったので，Risch, Holmansの方法［4］に習い，両親が検定できなくても使える遺伝解析のコンピュータープログラムを作成することにより対応した．

✤ マイクロサテライトマーカー解析法

　染色体には，マイクロサテライトマーカーと呼ばれる塩基配列が数塩基の単位で繰り返す部分がある．なかでもCAの2塩基の繰り返し配列（CAリピート）が有名で，これはDNA上約300～500キロベースごとに分布している．マイクロサテライトマーカーを標識に選べば，全染色体にわたって一定の幅で，標識遺伝子の遺伝的受け渡しが追跡できる．

　手順は次のとおりである（図1）．各人から抽出したDNAを各マイクロサテライトマーカーの塩基配列に対応する蛍光標識プライマーを用いてPCR法で増幅する．これを電気泳動して，

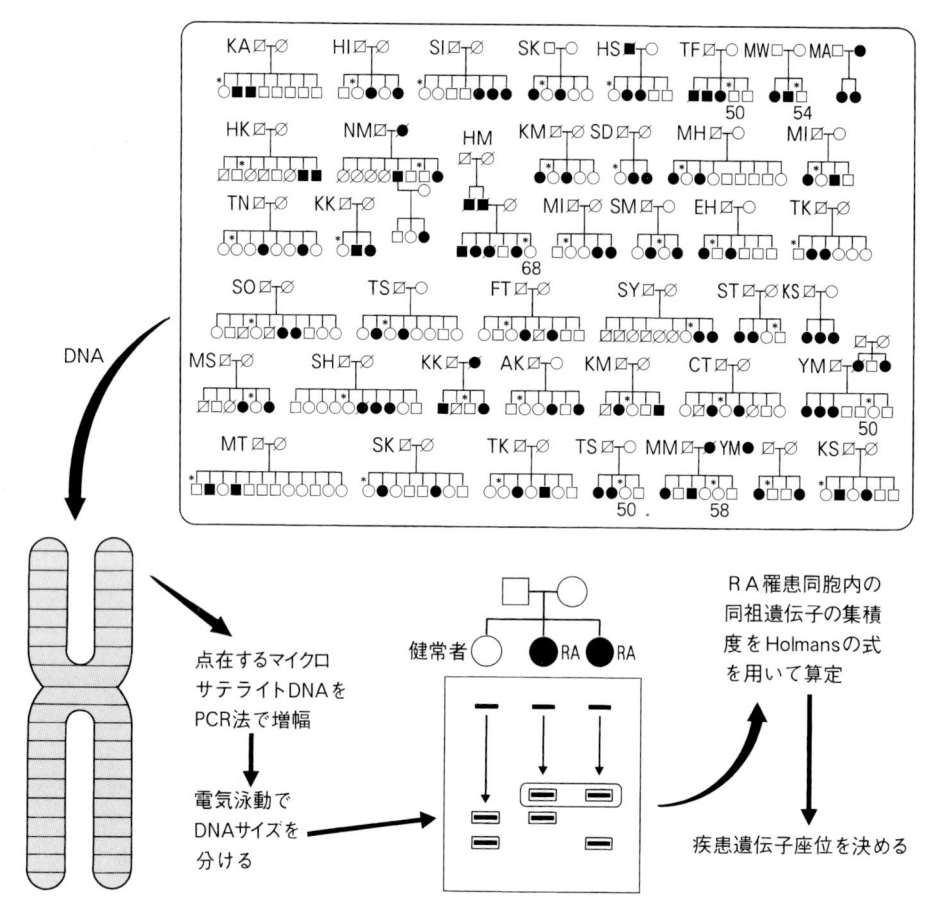

図1 マイクロサテライトマーカーを標識にした全染色体レベルの疾患遺伝子の家系解析
慢性関節リウマチ（RA）の罹患同胞2名以上を含む41家系より抽出したDNAをPCR法で増幅し電気泳動する．私達は多数の検体を処理する必要から最高速のABI 377型DNAシークエンサーを用いて一人から358ヵ所のマイクロサテライトマーカーを検定した．
PCR : polymerase chain reaction

増幅したマイクロサテライトマーカーのサイズを決定する（サイジング）．マイクロサテライトマーカーは，CA塩基の繰り返し配列（サイズ）が人類間で十分多形性に富み，親子兄弟間でもサイズが異なっている確率が高いから，マイクロサテライトマーカーのサイズを正確に測れば，親子間でマイクロサテライトマーカーの受け渡しを実際の対立遺伝子と同様に判定できる．測定する検体数がきわめて多いため，電気泳動はレントゲンフィルムに焼きつけることなく蛍光色素をレーザーでスキャンできるDNAシークェンサーを用い，ジーンスキャンなどの画像解析ソフトを用いて蛍光画像の位置から遺伝子サイズを決定した（図2）．

❀ 同胞対検索法 sib-pair method

サイジングされた個々のマイクロサテライトマーカーDNA（標識遺伝子）が，家系内でどのように受け渡されたかを，古典的同胞対検索法によって調べる（図3）．マイクロサテライ

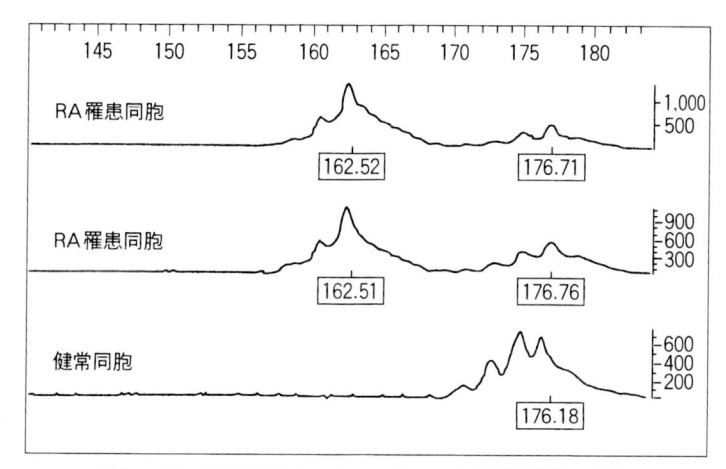

図2 ABI 377型 DNA シークエンサーによる電気泳動の結果

PCR 法により増幅された蛍光標識マイクロサテライトマーカー DNA のフラグメントを電気泳動する．泳動結果をジーンスキャン解析ソフトを利用して，蛍光色素の量を縦軸に，泳動された DNA フラグメントのサイズを横軸に表現した．RA の罹患同胞2名と健常同胞1名のマイクロサテライトマーカー DNA のサイズを示す．RA の罹患同胞に162.5塩基サイズの標識遺伝子が共有されている．サイズは176.5付近の標識遺伝子は3者で共有されている．

162.5の標識遺伝子は，遺伝学的に IBS (identical by state＝みかけ上の IBD) という．真の IBD であるためには，この162.5の標識遺伝子の両方が片親に由来して，これが罹患同胞に分配されていなければならない．IBS を基盤にした遺伝子解析法も存在するが，遺伝情報量が限定されており，RA のように浸透率の低い疾患では有意差に達することが難しい．検出力は IBD を基盤にした同胞対検索法のほうが格段に優れている．

PCR : polymerase chain reaction, RA : rheumatoid arthritis, IBD : identical by decent

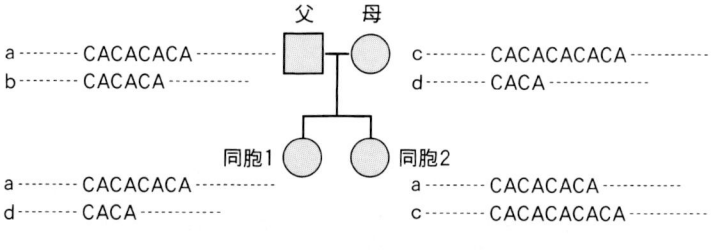

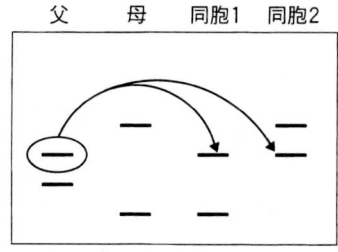

図3 同胞対検索法

両親のマイクロサテライトマーカー DNA のうち，a が罹患同胞に分配されていることが，電気泳動上の増幅 DNA フラグメントのサイズを計測（サイジング）してわかる．これが同祖遺伝子（IBD）である．もしこの a がひとつは父親，ほかは母親由来であったならば，罹患同胞は a を共有してはいるが，それは IBD ではなく IBS になる．

IBD : identical by decent, IBS : identical by state

トマーカーは核酸の CA 配列が n 個重複して存在し，これを人類集団として見たとき対立遺伝子が十分に多形性に富む（すなわち n が 4 以上）と判断されるから，同胞対検索法の前提条件を満足する．もし人類集団の持つ対立遺伝子が 4 つ以下なら，父が a と b，母が c と d の対立遺伝子を持つことからわかるように，両親が同一遺伝子を共有する確率が高くなり，遺伝子の受け渡しが判別できなくなる［1］．

片親由来の遺伝子が患者同胞に等しく分配された場合（図では a に該当），これを同祖遺伝子（IBD：identical by decent）と呼ぶ．片親由来の遺伝子がひとつ同胞間で共有された場合が IBD＝1，2つ共有された場合が IBD＝2 である．同胞間で同じ遺伝子が共有されても，片方が母親由来，他方が父親由来であれば，同祖遺伝子 IBD ではない．ひとつの DNA が分裂して両方に分配されてはじめて同祖と言えるからである．

ひとつの家系で同胞間の 2 つの対立遺伝子が互いに独立ならば，同胞が IBD を 2 つ共有する確率 Z2 は0.25，ひとつ共有する確率 Z2 は0.50，共有しない確率 Z0 は0.25である．罹患同胞対で特定のマイクロサテライトマーカー（標識遺伝子）が疾患遺伝子の近傍にあれば，この値に偏り（z2，z1，z0 の間に χ 二乗検定法で有意の偏り）が生じて連鎖が見いだされる．これが同胞対検索法の原理である．この際，遺伝子の授受が同胞，親子，一卵性双生児で計算され，Z0≧0，Z1≦0.5，Z1≧2×Zo および zo＋z1＋z2＝1 の制限が設定される．この条件下に log odds（odd とは偏りのこと）すなわち Lod 値が計算され，z を上記の制限下にコンピュータ上で動かして最大の Lod すなわち MLS（maximal lod score）が算出される．

❀ RA の疾患遺伝子座

RA の疾患遺伝子を検索した私達の場合，検索の範囲を全染色体にわたって約10cM（センチモルガン）の幅（精度）になるように358箇所のマイクロサテライトマーカー部位を設定した．すべてのマイクロサテライトマーカー部位における遺伝子の授受すなわち IBD を計算して，最終的に MLS が 3 を超えるマイクロサテライトマーカー部位を連鎖ありとした．ここに lod は，ありやすさ likelihood の帰無仮説からの偏り具合を示す指標で，MLS＝3 はおよそ1,000倍の「ありやすさ」すなわち確からしさを意味し，p＝0.001の推計値に相当する．

私たちは，Lod 値が 3 を超えて有意であった第 1 染色体 D1S214/D1S253，第 8 染色体 D8S556，および 2 を超えた X 染色体 DXS1232 の合計 3 つの遺伝子座を RA の疾患遺伝子座として，順に RA1，RA2，RA 3 と命名した（図4）［5］．

❀ RA の病変過程

RA は原因不明であるが，病変の発症と進展の様式については大方の合意が得られている．RA の病変過程は 3 期に分けて考えられる（図5）．第 1 期には，病原因子が血中より関節滑膜に到達して，局所で免疫応答が開始する．第 2 期には，血中からマクロファージ，リンパ球，

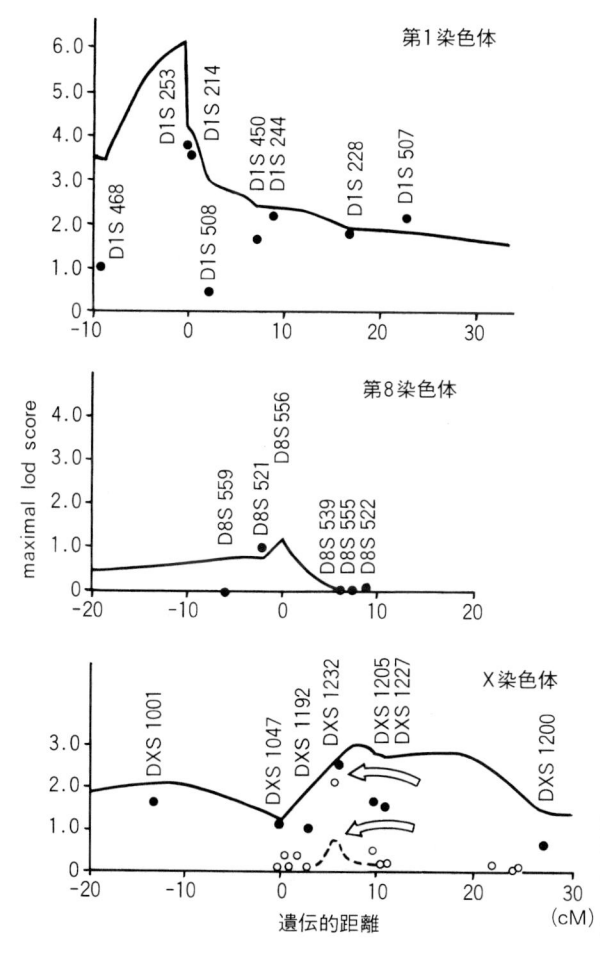

図4 見いだされた3ヵ所の疾患遺伝子座

特定した3ヵ所をより詳細に近傍のマイクロサテライトマーカーを選んで再検討すると，第1染色体では，DIS 214とDIS 253の領域にMLS（maximal lod score）が6を超える有意の遺伝子座位が見いだされた．第8染色体では，同じD8S 556にMLSがsingle point analysisで4を超える遺伝子座位が見いだされた．またX染色体では，DXS 1232の0.1cM近傍（矢印の位置）にMLSが2を超える有意の遺伝子座が見いだされた．X染色体はXが父親では必ず伝播されるから，MLS=2をもって有意と判定される．single point analysisの結果を●，multi-point analysisの結果を実線で示す．下段のX染色体では再計算を行っており，再計算におけるsingle point analysisの結果を○，multi-point analysisの結果を破線で示す．矢印は再計算によるそれぞれの値を指している．

好中球などが遊出して慢性炎症が展開する（臨床上は関節の腫脹となる）．第3期には，(1)炎症滑膜から放出されたプロテアーゼ，(2)炎症性肉芽組織の延長であるパンヌス，あるいは(3)炎症滑膜によって活性化された軟骨細胞による軟骨気質内部からの消化，3つの過程によって関節破壊が進行する（臨床上は関節の変形となる）．

関節は，あらゆる抗原が血流に乗って必ずいったんはここを通過するひとつの免疫臓器であり，関節の主要構成要素である滑膜表層細胞は抗原提示能を有する特殊な間葉系細胞で，関節に流入した抗原は滑膜細胞によって抗原提示され，抗原提示された活性化T細胞は，強く増殖してサイトカインを分泌する．この際，T細胞の近傍に位置する滑膜間葉系細胞が強く活性化されて，以後半ば自動的に滑膜間葉系細胞を主体にした滑膜増殖と関節破壊が進行すると考えられる．

滑膜の間葉系細胞は関節破壊に関わるパンヌスの主要構成成分として直接軟骨・骨を侵食破壊するほか，IL-1，IL-6やTNFαなどの炎症性サイトカインを産生して関節破壊を進行させる．こうした滑膜間葉系細胞の半ば自律性の強い増殖の原因は不明であるが，サイトカインなどの

160   生物学的反応

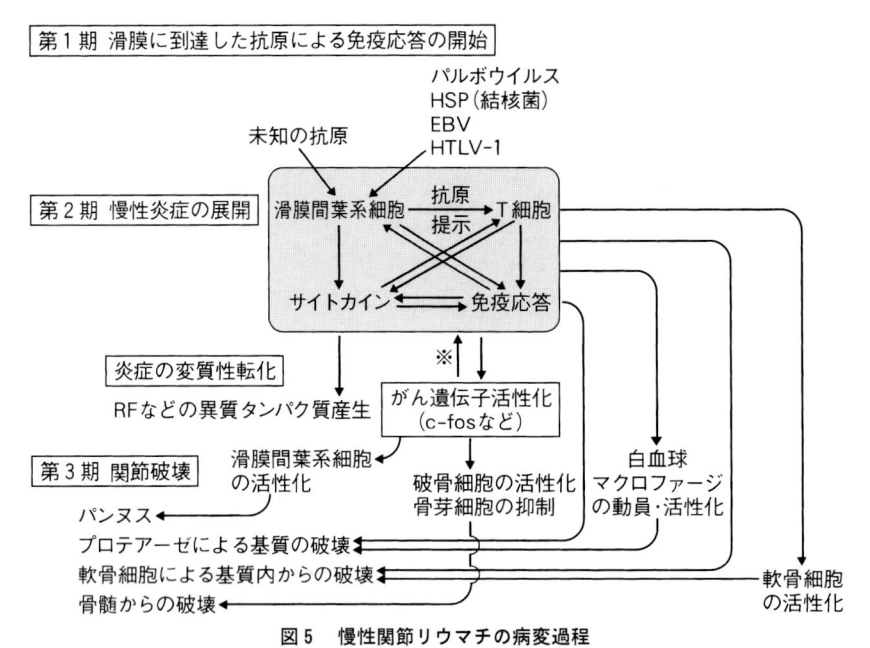

```
第1期 滑膜に到達した抗原による免疫応答の開始
                          パルボウイルス
                          HSP（結核菌）
            未知の抗原      EBV
                          HTLV-1

第2期 慢性炎症の展開    滑膜間葉系細胞 ⇄ 抗原提示 ⇄ T細胞
                           ↓ ↘  ↙ ↓
                        サイトカイン ⇄ 免疫応答

  炎症の変質性転化                    ※
     RFなどの異質タンパク質産生       がん遺伝子活性化
                                    （c-fosなど）
                                                     白血球
第3期 関節破壊    滑膜間葉系細胞                    マクロファージ
                   の活性化       破骨細胞の活性化    の動員・活性化
    パンヌス ←                   骨芽細胞の抑制
    プロテアーゼによる基質の破壊 ←
    軟骨細胞による基質内からの破壊 ←                     軟骨細胞
    骨髄からの破壊 ←                                    の活性化
```

図5　慢性関節リウマチの病変過程

炎症の展開には滑膜間葉系細胞とT細胞が主要な役割を演じる．この結果，c-fosなどのがん遺伝子が活性化されて，関節を「場」とする滑膜間葉系細胞の増殖・活性化による滑膜増殖，近傍の骨芽細胞などの活性化による関節破壊が進展する．炎症の遷延化にはがん遺伝子の活性化が重要と考えられるが，このがん遺伝子の活性化はまた，滑膜細胞やT細胞の特異な応答（例えばDNAの倍化など半ば腫瘍性の変化）にも影響を及ぼすと考えられている（※印）．

シグナルが細胞内に過剰に伝達されて賦活された増殖関連遺伝子（NFkBやc-fosなど）が原因のひとつに推定され，実際c-fos遺伝子を滑膜細胞や骨芽細胞に強制発現させるとRA類似の滑膜の過剰増殖や骨粗鬆症が誘導される．

このように，RAははじめ抗原特異的に発症するが，慢性炎症の結果RAの関節破壊は抗原非特異的に進行し，好中球やマクロファージを主体にした抗原非特異的な生来性免疫応答（innate immune response）がRAの病相形成に主要な役割を演じると考えられる．

❀ RAの疾患遺伝子 RA1-DR3遺伝子-

私たちは，第1染色体の疾患遺伝子RA1の候補として，Fasファミリーの一員で，構造的にもFas同様細胞外にシステインリピート構造を有し，細胞死を誘導するdeath receptor 3（DR3）を見いだした．DR3分子はFasと同じ機能を営むが，発現はリンパ系組織に限局されている点に特徴がある（図6）．これまで自己免疫自然発症モデルのMRL/lprマウスは，Fasに変異があって発現されず，細胞死が起きにくいために自己免疫疾患を自然発症する．同様のFasの変異は，ヒトでも検索されたが見いだされなかった．私たちは次の理由から，RA1遺伝子がヒトの場合のFas異常に相当するのではないかと考えている［6］．

(1)サザーンブロッティングによりDNA上の遺伝子多型を見るrestriction fragment length polymorphism（RFLP）法で調べると，RAに特有のRFLPパターンが認められる．

(2)ABI7700を用いた定量PCR法より，DR3分子の細胞内のdeath domainと細胞外を含む膜貫通領域のmRNA発現量を比較すると，後者が2倍多く発現されていた．

(3)ゲノムDNAを定量しても同様の結果であった．

(4)ウェスタンブロティングによると，細胞内death domainを欠く欠損蛋白がRAで増加していた．

(5)欠損分子の基盤となるDNAレベルの塩基置換，すなわちエキソンの塩基番号を基準にした国際命名法でnt564（A→G），nt630＋622（del 14），nt631－538（C→T），nt631－391（A→T），nt631－243（A→G）の5ヵ所の変異が見いだされた．なおnt564（A→G）はAsp[159]→Gly[159]へのアミノ酸置換を伴う変異である．

(6)RAに罹患している発端者がこの疾患遺伝子（DR3分子のこの塩基置換）によって発症している確率は96％を超えていた．

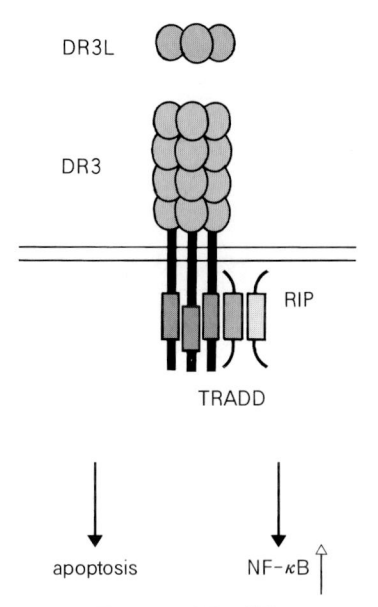

図6　DR3分子の構造
■はdeath domainを示し，細胞死のシグナル伝達にはこのdeath domainがいる．RIPとTRADDを介するシグナルはNFkB上昇を介して細胞を増殖させる．すなわち，DR3はFasと違って，細胞死のシグナルと細胞増殖の2つのシグナルを司る．
DR3L：DR3 ligand

(7)この疾患遺伝子の頻度は，家系のRAにおいて健常対照者に比して有意に高かった［6］．

このことから，RAでは遺伝子重複により細胞内部分を欠く不全型DR3分子が余分に産生され，細胞死のシグナルが十分に引かれず，したがってMRL/lprマウスと同様にリンパ系過剰増殖をきたすと推定している．

❋ RAの疾患遺伝子RA3－Dblプロトオンコジーン－

私たちは，X染色体にある疾患遺伝子RA3として，DXS1232から0.1cM（センチモルガン）近傍のDXS984に位置するDblプロトオンコジーンに変異を見いだした．RAではDbl遺伝子の3'端近くの塩基番号2,697番目から2,919番目までの223塩基が欠失しており，この欠失は第23と第24のエクソンスキッピングの結果であり，このため転写の読み枠にフレームシフトが生じて，元のDblより65アミノ酸短い異常ポリペプチド鎖が生成する（図7）［7］．

Dblプロトオンコジーンは GEF（GTP exchange factor）活性を有し，Rho蛋白を細胞膜から細胞内の標的蛋白へ移送するシャトル機能を担うほか，Rac，cdc42およびrhoの上流に位置してこれらの活性化を司る．Rac，cdc42およびrhoは生理的に好中球など食細胞の膜の動き，貪食，移動などを支配し，またRacは活性酸素生成に関わるNADPHオキシダーゼの

162　生物学的反応

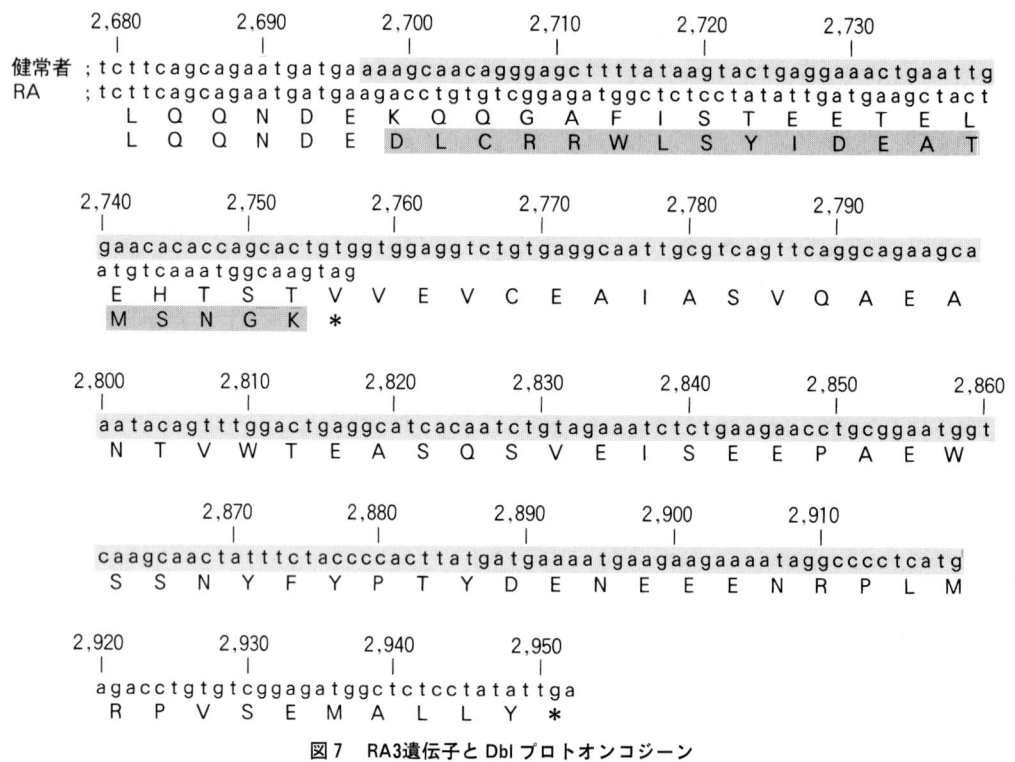

```
            2,680      2,690      2,700      2,710      2,720      2,730
              |          |          |          |          |          |
健常者 ;tcttcagcagaatgatgaaaagcaacagggagcttttataagtactgaggaaactgaattg
RA    ;tcttcagcagaatgatgaagacctgtgtcggagatggctctcctatattgatgaagctact
       L Q Q N D E K Q Q G A F I S T E E T E L
       L Q Q N D E D L C R R W L S Y I D E A T

            2,740      2,750      2,760      2,770      2,780      2,790
              |          |          |          |          |          |
       gaacacaccagcactgtggtggaggtctgtgaggcaattgcgtcagttcaggcagaagca
       atgtcaaatggcaagtag
       E H T S T V V E V C E A I A S V Q A E A
       M S N G K *

            2,800      2,810      2,820      2,830      2,840      2,850      2,860
              |          |          |          |          |          |          |
       aatacagtttggactgaggcatcacaatctgtagaaatctctgaagaacctgcggaatggt
       N T V W T E A S Q S V E I S E E P A E W

            2,870      2,880      2,890      2,900      2,910
              |          |          |          |          |
       caagcaactatttctaccccacttatgatgaaaatgaagaagaaaataggcccctcatg
       S S N Y F Y P T Y D E N E E E N R P L M

            2,920      2,930      2,940      2,950
              |          |          |          |
       agacctgtgtcggagatggctctcctatattga
       R P V S E M A L L Y *
```

図7　RA3遺伝子と Dbl プロトオンコジーン

　X染色体にある RA の疾患遺伝子 RA3は，DXS984に位置する Dbl プロトオンコジーンの3'端の部分が欠失変異した遺伝子である．塩基番号2,697番目から2,919番目までの223塩基が欠失していて，2,698塩基以降がコードする65アミノ酸が欠損していて，国際表記法で nt2,698（del223）と表現される．RA では2,920からの gacct・・・以下の部分が2,698番目として読まれる．トリプレットコドンの読み枠が変わるため本来ならば2,950〜2,952が tga のストップコドンであるところが，ここで終止せず下流の tga まで続けて読まれることになる．したがって，223÷3=74ではなく，65個のアミノ酸が欠けることになる．うすアミ部分が欠落していて，エキソン23, 24に相当する．濃いアミ部分は RA でのみ作られるアミノ酸部分．

構成成分である（図8）．このことから，Dbl は食細胞の動きや貪食に関係し，活性酸素生成の鍵を握ると推定される．また Dbl のC鎖は構造上脂溶性に富み，あるいは両媒性であり，この部分で rho などG蛋白の脂質基を抱き込み，これを膜から解離させて標的蛋白へと移送すると考えられる．したがって，C端を欠く RA3遺伝子は，rho などG蛋白の移送および Rac や cdc42の活性化を阻害して，好中球機能や食細胞のエンドサイトーシスに影響して抗原提示能を障害して，炎症を遷延化させる可能性が考えられる．事実 Dbl 変異のある患者のほぼ全例において活性酸素生成能が有意に低下していることが見いだされた［7］．このように特定の部位にエクソンスキッピングの起きる原因として，ひとつには近傍のイントロンに一塩基置換 SNP（single nucleotide polymorphism）などの塩基置換のあることが知られている．そこでこれを検索してみると，第22と第23エクソンにはさまれたイントロンに5'-TTACAGT-3'から5'-TTATAGT-3'の一塩基置換のある例が見いだされた．この変異のために実際にエクソンスキッピングの生じることは，実験的にエクソントラッピング法により確認された．現在の

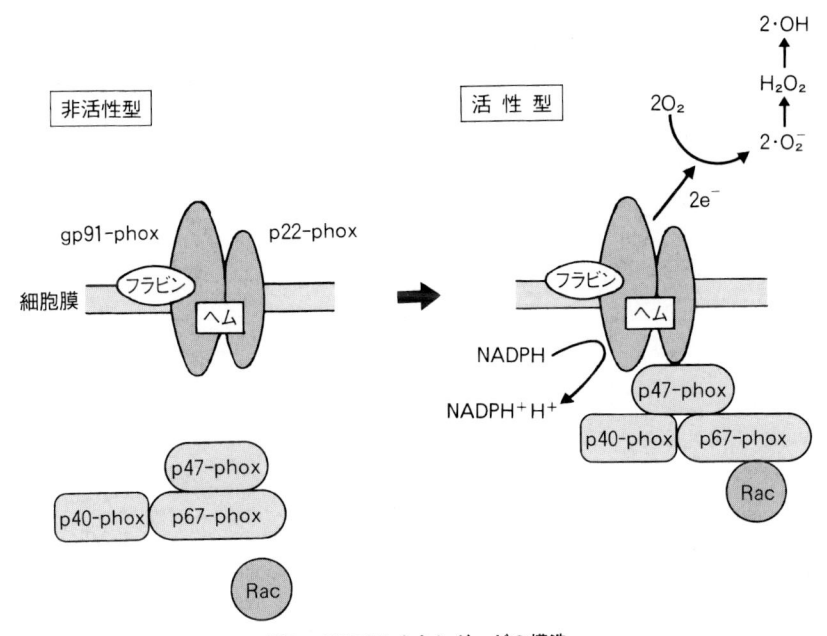

図8 NADPHオキシダーゼの構造
p40-phox, p67-phox, p47-phoxおよびRacが膜に結合して活性型となる．酸素から活性酸素が生成されて最終的にヒドロキシラジカル（・OH）が生成する．

ところ，Dbl変異に起因する好中球機能異常がどのようにしてRAを引き起こすかについて十分説明できていないが，古典的な知見によると好中球がないと炎症が終息しないと言われており，慢性炎症が終息しないことが病因の重要な部分を占めるRAでは，このことがとくに興味深く思われる．

※ まとめ

自己免疫疾患のひとつである慢性関節リウマチの遺伝素因について検索し，マイクロサテライトマーカーを用いた家系解析によってD1S214/253，D8S556，DXS984/1232の3ヵ所に疾患遺伝子座を同定した．この結果をふまえて，当該部位に位置する疾患感受性遺伝子を同定したところ，第1染色体に位置する疾患遺伝子として細胞死に関わるDR3遺伝子の変異遺伝子を，そしてX染色体に位置する疾患遺伝子として低分子量G蛋白に対するGEF（GTP exchange factor）活性を有するDblプロトオンコジーンの3'端欠損変異遺伝子を見いだした．この結果，細胞増殖および細胞死に関わる重要なシグナル伝達分子が，自己免疫疾患の遺伝素因となっていることが示された．

脚注
マイクロサテライトマーカー：染色体には塩基配列が2，3ないし4個の単位で繰り返される

部位がある．これをマイクロサテライトマーカーと呼び，なかでもCAの2塩基リピートが有名である．ここにCはcytosine，Aはademineである．塩基の繰り返しは人類間で十分多形性に富み（polymorphic），親子兄弟間でも異なっている確率が高いため遺伝解析に用いることができる．多形性に富むCAリピートはDNA上の300～500kbpごとに存在するとされている．

Lod：log oddsの略で，2つの遺伝子座の連鎖の程度を示す数値．2つの遺伝子座がある組み換え率θ（$0 \leq \theta \leq 0.5$）で連鎖していると仮定した場合に対象とする家系データが得られる確率（尤度）を，連鎖なし（$\theta=0.5$）と仮定したときの尤度で除した値（odds ratio）の常用対数値．通常lod scoreが3以上（偶然に比して10^3倍の確からしさ）の場合に連鎖ありと判定する．

MLS（Maximum lod score）：さまざまな組み換え率θ（$0 \leq \theta \leq 0.5$）を仮定し，それに対するlod scoreを求めることにより，最大のlod scoreを与えるθが得られる．これが最も現実に起こる可能性の高い遺伝子組み換え率と考え，この値をもって遺伝子座間の連鎖の程度を推定する．θの値が小さいとき，$\theta=0.01$は遺伝子座間で1cMに換算される．

同祖遺伝子 identical by decent（IBD）とZ_0, Z_1, Z_2：両親のいずれか一方のある遺伝子が2人の子供（同胞対 sib pair）の両者に共通して遺伝された場合，その遺伝子を同祖遺伝子という．子供の対立遺伝子は両親に由来するから，2人の子供が同祖遺伝子をi個共有する確率Z_iはi＝0（共有なし），1個共有，2個共有のいずれかとなり，$Z_0+Z_1+Z_2=1$

パンヌス pannus：関節軟骨辺縁の滑膜起始部から滑膜炎症組織が軟骨上または軟骨・骨内部に向けて侵入する肉芽組織をいう．血管を伴って軟骨表層を扇状に這うためpannusと呼称される．

c-fos遺伝子：細胞にc-fos遺伝子が過剰発現すると，細胞のweel kinaseが亢進して細胞分裂が阻害され，p21が低下してDNA合成が促進される．この結果，4倍体の細胞が生成されて腫瘍様の過剰増殖が引き起こされ，臨床上滑膜増殖となる．

センチモルガン：染色体上において離れた位置にある2つの遺伝子が組み換えを起こす確率が1％である遺伝子間の距離を1cM（センチモルガン）という．

サザーンブロッディング法：特定の制限酵素で切断したDNAをゲル電気泳動にかけると，制

限酵素にはさまれた長さ分のDNA断片が分離される．DNAの制限酵素部位に変異が生じていれば切断されないので電気泳動で分離される位置が異なってくる．この手法をRFLPという．

文　献

1) Risch N : Linkage strategies for genetically complex traits. III. The effect of marker polymorphism on analysis of affected relative paire. Am J Hum Genet 46 : 242-253, 1990
2) Holmans P : Asymptotic properties of affected-sib-pair linkage analysis. Am J Hum Genet 52 : 362-374, 1993
3) Davies JL, Kawaguchi Y, Bennett ST, et al : A genome-wide search for human type 1 diabetes susceptibility genes. Nature 371 : 130-136, 1994
4) Holmans P, Clayton D : Efficiency of typing unaffected relatives in an affected-sib-pair linkage study with single-locus and multiple tightly linked markers. Am J Hum Genet 37 : 1221-1232, 1995
5) Shiozawa S, Hayashi S, Tsukamoto Y, et al : Identification of the gene that predispose to rheumatoid arthritis. Int. Immunol 10 : 1891-1895, 1998
6) Konishi Y, Mukae N, Sato M, et al : DR3 (death receptor 3) gene as rheumatoid arthritis disease gene 1. (In preparation)
7) Komai K, Hikasa M, Yamatomo E, et al : Dbl protooncogene as rheumatoid arthritis disease gene 3. (In preparation)

一酸化窒素（NO）と関節炎

佐伯　行彦

❈　は じ め に

　一酸化窒素（NO）は，最近まで大気汚染の原因分子のひとつとしてしか知られていなかった．ところが，Moncadaらにより1987年に血管内皮細胞由来の血管弛緩因子（endothelium derived relaxing factor：EDRF）がNOそのものであることが明らかにされ［1］，NOの生理機能調節因子としての重要性が注目された．そして，その後，急速な勢いでその多彩な生理作用や産生機構が次々と解明されてきた（表1）．とくに，NOは炎症/免疫系においては病原体や癌細胞に対して細胞傷害活性を示し，生体防御反応の一翼を担っているとともに炎症によって産生される過剰なNOは，ときとして生体で組織/臓器傷害を生じ，種々の炎症性病態の形成に関与しているものと考えられている．例えば，慢性関節リウマチ（RA）や変形性関節症（OA）などの関節炎においてはプロスタグランデイン（PG）とともに組織傷害（関節破壊）の中心的役割を果たしているメデイエーターのひとつとして注目されている．

　本稿ではNOがRAやOAなどの関節炎の病態形成にどのように関与しているのか，そして，NO制御の治療への可能性について最近の知見を概説する．

表1　NO研究の歴史

- 1980年　EDRFの発見（Furchgott）
- 1986年　EDRFの本体がNOであることを提唱（Furchgott, Ignarro）
- 1987年　化学発光法にてEDRFがNOであることを証明（Moncada）
- 1988年　L-NMMAを用いてNOがL-Argから生成されることを証明
- 1989年〜
- 1990年　3つの異なるNOSのアイソフォームの同定と精製
- 1991年　ラットの脳からnNOSのクローニング（Snyder）
- 1992年　ウシ内皮からのeNOSのクローニング（Michel, Alexander）
- 1992年　マウスマクロファージからのiNOSのクローニング（Nathan）
- 1993年　nNOS KOマウスの樹立（Snyder）
- 1995年　iNOS（Nathan, Moncada），eNOS（Huang）KOマウス樹立
- 1998年　ノーベル医学生理学賞

EDRF：endothelium derived relaxing factor, L-NMMA：N^G-monomethyl L-arginine, L-Arg：L-arginine, NOS：nitric oxide synthase, nNOS：neuronal NOS, eNOS：endotheial NOS, iNOS：inductive NOS, KOマウス：knock out mouse

❋ NO 産生機構

　NO は，NO 合成酵素（NOS：NO synthase）によりコファクター（reduced nitcotinamide adenine dinucleotide phosphate：NADPH, tetrahydrobiopterine：BH$_4$, flavin adenine dinucleotide：FAD, flavin mononucleotide：FMN など）存在下に L-アルギニンのグアニジド基 [-C (-NH2)＝NH] が酸化され L-シトルリンへ転換されるときに同時に生成される（図1）．NOS には，酵素学的にも，タンパク分子としても異なる3種類のアイソフォームがあり，それぞれ nNOS, eNOS, iNOS と呼ばれている（表2）．nNOS, eNOS は，それぞれ神経系や血管内皮細胞を中心に構成的に発現していて，構成型 NOS（constitutive nitric oxide synthase：cNOS）とも呼ばれ，cNOS によって生成される NO は神経伝達分子として，また血管機能の恒常性維持のために重要な役割を果している．cNOS の活性化は Ca^{2+} 依存性で，

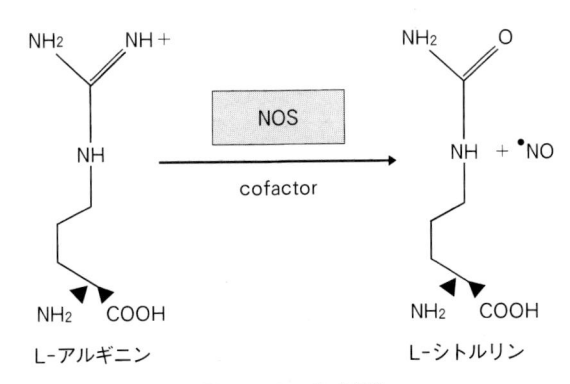

図1　NO の生成経路
NOS：nitric oxide synthase

表2　3つの NOS アイソフォームとその特徴

	構成型		誘導型
	nNOS	eNOS	iNOS
染色体の位置	12番	7番	17番
遺伝子の大きさ	＞200kb	21kb	37kb
エキソン数	29	26	26
分子量	160kD	135kD	130kD
細胞内の局在	細胞質	細胞膜	細胞質
Ca^{2+} 依存性	＋	＋	＋
酵素誘導	－	－	＋
産生細胞	神経細胞 グリア細胞など	血管内皮細胞	マクロファージ 好中球 血管平滑筋細胞 血管内皮細胞 線維芽細胞など
機能	神経伝達 神経細胞死	血管平滑筋弛緩 血管平滑筋の増殖抑制	炎症反応 免疫反応 生体防御

nNOS：neuronal nitric oxide synthase, eNOS：endothelial nitric oxide synthase, iNOS：inductive nitric oxide synthase

種々の細胞外刺激により引き起こされる細胞内 Ca^{2+} 濃度の上昇により活性化され，NO が産生される．一方，iNOS は誘導型 NOS であり，Ca^{2+} 非依存性で，炎症や免疫応答の際に IL-1 や TNFα などの炎症性サイトカインや IFNγ などにより遺伝子レベルで発現が誘導され，マクロファージなどから大量の NO が産生される．

※ NO の生理作用（二面性）

NO は表3のように，生体内では各組織/臓器において善玉的，悪玉的に二面性の生理作用を示す．一般的に恒常的に発現している少量では各組織/臓器の機能の維持に作用し，炎症などエマージェンシーの際に誘導される大量の NO は，組織/臓器傷害をきたす．

表3 NO の作用の二面性

組織	善玉的作用	悪玉的作用
血管	EDRF，抗血栓性，虚血予防，抗動脈硬化平滑筋細胞の遊走と増殖の抑制，抗接着性	敗血症性ショック，炎症，高血圧再還流障害，動脈硬化微小血管漏出
心	冠血流，陰性変力作用	敗血症性ショック，再還流障害
肺	換気血流マッチング，粘液分泌気管支繊毛の蠕動，免疫防御	免疫複合体，肺炎，喘息，ARDS
腎	尿細管－糸球体フィードバック糸球体濾過，レニン分泌	急性腎不全，糸球体腎炎
脳	シナプス発生，シナプス加塑性，記憶脳血流，神経内分泌，視覚，臭覚	神経毒性，けいれん，偏頭痛，知覚過敏再還流
膵	内分泌，外分泌	IDDM
消化管	血流，蠕動，外分泌，粘膜保護抗菌作用	粘膜障害，潰瘍性大腸炎
免疫	抗菌，抗腫瘍	抗移植，GVHD，炎症，組織障害敗血症性ショック

EDRF: endothelium derived relaxing factor, ARDS: adult respiratory distress syndrome, IDDM: insulin-dependent diabetes mellitus, GVHD: graft versus host disease

※ NO の関節炎の病態形成における役割

関節炎での NO の発現

RA および OA の罹患関節局所での関節液中の NO の顕著な増加が報告されている（図2）[2]．また，このような関節炎では血清中においても NO の有意な増加が認められるが，関節液中の NO のレベルは一般的に末梢血中よりも高い傾向があり，関節局所での産生が示唆される．さらに，RA の滑膜組織では iNOF の発現の亢進が認められ，滑膜細胞，浸潤白血球，

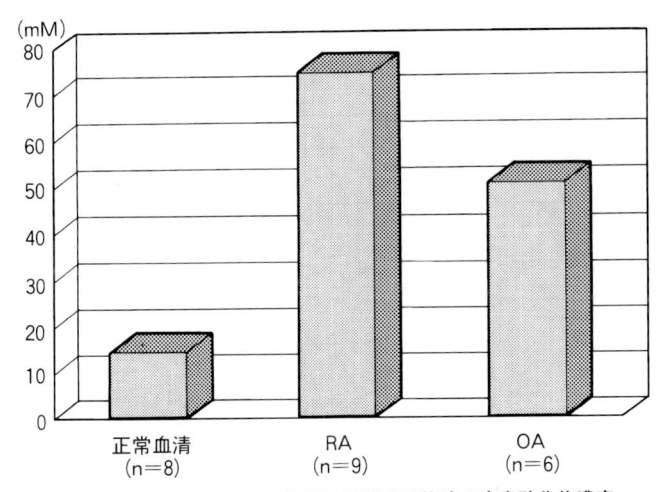

図2 慢性関節リウマチ，変形性関節症関節液の窒素酸化物濃度
RA : rheumatoid arthritis, OA : osteoarthrosis
（宮坂信行ら，1992 [11]）

血管内皮細胞においてTNFαやIL-1βといった炎症性サイトカインの発現とともにiNOSの発現が認められる[3]．一方，軟骨組織でもRAではこのような炎症性サイトカインとiNOSの共発現が見られるが，OAでは認められない．このようなRAやOAなどの関節炎で認められるNOの増加（あるいはiNOSの発現の亢進）は，それぞれの関節炎の疾患活動性と相関すると言われている．

NOの関節炎の病態形成への関与

前項で述べたように罹患関節局所では，TNFαやIL-1βなどの炎症性サイトカインによりiNOSが誘導され，関節局所に存在するマクロファージを中心としたさまざまな細胞から大量のNOが産生されているものと考えられる．NO自身もフリーラジカルであるが，組織傷害活性はそれほど強くなく，スーパーオキシド（O^{2-}）など他のフリーラジカルと反応することで組織傷害を生じるものと考えられている．また，NOはプロテオグリカンなど軟骨のマトリックス蛋白の合成を低下させ，逆にマトリックスメタロプロテアーゼの活性を亢進させることが報告され[4]，関節炎におけるケミカルな機序による軟骨破壊の一因となっているものと考えられている．さらに，最近，NOの血管透過性や血管新生への関与やアポトーシスの誘導も報告され，関節炎での病態形成への直接的関与が示唆されている．

一方，免疫系においては，NOは，T細胞やB細胞の活性化やIL-1，IL-6，IL-8などの炎症性サイトカインの産生に対して抑制的に作用すると言われている．このことは，NOが関節炎では組織傷害にも直接作用しているが，一方では免疫の活性化や炎症が遷延するのを防いでいるというNOの生体での作用の二面性を象徴しているものと考えられる．

❀ NOの制御と関節炎治療

関節炎モデルにおけるNOの制御

　NOは，PGとともに関節炎におけるケミカルな機序による組織傷害に深く関与していると考えられるが，実際にNOを制御することが関節炎に対してどのような影響をもたらすか動物モデルで検討されている．

　Wahlらは連鎖球菌菌体成分（streptococcus cell wall fragments：SCW）誘導関節炎において関節局所でiNOSの発現の亢進が見られること，NOS阻害剤（L-NMMA：HN^G-monomethyl-L-arginine）を投与することで関節炎が緩和されることを報告している［5］．また，WeinbergらはSLEのモデルであるMRL/lprマウスに経口的にL-NMMAを投与し，腎炎や関節炎が改善することを報告している［6］．このように関節炎モデルでは治療実験で，NOの制御が関節炎に対して有効であることを支持する結果が得られている．一方，iNOSのノックアウトマウスでは必ずしも明解な結果が得られているわけではない．予想に反し，iNOSのノックアウトマウスはコラーゲン誘導関節炎（CIA）を発症する．しかし，アンチセンス法によりiNOSの遺伝子発現を人為的に制御するとCIAは緩和されると報告されている．

　ヒトでは，RA患者由来の培養滑膜細胞にL-NMMAを共存させるとNO産生が減じることが報告されている［7］．

RAの治療薬のNO産生への影響

　ステロイド剤やアスピリン以外の非ステロイド系抗炎症剤（NSAID）はNOの産生に影響

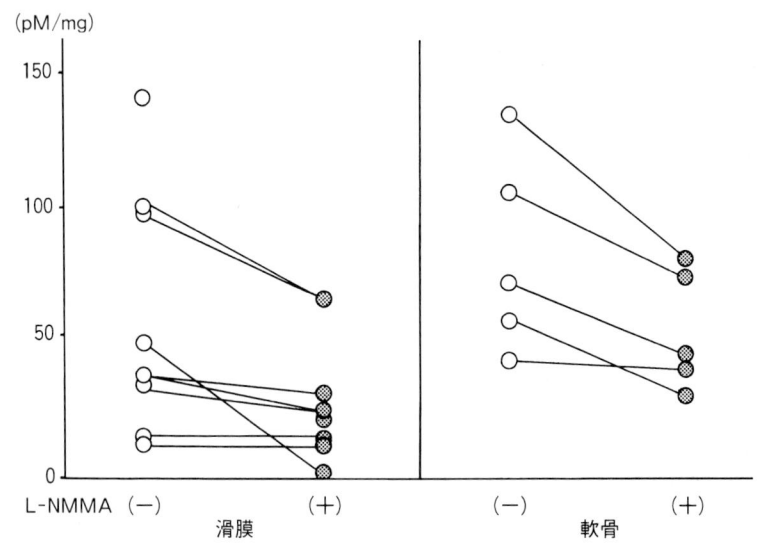

図3　慢性関節リウマチ滑膜組織および軟骨組織の培養上清中のNOの産生とL-NMMAによる阻害
L-NMMA：HN^G-monomethyl-L-arginine

（宮坂信行ら，1995［7］）

しないと言われている［8］．しかし，ほかのNSAIDと異なり，アスピリンがなぜNOの産生を抑制するのかは不明である．シクロスポリンやラパマイシンなどの免疫抑制剤はNOの産生を抑制するとの報告がある．また，ミノマイシンなどのテトラサイクリン系抗生剤がRAの治療に有効であるとの報告もあるが，これらがNOの産生を抑制するとの報告もある［9］．さらに，抗TNFα抗体による治療により，NOの産生は有意に抑制されるとの報告があり［10］，このことから，RAの患者の生体内では，実際にNOの産生がTNFαに依存していることが示唆される．

❋ NOと脊椎関節症

脊椎感染症（spondylarthropathy：SpA）とNOとの間に密接な関係があり，活動性SpAは非活動性SpAやコントロールよりも血清中nitrate濃度が高い．その上昇はCRPや血沈の上昇と比例する［12］．

SpAの実験モデルであるHLA-B27 transgenic ratでは尿中nitrite/nitrateが高い．ただし腸の炎症による下痢を発生しないものでは，nitrites/nitratesの血清中濃度はnon transgenicのコントロールラットと同程度である［13］．

❋ おわりに

以上述べてきたように，NOがRAやOAの病態形成に関わっていることを示唆する証拠が集積されてきた．そして，NOの制御がこれらの関節炎において治療に結びつくことを支持する結果も得られつつある．今後，さらにNOが関節炎の病態のどの部分に関与するのか，より詳細な解析を推し進めるとともに，より有効な新たなNO制御法の開発がなされることにより，NO制御が関節炎治療において現実的な戦略となることが期待される．

文　献

1) Palmer RM, Ferrige AG, Moncada S：Nitric oxide release accounts for the biological activity of endothelium-derived relaxing factor. Nature 327 (61) 229：524−526, 1987
2) Farrell AJ, Blake DR, Palmer RM, et al：Increased concentrations of nitrite in synovial fluid and serum samples suggest increased nitric oxide synthesis in rheumatic disease. Ann Rheum Dis 51：1219−1222, 1992
3) Melchiorri C, Meliconi R, Frizziero L, et al：Enhanced and coordinated in vivo expression of inflammatory cytokines and nitric oxide synthase by chondrocytes from patients with osteoarthritis. Arthritis Rheum 41：2165−2174, 1998
4) Amin AR, Abramson SB：The role of nitric oxide in articular cartilage breakdown in osteoarthritis. Curr Opin Rheumatol 10：263−268, 1998
5) McCartney FN, Allen JB, Mizel DE, et al：Suppression of arthritis by an inhibition of nitric oxide synthase. J Exp Med 178：749−754, 1993
6) Weinberg JB, Granger DL, Pisetsky DS, et al：The role of nitric oxide in the pathogenesis of spontaneous murine autoimmune disease：increased nitric oxide production and nitric oxide synthase

expression in MRL-lpr/lpr mice, and reduction of spontaneous glomerulonephritis and arthritis by orally administrated NG-monomethyl-L-arginine. J Exp Med 179 (2) : 651−660, 1994
7) Sakurai H, Kohsaka H, Liu MF, et al : Nitric oxide production and inducible nitric oxide synthase expression in inflammatory arthritis. J Clin Invest 96 : 2357−2363, 1995
8) Amin AR, Vyas P, Attur MG, et al : The mode of action of aspirin-like drugs : effect on inducible nitric oxide synthase. Proc Natl Acad Sci USA 92 : 7926−7930, 1995
9) Amin AR, Attur MG, Thakker GD, et al : A novel mechanism of action of tetracyclines : effect on nitric oxide synthase. Proc Natl Acad Sci USA 93 : 14114−14019, 1996
10) Perkins DJ, St Misukonis MA, Weinberg JB : Reduction of NOS2 overexpression in rheumatoid arthritis patients treated with anti-tumor necrosis factor alpha monoclonal antibody (cA2). Arthritis Rheum 41 : 2205−2210, 1998
11) Miyasaka N, Hirata Y, Ando K, et al : Increased production of endothelin-1 in patients with inflammatory arthritides. Arthritis Rheum 35 : 397−400, 1992
12) Stichtenoth DO, Wollenpauth J, Anderson D, et al : Elevated serum nitrate concentrations in active spondylarthropathies. Br J Rheumatol 34 : 616−619, 1995
13) Aiko S, Grisharm MB : Spontaneous intestinal inflammation and nitric oxide metaboism in HLA-B27 transgenic rats. Gastroenterology 109 : 142−150, 1995

軟骨の再生

脇谷 滋之

❈ はじめに

　関節軟骨は滑膜関節において骨の表面を覆い，軟骨下骨にかかる負荷を分散するショックアブソーバーの役割を果たすとともに，表面の摩擦が低く関節の滑動性を良くする役割を果たしている．この機能は，関節軟骨が特殊な構造を持ち，弾力性と圧縮性に富むことに起因する．
　関節軟骨は粗な軟骨細胞と豊富な軟骨基質からなり，血管，リンパ管，神経を欠く．軟骨基質はコラーゲン繊維のネットワークとプロテオグリカンからなり，トルイジンブルーなどの塩基性色素に対して異染性（メタクロマジア）を示すが，これはプロテオグリカンの持つ強い陰性荷電による．軟骨基質は含水性に富み，約70％が水である．
　関節軟骨の自己修復能力は乏しく，いったん損傷されると元の硝子軟骨で修復されることはない[1]．関節軟骨の損傷に対する修復反応は損傷の深さにより大きく異なり，関節軟骨層内にとどまる浅い損傷（部分欠損）の修復と，関節軟骨下骨をも損傷する深い損傷（骨軟骨欠損）の修復の2種類に分けられる．関節軟骨部分欠損の場合，欠損部周辺の細胞は増殖し軟骨基質産生を増やすが，欠損を埋めるだけの反応を励起しない．したがって，部分欠損は修復されることなく残り，その部位から関節軟骨の変性が始まる．骨軟骨欠損では，骨髄から出血し，軟骨前駆細胞および各種サイトカインの供給を可能とするために，軟骨様組織で修復される．しかしながら，修復された組織は組織学的，生化学的および生体力学的に本来の硝子軟骨とは異なるため，長期の経過では変性を生じ，変形性関節症へと進行する．

❈ 関節軟骨損傷の臨床

　比較的高齢者の広範囲の関節軟骨損傷には人工関節置換術の適応があり，良好な臨床成績が上げられる．
　若年者のスポーツ傷害に代表される，外傷による部分的関節軟骨損傷は生物学的に損傷軟骨を修復することが理想的である．しかしながら，われわれ整形外科医は，関節軟骨の修復に関してはごく最近までほとんど無力であった．以前から行われ，現在でも臨床的に広く行われている方法は，損傷部の変性した軟骨を切除し，損傷部の軟骨下骨に小穴を複数個あけ，骨髄か

らの出血を促し，線維軟骨での修復を期待する方法である［2］．前項で述べたように，この方法での修復は不十分であり，変形性関節症への進行は避けられないと考えられている．

最近になり，モザイクプラスティー［3］や自己培養軟骨細胞移植［4］などの方法が開発され，ある程度の大きさまでの関節軟骨欠損の修復は行えるようになってきた．これらの方法は，これまで不可能であった修復を期待できるという意味では画期的ではあるが，決して完全な方法ではなく，多くの問題点を残し，これから改良が必要である．

軟骨移植

関節軟骨損傷を修復するのに関節軟骨を移植するのは最も自然な考え方であり，広く研究されてきた．

骨軟骨移植

骨軟骨移植は，関節軟骨のみならず骨組織も一緒に移植する方法である．同種移植では骨に対する免疫反応を抑えるために冷凍などの処理が必要で，軟骨組織の生着は望めなかった．そこで骨組織を除去した関節軟骨片のみを移植する方法（軟骨殻移植）も試みられたが，移植部での固定方法が困難であり，またホストの関節軟骨との接着が得られず成功しなかった．自己骨軟骨移植は拒絶反応がなく，現在でも一部行われているが，採取部位が問題であり，広く行われていない．

自己骨軟骨移植を改良したのがモザイクプラスティーである［3］．この方法は自己骨軟骨移植ではあるが，関節軟骨を軟骨下骨ごと直径5 mm程度の円柱状に複数個採取する方法である．これにより，採取部位を関節軟骨周辺部の比較的荷重に関与しない部位に分散させて採

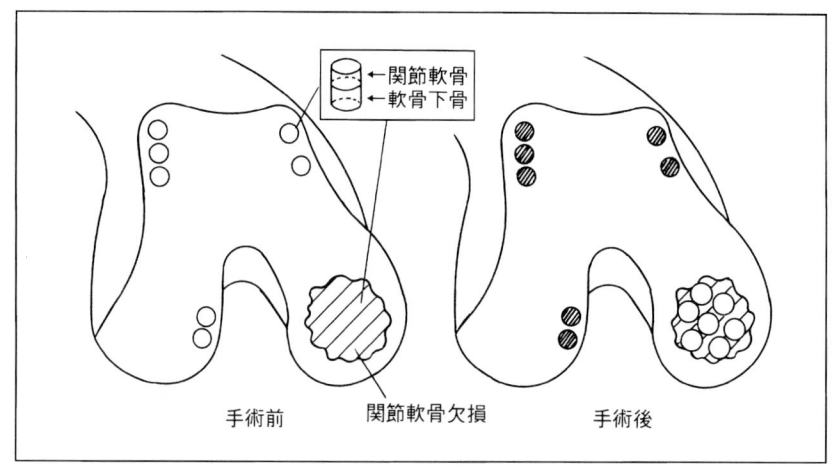

図1　モザイクプラスティーの模式図（大塚薬報 537, 46頁，図4より許可を得て掲載）
荷重部の大きな関節軟骨欠損を複数の周辺部の小さな骨軟骨片でモザイク状に修復する．
軟骨と骨を一緒に円柱状に，関節面に垂直に採取し，軟骨欠損部に作成した穴に埋め込む．

取することが可能となり，組織採取による欠損症状を軽減できる．採取した小さな骨軟骨片を，それより大きな軟骨欠損部に複数個，モザイク状に移植する．移植部には，円柱より少しだけ小さな穴をあけることにより移植骨軟骨の円柱をプレスフィットさせ，とくに固定を必要としない（図1）．問題としては，採取部位を周辺の関節軟骨に分散させたとはいえ，正常関節軟骨を除去し問題がないのか，軟骨欠損部にモザイク状に移植した軟骨は硝子軟骨であるとしてもその間の組織は硝子軟骨ではなく線維軟骨であり，これが長期の経過でどうなるか，修復する関節表面をスムーズにするのが難しいなどがある．移植組織の採取部位の問題があり，修復できる欠損の大きさに限界があるが，理論的には関節鏡視下に行えること（実際にはかなり困難），良好な臨床成績が得られることから有効な方法であり，今後広く行われる可能性が高いと考えられる．

同種軟骨細胞移植

軟骨細胞移植は，関節軟骨を酵素処理することにより軟骨細胞を分離し，軟骨細胞のみを移植する方法である．その組織学的成功率は40％程度と満足な成績を得られなかった［5］．

家兎コラーゲン・ゲル内包埋同種軟骨細胞移植

関節軟骨細胞をコラーゲン・ゲルに包埋し，3次元構造を維持して培養すると，その分化した形質を維持し軟骨基質を産生し続ける［6］．この方法を軟骨細胞移植に利用すると，軟骨細胞を骨軟骨欠損部に固定しにくいという問題点を解消し，骨軟骨欠損部での環境を軟骨細胞に適した状態にし，軟骨細胞が活発に軟骨基質を産生することが可能であると考え，軟骨細胞含有コラーゲン・ゲルを骨軟骨欠損部に充填した［7,8］．移植後24週の経過より，移植された軟骨細胞は骨軟骨欠損部内で生存し，約80％の高い成功率で組織学的に硝子軟骨で修復された．この修復軟骨は生化学的にもII型コラーゲンのみを産生する硝子軟骨であり，リンパ球幼若化反応では，移植した軟骨細胞あるいはコラーゲンに対する免疫反応を生じていなかった．

家兎コラーゲン・ゲル内培養同種軟骨細胞移植

さらに良好な修復を得るために，軟骨細胞包埋コラーゲン・ゲルを移植前に硬くすることを考えた．軟骨細胞を含むコラーゲン・ゲルを作成し，ascorbic acidを加えて培養すると，軟骨細胞は自らの周辺に軟骨基質を産生，蓄積し，培養1週間でゲルは半透明から白色に変化し硬化した．このゲルはトルイジンブルー染色にて異染性を示し，硝子軟骨様の形態を呈していた．このゲルを採型し，家兎大腿骨顆間部に作成した直径4 mmの骨軟骨欠損部に充填した［9］．移植後1日から24週までの経過で，欠損部は組織学的に硝子軟骨で修復された．この修復はこれまでに報告された修復で最も良好なもののひとつであり，臨床的に十分耐えうる成績と考えられる．

動物実験では同種軟骨細胞移植は良好な成績を示し，ヒトに応用可能と考えられるが，組織を採取するためのシステムがなく採取が困難であること，感染症の問題，および同種であるた

めの免疫反応の問題が未解決であり（関節軟骨は免疫原性が低いと考えられているが），未だヒトに応用されていない．

自己培養軟骨細胞移植

　Brittberg らは，ヒトの膝大腿骨内顆上部のあまり荷重しない部位の正常軟骨を少量採取し，酵素処理にて軟骨細胞を分離し，*in vitro* で増殖させて，骨膜でカバーした軟骨欠損部に細胞浮遊液を注入した［4］．

　この方法はGenzyme Tissue Repair社により商業ベースで進められ，世界で数千例に施行され，日本でも治験が行われようとしている．しかしながら，いくつかの問題点も残されている．ヒトであるために組織学的評価が難しいが，示された組織写真では十分な成績とは判断しがたい．また，移植された軟骨細胞がどれだけ移植部にとどまっているのか，低密度の単層培養で約10倍に増殖し，脱分化した軟骨細胞を移植に使用し，果たしてどれだけが軟骨細胞に再分化するのか，欠損部をカバーした骨膜は単にカバーとして働くのか，あるいは細胞の供給など何らかの重要な役割を果たしているのか，明らかにすべき点が多い．

❈ 骨膜移植と continuous passive motion（CPM）

　骨膜の骨形成層には軟骨形成能があることが明らかにされ，それを関節軟骨欠損部へ移植する研究が家兎の実験系あるいはヒトにおいて行われた［10］．しかしながら骨膜移植による修復軟骨は本来の硝子軟骨とはやや異なること，時間の経過とともに修復軟骨組織の線維軟骨化，非薄化が生じること，あるいは骨膜の採取部位の問題もあり，広く臨床応用されていない．

　O'Driscoll らは家兎の実験系で骨膜移植と同時に CPM を併用すると関節軟骨欠損の修復が促進されると報告した［11］．CPM により関節軟骨表面に機械的刺激を与えることにより，関節軟骨内の組織液の循環が改善され，正常軟骨代謝に良いのみならず，修復組織の代謝にも良い影響を与える可能性が示唆された．

❈ サイトカインによる修復

　骨軟骨欠損で，骨髄からの前駆細胞が各種サイトカインの影響で軟骨細胞へと分化し，軟骨欠損部を修復すると考えられる．骨軟骨欠損部での軟骨前駆細胞の増殖および分化を促す目的でさまざまなサイトカインの投与が動物実験で試みられている．それらは *in vitro* で軟骨形成作用のある basic fibroblast growth factor（bFGF），transforming growth factor-β（TGF-β），bone morphogenetic protein，insulin-like growth factor，hepatocyte growth factor［12］などである．いずれも軟骨修復を促進するものの，完全な硝子軟骨での修復を促すものはない．実際の軟骨修復にはこれらのサイトカイン単独ではなく，種々が組み合わさって働いており，完全に修復するためにはこれらのサイトカインの組み合わせ，あるいは至適濃

度が重要である可能性がある．とくに，bFGF, TGF-βは投与量によっては変形性関節症様変化を生じることが報告されているので注意を要する．

これらのサイトカインの投与方法も重要である．単に関節内注入するだけではごく短時間で代謝されて関節内より消失するために，何らかの担体との投与，あるいは持続注入などが必要である可能性がある．軟骨代謝で重要な役割を果たすさまざまなサイトカインが新たに発見されており，これらの投与により，関節軟骨欠損修復が促進される可能性がある．

サイトカインの投与による軟骨修復が可能となれば，薬剤を投与するだけであるので非常に臨床応用が簡単な方法となる．現在までの報告では臨床応用に耐えうる成績を上げられていないものの，将来的には臨床応用の可能性の高い方法と考えられる．

❋ 遺伝子治療

薬剤を関節内注入しても，その薬剤は関節内から急速に消失するし，経口投与では関節内にのみ限定しての供給が不可能である．前述のサイトカインの遺伝子を関節内に導入できれば持続的にサイトカインが産生され，理想的な投与となるが，これによりサイトカインを外から投与するより修復が改善されるかは今後の研究結果を待つ必要がある．

また，関節軟骨欠損を直接修復するのではなく，軟骨欠損により将来進行するであろう変形性関節症を予防することが考えられる．変形性関節症への進行に関与する蛋白分解酵素，あるいは catabolic に働くサイトカインを阻害する方法である．

現在のところ，関節軟骨欠損を治療する目的での遺伝子治療は困難であるが，遺伝子治療による関節軟骨修復は始まったばかりであり，今後の研究成果を待つ必要がある．

❋ 骨軟骨前駆細胞移植

骨，軟骨，脂肪，腱，靱帯などは中胚葉に由来する組織であり，間葉系組織と呼ばれる．発生の途中でこれらの組織の細胞の元になる細胞が存在し，間葉系幹細胞と呼ばれる．出生後の動物での間葉系幹細胞の存在は証明はされていないが，骨髄あるいは骨膜間葉系細胞をSCID mouseの皮下に移植すると，骨・軟骨が形成されることが明らかになり，少なくとも骨軟骨前駆細胞は存在することが明らかになった．その後，ヒト骨髄間葉系細胞を in vitro でも骨，軟骨，脂肪へ分化させることが可能であることが明らかになった [13]．

われわれは骨髄由来の間葉系細胞を in vitro で増殖させた後，家兎の骨軟骨欠損部に充填する方法を試みた [14]．移植後2週間で移植した細胞は軟骨に分化したが，その後骨髄に接する部分から骨に置換され，24週後には隣接する正常関節軟骨よりやや非薄化した．この方法では自己の細胞の採取が容易で，しかも増殖させることが可能であり，臨床応用しやすい利点がある．

この方法をヒトに応用すべく，変形性膝関節症患者の大腿骨内顆荷重部の関節軟骨消失部に，

骨髄間葉系細胞の移植を試みた．

症例は変形性膝関節症で高位脛骨骨切り術の適応がある患者11名であった．男性3例，女性8例，平均年齢は66歳（54〜70歳）であった．手術の約3週間前に本人の腸骨から骨髄血を採血し，dextranで有核細胞を抽出した．これを15% fetal calf serum（FCS）含有 Dulbecco's modified Eagles medium 溶液中で単層培養し，接着細胞を増殖させた．手術前日に細胞を回収，FCSを洗浄し，本人の血清を加えて細胞をコラーゲン・ゲル内に包埋した．

高位脛骨骨切り術はチャンレー型創外固定法とステイプルを用いた．術前の大腿脛骨角は荷重位平均185度（179〜194度）で，これを術後は荷重位平均169度（161〜178度）に矯正した．

高位脛骨骨切り術時に膝関節を展開した．すべての症例で大腿骨内顆荷重部の関節軟骨は欠損し，露出した軟骨下骨は象牙化の所見を呈していた（図2）．象牙化した軟骨下骨をabrasionし，コラーゲン・ゲルに包埋した骨髄間葉系細胞を充填し，脛骨内側より採取した骨膜で被覆した．

術後3日目よりCPM開始，術後平均3.6週間で荷重歩行開始，術後平均6.8週で創外固定を除去，術後平均33週でステイプルを抜釘，同意が得られた症例で関節鏡を施行し，鏡視下および組織学的に修復組織を評価した．移植後6.8週では，修復組織を覆った骨膜は残存していたが，一部剥がれている症例もあった．その下の修復組織は白色で柔らかく，組織学的には一部に異染性を認めるのみであった．33週では骨膜組織は認められず，修復組織は6.8週より固いものの周辺の正常関節軟骨よりは柔らかく（図3），また組織学的には異染性を全体に認め，

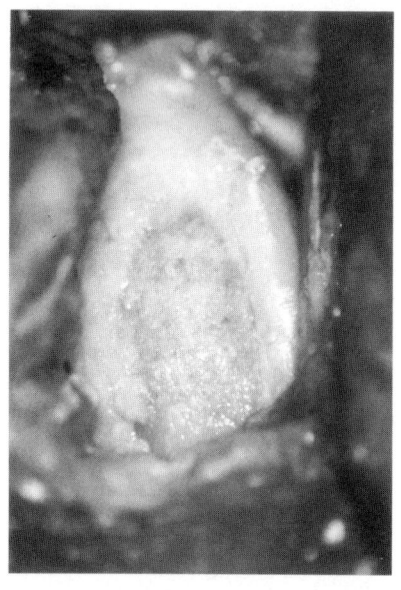

図2　変形性膝関節症患者の大腿骨内顆
荷重部の関節軟骨は消失し，軟骨下骨が露出している．露出した軟骨下骨は硬化している（象牙化）．露出した軟骨下骨の周囲には関節軟骨が堤状に残存している．

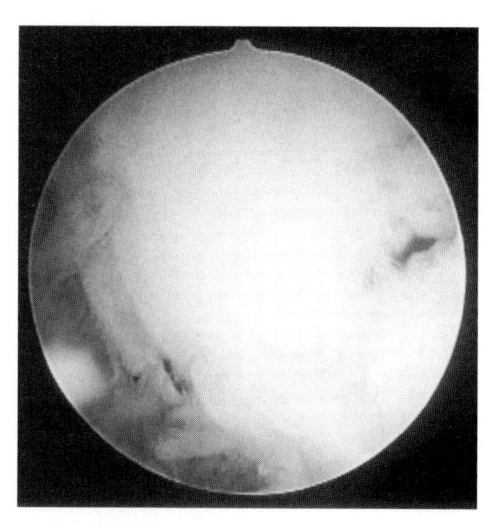

図3　骨髄間葉系細胞移植後33週の大腿骨内顆の関節鏡写真
移植部（縫合糸の右側）は，周辺正常軟骨よりは柔らかい白色の軟部組織で覆われている．

一部硝子軟骨様であった．

以上のように，自己骨髄間葉系細胞を軟骨欠損部に移植することにより，関節軟骨欠損の修復が促進されることが明らかになった．abrasion，骨膜移植，高位脛骨骨切り術はそれぞれ単独で施行しても関節軟骨が修復されるとの報告がある．今回の結果ではそれらの報告よりはるかに早期から関節軟骨欠損部が修復されているうえに，組織学的にも優れたものであった．今後，修復組織が長期にわたり機能するか確認する必要がある．

❀ おわりに

関節軟骨細胞移植には自己移植と同種移植があり，動物実験ではかなり良好な成績が上げられている．しかしながら，実際にヒトに応用するとなると，移植する軟骨細胞の供給が問題である．自己軟骨細胞は採取部位が限られ，採取できる軟骨細胞の数に制限がある．同種軟骨細胞を大量に採取することは，日本では困難である．そこで軟骨細胞を in vitro で増殖させて移植することが可能であれば非常に有用である．しかしながら，軟骨細胞としての分化した形質を維持したまま増殖させることは困難である．軟骨細胞を単層培養で増殖させるとその分化した形質を失う．コラーゲン・ゲル内培養などの3次元培養であると分化した形質は維持されるが，増殖速度が遅い．将来的に，3次元培養と何らかのサイトカインの投与により，軟骨細胞の形質を維持したままその数を増やすことができればその有用性は高い．

骨髄間葉系細胞移植は最も注目されている方法のひとつである．この方法は自己細胞の採取が簡単であること，および細胞を in vitro で増殖させることが可能であるというメリットがあり，臨床応用しやすい．現在のところ，この細胞が軟骨，骨，脂肪になることは明らかにされている．もしこの細胞が本当に間葉系幹細胞であれば，靱帯，腱，筋肉などに分化することができるはずであり，そうなればそれらの組織の修復にも利用できる可能性がある．未分化間葉系細胞からさまざまな間葉系組織への分化を促進する転写因子が発見された．骨芽細胞にはCbfa1，筋肉細胞にはMyoD family，脂肪細胞にはPPARγ2であるが，軟骨細胞へのそれは未だ発見されていない．将来的には骨髄間葉系細胞とこれらの分化促進因子とを組み合わせ，必要な組織への分化を促して組織修復に利用することが可能になると考えられる．

この骨髄間葉系細胞を増殖させることが可能であり，われわれは変形性関節症の関節軟骨欠損修復が，さらに大きな関節軟骨欠損修復にも応用可能と考えられる．そのためには，前述のように軟骨前駆細胞の選択，増殖，分化をコントロールすることが必要であるが，現在のところ不十分である．現在は若年者で人工関節置換術が行われている関節破壊（慢性関節リウマチなど）に対して，将来的にはこれらの細胞を使って生物学的に再建でき，人工関節置換術の必要を減らすことが可能ではないかと考える．

文　　献

1) Buckwalter J, Rosenberg L, Coutts R, et al : Articular cartilage : injury and repair. In : Injury and repair of the musculoskeletal soft tissues (Eds, Buchwalter J, Woo SLY), pp465−482, Park Ridge, Illinois, The American Academy of Orthopaedic Surgeons, 1987
2) Mitchell N, Shepard N : The resurfacing of adult rabbit articular cartilage by multiple perforations through the subchondral bone. J Bone Joint Surg 58-A : 230−233, 1976
3) Matsusue Y, Yamamura T, Hama H : Arthroscopic multiple osteochondral transplantation to the chondral defect in the knee associated with anterior cruciate ligament disruption. Arthroscopy 9 : 318−321, 1993
4) Brittberg M, Lindahl A, Nilsson A, et al : Treatment of deep cartilage defects in the knee with autologous chondrocyte transplantation. New England J Med 331 : 889, 1994
5) Aston JE, Bentley G : Repair of articular surfaces by allografts of articular and growth-plate cartilage. J Bone Joint Surg 68-B : 29−35, 1986
6) Kimura T, Yasui N, Ohsawa S, et al : Chondrocytes embedded inn collagen gels maintain cartilage phenotype during long-term cultures. Clin Orthop Rel Res 186 : 231−239, 1984
7) Wakitani S, Kimura T, Hirooka A, et al : Repair of rabbit articular surfaces with allograft chondrocytes embedded in collagen gel. J Bone Joint Surg 71-B : 74−80, 1989
8) Wakitani S, Goto T, Young RG, et al : Repair of large full-thickness articular cartilage defects with allograft articular chondrocytes embedded in a collagen gel. Tissue Engin 4 : 429−444, 1998
9) Kawamura A, Wakitani S, Maeda A, et al : Cartilage repair ; A collagen gel-biomatrix hardened by chondrocytes cultured within it. Acta Orthop Scand 69 : 56−62, 1998
10) Rubak JM : Reconstruction of articular cartilage defects with free periosteal grafts. Acta Orthop Scand 53 : 175−782, 1982
11) O'Driscoll SW, Keeley FW, Salter RB : The chondrogenic potential of free autogenous periosteal grafts for biological resurfacing of major full-thickness defects in joint surfaces under influence of continuous passive motion. an experimental investigation in the rabbit. J Bone Joint Surg 68-A : 1017−1035, 1986
12) Wakitani S, Imoto K, Kimura T, et al : Hepatocyte growth factor facilitates repair of full thickness articular cartilage defect in rabbit knee. Acta Orthop Scand 68 : 474−480, 1997
13) Pittenger MF, Mackay AM, Beck SC, et al : Multilineage potential of adult human mesenchymal stem cells. Science 284 : 143−147, 1999
14) Wakitani S, Goto T, Young RG, et al : Mesenchymal cell based repair of a large articular cartilage and bone defect. J Bone Joint Surg 76-A : 579−592, 1994

治療と副作用

RAに対するステロイド経口投与療法の位置づけ・181
新しいDMARDs・194
頸椎の神経ブロック療法・204
リウマチ性疾患の疼痛対策・216
膝関節OAの関節洗浄効果・223
脊髄損傷と治療適応—神経組織破壊阻止から残存神経賦活—・231
抗菌剤と炎症リウマチ・238
患者教育・258

RAに対するステロイド経口投与療法の位置づけ

吉原 良祐

はじめに

　ステロイド剤（正確にはグルココルチコイド剤）が，慢性関節リウマチ（以下RA）の治療に使われ始めて半世紀が過ぎたにもかかわらず，その使用の是非や投与法は未だに議論の最中にある．しばしば「両刃の剣」と形容されるように，投与すれば確実な効果を期待できるものの副作用の問題も避けて通れず，患者を目の前にしてステロイド剤を使うべきか否か迷う場面も少なくない．実際，リウマチ医の間ではステロイド剤の使用頻度[1]や投与開始時期・対象患者の年齢[2]に大きな違いがあることが指摘されている．このことは，同じ程度の患者でも，かかった医師によってその転帰が変わってくる可能性があることを意味しており，問題は大きい．

　この「両刃の剣」とはもう少し具体的にはいかなる問題を意味するのであろうか．それは1983年にFriesの書いた一節にうまく表現されている（表1）[3]．結局ステロイド剤は，短期的には優れた抗炎症作用によって患者に福音をもたらすかのように思えるが，長期的な転帰

表1 おそらくは本当の，しかし相反する2つの陳述

過　程
RAでは，1日20mgのプレドニゾロンはプラセボと比較した場合，滑膜炎を鎮め，朝のこわばりを減らし，歩行速度を上げ，疼痛関節数を減らし，握力を高め，赤沈値を低下させる点において臨床的かつ統計学的に優れている．

転　帰
RAでは，1日20mgのプレドニゾロンは非ステロイド治療と比較した場合，死亡率を上げ，機能障害を増し，長期の副作用による訴えを増加させ，入院期間を延ばし，疾患に関わる直接・間接の費用を増やす．

(Fries JF, 1983 [3])

表2 ACRによるRAに対する少量ステロイド（PSL10mg/日以下）使用のガイドライン（1996年）

目的
(1) DMARDの効果発現までのRA活動性の抑制
(2) 一時的なRA活動性の抑制（再燃や特別な行事の際に短期投与）
(3) 適切なNSAIDやDMARDの使用でもRA活動性が高い場合のコントロール

限界
症状はコントロールできても骨・関節破壊は進行する可能性あり

薬剤の選択
初回投与量と維持量を考慮

効果のモニタリング
活動性滑膜炎による自・他覚症状，関節機能の改善

副作用のモニタリング

ACR : American College of Rheumatology, PSL : プレドニゾロン,
DMARD : disease modifying anti-rheumatic drugs, NSAID : non steroidal anti-inflammatory drugs

(ACR, 1996 [4])

はその副作用によって非常に悪いから，RAの治療薬としては不適切であるというのである．今日に至るまでステロイド剤には，RA治療の中心的役割が与えられず，疾患修飾性抗リウマチ剤（DMARD）や非ステロイド系消炎鎮痛剤（NSAID）の補助的な位置づけ（表2）[4]にとどまってきた理由が理解できる．

　RAの治療においては近年，より早期に積極的治療を行うことの重要性が提唱され，変化が見られてきた．その流れのなかで再びステロイド剤に注目が集まってきている．そして実際にいくつかのグループから，ステロイド剤を含む治療プランを用いた良好な成績が，より厳密な手法をもって示され始めてきた．それは，少量のステロイド剤を早期RAに対し，DMARDとの組合せで期間を限定して使用すれば，骨・関節破壊遅延効果（＝疾患修飾作用）があるというものである．

　本稿では草創期から現在に至るまでの，RAに対するステロイド療法の臨床研究史（表3）[5]を振り返ることにより，RA治療におけるその位置づけについて考察してみたい．

♣ RAにおけるステロイド療法の臨床研究史－初期

　Mayo ClinicのHenchらは，RAが黄疸や妊娠により軽快するという現象を長年研究し，

表3 ステロイド療法の臨床研究史

年	報告者	対象RA（エントリー数）	治療	ス剤投与期間	ス剤群の最終転帰 臨床所見	ス剤群の最終転帰 X線所見	ス剤群の副作用	文献No.
1954	MRC	早期（61）	Cortisone 80mg vs Aspirin	12週	1年後NS	−	差なし	[7]
1955	ERC	非限定（100）	Cortisone 69mg vs Aspirin	1年	NS	NS	差なし	[8]
1959	MRC	早期（77）	PSL 10〜20mg vs Aspirin	2年	良	良	重篤なもの多し	[9]
1961	Berntsen	非限定（388）	主にCortisone 25〜100mg vs Gold vs 鎮痛剤	≧5年	NS	NS	ス剤関連死多し	[13]
1983	Harris	非限定（34）	PSL 5mg vs Placebo	半年	投与中良し	やや良	中止後の再燃	[16]
1984	Million	早期（103）	active/PSL 10.3mg vs rest/conservative	10年	やや良	やや良	死亡数差なし（冠疾患死多し）	[17]
1994	McDougall	非早期（244）	Prednisone 8 vs 0mg（±DMARD）	6.9年	悪化	−	白内障・骨折多し	[19]
1995	Kirwan（ARC）	早期（128）	PSL7.5 vs 0mg（±DMARD）	2年	15週以降NS	2年後良	差なし	[24]
1997	Boers（COBRA試験）	早期（155）	PSL60→7.5mg, MTX, SSZのstep-down bridge vs SSZ	28週	28週以降NS	56週後良	差なし	[28]
1999	Möttönen（FIN-RACo試験）	早期（199）	PSL 5mg, MTX, SSZ, Hydroxy-chloroquineのcombination vs DMARD単剤（±PSL 5mg）	2年	良	良	差なし	[29]

MRC：Medical Research Council, ERC：Empire Rheumatism Council, ARC：Arthritis and Rheumatism Council, NS：有意差なし, PSL：プレドニゾロン, DMARD：disease modifying anti-rheumatic drugs, MTX：メソトレキセート, SSZ：スルファサラジン

(Hickling Pら, 1998 [5] を改変・追補)

　副腎皮質ホルモンに抗リウマチ作用があると推測していた．その仮説に基づき，1948年9月，29歳の重症RA女性に，当時ようやく入手可能となったコルチゾン100mg/日の筋肉内投与を開始したところ，わずか2日後に著明な症状改善を示し，3日後には歩行可能となった．その後も彼らは十数名について同様の治験を行い，全例著効した結果を翌年報告した［6］．これが史上初のステロイド剤の臨床応用報告であり，その後RAに対するステロイド療法の臨床研究が精力的に進められる契機となる．

　1954年になり英国のMedical Research Council（MRC）［7］はコルチゾン対アスピリンの無作為比較対照試験（一重盲検）の成績を発表した．対象は発症後3〜9ヵ月の早期RAで，コルチゾン投与群（平均80mg/日を12週間投与）とアスピリン投与群（平均4.5g/日を12週間投与）を比較したところ，1年後の関節症状や機能障害度等の臨床所見は両群とも同じように改善し，統計学上の有意差は見いだせなかった．翌年，同じく英国のEmpire Rheumatism Council（ERC）［8］は，先のMRCの報告でコルチゾンのアスピリンに対する優位性

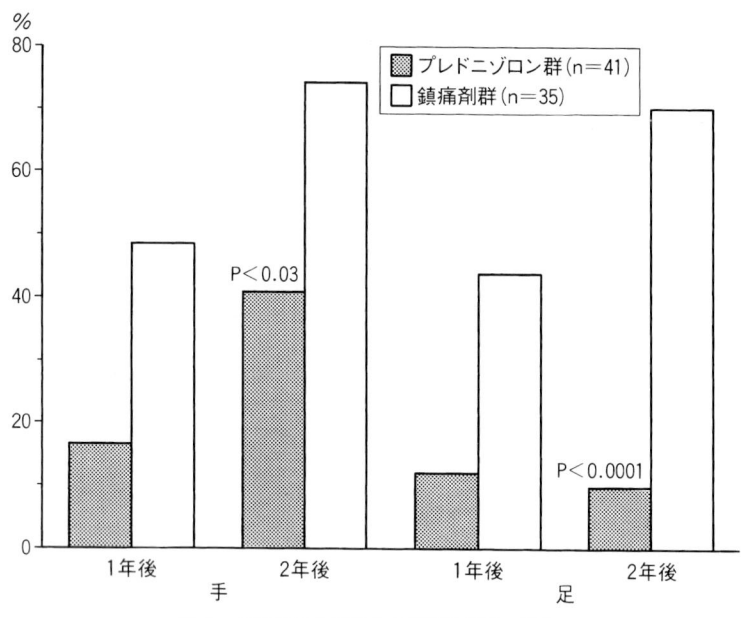

図1 X線所見上悪化した患者の割合（％）
MRC：Medical Reserch Council
（MRC, 1959 [9]）

が示されなかった最大の理由は，早期RAの自然寛解が高率であることが原因であると考え，対象を発症早期患者に限定せず，また両薬剤の投与期間も1年間に延長して無作為比較対照試験を行ったが，やはり両群間には臨床所見上もX線所見上も有意差を見いだせなかった．

一方この間に，新しい合成ステロイド剤であるプレドニゾンとプレドニゾロンが登場した．それらはコルチゾンと比較して，より強力な抗炎症作用を持ち，しかもミネラルコルチコイド作用が少ないため，コルチゾンに代わって臨床応用されるようになった．1959年 MRC [9] は早期 RA を対象にプレドニゾロン投与群（20mg/日から2年かけて10mg/日まで漸減）とアスピリンを中心とした鎮痛剤治療群で2年間の無作為比較対照試験を行った成績を発表した．そこでようやく臨床症状，検査データの改善度，手・足のX線上の骨びらん進展阻止率（図1）に関して，ステロイド治療群に統計学上の優位性が示された．しかしながら，精神症状，消化性潰瘍，感染症などの重篤な副作用も多く，治療上の大きな問題点として提示された．MRC はこの研究を，プレドニゾロン投与量を約10mg/日に減量したままさらに1年間継続し，3年目の観察を行った [10]．臨床所見上およびX線所見上のプレドニゾロン群の優位性は3年目終了時にも同様に認められた．しかしながら，3年目だけについて言えば，大きな副作用は認めなかったものの，骨びらん進行抑制効果は鎮痛剤治療群とそれほど変わらない結果となった．以上より MRC はステロイド剤には確かに RA の骨びらん進行抑制作用があるが，その効果を十分発揮する用量では重大な副作用も多く，また，たとえ少量でも長期使用の副作用（骨粗鬆症，皮膚・血管の菲薄化，老人性紫斑など）発生のリスクもあり，RA に対するステロイド

療法の是非についてはさらに長期の観察の後に決定されるべきであるとコメントした．すなわち，RAにおける古典的ステロイド療法の結論とも言うべきMRC報告に対しては，ステロイド剤の骨びらん進行抑制効果に重点を置く肯定的解釈と，生命に関わる副作用は看過できないとする否定的解釈の2通りの見方［11］が存在することになった．

一方，MRCやERCがステロイド剤の効果を客観的に示すことに手間取っている間にも，副作用に警鐘を鳴らす報告は確実に蓄積されていった．例えば，1955年Bolletら［12］は18例のRA患者に対するプレドニゾンもしくはプレドニゾロンでの治療経験において，初期30～50mg/日という多量投与の3例に，すみやかでかつほぼ完全な抗炎症効果が得られた反面，消化性潰瘍の発生を認め，うち1例は重度のうつ病をも併発したと報告した．また，1961年にはBerntsen［13］も，後ろ向き研究によって，5年以上の長期ステロイド投与群では，非ステロイド治療群と比べ，骨・関節破壊遅延効果が優れていたと言えないばかりか，重篤な副作用が多く，約7％にステロイド関連死があったと報告した．ステロイド剤の投与を受けていたのはより活動性の高いRA患者であり，その点を差し引いて考えねばならないとしても，長期投与のリスクが高いことは十分察することができる．

結局，Henchらの報告から10年あまりを経て，「ステロイド剤の出現でいかにRAを治療すべきかという問題が解決しそうだという希望は，副作用が明らかになるにつれ崩れ去った．ステロイド剤はRAの根本的な治療薬として使うのではなく，限定された目的のために副作用との兼ね合いを考慮しながら使う薬である．」という評価［14］が定着した．RAにおけるステロイド治療でノーベル賞を受賞したHench自身が，Mayo Clinicを訪ねてくるRA患者に向かって，絶えず"Do not take cortisone"と言っていたという話［15］からは，ステロイド剤への期待に対する失望がいかに大きかったかが想像される．

♣ RAにおけるステロイド療法の臨床研究史－1980〜1990年代

初期の臨床試験では，投与量が比較的多く，もう少し量を減らせば効果と副作用のバランスが改善されるのではないかという考えから，1980年代に，ステロイド剤のRAに対する再評価を試みたグループもあった．Harrisら［16］は二重盲検法で5mg/日という少量のプレドニゾンを半年間投与した群とプラセボ群を比較した．ステロイド投与中は前者で健康感（sense of well being）の改善を見たが，関節所見はほとんど差がなく，中止後にリバウンド的増悪を見た．一方X線上の骨びらんの進行は，ステロイド治療群で少ない傾向（患者数が少なく，統計学的には有意でない）が認められた．これらの結果から，ステロイド剤はごく少量でも十分な作用があり，DMARDの効果発現までの短期間の橋渡し療法（bridge therapy）として役立つであろうと述べた．またMillionら［17］は，DMARD，NSAIDに加え，必要ならば少量のプレドニゾロンを併用しながら日常生活の活動性を保った群（最終的にこの群の84％が平均8.5mg/日のプレドニゾロンを服用）は，病状悪化時でもステロイド剤を使用せずにベッド

上安静（平均安静期間13.4週/年）で対応した群と比較して，10年後いくつかの関節においては臨床症状およびX線所見でも優れており，副作用は両群で差がなかったことを報告した．すなわちRAの病勢再燃時には日常の活動性維持目的での少量のステロイド剤使用は肯定されるという結果であった．これはMillionら自身も述べているように，ステロイド剤の効果だけを示すものではないが，その薬効によるところは大きいと考えられる．以上のようにHarrisらやMillionらによって，ステロイド剤には副作用の出にくい少量でも，RAの病態改善，とくに骨びらんの進展抑制効果があることが示唆され，同時に臨床上有益な使用法が提案されたことは意義があろう．

しかしながらHarrisらの提唱した橋渡し療法をGestelら［18］が二重盲検法で検証したところ，プラセボ群とは疾患活動性もX線上の骨びらんの進行に関しても有意差が認められなかった．彼らの方法は，経口金剤にプレドニゾン10mg/日を12週間併用し，以後18週までで漸減・中止，44週後に効果判定を行ったものであるが，Harrisらの場合と同様にステロイド剤投与中は疾患活動性は有意に低下したものの，中止後はリバウンド的再燃が生じた．また，1994年McDougallら［19］は244例のケースコントロール研究で，少量のプレドニゾン（平均8mg/日）を平均6.9年投与された群はステロイド剤非投与群と比べ，機能障害度・医師の概括的評価とも有意に悪く，また白内障や骨折などの副作用も多かったと報告した．同じ年にSaagら［20］も後ろ向きコホート研究により，プレドニゾン1日5mg以上を長期に使用すれば，副作用（とくに骨折，重症感染症，消化管出血・潰瘍，白内障）の頻度は非投与群と比べ有意にかつ用量依存性に増加することを明らかにし，たとえ少量でも長期間ステロイド剤を投与することへの注意を呼びかけている．

結局最近になるまで，RAに対するステロイド療法の長期効果における有益性を統計学上厳密に示せた報告はほとんどなかったと言える．その一方で，たとえ少量であっても長期に投与し続けた場合の副作用については広く認められるところとなった．以上のような経緯から，重篤な関節外症状のコントロールを目的とする場合を除けば，RA治療にステロイド剤を用いて良しとする根拠は薄弱な状況であった．

❖ RA治療戦略の変化－早期治療の重要性

しかしながら，ステロイド剤を用いない他の治療法で，RAの疾患経過を満足なものに変えるものがあったとも言いがたい．従来の「RA治療のピラミッド」に従って，疾患の重症度に合わせ次第に作用の強い（と同時に副作用も多い）薬剤に変えながら治療を進めていく方法は，骨・関節破壊の進行予防的観点からは不十分で，新しい治療戦略を求める声が上がり始めた．そのような流れの結果，炎症や骨びらんの進行速度が最大と考えられる発症早期にその疾患活動性を抑制する強力な治療を行うことで長期転帰を改善することができるという考え（図2）［21］に至ったことは自然であろう．

図2　早期治療の重要性
（Emery P ら, 1995 ［21］）

図3　ステップダウンブリッジ療法
（Wilske KR ら, 1989 ［23］）

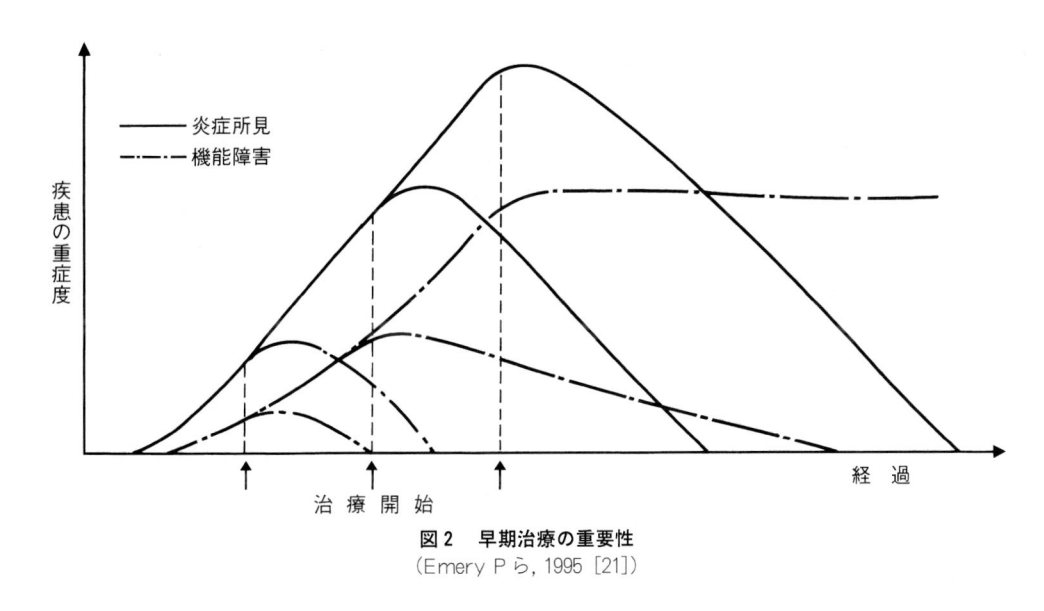

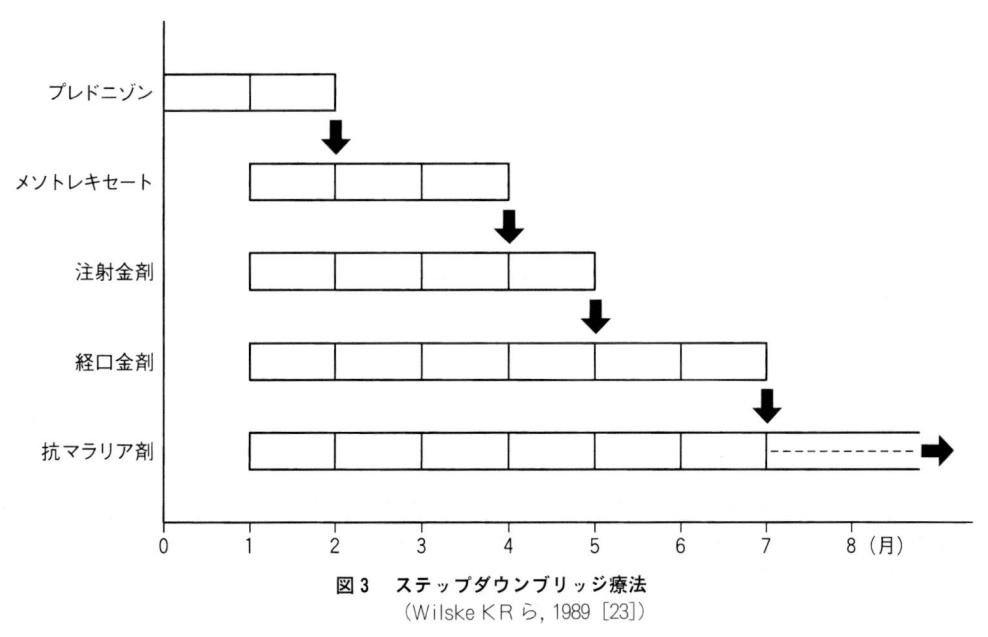

　すでに1977年に Brook ら［22］は，約90％の RA 患者では関節炎発症後2年以内に骨びらんが発生するいう追跡調査の結果から，早期に疾患修飾作用を持つ薬剤を投与する必要性を述べている．1989年 Wilske と Healey［23］は，RA の発症早期から積極的に多剤を併用することで活動性の高い滑膜炎をいち早く鎮静化し，関節破壊の進行を抑制する目的でステップダウンブリッジ療法の概念（図3）を提唱した．これは薬剤の種類を問わず，炎症所見を低減させれば，骨びらんの進行防止は可能であるという基本理念に基づいており，その根拠として彼らは先に述べた1959年の MRC 報告［9］を挙げている．ステロイド剤はそのプログラムのなか

においては，迅速かつ強力な抗炎症作用を持ち，ごく短期間の使用では副作用が出にくい薬剤であるとの認識から，他の薬剤に先駆けて投与し，短期間で投与を終了するという使用法で重要な地位を与えられている．このように早期RAに対する有力な治療手段として，ステロイド剤に対する期待は再び高まってきた．

♣ 評価の見直しを迫るKirwanらの報告

　1995年にKirwanら[24]は，厳密な二重盲検比較対照試験を用いて，ステロイド剤の再評価を行った．発症2年以内の活動性の高いRA128例を，DMARD・プレドニゾロン7.5mg/日併用群（61例）とDMARD・プラセーボ併用群（67例）に分け，2年間の追跡調査を行った．その結果関節痛は6ヵ月まで，機能障害度は15ヵ月まで，関節炎所見は3ヵ月までプレドニゾロン併用群のほうが有意に改善したが，以後は有意差を認めなかった．急性期炎症反応は当初から有意差を認めなかった．以上のデータは，臨床症状や炎症所見など疾患活動性マーカーに対する少量のプレドニゾロンの効果は，あまり長続きしないということを再確認するものにすぎない．それに対して注目すべきはLarsenスコアーで評価した骨・関節破壊の進行が，プレドニゾロン内服中は有意に抑制され（図4），しかもとくに問題となるような副作用を認めなかった点である．さらに彼らは2年の試験期間終了後，二重盲検を解除せずにプレドニゾロン錠をプラセーボ錠に変え，1年間観察を続行したところ，骨・関節破壊が進行し始めたことを

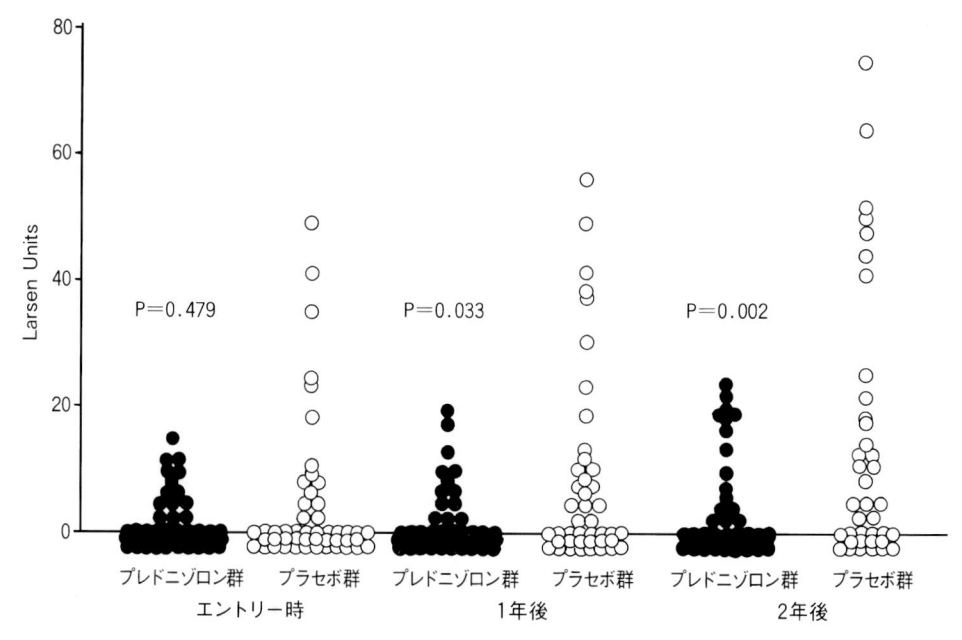

図4　骨びらん進行度（ARCグループ）
ARC : Arthritis and Rheumatism Council
（Kirwan JRら，1995 [24]）

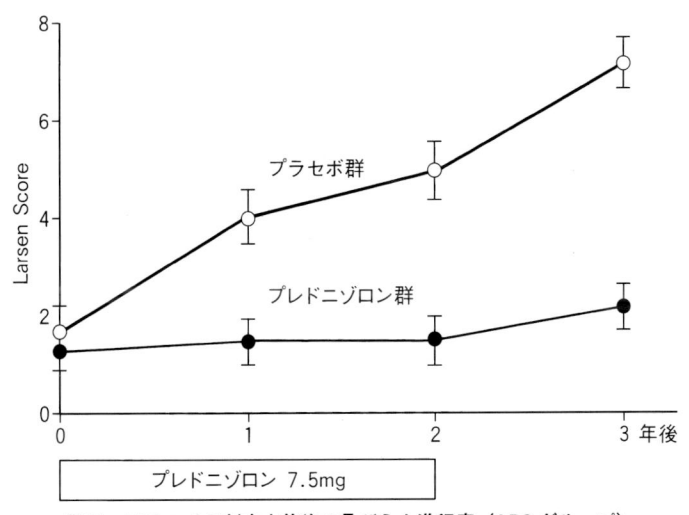

図5 ステロイド剤中止前後の骨びらん進行度（ARCグループ）
ARC : Arthritis and Rheumatism Council
(Hickling Pら, 1998 [5])

追加報告した（図5）[5]．彼らは，このことからもステロイド剤の骨びらん進行抑制効果が裏づけられると述べており，またその際の進行速度はリバウンド的な急速悪化ではなく，むしろプラセボ群の初年度以下であり，ステロイド療法がその終了後にも骨びらん進行抑制的な影響を残した可能性があると考えている（図5）．彼らの報告を，先に提示した1959年のMRC報告［9］と比較した場合，ステロイド剤による骨びらん進行抑制効果については同様であるが，重篤な副作用に悩まされることがなかった点が異なる．MRCの研究ではプレドニゾロンの投与量が10～20mg/日という比較的多い量であったのに対し，Kirwanらが過去の報告から効果と副作用のバランスを考え，投与量を7.5mg/日に設定したことが良かったのかもしれない．

しかしながら，この報告に対してFries［25］は，少量であってもプレドニゾロン療法がRAの長期の転帰を悪くするのは明らか［26］で，Kirwanらのデータを根拠にしてステロイド剤投与が増えることへの危惧を表明している．また，統計学上は両群間には有意差がないとはいえ，プラセボ群のなかにはエントリー時のLarsenスコアーがすでに悪い症例が目立つ点（図4）を問題視する意見［27］もある．また，関節所見や急性期炎症反応など疾患活動性を示す他のパラメーターと解離して，骨びらんの進展度だけに有意差を認めた理由はいかなるものであろうか．Kirwanらはこの点に関して，各パラメーターを司っているメカニズムが異なるからであろうとコメントしている［24］．今後このステロイド治療群がどのような転帰をとるのか，長期間観察後の調査報告が望まれる．

♣ ステップダウンブリッジ療法中の一剤として

1997年, Boersら[28]は，COBRA試験において，実際にステップダウンブリッジ療法を

試みた成績を発表した．早期RAに対して，プレドニゾロンを初期投与量60mg/日という高用量から始め7週で7.5mg/日まで漸減，その後維持し28週で漸減後中止，メソトレキセートは7.5mg/週で投与し40週で漸減後中止，スルファサラジンは2g/日を最後（56週）まで投与する治療群とスルファサラジン単独投与の対照群を比較した（図6）．その結果，圧痛関節数，握力，血沈，医師の概括的評価，問診の5項目を総合した臨床所見は，プレドニゾロン投与期間中のみ多剤併用群が良かったが，中止後は再増悪例が目立ち，56週時には有意差がなくなった．また疾患寛解率も最終的には有意差がなかった．一方X線上の骨・関節破壊に関しては，56週を超え80週後に至っても有意に多剤併用群のほうが良い結果となった（図7）．しかも観察期間中は問題となるような副作用は認めなかった．

　この研究では，効果の発現が比較的早い3薬剤を選択し，なかでもプレドニゾロンの投与法についてははじめの短期間に多量投与するなどの工夫を行い，治療早期にさらに重点をおいた治療プランとなっている．Boersらは，3薬剤のうちでも疾患活動性をすみやかかつ強力に抑えたステロイド剤の果たした役割が最も大きく，その効果で80週後までも骨・関節破壊抑制傾向が持続した可能性を述べている．一方メソトレキセートについてはその役割はあまり大きくなかったものの，ステロイド剤中止後の再燃抑止方向に作用していた可能性を指摘している．この方法はステロイド剤の特長を最大限に利用しようというもので，今後さらに検討が加えられるべき一つの方向を指し示していると思われる．

✤ 多剤併用療法中の一剤として

　COBRA試験の成績発表後，さらに積極的な多剤併用療法の報告も現れた．1999年Möttönenら［29］は，早期RAに2年間プレドニゾロン（5〜7.5mg/日），メトトレキセート（7.5〜10mg/週），スルファサラジン（1〜2g/日），ヒドロキシクロロキン（300mg/日）の4剤併用療法をステップダウンせずに続けた治療群はDMARD単剤による治療群と比較した場合，重篤な副作用が増加することなく，有意に寛解率が高く，骨びらんの進行も抑制されていた（図

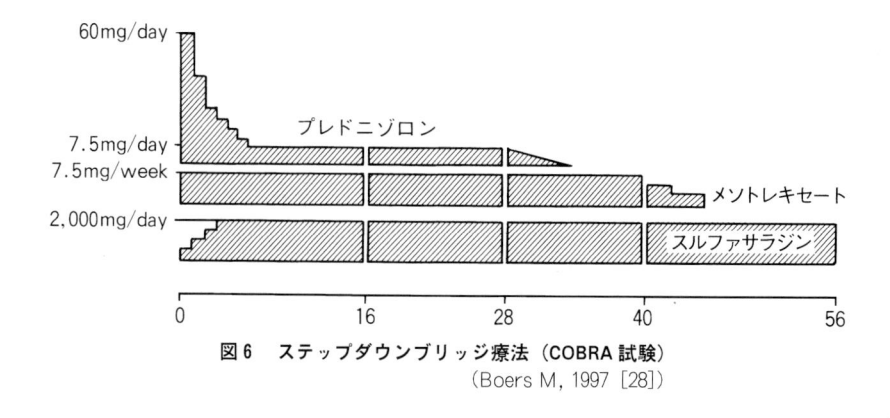

図6　ステップダウンブリッジ療法（COBRA試験）
(Boers M, 1997 [28])

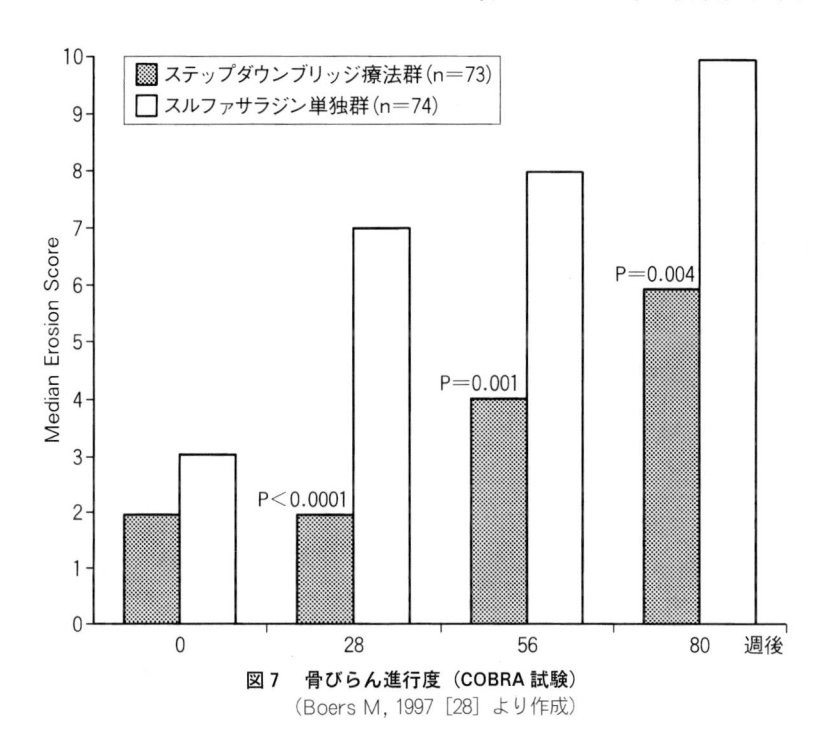

図7 骨びらん進行度（COBRA試験）
（Boers M, 1997［28］より作成）

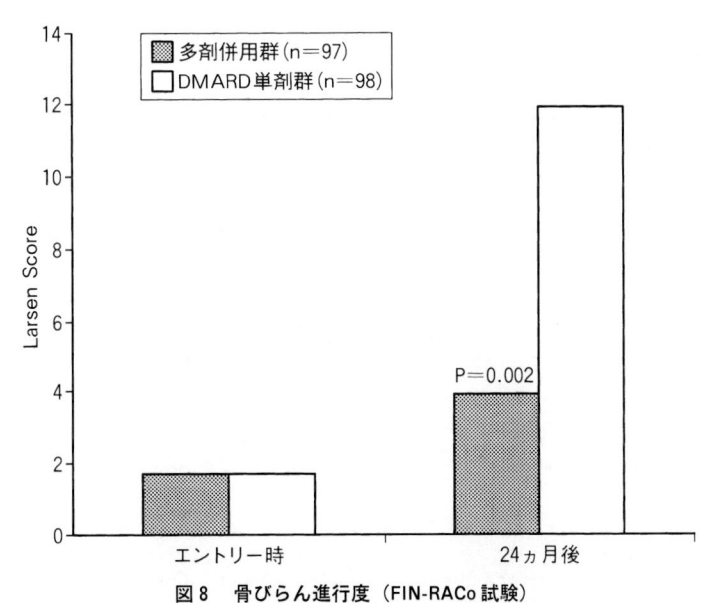

図8 骨びらん進行度（FIN-RACo試験）
DMARD：disease modifying anti-rheumatic drugs
（Möttönen Tら, 1999［29］より作成）

8）と報告した（FIN-RAco試験）．ただしこの研究では，DMARD単剤群にも主治医の判断で，プレドニゾロン（10mg/日まで）の使用が許されており，実際この群の64％に投与されて

いる．このことから Möttönen らは，プレドニゾロンの作用だけで両群間の差を説明することはできないとしている [29,30]．先の Kirwan らや Boers らが，自らの試験における骨びらん進行抑制効果の主役はステロイド剤であると結論しているのに対し，その評価はやや低めである．しかしながら活動性の高い早期 RA の滑膜炎をより早くかつ強く鎮静化し，骨びらんの進行を抑制しようという目的のための一剤として，治療の最初からステロイド剤をほかの DMARD と併用しながら使用するという方向性には共通するものがある．

♣ おわりに

Kirwan らに始まる近年の報告は，早期 RA に対して，少量のステロイド剤を積極的に使えば，重篤な副作用に悩まされることなく，骨びらんの進展抑制効果があるということを結論している．すなわち，ステロイド剤の投与法にはなおも検討する余地が残っていることを示すものである．とくに最終的な炎症所見の改善度においてはプラセボ群と差がなかったにもかかわらず，骨びらんの進展抑制度には有意差を認めた点 [24,28] は，少量ステロイド療法における注目すべき知見であろう．いずれも過去の報告と比べ，より厳密な実験計画に基づいて行われており，症例数も多く，信頼度は高いと言える．しかしながら本稿でもその一部を紹介したように，ステロイド剤を RA の治療に用いるという試みは過去半世紀にもわたり失敗の連続と言っても過言ではなく，「なぜ彼らの場合にはうまくいったのだろうか」「ステロイド治療を受けた患者が 5 年後，10 年後に副作用で悩まされていないだろうか」などの疑問は残る．よって彼らの結論が広く受け入れられるためには，さらなる追試と長年の追跡調査が必要であろう．また日常臨床でわれわれが最も多く遭遇する進行期 RA に対しては長期の転帰を改善したという積極的ステロイド療法の報告は見あたらない．すなわち，現時点でも RA に対する経口ステロイド療法については，個々の症例について，投与の得失を十分吟味しつつ，慎重な姿勢で臨む必要性は変わっていないと言える．

文　献

1) Criswell LA, Henke C : What explains the variation among rheumatologists in their use of prednisone and second line agents for the treatment of rheumatoid arthritis? J Rheumatol 22 : 829−835, 1995
2) Byron MA, Mowat AG : Corticosteroid prescribing in rheumatoid arthritis-the fiction and the fact. Br J Rheumatol 24 : 164−166, 1985
3) Fries JF : Toward an understanding of patient outcome measurement. Artritis Rheum 26 : 697−704, 1983
4) American College of Rheumatology Ad Hoc Committee on Clinical Guidelines : Guidelines for the management of rheumatoid arthritis. Artritis Rheum 39 : 713−722, 1996
5) Hickling P, Jacoby RK, Kirwan JR, et al : Joint destruction after glucocorticoids are withdrawn in early rheumatoid arthritis. Br J Rheumatol 37 : 930−936, 1998
6) Hench PS, Kendall EC, Slocumb CH, et al : Effect of a hormone of the adrenal cortex (17-hydroxy-11 dehydrocorticosterone : compound E) and of pituitary adrenocorticotrophic hormone on rheumatoid arthritis. Preliminary report. Proceedings of Staff Meetings of Mayo Clinic 24 : 181−197,

1949
7) Joint Committee of the Medical Research Council and Nuffield Foundation : A comparison of cortisone and aspirin in the treatment of early cases of rheumatoid arthritis. Br Med J 29 : 1223−1227, 1954
8) Empire Rheumatism Council : Multi-centre controlled trial comparing cortisone acetate and acetyl salicylic acid in the long-term treatment of rheumatoid arthritis. Ann Rheum Dis 14 : 353−367, 1955
9) Joint Committee of the Medical Research Council and Nuffield Foundation : A comparison of prednisolone with aspirin or other analgesics in the treatment of rheumatoid arthritis. Ann Rheum Dis 18 : 173−187, 1959
10) Joint Committee of the Medical Research Council and Nuffield Foundation : A comparison of prednisolone with aspirin or other analgesics in the treatment of rheumatoid arthritis (a second report). Ann Rheum Dis 19 : 331−337, 1960
11) Kirwan JR, Russell AS : Systemic glucocorticoid treatment in rheumatoid arthritis. Scand J Rheumatol 27 : 247−251, 1998
12) Bollet AJ, Black R, Bunim JJ : Major undesireble side-effects resulting from prednisolone and prednisone. JAMA 158 : 459−463, 1955
13) Berntsen CA, Freyberg RH : Rheumatoid patients after five or more years of corticosteroid treatment : A comparative analysis of 183 cases. Ann Intern Med 54 : 938−953, 1961
14) Andrade JRde, McCormick JN, Hill AGS : Small doses of prednisolone in the management of rheumatoid arthritis. Ann Rheum Dis 23 : 158−162, 1964
15) 梅原千治：歴史的背景．新副腎皮質ステロイド療法（第2版）（梅原千治監修），pp7−12, 東京，日本メルク萬有株式会社，1983
16) Harris ED, Emkey RD, Nicholas JE, et al : Low dose prednisone therapy in rheumatoid arthritis ; A double blind study. J Rheumatol 10 : 713−721, 1983
17) Million R, Poole P, Kellgren JH, et al : Long term study of management of rheumatoid arthritis. Lancet I : 812−816, 1984
18) van Gestel AM, Laan RFJM, Haagsma CJ, et al : Oral steroids as bridge therapy in rheumatoid arthritis patients starting with parenteral gold. A randomised double-blind placebo-controlled trial. Br J Rheumatol 34 : 347−351, 1995
19) McDougall R, Sibley J, Haga M, et al : Outcome in patients with rheumatoid arthritis receiving prednisone compared to matched controls. J Rheumatol 21 : 1207−1213, 1994
20) Saag KG, Koehnke R, Caldwell JR, et al : Low dose long-term corticosteroid therapy in rheumatoid arthritis : An analysis of serious adverse events. Am J Med 96 : 115−123, 1994
21) Emery P, Salmon M : Early rheumatoid arthritis : time to aim for remission? Ann Rheum Dis 54 : 944−947, 1995
22) Brook A, Corbett M : Radiographic changes in early rheumatoid disease. Ann Rheum Dis 36 : 71−73, 1977
23) Wilske KR, Healy LA : Remodeling the pyramid-a concept whose time has come. J Rheumatol 16 : 565−567, 1989
24) Kirwan JR and Arthritis and Rheumatism Council Low Dose Glucocorticoid Study Group : The effect of glucocorticoids on joint destruction in rheumatoid arthritis. N Engl J Med 333 : 142−146, 1995
25) Fries JF, Singh G : Glucocorticoids and joint destruction in rheumatoid arthritis (to the editor). N Engl J Med 333 : 1569, 1995
26) Sherrer YS, Bloch DA, Mitchell DM, et al : Disability in rheumatoid arthritis:comparison of prognostic factors across three populations. J Rheumatol 14 : 705−709, 1987
27) Porter D : Glucocorticoids and joint destruction in rheumatoid arthritis (to the editor). N Engl J Med 333 : 1569, 1995
28) Boers M, Verhoeven AC, Markusse HM, et al : Randomised comparison of combined step-down prednisolone,methotrexate and sulphasalazine with sulphasalazine alone in early rheumatoid arthritis. Lancet 350 : 309−318, 1997
29) Möttönen T, Hannonen P, Leirisalo-Repo M, et al : Comparison of combination therapy with single-drug therapy in early rheumatoid arthritis. Lancet 353 : 1568−1573, 1999
30) Boers M : Combination therapy in rheumatoid arthritis (letter). Lancet 354 : 952, 1999

新しい DMARDs

小松原　良雄

♣ はじめに

　慢性関節リウマチ（RA）に対する薬物療法では，抗炎症鎮痛剤とともに，診断確定した早期から抗リウマチ剤と呼ばれている DMARDs（disease modifying antirheumatic drugs）を併用するのが有効ではないかと考えられている．

　1999年3月の1ヵ月間に筆者らが RA 患者に投与した DMARDs がどの程度の効果を示したのか調査した結果を紹介し，現在，開発中の DMARDs などの抗リウマチ剤の概要と期待をまとめてみる．RA に対する治療剤開発は基礎研究の進展に伴い日進月歩の感があり，この論文の出る頃にはさらに新しい考え方の薬剤が登場しているかもしれない．しかし，長期にわたる観察の必要な RA 治療では臨床への導入には慎重な対応が求められている．

♣ DMARDs の使用状況

調査方法

　RA に対する治療手段については，日・米ともにガイドラインが示されているが，実際には担当する医師の判断によりかなり差のあることも事実である．ここに例として紹介するのは，1999年3月大阪府立成人病センター整形外科，および行岡病院リウマチ科を受診している患者で，それまで2年間以上の経過が観察できていた271例を調査したものである．すべての例の投与剤の決定は筆者が行った症例群である．

　対象群の内容は表1に示す．男性は27例（10.0％），発症1年以内に治療を開始した例は19例（7.0％）でここでは観察期間2年未満の例は含まれていない．

　調査時に発症20年以上経過している例は78例（28.8％）で疾患の進行のみではなく加齢に伴う種々の合併症や生活環境の変動の大きい例も入ってくる．

　RA の治療では長期罹患例への対応が重要であり，早期例とは少し異なる可能性が大きい．

　2年間の治療経過の判定は表2の基準で3段階に判定している．不自由さと炎症の程度との間に多少ずれが生じるが，その場合は CRP の結果を優先して判定した．

表1 RAに対するDMARDsの有用性分析対象

1999年3月 行岡病院，大阪府立成人病センターに受診
2年以上経過の分析が可能であった271例が対象

性別	男 27		女 244		
年齢	≤25	26~44	45~54	55~64	65≤ 歳
	6	16	65	88	68
罹病期間	<5	5~	10~	20~	30~ 年
	28	51	114	52	26
stage	I	II	III	IV	
	25	39	65	142	
class	1	2	3		
	23	172	75		
手術例		73			

DMARDs: disease modifying anti-rheumatic drugs

調査結果

安定102例（37.6%），ほぼ安定98例（36.2%），不安定（増悪を含む）71例（26.6%）で治療法の再検討の余地のあるものは25%前後と推定される．

Stage, Class の進んでいる例での不安定の率は若干高いが，平均年齢，罹病期間，およびプレドニン併用量についてみると判定1＋2と3との間ではあまり差が見られない（表3）．

併用されいてるDMARDsの種．種類と頻度は表4に示すが，いずれも必要最少量が使用されている．その結果が副作用による投与中止例は14例であった．2年間に一部薬剤の種類，量の変化例があったが，有効性を推定できる期間投与されたものを集計した．メソトレキセート（MTX）は市販以前の薬剤で54例に投与されている．

DMARDs 単剤投与と2剤，あるいは3剤の併用投与とはほぼ同じ頻度となっている（2剤 96例，3剤 19例）しかし，単剤と多剤との間で有意な効果の差はない．

DMARDsが投与されていない例は28例17.7%で軽症例と合併症のため投与できないものが含まれている．

今回はNSARDs（非ステロイド抗炎症剤）については調査していないが，ステロイドホルモンとしては全例プレドニゾロンが使用され，ほとんどが5 mg以下の低用量であるが，111例40.9%に投与されている．関節内注射は基本的療法としては行われていない．外科手術は調

表2 調査対象例の有用性判定

判定	1（安定）	2（ほぼ安定）	3（不安定）
CRP	1.0未満	1.0~3.0未満	3.0以上
患者の印象	良い	ほぼ良い	悪い
機能	不変	ほぼ不変	低下
例数	102	98	71
	（男11）	（男10）	（男6）
%	37.6	36.1	26.2

表3 有効性判定と年齢罹病期間，プレドニン投与量および Stage class との関係

判定		1＋2	3
平均年齢（歳）		57.9	59.2
平均罹病期間（年）		16.2	14.7
プレドニン			
平均投与量（mg）		4.87	5.03
		（例）	（例）
class	1	23	0
	2	134	41
	3	43	30
stage	1	23	2
	2	32	7
	3	50	15
	4	95	47

表4 投与されたDMARDsの種類と頻度

	GST	RMT	AZL	MTX	AF	Ore	DP	ほか
例	30	106	29	57	19	22	20	13
%	11.1	39.1	10.7	21.0	7.0	8.0	7.4	4.8

DMARDs: disease modifying anti-rheumatic drugs
GST：シオゾール，RMT：リマチル，AZL：アザルフィジンEN，MTX：メソトレキセート，AF：オーラノフィン，Ore：オークル，DP：メタルカプターゼ，ほか：治療薬（ブレディニン，CCAなど）

査前，調査中を含めて73例，26.9%に行われている．

これらの集計の一部は大阪府骨関節難病研究会に報告されているが［1］，これまで以上に有効で副作用の軽い新しいDMARDsがあればこれ以上の安定率が得られるものと思われる．

♣ 新しいDMARDs

国内開発品

エソナリモド（KE-298）－大正製薬－

D-ペニシラミンより有効安全な薬剤開発を目標として多数の4フェニールオキシブタン酸誘導体より選出されたもので図1に示す構造式の薬剤である．

薬理作用としては関節炎モデルにおける関節炎症抑制作用，リンパ球機能促進，炎症性サイトイン抑制などの効果を示す．代謝物（脱アセチル体）も同様の作用があり，用量設定試験では1日100mgでの有用性が確認され，副作用発現率は18.2%となっている（表5）［2］．現在第Ⅲ相比較試験，および長期投与試験の結果が集計されつつある．

少数例で間質性肺炎憎悪の報告があり注意が必要である．SH基を持つ同種の薬剤が使えなかった例にも有効性があり期待されていたが，現在開発は中止されている．

T614－富山化学－

クロモン骨格にメチルスホニルアミノ基を有する薬剤で，当初抗炎症剤として研究が始められたが免疫系の改善を認め，DMARDsとしての開発が進められている［3］．

後期第Ⅱ相試験では50mg/回，75mg/回の投与で改善率は高いが副作用の頻度も高い．初期投与量を低くして斬憎する投与方法を用いて第Ⅲ相試験が進められている．

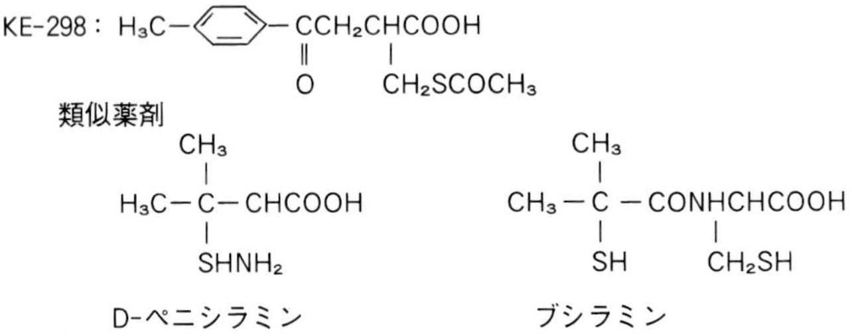

図1 エソナリモド（KE-298）

表5 エソナリモド後期第Ⅱ相用量比較試験

例		改善以上（%）	安全である（%）	副作用例（%）
PL	74	20.2	82.4	17.6
100mg	77	61.3	81.8	18.2
200mg	78	52.5	71.8	28.2

第Ⅲ相比較試験，長期投与試験実施中
副作用として間質性肺炎の増悪例が認められた．

表6　T-614

クロモン骨格にメチルスルホニルアミノ基を有する薬剤
パイロット試験：NSAIDとして実施．抗炎症鎮痛作用とともに
　　　　　　　　免疫系の改善あり．DMARDとしての開発に変更．
　　　　　　　　副作用の発現率は高い．

後期第Ⅱ相
　プラセボ，50mg/日で比較．
　改善率も，11.9％，59.6％と高いが，血液，肝，
　胃機能検査で異常の率が高い．
　初期量を低くし漸増していく方向で検討中．

表7　タクロリムス（FK506）

放線菌 Streptomyces Tsukubaensis が産出するマクロライド骨格を
有する免疫抑制剤（$C_{44}H_{69}NO_{12}H_2O_7$，分子量 82205）

適応承認
1993年　肝移植による拒絶反応の抑制
1994年　骨髄移植によるGVHDの治療
1996年　腎移植による拒絶反応の抑制
1999年　アトピー皮膚炎（軟膏剤）

動物モデルで関節炎に有効，臨床治験に進む

前期第Ⅱ相用量比較試験（RA）
　35施設　73例（1日1回1.5mgと3mg経口投与，16週間）
　50％以上に改善，副作用18.2％（脳塞栓，腎機能異常，耐糖能異常）

後期Ⅱ相用量比較試験
　実施中（プラセボ，1日1.5mg，3mg，1日1回経口投与，16週間）

GVHD : graft versus host disease

安全性が十分検討されると臨床的に役立つ製剤になるかもしれない（表6）．

タクロリムス（FK506）－藤沢薬品－

　放射菌 streptomyces tsukubaensis が産生するマクロライト骨格を有する新規免疫抑制剤である．薬理作用としてはシクロスポリンと類似している．わが国ではプログラフとして臓器移植による拒絶反応やアトピー性皮膚炎に対する軟膏剤として適応承認されている薬剤である［4］．これまでのRA以外の疾患に対する経口投与では重篤な作用も数多く報告されており，RAに対してはほかの薬剤での無効例を対象として治験が進められている．

　前期第Ⅱ相試験では50％以上に改善が認められ，副作用は18.2％以上で後期第Ⅱ相の用量設定試験がほぼ終了している．

　アメリカでも臨床試験が行われており，Turst, DE らは268例の MTX 無効の症例に対し4群比較試験を行い1回3mgの経口投与で有効性と副作用のバランスがとれている［5］と報告している（表7）．

国外開発品

レフルノミド-アベンティスファーマー

新規イソキサゾール系の化合物で多くの臨床治験の成績が報告されている．有効性と安全性が確認され，1998年アメリカ，FDA の認可を受け Arava の商品名で発売されている．MTX と同等，あるいはより優れた効果があり［6］，わが国では現在，用量設定試験が行われている．

この薬剤の作用機序として，dihydroorotate dehydrogenase（DHODH）の活性阻害により，自己免疫リンパ球の cell arrest を起こし，活性化Ｔ細胞のピリミジンヌレオチドの de Novo 合成を抑制すると考えられている［7，8］．

臨床成績についてはすべて良い結果が示されているが ACR で発表されて Turist D らの成績では，表8，図2のようにプラセボ，MTX 例と比較して12ヵ月で MTX と同等の効果が示

表8　レフルノミド（Leflunomide），Arava®

- 新規イソキサゾールの化合物
- 主な作用点・dihydroorotate dehydrogenase 活性の可逆的阻害
（ピリミジン合成阻害）
- 1998年　米国ＦＤＡの認可，発売
- 1日100mg 3回，経口投与，以後1日1回20mg で維持

臨床治験成績（米国）

Baseline Demographic and Disease Characteristics

	LEF (N=182)	PL (N=118)	MTX (N=182)
Gender : % Female	72.5	70.3	75.3
Age (yrs, mean±SD)	54.1±12.0	54.6±10.7	53.5±11.8
Disease duration (yrs, mean±SD)	7.0±8.6	6.9±8.0	6.5±8.1
% Patients with disease ≦ 2yrs	39.0	33.3	40.1
% Rheumatoid factor positive	64.8	60.2	59.4
#DMARDs failed (mean±SD)	0.8±1.0	0.9±0.9	0.9±1.0
% Patients DMARD naïve	44.5	39.8	44.0
MHAQ score (mean±SD)	0.78±0.6	0.87±0.5	0.79±0.5

＊$p > 0.05$ for all baseline comparisons　LEF：レフルノミド，PL：プラセボ，MTX：メソトレキセート，MHAQ：modified Health Assessment Questionnaire

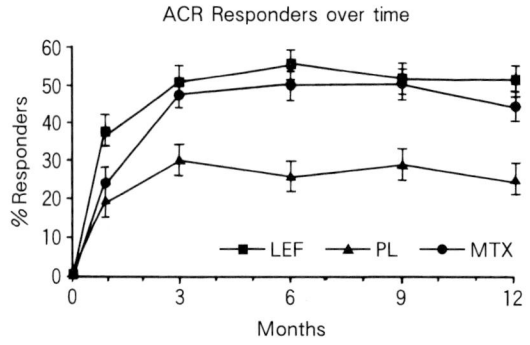

図2　レフルノミド ACR response（Frust D ら，1998，ACR 発表）
ACR：American College of Rheumatology criteria

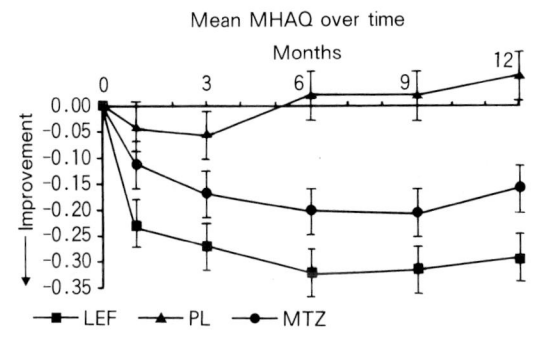

図3 レフルノミドのMHAQ評価
MHAQ: modified Health Assessment Questionnaire

表9 レフルノミドの臨床
Treatment-Emergent Adverse Events (≧5%)

Adverse Event	Leflunomide (n=182)	Placebo (n=118)	Methotrexate (n=182)
Treatment-related SAEs	1.1%	1.7%	2.7%
Withdrawals due to AEs	22.0%	8.5%	10.4%
LFT Elevation as an AE	14.8%	2.5%	11.5%
ALL Gastrointestinal AEs	60.4%	41.5%	51.6%
Diarrhea	33.5%	16.9%	19.8%
Nausea/vomiting	20.9%	18.6%	19.2%
Abdominal pain	13.7%	6.8%	15.4%
Dyspepsia	13.7%	11.9%	13.2%
Gastroenteritis	2.2%	1.7%	5.5%
Oral ulcers	6.0%	5.9%	9.9%
Allergic reactions	24.2%	14.4%	17.0%
Infections	56.6%	48.3%	59.9%
Hypertension*	11.0%	5.1%	2.7%
New onset hypertension†	2.1%	0	1.6%
Alopecia	9.9%	0.8%	6.0%

* Percentage of patients with hypertension reported as an adverse event. This number also corresponds to the number of patients with systolic blood pressure ≧160mmHg and/or diastolic BP ≧ 90 mmHg two or more times during the treatment phase.

† Percentage of patients without either a diagnosis of hypertension at baseline or systolic BP≧160mmHg and/or diastolic BP≧90mmHg at screening or baseline, prior to treatment.

SAEs: severe adverse events, AE: adverse event,
LFT: latex flocculation test　　　(Furst Dら, 1998, ACR発表)

されている．modified Health Assessement Questionnaire (MHAQ)で見ても行動力の改善は明らかである（図3，表9）．

わが国で進められている臨床治験の結果を待ちたい．この製剤の投与方法は1日300mgを3日間投与，その後1回20mgで維持する方法がとられている．

レミケード (TA650) −セントコア，−田辺製薬−

ヒト・マウスキメラ型抗TNFαモノクローナル抗体であり［9］，海外での臨床報告も多く，わが国でも臨床治験が始められている（図4）．

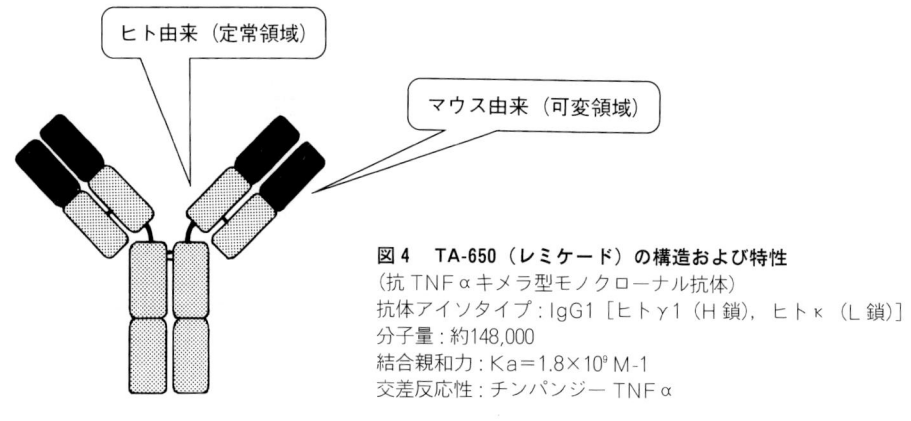

図4 TA-650（レミケード）の構造および特性
（抗TNFαキメラ型モノクローナル抗体）
抗体アイソタイプ：IgG1［ヒトγ1（H鎖），ヒトκ（L鎖）］
分子量：約148,000
結合親和力：Ka＝1.8×10⁹ M-1
交差反応性：チンパンジー TNFα

ヒト由来（定常領域）
マウス由来（可変領域）

表10 エタネルセプト（etanercept），ENBREL®

可溶性TNFAαレセプターとIgG1との融合蛋白
週2回筋注（25mg）
1999．Immunex Corporation：

ACR Responses

	Study I		Study II	
Response	Placebo N＝80	ENBREL[a] N＝78	Placebo/MTX N＝30	ENBREL/MTX[a] N＝59
ACR 20	% of patients		% of patients	
Month 3	23%	62%[b]	33%	66%[b]
Month 6	11%	59%[b]	27%	71%[b]
ACR 50				
Month 3	8%	41%[b]	0%	42%[b]
Month 6	5%	40%[b]	3%	39%[b]

a. 25mg ENBREL SC twice weekly
b. p≦0.01, ENBREL vs. placebo
ACR 20：ACR criteriaによる20%response，SC：皮下

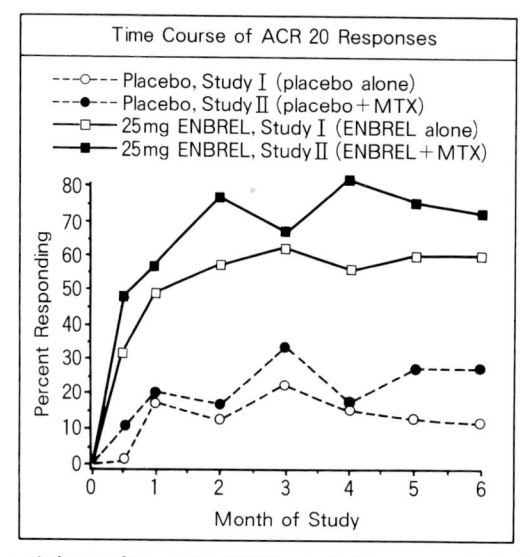

図5 エタネルセプトのACR評価法による20%responseの6ヵ月観察

表11 エタネルセプトの臨床

Components of ACR Response in Study I

Parameter (median)	Placebo N=80 Baseline	Placebo N=80 3 Months	ENBREL[a] N=78 Baseline	ENBREL[a] N=78 3 Months*
Number of tender joints[b]	34.0	29.5	31.2	10.0[f]
Number of swollen joints[c]	24.0	22.0	23.5	12.6[f]
Physician global assessment[d]	7.0	6.5	7.0	3.0[f]
Patient global assessment[d]	7.0	7.0	7.0	3.0[f]
Pain[d]	6.9	6.6	6.9	2.4[f]
Disability index[e]	1.7	1.8	1.6	1.0[f]
ESR (mm/hour)	31.0	32.0	28.0	15.5[f]
CRP (mg/dL)	2.8	3.9	3.5	0.9[f]

* Results at 6months showed similar improvment.
a. 25mg ENBREL SC twice weekly.
b. Scale 0~71.
c. Scale 0~68.
d. Visual analog scale: 0=best, 10=worst.
e. Health assessment questionnaire: 0=best, 3=worst: includes eight categories: dressing and grooming, arising, eating, walking, hygiene, reach, grip, and activities.
f. $p<0.01$, ENBREL vs placebo, based on mean percent change from base line.

ESR:血沈, CRP:c reactive protein, SC:皮下

Percent of RA Patients Reporting Adverse Events and Event per Patient Year in Placebo-Controlled Clinical Trials*

Event	Percent of patients placebo (n=152)	Percent of patients ENBREL (n=349)	Events per patient year Placebo (40 pt years)	Events per patient year ENBREL (117 pt years)
Infection site reaction	10	37	0.62	7.73
Infection	32	35	1.86	1.82
Non-upper respiratory infection**	32	38	1.54	1.50
Upper respiratory infection**	16	29	0.68	0.82
Headache	13	17	0.62	0.68
Rhinitis	8	12	0.35	0.45
Dizziness	5	7	0.25	0.21
Pharyngitis	5	7	0.17	0.24
Cough	3	6	0.17	0.18
Asthenia	3	5	0.10	0.16
Pain, abdomen	3	5	0.12	0.17
Rash	3	5	0.12	0.21
Respiratory disorder	1	5	0.05	0.17
Dyspepsia	1	4	0.05	0.12
Sinusitis	2	3	0.07	0.12

* Includes data from the 6-month study in which patients received concurrent methotrexate therapy.
** Includes data from two of the three controlled trials.

(Immunex Corporation, 1999)

1995年11月適応に制限があるがアメリカのFDAにより承認されている製剤である.

TNFαと炎症との関連はここに述べるまでもなく, その炎症が維持することは理解できるが, RAの治療に応用する場合問題点も少なくない. FDAの指針では, MTXの無効例が対象となり治療開始後もMTXは併用すべきであるとしている. 注射は3mg/kgを初回, 2週, 6週と点滴静注し, その後8週ごとに投与を続ける. 長期の成績については, まだ十分な報告がなく, わが国での治験の結果も不明であるが炎症の強い症例には有力な薬剤と考えられる. 薬理作用としてTNFαの中和作用, IL-6産生抑制, ELAM-1, ICAM-1発現抑制作用があり, 実験的にはヒトTNFα産生Tgマウスの死亡率の低下, CIAマウス関節炎の抑制が認められている. チンパンジーTNFαとの交差反応性があるが, RAに連用した場合の抗体産生についてや感染症の不安に対しては今後の問題と思われる.

Etanercept (ENBREL) -wyeth-ayerst-

可溶性TNFαレセプターとIgG1との融合蛋白製剤である [10]. 週2回の筋注で有効性が認められアメリカではRAに対し承認されている.

中止後のRA症状の再燃の問題がありMTXとの併用の有効性が示されている. 現時点ではわが国での治験については不明で今後の検討を待ちたい.

1999年Immunex Corporationより出されている資料でみると [11], placeboより明らかにACR基準で有効であり, 6ヵ月でみてもMTX併用によりさらに有効率が高くなることが示されている (表10, 図5).

種々の副作用については表11に示すが感染症や悪性腫瘍発生などに対する危険性は否定できない.

♣ まとめ

RAに対する治療には, 現在, DMARDsを省くことはできない. その薬効の強弱は別としても患者の80%は服薬しているか, したことがあると推定される. 有効率の高い製剤には副作用も多く, 服用量も低くなっている.

DMARDsは臨床の場で長く十分に検討されなければ効果を引き出すことは難しい.

ここでは現在開発中のDMARDs, あるいはそれを助けて炎症を抑制する製剤について紹介したが, いずれも治験が進行中のもので今後の成績を注目したい.

文献

1) 小松原良雄: RAに対するDMARDsの投与の現状. 平成11年度大阪府特定疾患調査研究結果報告書 (投稿中)
2) 大正製薬株式会社, KE-298治験薬概要書, 第4版, 1996年5月28日
3) 山口友伸, 奥村良介, 田中啓一: 新規抗リウマチ薬T-614の開発について. 第13回日本臨床リウマチ学会抄録集, pp49-50, 1998

4) 藤沢薬品工業株式会社,FK506（タクロリムス）の概要,第4版,1999年1月20日
5) Frust DE, Sherrer Y, Fleischmann RM, et al : Efficacy of FK506 in rheumatoid arthritis (RA), A 6 month, dose-ranging study in RA patients failing methotrexate (MTX). ACR 1999, abstract 1206, 1999
6) Furst D, Cannon GW, Fox R, et al : Leflunomide 1998 United States scientific presentations. pp14-15 , Haechst, 1998
7) Fox RT : Mechanism of action of Leflunomide in rheumatoid arthritis. J Rheumatoid 23 (supp 53), pp20-26, 1998
8) 鈴木泰夫：RAの新しい治療薬．レフルノミド（Leflunomide）．RA&セラピー 5, pp40-50, 1999
9) 小林義広：慢性関節リウマチ患者を対象としたTA650（Infliximab）へ開発動向．第13回日本臨床リウマチ学会抄録集,pp51-52, 1998
10) 天野宏一：TNFレセプターIgG融合によるRAの治療．RA&セラピー 5, pp30-39, 1999
11) Immunex corporation. ENBREL (etanercept) 1999

頸椎の神経ブロック療法

清水　唯男

❧ はじめに

脊椎は，本来脊柱管内の脊髄や神経根を保護する役目を持つが，退行性変化の過程でこれらの神経を障害し，疼痛を含めた種々の神経症状をもたらす．頸椎の異常は，頸部，肩，上肢への多彩な愁訴の原因となるが，心理的要素の影響も受けやすく，患者の病態を容易に把握できないこともある．

神経ブロック療法は，痛みの診断と治療の両面で有効である．頸椎がその疼痛の原因と考えられる場合，われわれが一般的に施行する神経ブロック療法と，最近の知見について紹介する．

❧ 痛みの発生部位による分類

神経根由来の痛み

頸椎症の骨棘や椎間板ヘルニアにより神経根が圧迫されることによる痛みで，頸部から肩，上肢，手指に放散する．罹患神経根の高位診断には，皮膚知覚低下，筋力低下，腱反射テストが役立つ．選択的神経根ブロックは，疼痛の再現性とブロック後の疼痛軽減により高位診断やその治療に役立つ．

椎間関節に由来する痛み

椎間関節は，頸椎領域でも痛みの発生原因となる．椎間関節包は脊髄神経後枝内側枝の神経支配を受け，この関節の異常は強い痛みと運動制限をもたらす．椎間関節は頸部だけでなく，後頭部や肩，肩甲背部の痛みとして認識されることが多い．椎間関節ブロック（脊髄神経後枝内側枝高周波熱凝固法）は，その診断と治療に役立つ．頸椎各部の椎間関節造影，もしくは高周波熱凝固時の電気刺激時により疼痛が発現する部位を図1に示す［1］．肩への痛みはC4/5もしくはC5/6により，肩甲骨内側の痛みはC7/T1の椎間関節によりもたらされることもある．

椎間板由来の痛み

椎間板は，通常その線維輪のみが神経支配を受けるとされてきたが，変性椎間板ではその内

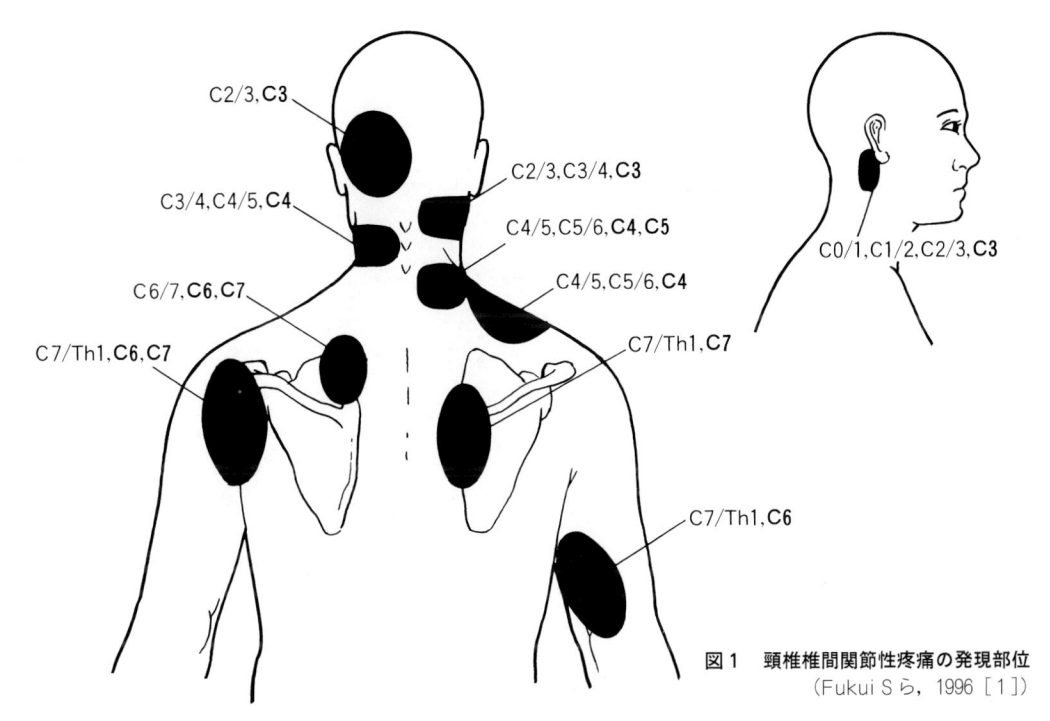

図1 頸椎椎間関節性疼痛の発現部位
(Fukui Sら, 1996 [1])

部にまで神経線維が侵入し，椎間板自体が痛みの原因になりうることが判明しつつある［2］．椎間板ブロックが，その診断と治療に役立つ．

交感神経系が関与する痛み

交感神経ブロックにより緩和する痛み（交感神経依存性疼痛 sympathetically maintaned pain）が存在する［3］．また，基礎的研究により神経損傷後の痛みと交感神経系の関連性を裏づける報告もある［4］．また，変性椎間板からの神経伝達が交感神経を経由することを示唆する報告もある［5］．臨床上，頸椎由来の疼痛に対して，星状神経節ブロック（頸部交感神経節ブロック）が有効である．

筋，筋膜に由来する痛み

筋肉に圧痛点とトリガーポイントがあり，持続性の痛みとこりを伴うのが特徴である．トリガーポイントの圧迫により遠隔部位に放散痛が生じるが，神経根の dermatome とは一致しないことが特徴である．圧痛点ブロックや星状神経節ブロックに理学療法を併用する方法が効果的である．

心理的，社会的要因が関与する痛み

一般に，慢性化した痛みには神経ブロック療法は効果的ではない場合が多く，適応とはならない［6～8］．通常，内服治療，電気刺激療法，心理学的アプローチにて対処する．

♣ 頸椎の神経ブロック療法

代表的な神経ブロック法のターゲットを図2に示す．頸部の神経ブロックにより発生する合併症は，重篤なものが多い．頸部の動脈への局所麻酔薬注入は，全身性のけいれん，呼吸停止などをもたらす．頸部くも膜下腔への局所麻酔薬注入により，著明な血圧低下や呼吸停止が発生する．頸部の神経ブロックは，迅速な蘇生処置が必要な場合もあることを考慮に入れ施行することが大切である．具体的な施行方法の詳細については正書を参照されたい．

硬膜外ブロック［9］

一般に，椎間板ヘルニアなどによる神経根性の急性痛に対し，第1選択で施行される神経ブロックである．X線透視装置なしに施行できるメリットがある．硬膜外ブロックは急性の椎間板ヘルニアによる根性痛には有効であるものの，長期成績ではブロック施行群と非施行群で有意な差がなかったという報告もある［10, 11］．

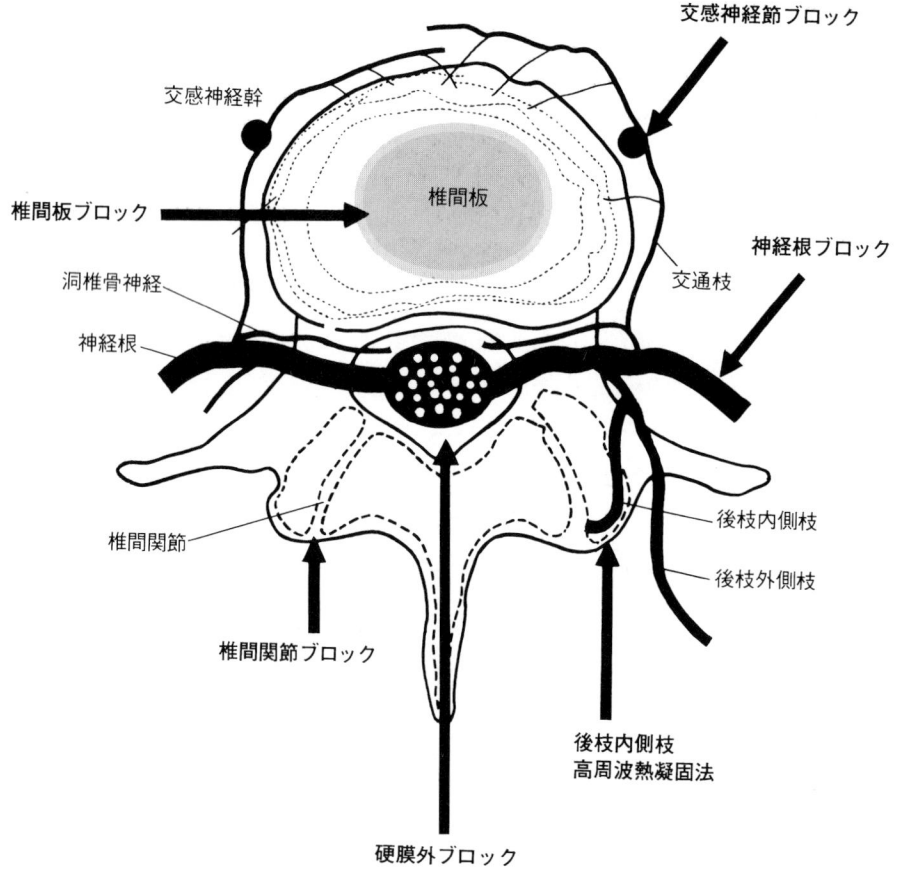

図2 神経ブロック療法のターゲット

手　　技（図3）　患者の体位を，坐位もしくは側臥位にて施行するのが一般的である．患者に顎を引かせ，頸椎は前屈位とする．C7/T1椎間の刺入部を局所浸潤麻酔後，棘突起間正中部を22G 6 cmのブロック針にて穿刺する．生理食塩水を満たした5 cc注射器で抵抗消失法にて硬膜外腔まで針先を進める．局所麻酔薬（1％リドカイン3〜5 cc）と副腎皮質ステロイド剤（ベタメタゾン2〜4 mg）の混合液をゆっくり注入する．ブロック中とブロック後（約1時間）の患者の異変には十分注意する．

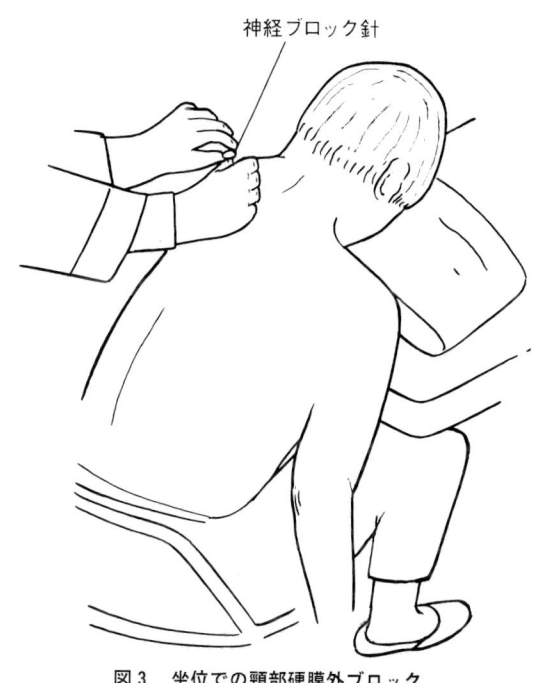

図3　坐位での頸部硬膜外ブロック

神経根ブロック [12]

神経根に由来する痛みに対して施行する．責任神経根の同定にも使用される．神経根に直接針を刺入するため神経損傷に対する注意が必要で，できる限り愛護的に施行する．ブロック後一時的に痛みが増強することがあり，ブロック前に患者に説明しておく．

手　　技（図4，5）　側方アプローチと後側方アプローチが代表的である（図4）．側方アプローチについて述べる．患者を仰臥位とし薄い肩枕を入れ頸椎を軽度伸展位とする．顔を軽度健側に向かせ，乳様突起の先端とC6横突起先端を結ぶ線を引き，乳様突起の先端より1.5 cm尾方，前述の線より0.5 cm腹側にC2横突起を触れ，印をつける．同様に1.5 cmずつ尾方に向かって作図し，それぞれの横突起を確認する（図5）．レントゲン透視下に，皮下を局所浸潤麻酔後，目的神経根のひとつ上位の椎体横突起先端部位より針を刺入し，針先を同レベルの横突起先端にあてる．その後，針先を背尾側に進め，下位横突起後結節先端に針をあて，その腹側を滑らせるように針を進めると目的神経根にあたり，患者は神経根の支配領域に放散痛を訴える．造影剤を1〜2 cc注入すると神経根が索状に造影される．局所麻酔薬（2％リドカイン1〜2 cc）と副腎皮質ステロイド剤（ベタメタゾン2 mg）の混合液を注入する．ブロック後，約1時間の経過観察を行う．

椎間関節ブロック [13]

椎間関節由来の痛みは画像診断から判定することは困難で [14, 15]，椎間関節への局所麻酔薬の注入による痛みの消失によりはじめて診断される [16, 17]．

208　治療と副作用

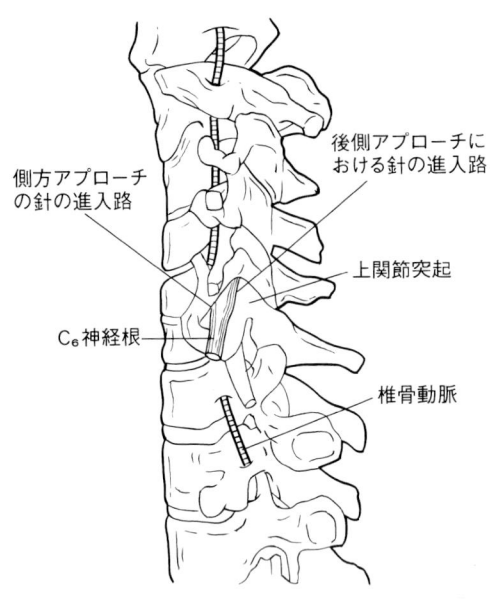

図4　神経根ブロックのアプローチ経路
(痛みの診療(柴田政彦ら編著),東京,克誠堂出版,2000)

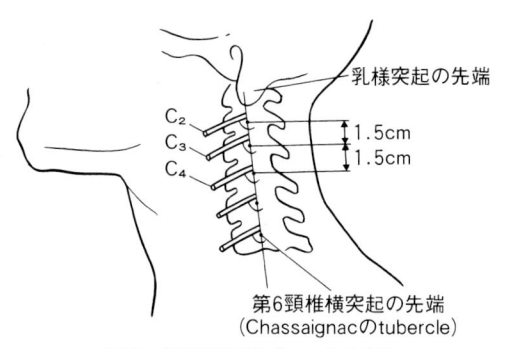

図5　頸部神経根ブロックの方法
(痛みの診療(柴田政彦ら編著),東京,克誠堂出版,2000)

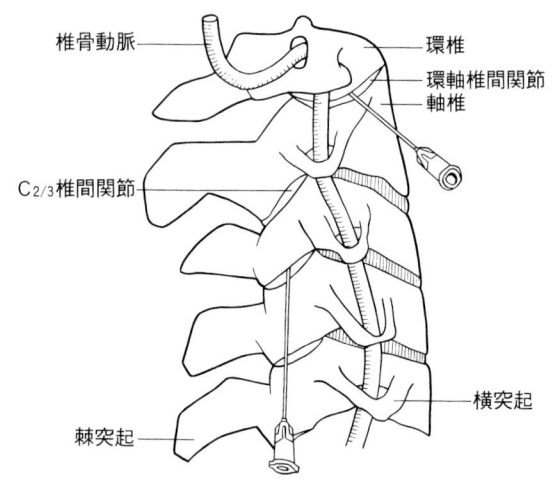

図6　頸椎椎間関節ブロック
(ペインクリニック―神経ブロック法(若杉文吉監修),東京,医学書院,1988)

手　　技（図6）　レントゲン透視台に患者を側臥位とし，肩幅に等しい高さの枕をする．透視装置の管球を動かして，左右の椎間関節裂隙を一致させ，関節裂隙をはっきりと描出する．圧痛部位の椎間関節を確認し，同部を刺入点とする．皮下を局所浸潤麻酔後，23G6cmのカテラン針を刺入し，レントゲン透視下に目的椎間関節の上関節突起の後方部位に針先をあてる．針先は，上関節突起上を少しずつ頭側に移動させ，関節内に1～2mm刺入する．造影にて疼痛の再現性を確認し，局所麻酔薬（2%リドカイン）と副腎皮質ステロイド剤（ベタメタゾン）の混合液を0.5～1cc注入する．注入後，くも膜下ブロックなどになっていないことを確認し，約1時間の経過観察を行う．

脊髄神経後枝内側枝高周波熱凝固法 [18]

　局所麻酔薬による椎間関節ブロック後に痛みが消失するが，一時的な効果である場合には椎間関節を支配する脊髄神経後枝内側枝の高周波熱凝固法を施行する．椎間関節ブロックが一時的にも有効な頸椎および腰椎の椎間関節由来の痛みの場合，脊髄神経の後枝内側枝の高周波熱凝固法により長期にわたる除痛効果が期待できることが実証されている [19～21]．

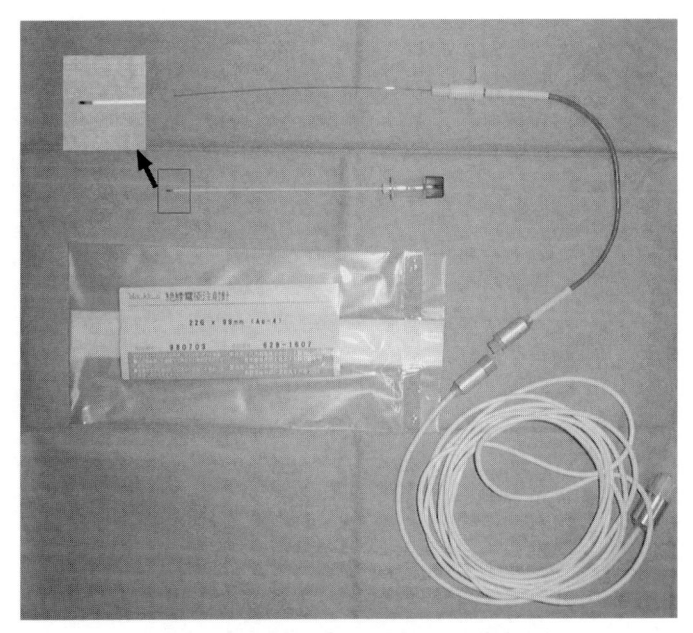

図7 高周波熱凝固法に使用される特殊針
脊髄神経後枝内側枝の凝固には一般的に Sluyter-Meta-Kit が使用される．
本邦で99mm ディスポーザブル針（先端露出は4 mm）が多用される．

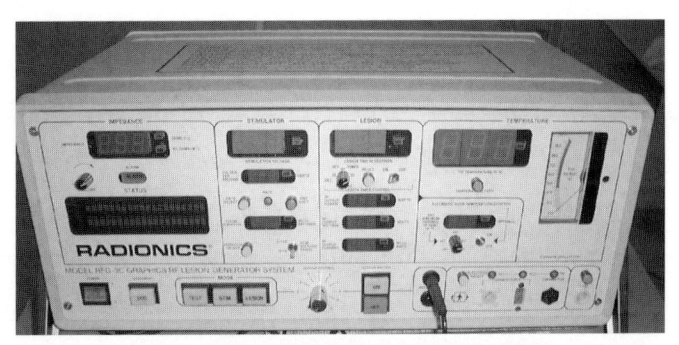

図8 高周波熱凝固発生装置（Radionics 社製）
インピーダンスモニター，刺激発生装置，高周波発生器，電極先端の温度モニターの4つの部分から成る．神経刺激は刺激の強さ（0～10V）と周波数（2～100Hz）が調節可能である．神経の熱変性の程度を決定する電極周囲の温度とその作用時間をモニターすることができる．

　図7のような先端にのみ熱が発生する特殊針を使用し，X線透視下に後枝内側枝によるパレステジアを探る．電気刺激にて痛みの再現性を確認した後，90度90秒間の高周波熱凝固を通常2回施行する．Radionics 社製の高周波熱凝固発生装置（図8）が一般的使用される．

　手　　　技（図9）　患者の上胸部に枕を置き腹臥位とする．顔を患側に向け，患側側を上げた斜位にてレントゲン透視下に神経ブロックを行う．図7のような先端にのみ熱が発生する特殊針を使用し，レントゲン透視下に後枝内側枝によるパレステジアを探る．電気刺激にて痛みの再現性を確認した後，90度90秒間の高周波熱凝固を通常2回施行する．Radionics 社製の

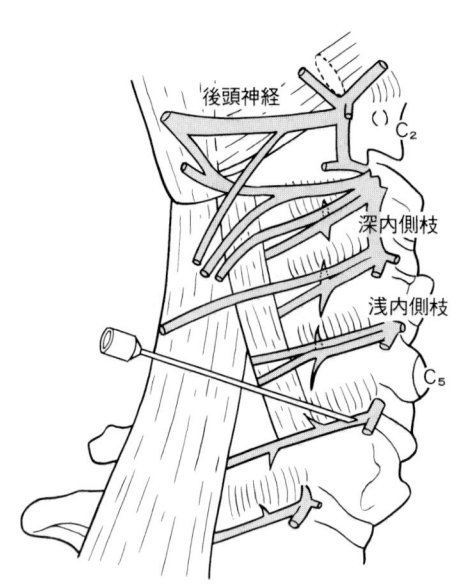

図9 脊髄神経後枝内側枝高周波熱凝固法におけるブロック針の刺入方向
（ペインクリニック—神経ブロック法（若杉文吉監修），東京，医学書院，1988）

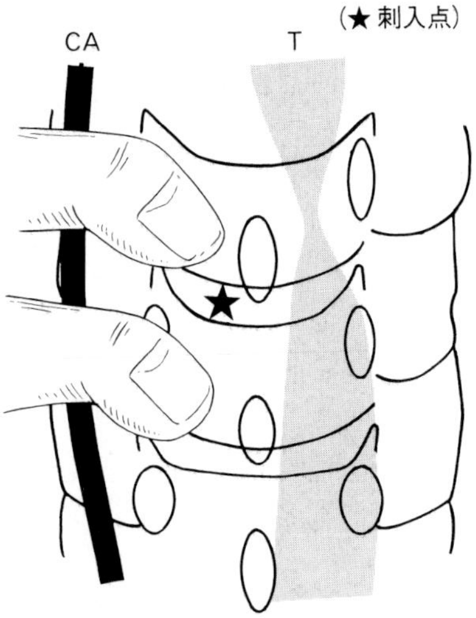

図10 椎間板ブロックの刺入点：刺入点
（ペインクリニック—神経ブロック法（若杉文吉監修），東京，医学書院，1988）

T：気管，E：食道，CA：総頸動脈，SCM：胸鎖乳突筋

図11 椎間板ブロックの針の刺入方向
T：気管，E：食道，CA：総頸動脈，SCM：胸鎖乳突筋
（ペインクリニック—神経ブロック法（若杉文吉監修），東京，医学書院，1988）

高周波熱凝固発生装置（図8）が一般的使用される．

椎間板ブロック［22］

頸部椎間板ヘルニアによる神経根症や椎間板原性疼痛の診断と治療の目的で施行される．椎間板造影検査とステロイド剤や局所麻酔薬の注入療法を同時に施行できる．

手　　技（図10，11）　患者を透視台にて仰臥位，頸椎を軽度伸展位とする．胸鎖乳突筋が弛緩するように体位を調節する．レントゲン線が椎間板に平行に入射するように管球の角度を調節する．胸鎖乳突筋と気管の間の組織を十分に圧排する．指先を椎体に押しあて示指と中指の間を1cm程度拡げ，指の間で目標とする椎間板が描出されるようにする（図10）．皮下を局所浸潤麻酔後，ブロック針を椎間板内に刺入する．側面透視下に針先の深さを確認し，椎間板中央に位置するように調節する（図11）．椎間板造影を行った後，局所麻酔薬（2％リドカイン）と副腎皮質ステロイド剤（ベタメタゾン）の混合液を適量注入する．ブロック後，約1時間経過観察する．

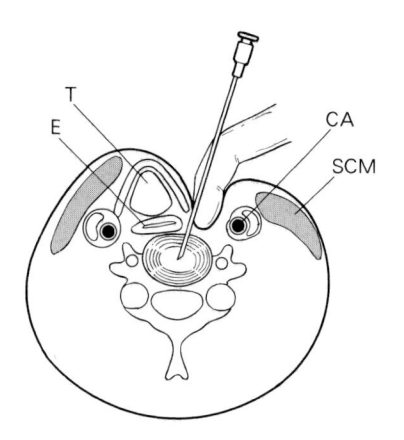

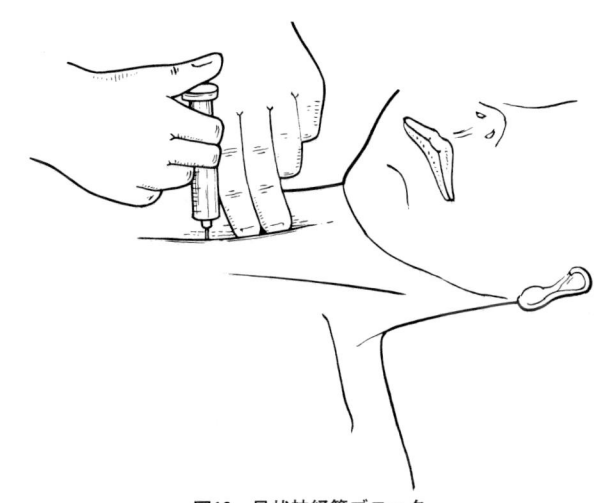

図12 星状神経節ブロック
左示指，中指で胸鎖乳突筋と内頸動脈を外側に圧迫し，針を刺入する．

頸部交感神経節ブロック（星状神経節ブロック）[23]

　交感神経依存性疼痛（sympathetically maintaned pain）は，交感神経の診断的ブロックにより痛みが軽減する場合に診断される［3］．また，椎体や椎間板由来の神経は交感神経系を介することがわかってきた．透視装置を必要とせず，比較的簡単に外来で施行できる星状神経節ブロックは使用価値が高い．

　手　　　技（図12）患者を仰臥位とし，頸部を伸展させ，頸部の筋肉の緊張を緩和させる．右利きの術者が患者の右側のブロックを行うときは，術者は患者の右肩口に立ち，左側を施行する場合には患者の頭側に立ち，患者の頭を両腕で抱えるようにして施行する．左手の示指中指で胸鎖乳突筋と頸動脈を外側に圧排し，その指先で第6頸椎横突起前結節を探る．指先で前結節を確認した後，針先をその内側の横突起基部めがけてゆっくりと刺入する．皮下組織を十分圧排すれば，皮膚から横突起までは15mm以内である．針先が骨にあたったら，左手を頸部より離し，針先の位置が変わらないように，注射器をしっかりと保持する．吸引し血液の逆流がないことを確認した後，ゆっくりと1％リドカイン6～8cc注入する．注入中にも頻回に吸引テストを行い，患者の表情や様子にも注意を払う．抜針後は刺入部に滅菌ガーゼをあて，5分間圧迫する．ブロック後は20分以上経過観察を行う．

トリガーポイントブロック（圧痛点ブロック）

　筋肉の持続痛やこりがある部位に，局所麻酔薬や少量のステロイド剤を注入する．簡便ではあるが適切に施行すれば効果も大きいブロック療法である．

　手　　　技（図13）こりや痛みのある部位で，強い圧痛のある点を患者自身に指で示してもらう．その部位を術者が皮膚に垂直に指圧するようにして最も痛い一点を探す．針を筋膜直

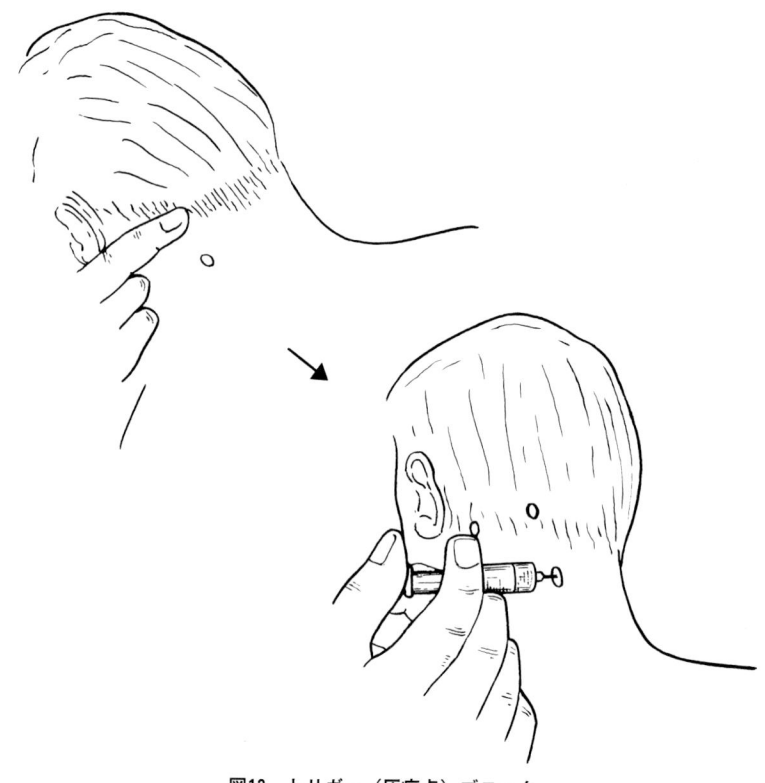

図13 トリガー（圧痛点）ブロック
痛みの最も強い部位を患者自身に指で示してもらう．皮膚に垂直に針を刺入し，筋膜直下で局所麻酔薬を注入する．

下で固定し1％リドカインを1～3cc程度注入する．

♣ 治 療 症 例

症例1（頸椎椎間板ヘルニア）

　28歳女性，サーフィン後より左肩甲骨から上腕内側にかけての痛みが出現．近医にて牽引治療を受けたが軽快せず，発症1週間後に当科初診となる．

　初診時には，左肩甲背から示指，中指に至る痛みがあり．Jackson's test, Spurling test は左側で陽性．示指中指に7/10の知覚低下，上腕三頭筋の4/5の筋力低下と腱反射減弱が見られた．MRIではC6/7の椎間板ヘルニアの所見が見られた．

　外来通院にて，星状神経節ブロック（2回），頸部硬膜外ブロック（4回）施行し，徐々に痛みは軽減したが残存したため，椎間板ブロック（1回）を施行した．椎間板ブロック時の造影剤注入により，硬膜外腔へのリークが見られた．このブロック後疼痛は消失，軽いしびれが時折出現するのみとなり，初診時より1ヵ月間の外来通院にて治療を終了した．

　椎間板に注入した局麻薬やステロイド剤は，圧迫により炎症が起こった神経根部位へ直接浸

潤しうるため，このような症例では非常に有効なことが多い．

症例2（頸椎症性神経根症）

60歳女性，左頸部，肩から母指にかけての痛みとしびれを訴えて来院．Jackson's test, Spurling test は左側で陽性．左C6領域に軽度の知覚低下が見られた．頸椎単純X線写真では，左C5/6椎間孔がLuschka関節の骨棘により狭小化していた．星状神経節ブロックとトリガーポイントブロックを行ったが痛みは軽減せず，C6神経根ブロックを施行した．神経根造影にて神経根が椎間孔レベルで圧迫された像が見られた．その後痛みは消失，しびれと知覚低下も徐々に消失した．

症例3（頸椎椎間関節症）

32歳男性，朝起床時より右頸部痛が出現．右側への頸部回旋がまったくできず．初診時右C2, 3横突起周辺に強い圧痛があった．X線透視下にC1/2, 2/3, 3/4の椎間関節ブロックを施行．直後より痛みは完全消失，回旋可能になった．その後痛みの再発はなかった．

症例4（頸椎症）

57歳男性，風邪をひいた後から，左肩から肩甲骨内側部分にズキンズキンとする痛みが生じた．市販の鎮痛薬を服用していたが効果がなく，当科初診となる．初診時左僧帽筋上縁と肩甲骨内側縁に深部痛があり，肩甲骨内上角部に圧痛あり．頸椎X線写真では，C5/6椎間腔の狭小化，と左Luschka関節の変形が見られた．星状神経節ブロックを3回施行したが改善が見られず，頸部硬膜外ブロック（3回）施行したが無効．C4/5, 5/6, 6/7の椎間関節ブロック施行したが無効であったため，C5/6椎間板内ステロイド注入療法施行施行した．薬液注入時再現痛があり，施行後痛みは消失した．椎間板原性の疼痛と考えられた．

症例5（外傷性頸部症候群）

40歳男性，2年前原付バイクにて走行中，トラックに巻き込まれ転倒受傷．以後両側の頸部から後頭部にかけての痛み，両目のショボショボするような不快感，左上肢のしびれ感など多彩な症状が出現した．近医整形外科で保存的治療を受けたが，頸部の痛みはかえって増悪したため，当科紹介にて初診となる．

各種神経ブロック療法，三環系抗うつ薬などの内服治療，疼痛教育を含む心理療法を施行し，徐々に疼痛は軽減し，約1年後社会復帰可能となった．

C2ガングリオンブロックや頸部脊髄神経後枝内側枝の高周波熱凝固法などの神経ブロックが有効であった．ただし，薬物や心理療法などの併用が，このような慢性疼痛の治療には不可欠である．

♣ ま と め

　図14に示すように，痛みの治療はその病期に応じて，神経ブロック療法，手術療法，薬物療法，理学療法，電気刺激療法，心理療法などが施行される．種々の病態に対し神経ブロックの有効性についての症例報告は数多くあるが，それぞれの神経ブロックの有効性についての客観的評価は未だ不十分である．一般的に，急性痛に対しては有効な神経ブロック療法も，痛みが慢性化した場合には，除痛はおろか疼痛行動を強化したり，逆に副作用の発現頻度を増加させかねないとする文献が多い［6～8］．しかし，神経ブロック療法は疼痛の認知機構全般に何らかの変化をもたらす可能性もあり，心理療法への導入のきっかけとして，また理学療法の補助的手段として慢性痛患者に施行するならば痛み治療の有力な補助的手段ともなりうると考えられる．

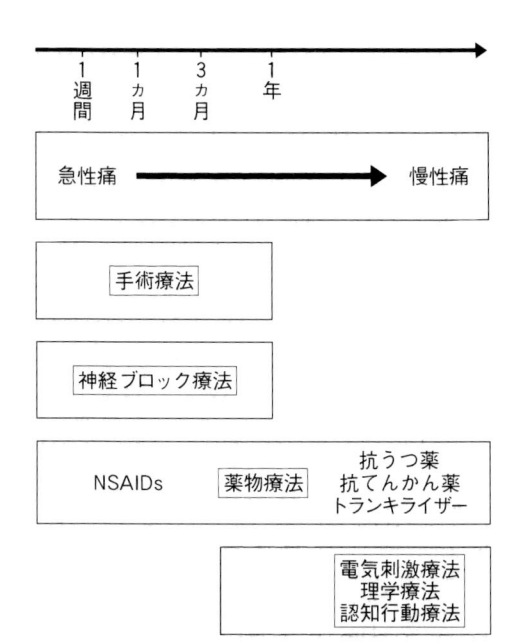

図14　痛みの病期と治療法
急性痛と慢性痛では痛みの治療法が異なる．神経ブロック療法は急性期の痛みに対して有効である．

文　　献

1) Fukui S, Ohseto K, Shiotani M, et al : Referred pain distribution of the cervical zygaphophyseal joints and cervical dorsal rami. Pain 68 : 79−83, 1996
2) Freemont AJ, Peacock TE, Goupille P, et al : Nerve ingrowth into diseased intervertebral disc in chronic back pain. Lancet 350 : 178−181, 1997
3) Stanton HM, Janig W, Hassenbusch S, et al : Reflex sympathetic dystrophy ; Changing concepts and taxonomy. Pain 63 : 127−133, 1995
4) McLachlan EM, Janig W, Devor M, et al : peripheral nerve injury triggers noradrenergic sprouting within dorsal root ganglia. Nature 363 : 543−546, 1993
5) Nakamura S, Takahashi K, Takahashi Y, et al : The afferent pathways of discogenic low back pain. J Bone Joint Surg［Br］78B : 606−612, 1996
6) Siddall P, Cousins MJ : Introduction to Pain Mechanisms. Implications for Neural Blockade. In : Neural Blockade in Clinical Anesthesia and Management of Pain（Eds, Cousins M, Bridenbaugh P）, pp675−713, Phiradelphia, Lippincott-Raven Publishers, 1998
7) Hogan QH, Abram SE : Diagnostic and prognostic neural blockade. In : Neural Blockade in Clinical Anesthesia and Management of Pain（Eds, Cousins M, Bridenbaugh P）, pp837−877, Philadelphia, Lippincott-Raven Publishers, 1998
8) Manning DC, Rowlingson JC : Back Pain and the Role of Neural Blockade. In : Neural Blockade in Clinical Anesthesia and Management of Pain（Eds, Cousins M, Bridenbaugh P）, pp879−914, Philadelphia, Lippincott-Raven Publishers, 1988

9) 中崎和子:硬膜外ブロック.ペインクリニック-神経ブロック法(若杉文吉監修), pp79-88, 東京, 医学書院, 1988
10) McQuay H, Moore A : An evidence-based resource for pain relief. Oxford, Oxford University Press, 1988
11) McQuay HJ, Moore A : Epidural steroids for sciatica (letter ; comment). Anaesth Intensive Care 24 : 284, 1996
12) 大瀬戸清茂:神経根ブロック.ペインクリニック-神経ブロック法(若杉文吉監修), pp221-227, 東京, 医学書院, 1988
13) 山上裕章, 湯田康正:椎間関節ブロック.ペインクリニック-神経ブロック法(若杉文吉監修), pp215-220, 東京, 医学書院, 1988
14) Bogduk N : International Spinal Injection Society guidelines for the performance of spinal Injection procedures. Part 1 : Zygapophysial joint blocks. Clin J Pain 13 : 285-302, 1997
15) Schwarzer AC, Wang SC, O'Driscoll D, et al : The ability of computed tomography to identify a painful zygapophysial joint in patients with chronic low back pain. Spine 20 : 907-912, 1995
16) Barnsley l, Lord SM, Wallis BJ, et al : Lack of effect of intraarticular corticosteroids for chronic pain in the cervical zygapophyseal joints (see comments). N Engl J Med 330 : 1047-1050, 1994
17) Barnsley L, Bogduk N : Medial branch blockes are specific for the diagnosis of cervical zygapophyseal joint pain. Reg Anesth 18 : 343-350, 1993
18) 長沼芳和, 塩谷正弘:高周波熱凝固法.ペインクリニック-神経ブロック法(若杉文吉監修), pp250-253, 東京, 医学書院, 1988
19) North RB, Han M, Zahurak M, et al : Radiofrequency lumbar facet denervation ; Analysis of prognostic factors. Pain 57 : 77-83, 1994
20) Lord SM, Barnsley L, Wallis BJ, et al : Percutaneous radiofrequency neurotomy for chronic cervical zygapophyseal-joint pain (see comments). N Engl J Med 335 : 1721-1726, 1996
21) Stolker RJ, Vervest AC, Groen GJ : Percutaneous facet denervation in chronic thoracic spinal pain. Acta Neurochir (Wien) 122 : 82-90, 1993
22) 山上裕章, 大瀬戸清茂:椎間板造影.ペインクリニック-神経ブロック法(若杉文吉監修), pp21-275, 東京, 医学書院, 1988
23) 若杉文吉:星状神経節ブロック.ペインクリニック-神経ブロック法(若杉文吉監修), pp16-24, 東京, 医学書院, 1988

リウマチ性疾患の疼痛対策

村田　紀和

慢性関節リウマチをはじめとするリウマチ性疾患の大部分の患者では，その疼痛はステロイド剤や消炎鎮痛剤を組み合わせることによって十分鎮静化することが可能である．しかしながら，慢性関節リウマチ患者で稀に，検査値が十分にコントロールされているにもかかわらず，通常量の薬剤では疼痛制御が不能な場合が見られる．また，神経痛（とくに帯状疱疹後）や反射性交感神経性萎縮症でも疼痛対策に苦慮することが多い．今回は，ステロイド剤や消炎鎮痛剤では制御不能な疼痛に対して，オピオイド鎮痛薬を中心に文献的考察を主として述べる．

♣ 鎮痛に用いる薬剤

消炎効果をほとんど有さず，鎮痛目的に使用される薬剤（表1）としては，鎮痛薬，鎮痛補助薬，その他に分けられる．

鎮痛薬

鎮痛薬は，さらにオピオイド鎮痛薬と非オピオイド鎮痛薬とに分けられる．

オピオイド鎮痛薬

オピオイド受容体と特異的に結合する鎮痛薬で，一般にNSAIDなどの非オピオイド鎮痛薬より強い鎮痛作用を有する．

オピオイド鎮痛薬は，さらに麻薬性鎮痛薬と非麻薬性鎮痛薬に分けられる．

1．麻薬性鎮痛薬（強オピオイド鎮痛薬）

アヘン，モルヒネおよび合成麻薬（ペチジンなど）．コデイン，ジヒドロコデインは麻薬性であるが弱オピオイド鎮痛薬である．

2．非麻薬性鎮痛薬（弱オピオイド鎮痛薬）

ペンタゾシン，ブプレノルフィン，酒石酸ブトルファノールなどの拮抗性鎮痛薬．非オピオイド鎮痛薬と麻薬性鎮痛薬との中間の作用強度を有する．

表1　鎮痛に用いる薬剤

鎮痛薬
　　オピオイド鎮痛薬
　　非オピオイド鎮痛薬
鎮痛補助薬
　　抗うつ剤，鎮静剤，抗不安剤
その他
　　メキシレチンなど

非オピオイド鎮痛薬

NSAID，とくにピラゾール系消炎鎮痛剤（スルピリン，フェニールブタゾン，ミグレニンなど）は鎮痛作用が強力であるが，顆粒球減少症など致死的な副作用があるため最近ほとんど用いられない．鎮痛作用が強いので頓用で用いるなど副作用に注意しながらもう少し活用されてもよいと思う．

鎮痛補助薬

抗うつ剤，鎮静剤，抗不安剤

その他

メキシレチン

プロカインアミド系の局麻剤で不整脈治療に用いられる．さまざまな疾患からくる各種神経痛に対し経口投与で用いられ，中等度以上の改善度が30％以上であった（表2）．作用機序として，神経膜電極変化によるナトリウムチャンネルのブロックが想定され，また中枢神経系への作用も考えられている[1]．そのほか，本来は反射性交感神経性萎縮症の疼痛機序解明のためであるが，本剤を静脈内投与で用い軽度の鎮痛効果を認めている[2]．ただ，現在まで検索しえた範囲では，国内国外ともに炎症性リウマチ性疾患の疼痛対策として用いた報告はなかった．

表2　メキシレチン有効例

糖尿病性神経障害	帯状疱疹
アルコール性神経障害	癌性疼痛
多発性硬化症	各種神経痛
中枢性異常感覚	RSD
視床痛	幻覚肢痛
脊髄損傷	

♣ オピオイド鎮痛薬の種類

オピオイド鎮痛薬とは，オピオイド受容体と特異的に結合する鎮痛薬の総称で，一般に非ステロイド性抗炎症剤などの非オピオイド鎮痛薬より強力な鎮痛作用を有する．神経細胞表面のオピオイド受容体による分類を以下に挙げる．

δ受容体：内因性リガンドは[Leu], [Met]-エンケファリン

作動薬は[Leu], [Met]-エンケファリンである．鎮痛，身体・精神依存，神経伝達物質の制御などに関与する．

κ受容体：内因性リガンドはダイノルフィンA

作動薬はケトシクラゾシン，ダイノルフィンA（1-17）である．μグループより鎮痛効果は劣るが，副作用は少ない．鎮痛，鎮静，縮瞳，徐脈，利尿，嫌悪感などの作用がある．女性に効果大である．ペンタゾシンはantagonist．

μ受容体：内因性リガンドはβ-エンドルフィン，エンドモルフィン（IとII）

作動薬はモルヒネ，コデイン，ペチジン，tramadolなどである．モルヒネは強力な鎮痛作用を有し，多幸感，身体・精神依存，徐脈，神経伝達物質の遊離抑制などの作用を有する．副作用が強い．

♣ 各種薬剤の鎮痛効果の比較

奥山ら［3］は，マウスの実験的慢性炎症性疼痛に対し各種薬剤の鎮痛効果の比較（表3）を行い，モルヒネ＞ペンタゾシン＞NSAIDの順に鎮痛作用があり，炎症状態ではインドメタシン，スリンダック，ジクロフェナックの鎮痛作用が増強し，ペンタゾシンと同等になると報告している．中枢作用薬（抗精神病薬，抗不安薬，抗うつ薬，筋弛緩薬など）では鎮痛効果が認められなかった．

表3　各種薬剤の鎮痛効果

	ED50 (95% confidence limits)	
	正常マウス	yeast hyperalgesia mice
indomethacin	>40.0 mg/kg	8.5 mg/kg
ibuprofen	250.1	42.1
phenylbutazone	>200	149.1
pirocicam	>40.0	35.6
sulindac	>40.0	12.2
diclofenac	>100	14.3
aspirin	>400	>400
acetaminophen	345.7	222.5
morphine	4.5	2.8
phentazocine	22.1	10.8
haloperidol	—	>5.0
diazepam	—	>5.0
atropine	—	>10.0
imipramine	—	>20.0

（奥山ら［3］から抜粋）

♣ 実験的関節炎とオピオイド鎮痛薬

Walkerら［4］は，ラットのadjuvant arthritisの進展に及ぼすモルヒネとbuprenorphineの影響を調査し，buprenorphineはまったく効果がなかった．モルヒネは皮下注射として投与すると，投与量依存的に関節炎を抑制したが，抑制量（ED50，58±9mg/kg）が致死量（LD50，63±2mg/kg）ときわめて接近し，抗関節炎目的では使用できないと結論づけている．また，この実験で皮下点滴では効果がなかったことから，局所での一定以上の濃度が必要で，抗炎症作用はκ受容体を介している可能性を指摘している．抗炎症目的でオピオイドを使用するには，blood-brain barrierを越えないオピオイド薬を開発する必要があるだろう．

Binderら［5］は，同じくadjuvant arthritisラットに対しκ-opioid agonistのasimadolineを用い，関節炎の進展抑制効果を証明している．この効果は，同モルのnaloxone methodine（peripherally-selective antagonist）やMR2266（κ-selective antagonist）で完全に阻止できることから，末梢のκ受容体を介して効果を発揮していると推論している．基本的に中枢性の副作用は見られないという．また，正常ラットには作用せず，炎症ラットにのみ効果があるということで薬剤への期待が持てるが，経口投与は腹腔内投与に比べて十分の一の効果しかなく，臨床応用は難しいかもしれない．

❧ 癌性疼痛以外へのオピオイド鎮痛薬の使用

文献的にも，わが国での使用は手術期を除けば皆無である．

欧米では1982年に最初の報告があるが，きちんと管理された使用報告は1992年のZenz［6］が最初であろう．対象患者は神経原性が53例，背部痛が24例，骨粗鬆症が11例，頭および顔面痛が8例，阻血性疾患とリウマチ性疼痛がそれぞれ2例の計100例である．疼痛の軽快が51例，部分軽快が28例と優秀な成績である．副作用では便秘が半数弱に見られ，嘔気やめまいは投与期間とともに減少するのに比してむしろ増加している．呼吸抑制や嗜癖性は見られなかった．1993年，Mayo clinic のGonzales［7］は，RAに対するモルヒネの適応，使用方法を10箇条にまとめて報告している．1994年にKanoff［8］が反射性交感神経性萎縮症，クモ膜炎の15例に対しモルヒネの髄腔内投与を行い，8例が優秀，3例が良好で，6人は仕事復帰したと述べている．

1996年，Moulin［9］は6ヵ月以上筋筋膜，筋骨格，リウマチ性疼痛が持続し，コデイン，NSAID，抗うつ剤に抵抗性の46例に，徐放性経口モルヒネとbenztrophineを偽薬とした二重盲験，crossover試験をした．結果はモルヒネ群が疼痛軽快では少し良かったが，QOL（SIP，PDI）は改善しなかった．副作用は2群で有意差はない．1999年，Ruoff［10］は465名の慢性関節痛患者（RA，強直性脊椎炎，痛風は除外）に対し，μオピオイドのtramadol 3群と偽薬の二重盲験により緩徐に増量するほど，tramadolによく見られる中枢性の副作用，嘔気，めまいの発生率が減ったと報告している．あまり鎮痛効果は強くなく，むしろ腎障害や消化性潰瘍などでNSAID不耐性の変形性関節炎患者などに適しているかもしれない．

❧ オピオイド鎮痛薬の副作用

徐放性硫酸モルヒネ経口剤（MSコンチン）の副作用（表4，5）を，厚生省薬務局安全課から1994年に出された再審査終了時の報告から見ると，調査症例数2,503例中副作用発現例数604例，24.1％，副作用発現件数878件と非常に多いが大部分が悪心，嘔吐，便秘の消化肝障害で，精神障害全体で3.2％，薬物依存は0.8％である．呼吸器系障害も0.2％にすぎず，副作用への対処は便秘を中心とした消化器症状が中心と考えられる．しかしながら，実際に患者への投与を考える場合には，前述のGonzales［7］の十箇条や後述のLimoges Recommendations［11］を肝に銘じ，慎重を期さなければ

表4　MSコンチンの副作用（再審査終了時）

調査症例数	2,503例
副作用発現例数	604例
副作用発現率	24.13％
副作用発現件数	878件

表5　MSコンチンの副作用の種類

消化管障害	20.97％
便秘	13.94
悪心	7.95
嘔吐	4.08
その他	1.88
精神障害	3.16％
傾眠・眠気	1.96
薬物依存	0.80
幻覚	0.32
不穏	0.32
中枢，末梢神経障害	2.04％
意識障害	0.60
失見当識	0.36
不安定感	0.36
錯乱	0.28
譫妄	0.28
呼吸器系障害	0.20％

♣ オピオイド鎮痛薬使用の基本原則

急性疼痛

尿管結石のような中等度〜高度の疼痛に対し用いる．オピオイド鎮痛薬を用いる場合は，十分な効果が得られる用量を用いる．

慢性疼痛

まず非オピオイド鎮痛薬を用い，十分な効果が得られない場合は非麻薬性オピオイド鎮痛薬を併用する．麻薬性鎮痛薬は，原則として悪性疾患による中等度〜高度の疼痛以外には用いない．

慢性疼痛には，薬物以外の神経ブロックや神経路の切断による疼痛の除去も考慮する．また鎮痛補助薬の使用も考慮する．

オピオイド鎮痛薬の反復投与を中止する場合には，用量を徐々に減らし，急に止めないこと．

【参考】末期の癌性疼痛への基本原則
①投与はなるべく経口で，経口，坐薬，注射と段階的に
②鎮痛薬の選択は効果の弱いものから段階的に，非オピオイド鎮痛薬，弱オピオイド鎮痛薬，強オピオイド鎮痛薬の順に用いていく
③投薬条件は個々の患者に合わせて
④投与は時刻を決めて規則正しく
⑤患者の細かな点にも注意して投薬する

♣ おわりに

わが国では，保険適用の問題，麻薬管理の煩雑さからリウマチ性疾患にオピオイド鎮痛薬，とくに麻薬性を用いることはきわめて困難である．文献的にも手術前後での使用以外は見あたらない．しかしながら，用い方によってはステロイド剤や消炎鎮痛剤よりもずっと副作用が少なく，短期使用，離脱方法など検討課題も多いが有用な方法であると思われる．実際に投薬する場合には慎重にも慎重を期し，末期癌患者への基本原則や次頁の Limoges Recommendations に従えばよいであろう．

Limoges Recommendations

序　　文

1) リウマチ性疾患において，モルヒネ使用を推奨するものではない．
2) 当勧告のゴールはモルヒネ使用に関しての警戒を弱めるものでもなく，また臨床医がモルヒネを適切に使うことを手助けするものでもない．
3) モルヒネは非癌性関節痛治療におけるオプション（他の種々のオプションのなかの）ひとつである．

患者選択と投与前評価

4) モルヒネ治療の候補：疼痛の原因（変性疾患，炎症性疾患）が確定し，従来の治療に部分的またはまったく反応しない慢性痛を有する患者．
5) 基礎評価：
　病歴とすべての既治療の再調査
　心理学的評価：誤診していないか，患者が若すぎないか，薬物乱用の既往がないか，精神病理学的証拠を示すか．
　適切な物差や指標を使っての疼痛とその影響の評価
6) 医学的に認められる原因に関連しない訴え（原因不明の疼痛）の患者や，高度の性格障害や顕著な心理社会的障害を有する患者は避ける．

実際の治療方法

7) 患者とその主治医以外の医師はモルヒネ治療のゴール，方法，潜在性の副作用について説明を受ける．
8) 治療ゴールは患者と主治医が一緒に決定するべきで，モルヒネの処方に対し責任をとる．
9) 推奨開始量は10〜30 mgの徐放性モルヒネ硫酸を定時に1日2回経口投与する．投与量は患者要因に基づききっちりと決定する．老人や腎・肝に障害のある患者では低量．
10) 1日総量の50%を超えない範囲で（予定された受診日ごとに）投与量を増加していく．
11) 効果および安全性評価を頻繁に行う．少なくとも14日目，28日目，至適用量が決定するまで．
12) 時間により疼痛の程度が変動する患者では，acetaminophene（速放性モルヒネ）などの追加処方をする．
13) モルヒネ治療開始時に，便秘を防ぐため緩下剤，食餌や肉体運動の助言をする．

治療評価とモニタリング

14) 受診ごとに誤使用，乱用，精神的依存のチェックを行う．
15) 使用量が非常に急激に増加する場合は，モルヒネ治療の適否を再考するべきである．
16) モルヒネ治療を中止する場合は緩徐に減量していき，withdrawal symptomsを観察するべきである．

　最後に，**リウマチ性疾患におけるモルヒネの有用性と位置づけを決定するために臨床試験が必要**と結ばれている．

文　　献

1) 寺本　純：各種神経痛に対するメキシレチン（メキシチール）の使用経験．新薬と臨床 40：2585-2591, 1991
2) 表　圭一，並木昭義：ペインクリニックにおける RSD．医学のあゆみ 175：473-476, 1995
3) 奥山　茂，橋本早苗，天沼二三雄ら：マウスの実験的慢性炎症性疼痛に対する各種鎮痛薬の作用．日薬理誌 83：513-521, 1984
4) Walker JS, Chandler AK, Wilson JL, et al：Effect of μ-opioids morphine and buprenorphine on the development of adjuvant arthritis in rats. Inflamm Res 45：557-563, 1996
5) Binder W, Walker JS：Effect of the peripherally selective κ-opioid agonist, asimadoline, on adjuvant arthritis. Br J Pharm 124：647-654, 1998
6) Zenz M, Strumpf M, Tryba M：Long-term oral opioid therapy in patient with chronic nonmalignant pain. J Pain Sympt Management 7：69-77, 1992
7) Gonzales GR, Portenoy RK：Selection of analgesic therapies in rheumatoid arthritis. The role of opioid medications. Arthritis Care Res 6：223-228, 1993
8) Kanoff RB：Intraspinal derivery of opiates by an implantable, programmable pump in patients with chronic, intractable pain of nonmalignant origin. JAOA 94：487-493, 1994
9) Moulin DE, Iezzi A, Amireh R, et al：Oral morphine eases chronic non-cancer pain, with little risk of addiction. Am J Health-Syst Pharm 53：836-838, 1996
10) Ruoff GE：Slowing the initial titration rate of tramadol improves tolerability. Pharmacotherapy 19：88-93, 1999
11) Perrot S, Bannwarth B, Bertin P, et al：Use of morphine in nonmalignant joint pain；The Limoges Recommendations. Rev Rhum（Engl Ed）66：571-576, 1999

膝関節 OA の関節洗浄効果

西林 保朗

❖ はじめに

　世界保健機構（WHO）が国連の後援を得て，骨関節疾患制圧10ヵ年計画「骨と関節の10年，2000～2010」の活動を開始した．その代表的対象疾患は変形性関節症（OA）と変形性脊椎症で，わが国では慢性関節リウマチの50～60万人に対してその患者と予備軍はおよそ1,000万人と予想され，今や生活習慣病の代表選手として確固たる地位を築いた糖尿病のそれらに匹敵する．しかし，OA の実態は案外知られていないので，その治療法も未確定な部分が多い．国民の10人に1人が罹患するとなれば，医療経済的にも重要問題である．OA の中で最もよく治療の対象になるのが膝関節 OA であるが，やはり必ずしも定まった治療方針が存在するわけではない．本稿では OA について概説し，未だ広く行われている治療法ではないが，今後大いに期待される膝関節 OA の関節洗浄について話題を提供する．

❖ OA の一般的事項

　OA は，アメリカ整形外科学会（AAOS）とアメリカ予防衛生研究所（NIH）では次のように定義している［1］．

　「OA は，関節軟骨および軟骨下骨の分解と合成の正常なバランスを破綻させる力学的および生物学的現象の結果である．それは遺伝的，発育的，代謝性および外傷などの多くの因子によって始動されると考えられるが，可動関節の全組織が OA に罹患する．OA は，最終的に関節軟骨の軟化，fibrillation，びらんおよび消失，軟骨下骨の硬化および象牙質化，骨棘形成，そして軟骨下嚢胞に至らしめる細胞とマトリックス双方の形態的，生化学的，および生体力学的変化として観察される．OA は，臨床的に顕著となった場合，関節痛，圧痛，運動制限，軋音，ときに関節液の貯留，およびさまざまな程度の局所炎症を特徴とする．」

　そのほか次のようなことも知られている［1, 2］．有病率も重症度も年齢に平行し，高齢になると女性に多くなる．65歳を越せば半数以上の膝に X 線像変化が見られるが，多くは無症状である．外傷，炎症，過度使用とは関係するが，骨粗鬆症とは関連しない．肥満は膝 OA と最も強い相関を示す．手に OA があり，そのほか多関節にも OA が見られるものを炎症性

OAというが，発症が比較的若年で家族発生する．

しかし，OAの自然経過はほとんどわかっていないと言ってよく，このこともOAの治療方法が確立していない一因になっているものと思われる．プラセボと強力な消炎鎮痛薬であるジクロフェナックによる2年間の比較試験でまったく差がなかったというデータも，そのことを示している一例と思われる［3］．

♣ OAの治療体系

治療の基本原則はほかの運動器疾患の治療と同様で，症状の軽減，機能の維持または改善，身体障害の改善である．

マニュアル化の時代であり，アメリカでは多くの疾患の治療のガイドラインが示されている．OAに関しても，アメリカ関節炎財団の研究費を得てその治療手順（algorithm）が作成された［4］．これは患者教育や社会支援，理学療法や作業療法，歩行補助具や装具，体重減少やエクササイズなどの非薬物療法にはじまり，関節水症があれば排液とステロイド関節内注入を行い，疼痛のコントロールに内服や外用の鎮痛薬を使用し，効果が不十分で手術が適応とならない場合に関節洗浄あるいは関節鏡によるデブリドマンを行い，その効果が不十分で手術が禁忌でない場合，骨切りや人工関節置換術を行うというふうに，順次治療を進めていくものである．しかし，必ずしもステップ・バイ・ステップにいくとは限らないので，治療のピラミッドを組み立てて参考にするほうが実用的かもしれない［2］（図1）．患者教育でより良い結果と医療費の低減が可能であるので，大いに行われるべきものであるが，わが国の外来診療の現状では必ずしも十分に行われているとは言えない．関節内注入療法がかなり症状の進んだ患者に行われるべき治療法とされているが，これは頻回にステロイドを関節内に注入することで著明な関節破壊をきたすシャルコー型ステロイド関節症の危険があるための配慮と思われる．しかし，ヒアルロン酸ナトリウムの関節内注入も同等に扱われていることには疑問がある．1974年

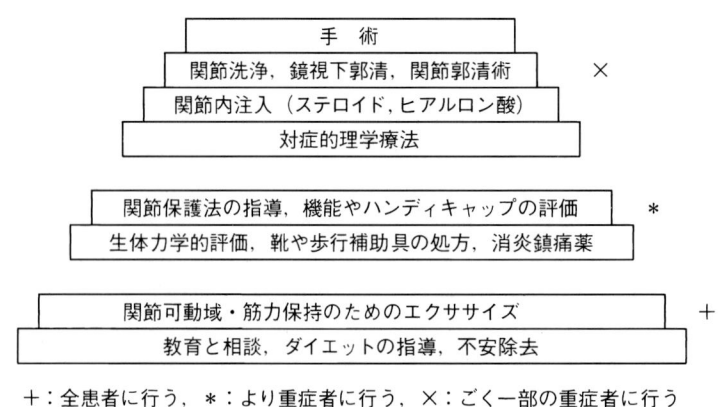

```
                    手　術
         関節洗浄，鏡視下郭清，関節郭清術         ×
         関節内注入（ステロイド，ヒアルロン酸）
                 対症的理学療法

     関節保護法の指導，機能やハンディキャップの評価      ＊
     生体力学的評価，靴や歩行補助具の処方，消炎鎮痛薬

         関節可動域・筋力保持のためのエクササイズ        ＋
         教育と相談，ダイエットの指導，不安除去
```

＋：全患者に行う，＊：より重症者に行う，×：ごく一部の重症者に行う

図1　変形性関節症治療のピラミッド
（Dieppe PAら，1998［2］）

に報告されて[5]以来，わが国でも膝関節OAに広く行われており，その効果は明らかで，初期OAの段階から良い適応があるとされているからである．本稿の主題の関節洗浄は，手術の一歩手前のごく一部の重症患者に行われるべき治療になっている．実際にも関節洗浄はほとんど行われていないと言ってよいが，簡便に行え，治療効果も期待される可能性のある治療法と考えられるので注目を喚起したい．

♣ 膝関節OAの洗浄効果

1930年代から膝関節鏡による関節洗浄効果は認識されていたが，化膿性関節炎以外ではあまり行われていないのが現状である．しかし，膝関節OAに対する関節洗浄も，方法や対象，報告者によってその成績に差は見られるものの，治療後長期にわたって効果が持続するという報告も多い．最近発表された論文の概要を表にまとめて示す[6～11]（表1，図2）．

関節洗浄の方法は定まったものはないが，14G

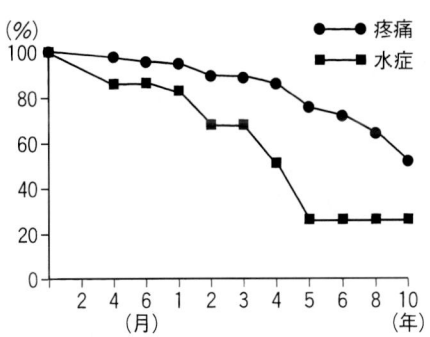

図2 変形性膝関節症に対する関節鏡視下洗浄療法
膝関節痛が増強した時点，関節水症が再発した時点を悪化とした．
（宗圓聰ら，1998[10]）

表1 変形性膝関節症に対する関節洗浄療法

著者と発表年	研究方法	手技，洗浄法	追跡	結果	コメント
Changら 1993 [6]	無作為，比較，各18，14膝	関節鏡下手術と関節穿刺洗浄，生食水3l使用	1年	改善44%：58%，すべて有意差なし	指導と保存治療3ヵ月．内側前2/3，外側半月板損傷は手術が良い
Edelsonら 1995 [7]	後ろ向き，29膝	鏡視筒2本，生食水3lで洗浄	2年	1年で86%改善，改善群の74%は2年後も優	NSAIDs無効例．膝内障はなし．
Hilliquinら 1996 [8]	後ろ向き，比較，各54，45膝	滑膜浄化と関節穿刺洗浄，直径2mm針，生食水3l使用	6月	浄化6月で32%，洗浄3月で30%有効	水症例，20～30分洗浄．洗浄後ステロイド薬注入すると6月後も良い．
Hubbard 1996 [9]	無作為，比較，各40，36膝	関節郭清と関節洗浄，ともに関節鏡視覚下に	5年	無痛59%：12% Lysholm score 21：4	大腿骨内顆にgrade 3,4の変化のある例では関節洗浄は有効と言えない
宗圓ら 1998 [10]	後ろ向き，46膝	関節鏡視下洗浄，ウロマチックS液3～6l使用	10年	水症1年：81% 4年：<50% 疼痛1年：94% 10年：>50%	1～1.5時間洗浄
Ravaudら 1999 [11]	多施設，無作為，比較，各28，25，21，24膝	①プラセボ ②ステロイド薬 ③洗浄と① ④洗浄と② 14-G針2本使用	6月	両治療群はプラセボ群に優る．ステロイド薬は4週まで洗浄は6月まで効果的．	プラセボは生食水1.5ml注入，ステロイド薬はcortivasol 3.75mg注入，洗浄は生食水1l使用．

程度の太い針で関節穿刺下にまたは関節鏡視下に生食水などを数10mlから数リットル注入し，数分から1，2時間かけて一時貯留またはパンピングなどの後に，注入孔からまたは別の排液孔から排液し，抜針して終了するかステロイドなどの注入後抜針して終了する．

♣ 膝関節OAの関節洗浄における不思議

　このように，膝関節洗浄は効果的であり特別な器具や技術も必要としないが，化膿性関節炎とは違って，膝関節OAを診ればすぐに関節洗浄という図式は成り立っていない．ほかに有効な治療法があるという理由だけではないように思われる．簡単に行えるとはいっても，薬の処方や関節内注入療法に比べれば操作が繁雑で時間を要するし，その治療効果が必ずしも信用されていないからであると想像される．

　関節洗浄療法の作用機序は，洗浄液による洗浄操作そのものによって，また軟骨片やフィブリン，サイトカイン，ケミカルメディエーター，蛋白分解酵素などの起炎物質の排出によって滑膜組織や軟骨組織の代謝が改善し，長期効果が得られるとされている[10]（図3）．しかし，これで当座の効果は十分に理解できるものの，効果の長期持続の説明になるとするには納得しかねる部分もある．また，OAの疼痛発生のメカニズムは多元的で，骨棘による刺激，靱帯の付着部炎，滑液包炎，周囲筋の攣縮，軟骨下骨の微小骨折なども見逃せない．これらが関節腔のみの洗浄で除痛されるメカニズムはどのようなものであろうか．OAにおける関節洗浄の効果発現のメカニズムには"不思議"が残る．

♣ 関節洗浄の医療効率は良いか？

　総医療費が高騰し続ける現在，医療費の抑制と適性医療の供給体制の確立が現在の厚生省の重要課題のひとつである．このようなわが国の医療事情を考えるとき，治療効果もさることな

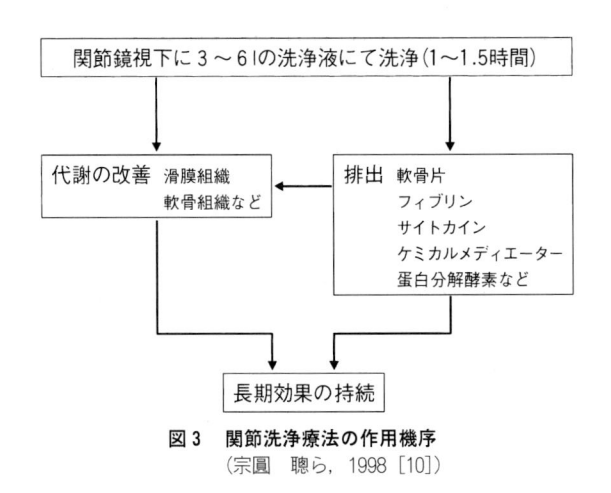

図3　関節洗浄療法の作用機序
（宗圓　聰ら，1998 [10]）

表 2　変形性膝関節症の医療費（1ヵ月をめどに；検査，諸経費を含む）

消炎鎮痛薬	エトドラク	2錠×30日	￥ 4,530
関節内注入			
プレドニゾロン懸濁液	12.5mg	1アンプル×1回	￥ 1,990
ヒアルロン酸ナトリウム	ディスポ注	1本　　×5回	￥23,500
関節洗浄			
洗浄のみ	生食水20ml	5アンプル×1回	￥ 1,730
	生食水500ml	1ボトル　×1回	￥ 1,560
洗浄とプレドニゾロン懸濁液注入	生食水20ml	5アンプル×1回	
	注入12.5mg	2アンプル×1回	￥ 2,470
外来，関節鏡視下洗浄	生食水500ml	6ボトル　×1回	￥20,230
入院2日間，関節鏡視下洗浄	生食水500ml	6ボトル　×1回	￥54,040

がら，OAは治療対象患者数が膨大であるだけに，患者に対する身体的負担だけではなく医療経済性にも配慮する必要がある．

　膝関節OAのすべての治療法，あるいはそれらの組み合わせの医療費を正確に比較することは困難であるが，現在わが国で広く行われている消炎鎮痛薬の内服，ステロイドやヒアルロン酸ナトリウムの関節内注入療法と種々の関節洗浄療法にかかる医療費を比較してみた（表2）．内服薬には，現在わが国で実用されているCOX-IIインヒビターの消炎鎮痛薬（NSAIDs）であるエトドラクを採用した．ステロイドの関節内注入には，最もよく使用されていると考えられるプレドニゾロン懸濁液を採用した．月1回としたのは，ステロイドの頻回注入はシャルコー型ステロイド関節症を引き起こす危険があるために戒められているからである．しかし，実際には多くの場合1～2週に1度，比較的長期にわたって使用されることも多い．毎週注入するならば1ヵ月約1万円の医療費となる．関節洗浄では，プラスチックボトルの生食水を使用するのが最も廉価であることがわかる．表1の成績からも理解できるように，洗浄後にステロイドを注入するのが適切と思われるが，これも比較的安い医療費で行える．関節鏡視下に行う洗浄は侵襲も医療費も低侵襲手術と考えてよく，広く適応するには問題があるかもしれない．

♣ 膝関節OAの予防と治療体系のなかでの関節洗浄の位置づけ

　インターベンショナル・リウマトロジーと言いうる関節洗浄には，まだ解決すべきいろいろな問題がある．例えば，手技に関してだけでも以下のように多くの点が指摘されうる．関節鏡視下か否か，滑膜生検をするか否か，穿刺は1ヵ所が2ヵ所か，局所麻酔をするか，何で穿刺するか，洗浄液には何をどのくらいの量使うか，温度は，抗生剤を混入するか，洗浄液はいつ排液するか，自然排液か，吸引排液か，ステロイドを注入するのか，処置後の安静は必要か，などである [3]．

　しかし，いずれにせよ日常の外来診療のなかで短時間で洗浄ができ，治療効果も上がるならば，膝関節OAの関節洗浄は非常に有効な治療法と言える．このような観点から，筆者は著

明な関節水症の持続する患者に対してプラスチックボトル入りの生食水100mlを使用して関節洗浄を試行している（図4～6）．関節水症が長期間にわたって消失することはないが，明らかに自覚症状は軽減しており，水症再発までの間隔も延長する傾向がある．

膝関節OAでも，疾患の知識を獲得するための教育，リスクファクター（図7）の排除，膝や下肢の安定性を獲得するための筋力増強エクササイズ，減量のためのエアロビクス・エクササイズ，装具などの使用を含む基礎療法が欠落すると，治療のピラミッドは倒壊する．

治療の手順はすでに述べたが，症状の発生原因や程度，患者の要求などが千差万別であること，COX-Ⅱインヒビターが登場しNSAIDsが長期間安全に使用できるようになったこと，ヒアルロン酸ナトリウムが初期から末期まで非常に高い有効性を持つことなどを考えると，順次侵襲の大きい治療に変更していくのではなく，症状と状

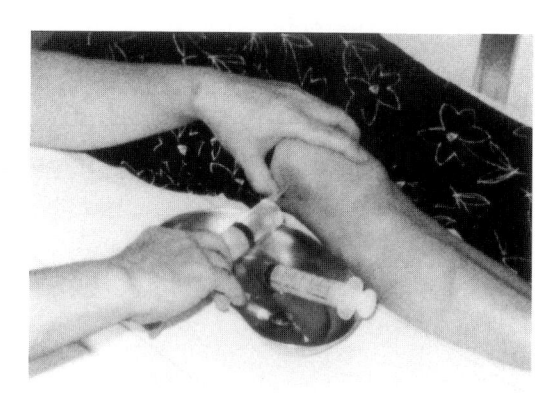

図4　外来での膝関節洗浄
膝蓋上嚢外側穿刺部の皮膚，皮下組織，関節包に局所麻酔を行い，14ゲージの静脈留置針で穿刺し，関節液を排液後100mlの生理食塩水を注入する．膝蓋上嚢や膝窩部をマッサージしながら，50ml注射筒でパンピングを約10分繰り返してから，排液する．抜針前に症状に応じてステロイドあるいはヒアルロン酸ナトリウムを注入する．

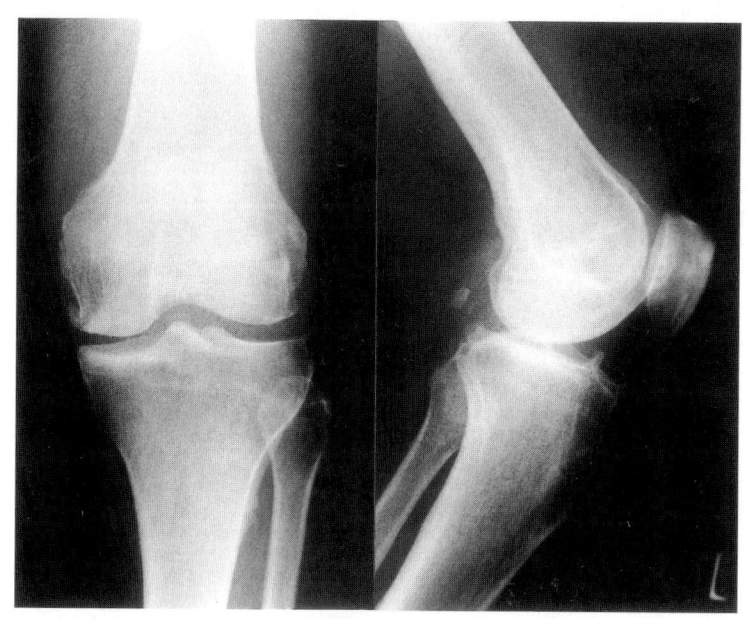

図5　症例
83歳，男性．左膝関節水症．両変形性膝関節症および軟骨石灰化症．両変形性肘関節症による尺骨神経麻痺や変形性脊椎症，高血圧症なども合併．30年来左膝関節水症の治療を他院で受けていた．

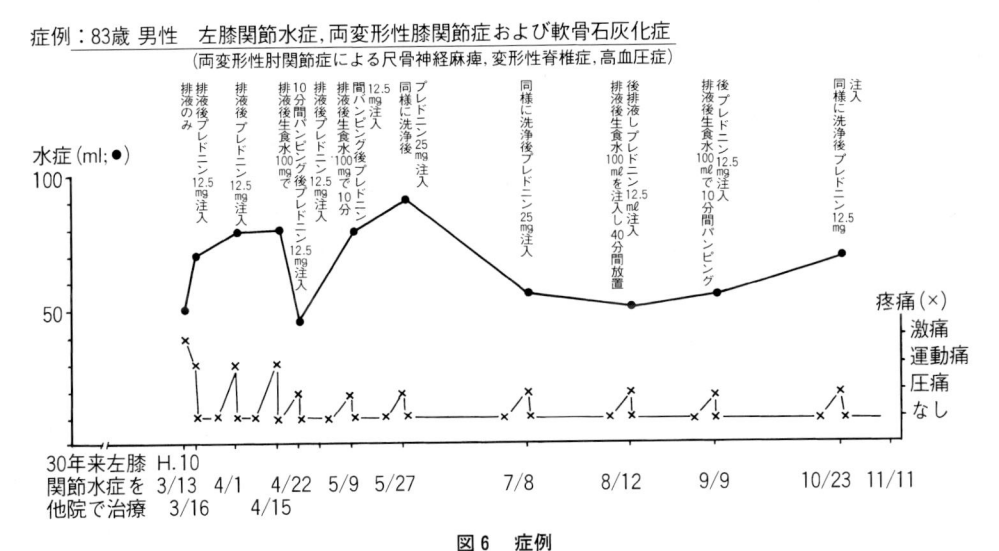

図6 症例
83歳，男性．左膝関節水症，両変形性膝関節症および軟骨石灰化症

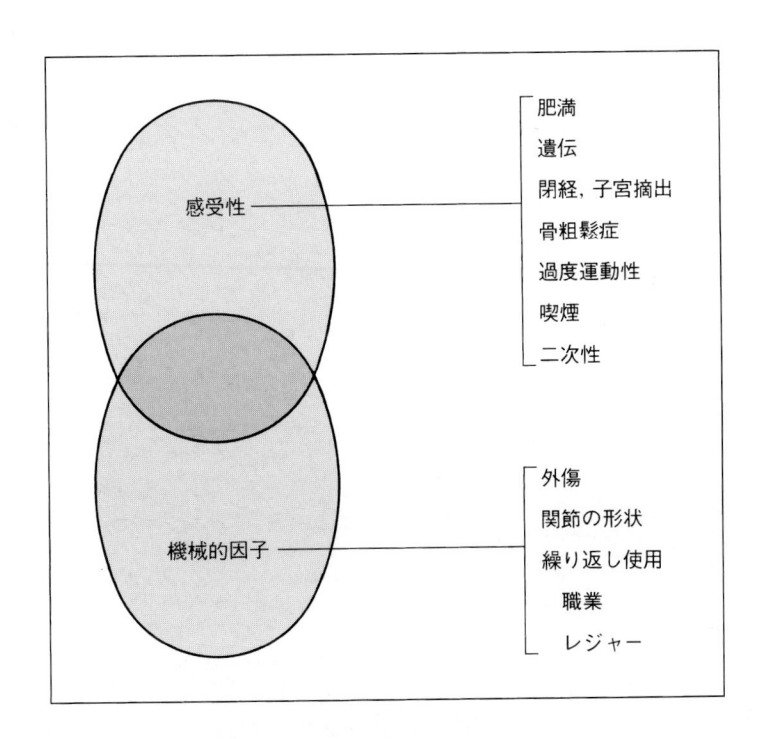

図7 変形性関節症のリスクファクター
(Dieppe PA ら，1998 [2])

況に応じて複数の治療法のなかから選択して，あるいは数種類の方法を選択して同時に行うのが現実的である．このように治療法の選択を柔軟に考えるとき，外来診療中に行う関節洗浄は非常に大きな位置を占める可能性のある方法になるものと考える（図8）．

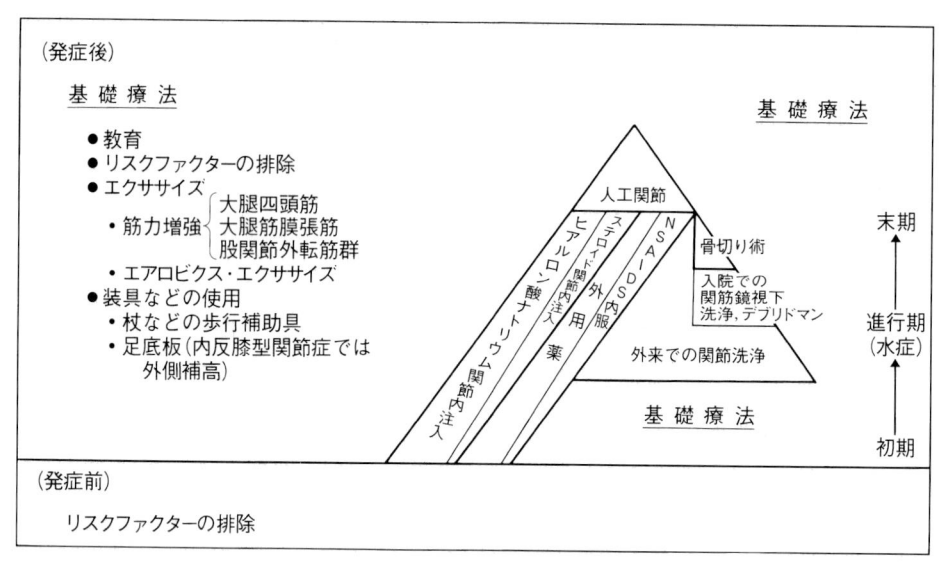

図8 変形性膝関節症の予防と治療のピラミッド

　膝関節 OA の関節洗浄が頼りがいのある治療法となるのか，はかない夢に終わるのか，多くの臨床実績を積んで，大いに議論されることを望む．

文　　献

1) アメリカ関節炎財団編（日本リウマチ学会訳）：変形性関節症．リウマチ入門，第11版（日本語版），pp298-305, 1999（原著は1997年）
2) Dieppe PA, Cooper C, Lim K, et al : Osteoarthritis and related disorders. In Rheumatology 2nd ed (Eds, Klippel JH, Dieppe PA), pp8. 1. 1-8. 9. 10, 1998
3) Dieppe PA, Cushnaghan J, Jasani MK, et al : A two year placebo controlled trial of non-steroidal anti-inflammatory therapy in osteoarthritis of the knee. BJ Rheum 35 : 595-600, 1993
4) Hochberg MC, Altman RD, Brandt KD, et al : Guidelines for the medical management of osteoarthritis. Part II. Osteoarthritis of the knee. Arthritis Rheum 38 : 1541-1546, 1995
5) Peyron JG : Preliminary clinical assessment of Na-hyaluronate injection into human arthritic joints. Pathol Biol 22 : 731-736, 1974
6) Chang RW, Falconer J, Stulberg SD, et al : A randomized, controlled trial of arthroscopic surgery versus closed-needle joint lavage for patients with osteoarthritis of the knee. Arthritis Rheum 36 : 289-296, 1993
7) Edelson R, Burks RT, Bloebaum RD : Short-term effects of knee washout for osteoarthritis. Am J Sports Med 23 : 345-349, 1995
8) Hilliquin P, LeDevic P, Menkès C-J : Comparison of the efficacy of nonsurgical synovectomy (synoviorthesis) and joint lavage in knee osteoarthritis with effusions. Rev Rheum (Engl ed) 63 : 93-102, 1996
9) Hubbard MJS : Articular debridement versus washout for degeneration of the medial femoral condyle. A five-year study. J Bone Joint Surg 78-B : 217-219, 1996
10) 宗圓　聰, 田中清介：壮年期初期 OA に対する関節洗浄．関節外科 17 : 503-505, 1998
11) Ravaud P, Moulinier L, Giraudeau B, et al : Effects of joint lavage and steroid injection in patients with osteoarthritis of the knee. Arthritis Rheum 42 : 475-482, 1998
12) Ayral X, Dougados M : Joint lavage. Rev Rheum (Engl ed) 62 : 281-287, 1995

脊髄損傷と治療適応
神経組織破壊阻止から残存神経賦活

猿橋　康雄　　福田　眞輔

❧ はじめに

　脊髄損傷患者の生命予後は，医療の進歩により健常者と変わりないまでになっている．しかし，機能面では未だに終生ハンディキャップを負うことになり，きわめて悲惨な外傷であることに変わりない．神経組織に回復性がほとんどないため，損傷脊髄に対する治療は近年まで非常に悲観的であった．Brackenらが，ステロイドの大量投与が脊髄損傷後の運動機能の回復に有効であるとはじめて臨床治験で報告し，脊髄損傷の治療に希望を与えた．今回は，脊髄損傷治療の背景と最近の知見を紹介する．

❧ 脊髄損傷治療の背景

歴　史

　脊髄損傷は，治療のできない病態としてエジプトのパピルスにも登場するが，このような状態は20世紀に入るまで続いた．20世紀はじめの戦争災害による脊髄損傷患者の多発により，脊髄損傷の研究・治療は飛躍的に進歩した．この時期にAllen, Riddoch, Guttmanという3人の医師が活躍し，脊髄損傷治療の進歩に貢献した．まずAllenが一次的な外力による障害の後に，二次的に障害が拡がるということを実験により明らかにした．Allenにより開発された重錐落下による実験的脊髄損傷作製法は，現在でもスタンダードな方法として研究に用いられている．その後Riddochが脊髄損傷患者に対するcare systemを確立し，Guttmanは非暴力的な整復の必要性を唱えた．これらの啓蒙活動により，それまで10％程度であった脊髄損傷急性期の生存率が90％まで改善したと言われている［1］．1970年代以降には脊椎外科の分野では脊椎インスツルメンテーションの開発，画像診断の分野ではCT, MRIの開発と急速な進歩があり，脊髄損傷の手術的治療と病態把握の面で大きな貢献をしている．1990年にBrackenらがはじめて臨床的にステロイド投与の有効性を発表し［2］，脊髄損傷治療はそれまでのよう

な残存機能の温存を目標とした治療から，神経組織破壊阻止と残存神経賦活を目指したより積極的な治療へ向かっている．

疫　学

日本パラプレジア学会の全国調査で，日本では人口100万人に対して年間約40人の脊髄損傷患者が発生していることがわかっている［3］．受傷年齢には20歳と59歳の二峰性のピークがあり，交通外傷，転落が主な原因であるが，最近スポーツ事故による受傷も増えている．

脊髄損傷患者の生命予後は，医療の進歩により健常者と変わりないまでになっている（表1）［4］．脊髄損傷患者の治療において，急性期の処置と慢性期のリハビリなどを含めると，年間医療費は障害の程度が強いほど高額となる．米国の統計によると，人工呼吸器の管理の必要な四肢麻痺患者では年間42万ドル以上の医療費が必要であるのに対して，下肢麻痺患者ではその約1/6の額であると言われている（表2）［4］．脊髄損傷治療の目標はもちろん患者の機能回復が第1であるが，適切な治療により，麻痺のレベルが少しでも改善されれば医療費の削減につながることは，この統計から明らかである．

表1　損傷レベルにより分類した脊髄損傷患者の10年生存率

	生存率
正常	98.0
不全下肢麻痺	91.8
完全下肢麻痺	90.9
不全四肢麻痺	86.2
完全四肢麻痺	78.2

表2　脊髄損傷急性期の治療と初期のリハビリテーションにかかる医療費

	急性期処置	リハビリテーション	合計
呼吸器管理の必要な四肢麻痺	$172,801	$253,791	$426,592
高位四肢麻痺	$60,646	$90,052	$150,698
下位四肢麻痺	$52,204	$58,331	$111,535
高位下肢麻痺	$37,344	$38,999	$76,343
下位下肢麻痺	$30,601	$37,349	$67,950

病　態

急性期脊髄損傷の障害は，機械的な一次損傷と，その後に引き続いて起こる血流，代謝障害による二次的な損傷に分けられる．まず急性期の脊髄損傷の病理であるが，損傷直後から灰白質に点状出血や浮腫を認め，2時間後にはその変化が白質に拡がっていく．4時間後から8時間後にかけて壊死が拡がり24時間後には組織壊死が完成し，同時に修復が開始され顆粒細胞が集積しグリアの増殖を認める［5］．電顕の観察によると，2時間以内にaxonの変性を認める［6］．このような急速な2次損傷の進行を考えると，4時間後から8時間後までの早期に治療を開始する必要のあることがわかる．実際に急性期脊髄損傷治療におけるメチルプレドニゾロン投与に関して，8時間以内に投与開始した群で効果を認めた［2］との報告があり，病理学的な変化との整合性が示されている．

二次損傷の障害を引き起こす原因として，Youngは4つの大きな要因があると述べている［7］．すなわち，（1）過酸化物，（2）カルシウムの細胞内への過剰な流入，（3）オピョイ

ドリセプターによる虚血，（4）炎症による種々のmediatorの放出の4つである．これらの要因は最終的に細胞膜の破壊・虚血を引き起こし，脊髄の損傷を進行させる．

❖ 脊髄損傷治療の試み

概　略

　脊髄損傷急性期の二次的な障害は重要な治療目標となる．現在臨床の場で行われている治療はステロイドの投与と損傷部の拡大防止，早期のリハビリ開始を目的とした脊柱再建術などである．研究の分野では急性期の神経組織破壊阻止を目的とした薬物治療の新しい試みがなされている．一方，慢性期の脊髄損傷の治療は現在のところリハビリテーションによる残存機能の獲得が主になされているが，近年神経移植や薬物治療による残存神経賦活の試みがなされている（表3）．

表3　脊髄損傷治療の概略

1. 急性期脊髄損傷
   一次的損傷；機械的障害
   二次的障害；髄内出血や血流，代謝障害
   脊柱再建による損傷部の拡大防止，ステロイド投与
   →神経組織破壊阻止の試み（薬物治療）
2. 慢性期脊髄損傷
   リハビリテーションによる残存機能の獲得
   →残存神経賦活の試み（神経移植，薬物治療）

急性期脊髄損傷

　上述したように，二次損傷の障害を引き起こす原因として1から4までの4つの大きな要因があるが，これら4つの原因に対してそれぞれ多くの治療の試みがなされた．

　（1）過酸化物による組織障害に対しては，ビタミンE［8］，ステロイド［9］が有効であると言われている．

　（2）カルシウムの過剰流入に対しては，カルシウムチャンネルブロッカー［10］，興奮性アミノ酸レセプターのブロッカー［11］，セロトニンレセプターのブロッカー［12］などが有効であるとの報告がある．

　（3）オピヨイドレセプターを介する虚血の進行に対しては，オピヨイドレセプターのブロッカー（ナロキソン）［13］やthyrotoropin-releasing hormone［14］が有効との発表がある．

　（4）ステロイドは，炎症による障害の進行に対しても有効であると言われている．

　これ以外にも急性期の実験的脊髄損傷の治療の報告は多数あるが，結局，臨床的に治験が行われた薬剤は4つで，しかもそのなかで実際に臨床の場で現在使われているのはメチルプレドニゾロンのみである．結果として多くの実験が臨床応用に結びつかなかったが，その理由として脊髄損傷の病態が複雑なためにひとつの薬剤ではすべての病態に対応できず，客観的に評価

表4 National Acute Spinal Cord Injury Study (NASCIS)

- 北米の脊髄損傷センター16施設, 二重盲検臨床試験
  Methylprednisolone (MP) 投与
- NASCIS I (1985): MP (100mg, 1g), 48時間以内→効果無し
- NASCIS II (1990): MP 30mg/kg 単回静注, 5.4mg/kg 23時間持続注入
  →8時間以内に投与開始した群で効果あり
- NASCIS III (1997): 3時間以降にMP投与を開始した群で5.4mg/kgの
  持続注入を48時間続ける必要がある

できる明らかな効果が得られにくかったためと思われる．さらに，報告者により実験動物，脊髄損傷作製方法，運動機能評価法が異なりそれぞれの薬剤の有効性の比較が困難であるために，それぞれの研究者がそれぞれの薬剤の有効性を別々に主張することとなり，広く受け入れられるコンセンサスが得られにくいという事情がある．これに対して，最近米国でNYU式impounderが開発され一定の脊髄損傷作製が可能となり [15]，運動機能評価法も多施設で共通のものが使われるようになっている [16]．

現在までに臨床試験が行われた薬物は以下の4つである．すなわち，(1) メチルプレドニゾロン [2]，(2) トリラザッド [17]，(3) ナロキソン [2]，(4) GM1-ガングリオシド [18, 19] の4つである．(1) メチルプレドニゾロンと (2) トリラザッドは神経や毛細血管を破壊する脂質過酸化を抑える．(3) ナロキソンはオピヨイドレセプターのブロッカーでエンドルフィンによる虚血を抑える．(4) GM1-ガングリオシドは神経組織に含まれるグリコリピドでミエリンの障害を抑えると言われている．

National Acute Spinal Cord Injury Study (NASCIS) は，北米の複数の脊髄損傷センターで行われたメチルプレドニゾロン投与の二重盲検臨床試験である．NASCIS Iではメチルプレドニゾロン100mg，1gを48時間以内に投与したが効果は認めなかった [20]．NASCIS IIではメチルプレドニゾロン30mg/kg単回静注の後，5.4mg/kg，23時間持続注入を行い，8時間以内に投与を開始した群で効果を認めた [2]．NASCIS IIIでは3時間以降にメチルプレドニゾロン投与を開始した群では5.4mg/kgの持続注入を48時間続ける必要があることがわかった（表4）[17]．日本ではNASCIS IIと同様の方法で臨床試験が行われ，急性期脊髄損傷の受傷早期の薬物治療として受傷後8時間以内のメチルプレドニゾロン大量投与の意義が認められた [21]．さらにグルココルチコイドの作用を少なくしたステロイド（トリラザッド）が開発されている．トリラザッドは脂質過酸化を抑える作用が強く実験的には脊髄損傷に有効との報告があったが [22]，二重盲検臨床試験ではメチルプレドニゾロンの48時間持続投与に比べ効果が少ないことがわかり臨床応用されていない [17]．

慢性期脊髄損傷

慢性期の脊髄損傷治療においては軸索の再生が重要な課題である．中枢神経系の軸索の再生力は弱く，とくに細胞体から遠いところで切断されると再生力が弱い．さらにグリアからミエ

リンに対する阻害因子が産生されることがわかっており[23]，阻害物質を除去して軸索再生の環境を整え，軸索の再生能力を高めることが必要である．伝導路の再生を抑制する因子を除去する目的で，Schnellらは阻害分子に対する抗体を用いて阻害分子の作用をなくす試みを行っている[23]．軸索の再生能力を高める目的で，種々のtrophic factor（NGF（nerve growth factor）[24]，αMSH（melanocyte-stimulating hormone）[25]の投与が行われている．

損傷部への神経移植の試みも数多くなされているが，Zompaは神経移植の目的をBridge, Relay, Rescue/modulationの3つに分類している[26]．BridgeとはperipheralnerveやSchwann cellで欠損部を充填して再生してきた軸索を通過させる試みで，以前より多くの実験がなされているが，再生軸索が損傷部を貫通し機能することは非常に困難である．そこで，障害を受けた遠位と近位の伝導路をリレーしてつなぐ目的でolfactory ensheathing cellの移植がなされている[27]．この細胞は，動物の実験的脊髄損傷に対する神経移植の際に用いられている嗅部の感覚上皮細胞である．成長後も再生を続ける嗅部の軸索を中枢神経へ誘導する働きがあり，再生力が強く最近注目されている．embrionic spinal cordの移植の目的は欠損部を充填し種々の神経栄養因子を供給することで軸索の再生を助けることである．Human embrionic spinal cord graftの成功例の報告がある．49歳男性でC4レベルの完全麻痺の症例で巨大な空洞症を伴っていたが，solid embrionic spinal cord graftにより空洞の縮小を認めたとの報告である[28]．

残存神経を賦活する薬物として4-AP（4-amynopyridine）がある．これはポタシュウムチャンネルブロッカーで損傷部軸索の神経伝導を改善する作用があるといわれている[29, 30]．実際に慢性期の脊髄損傷患者に4-APが投与され運動機能の改善が得られたとの報告がある[31]．この薬剤は，有効である症例が不全損傷に限られる点や，効果を維持するためには投薬を継続する必要があるなど問題点もあるが，現在米国で臨床試験が進行中であり近い将来一般に使用される可能性が高い．

最後に私たちの研究を紹介する．神経組織に外傷による機械的な障害が加わると種々の神経伝達物質が障害部に集積し血流，代謝障害や神経細胞の興奮性の異常を引き起こすなど，その後の病態形成に深く関与している．急性期脊髄損傷の2次的な障害に関与する代表的な神経伝達物質のひとつとしてセロトニン（5-HT）が挙げられる[32, 33]．一方，脊髄損傷回復期の神経組織の再生や伝導改善に5-HTやGABAが関与することも示されており[34〜36]，脊髄損傷後の病態における神経伝達物質の役割は非常に多彩である．脊髄損傷後に損傷部に放出される5-HTが軸索上の5-HT2Aレセプターを介して神経細胞に対してexcitotoxic（過剰な興奮性の持続が，Caの細胞内への流入を引き起こすことなどにより細胞に障害を与える）な作用も持ち，2次的な障害を進行させているものと考えられる．最近のわれわれの研究により，5-HT1Aおよび5-HT2Aレセプターが成熟および幼若ラットの脊髄の軸索上に存在することが確認されている[37〜39]．これらのことから，興奮性の抑制作用を持つ5-HT1Aレセプター

が脊髄損傷の治療に有効ではないかと考え実験を行っている.

♣ ま と め

脊髄損傷の治療は，近年に至るまで脊髄の回復性が乏しいために非常に悲観的であった．しかし上述したような種々の試みにより神経の損傷を最小限に抑え，残った機能を賦活できる可能性が出てきたため，その治療適応は今後広がっていくと考えられる.

文　献

1) Collins WF : Historical introduction to spinal cord injury : The contributions of Allen, Riddoch, and Guttmann. In : Contemporary Management of Spinal Cord Injury (Eds, Benzel EC, Tator CH), pp1-7, Park Ridge, American Association of Neurological Surgeons, 1995
2) Bracken MB, Shepard MJ, Collins WF, et al : A randomized, controlled trial of methylprednisolone or naloxone in the treatment of acute spinal cord injury ; Results of the second National Acute Spinal Cord Injury Study. N Engl J Med 322 : 1405-1411, 1990
3) 新宮彦助：日本における脊損発生の疫学調査．日本パラプレジア医学会誌 6 : 24-25, 1993
4) Nussbaum S, Maiman D : The spinal cord injury unit. In : Contemporary Management of Spinal Cord Injury (Eds, Benzel EC, Tator CH), pp247-253, Park Ridge, American Association of Neurological Surgeons, 1995
5) Janssen L, Hansebout RR : Pathogenesis of spinal cord injury and newer treatments ; A review. Spine 14 : 23-32, 1989
6) Anthes DL, Theriault E, Tator CH : Characterization of axonal ultrastructural pathology following experimental spinal cord compression injury. Brain Research 702 : 1-16, 1995
7) Young W, Huang PP, Kume-Kick J : Cellular, ionic, and biomolecular mechanisms of the injury process. In : Contemporary Management of Spinal Cord Injury (Ed, Benzel EC, Tator CH), pp27-42, Park Ridge, American Association of Neurological Surgeons, 1995
8) Anderson DK, Waters TR, Means ED : Pretreatment with alpha tocopherol enhances neurologic recovery after experimental spinal cord compression injury. J Neurotrauma 5 : 61-67, 1988
9) Campbell JB, DeCrescito V, Tomasula JJ, et al : Effects of antifibrinolytic and steroid therapy on the contused spinal cord of cats. J Neurosurg 40 : 726-733, 1974
10) Ross IB, Tator CH : Further studies of nimodipine in experimental spinal cord injury in the rat. J Neurotrauma 8 : 229-238, 1991
11) Faden AI, Simon RP : A potential role for excitotoxins in the pathophysiology of spinal cord injury. Ann Neurol 23 : 623-626, 1988
12) Salzman SK, Puniak MA, Liu ZJ, et al : The serotoin antagonist mianserin improves functional recovery following experimental spinal trauma. Ann Neurol 30 : 533-541, 1991
13) Faden AI, Jacobs TP, Holaday JW : Opiate antagonist improves neurologic recovery after spinal injury. Science 211 : 493-494, 1981
14) Faden AI, Jacobs TP, Holaday JW : Thyrotropin-releasing hormone improves neurologic recovery after spinal trauma in cats. N Engl J Med 305 : 1063-1067, 1981
15) Basso DM, Beattie MS, Bresnahan JC : Graded histological and locomotor outcomes after spinal cord contusion using the NYU weight-drop device versus transection. Exp Neurol 139 : 244-256, 1996
16) Basso DM, Beattie MS, Bresnahan JC, et al : MASCIS evaluation of open field locomotor scores ; Effects of experience and teamwork on reliability. Multicenter animal spinal cord injury study. J Neurotrauma 13 : 343-359, 1996

17) Bracken MB, Shepard MJ, Holford TR, et al : Administration of methylprednisolone for 24 or 48 hours or tirilazad mesylate for 48 hours in the treatment of acute spinal cord injury. JAMA 277 : 1597−1604, 1997
18) Geisler FH, Dorsey FC, Coleman WP : Recovery of motor function after spinal cord injury - a randomized, placebo-controlled trial with GM1 ganglioside. N Engl J Med 324 : 1829−1838, 1991
19) Imanaka T, Hukuda S, Maeda T : The role of GM1-ganglioside in the injured spinal cord of rats ; An immunohistochemical study using GM1-antisera. J Neurotrauma 13 : 163−170, 1996
20) Bracken MB, Shepard MJ, Hellenbrand KG, et al : Methylprednisolone and neurological function one year after spinal cord injury. J Neurosurg 63 : 704−713, 1985
21) 大谷　清, 阿部　弘, 角家　暁ら：急性期脊髄損傷に対するコハク酸メチルプレドニゾロンナトリウムの臨床成績. 脊椎脊髄ジャーナル 7 : 633−647, 1994
22) Anderson DK, Braughler JM, Hall ED, et al : Effects of treatment with U-746006F on neurological outcome following experimental spinal cord injury. J Neurosug 69 : 562−567, 1988
23) Schnell L, Schwab ME : Axonal regeneration in the rat spinal cord produced by an antibody against myelin-associated neurite growth inhibitors. Nature 343 : 269−272, 1990
24) Tuszynski MH, Peterson DA, Ray J, et al : Fibroblasts genetically modified to produce nerve growth factor induce robust neuritic ingrowth after grafting to the spinal cord. Exp Neurol 126 : 1−14, 1994
25) van de Meent H, Hamers FPT, Lankhorst AJ, et al : Beneficial effects of the melanocortin α-melanocyte stimulating hormone on clinical and neurophysiological recovery after experimental spinal cord injury. Neurosurg 40 : 122−131, 1997
26) Zompa EA, Cain LD, Everhart AW, et al : Transplant therapy ; Recovery of function after spinal cord injury. J Neurotrauma 14 : 479−506, 1997
27) Li Y, Field PM, Raisman G : Repair of adult corticospinal tract by transplants of olfactory ensheathing cells. Science 277 : 2000−2002, 1997
28) Falci S, Holtz A, Akesson E, et al : Obliteration of a posttraumatic spinal cord cyst with solid human embryonic spinal cord grafts ; First clinical attempt. J Neurotrauma 14 : 875−884, 1997
29) Hayes KC : 4-Aminopyridine and spinal cord injury ; A review. Restorative Neurology and Neuroscience 6 : 259−270, 1994
30) Fehlings MG, Nashmi R : Changes in pharmacological sensitivity of the spinal cord to potassium channel blockers following acute spinal cord injury. Brain Research 736 : 135−145, 1996
31) Hansebout RR, Blight AR, Fawcett S, et al : 4-Aminopyridine in chronic spinal cord injury ; A controlled, double-blind, crossover study in eight patients. J Neurotrauma 10 : 1−18, 1993
32) Saruhashi Y, Hukuda S, Maeda T : Acute aggregation of serotonin-immunoreactive platelets in the injured spinal cord of rat and change of serotonin content in the neural fibers. J Neurotrauma 7 : 237−246, 1990
33) Saruhashi Y, Hukuda S, Maeda T : Evidence for a neural source of acute accumulation of serotonin in platelets in the injured spinal cord of rats. An experimental study using 5, 6-dihydroxytryptamine treatment. J Neurotrauma 8 : 121−128, 1991
34) Saruhahsi Y, Young W : Effect of mianserin on locomotory function after thoracic spinal cord hemisection in rats. Exp Neurol 129 : 207−216, 1994
35) Saruhahsi Y, Young W, Perkins R : The recovery of 5-HT immunoreactivity in lumbosacral spinal cord and locomotor function after thoracic hemisection. Exp Neurol 139 : 203−213, 1996
36) Saruhahsi Y, Young W, Sugimori M, et al : GABA increases refractoriness of adult rat dorsal column axons. Neuroscience 94 : 1207−1212, 1999
37) Saruhahsi Y, Young W, Hassan AZ, et al : Excitatory and inhibitory effects of serotonin on spinal axons. Neuroscience 61 : 645−653, 1994
38) Saruhahsi Y, Young W, Sugimori M, et al : Evidence for serotonin sensitivity of adult rat spinal axons ; Studies using randomized double pulse stimulation. Neuroscience 80 : 559−566, 1997
39) Saruhahsi Y, Young W, Hassan AZ : Calcium-mediated intracellular messengers modulate the serotonergic effects on axonal excitability. Neuroscience 81 : 959−965, 1997

抗菌剤と炎症リウマチ

塩沢 和子

♣ はじめに

炎症リウマチの原因として,微生物の関与が指摘されている［1］.本稿では関節外の感染に続発する反応性関節炎について述べる.原因となる微生物には,スピロヘータ（ライム病）,ミコバクテリア（Poncet病）,細菌（反応性関節炎）などがある.慢性関節リウマチ（RA）の原因は未だ不明であるが,これまで種々の抗菌剤が処方されてきたという経緯があり,とくにこの10年間ミノサイクリンの有用性が報告されているので,その臨床試験の結果を述べる.

♣ ライム病（Lyme disease）

ライム病については,本セミナーに総説があるので参照されたい［2］.本稿では日本におけるライム病の現況を報告する.

疫　学

マダニが媒介する感染症で,病原体はスピロヘータ属のBorrelia burgdorferi（図1）である.媒介種は欧米とは異なり,本邦ではシュルツェマダニ（Ixodes persulcatus）とヤマトマダニ（Ixodes ovatus）である（註）.マダニは,イエダニに比して体長が大きく,野山に生息していてヒトや野ネズミ,鹿,ペットなどに寄生する.

ライム病は,1975年,アメリカ合衆国コネチカット州で集団発生した小児の関節炎をきっかけに発見された.ライム病は,北米,ヨーロッパ,オーストラリア,アジアに広く分布し,米国では年間数千人が発症しているが,本邦では稀で,主に北海道および本州中部以北から報告されている［3］.本邦での最初の報告［4］は1986年,64歳男性で,長野県の山を歩いた際マダニの咬着に気づき抜き取るも,咬着部から慢性遊走性紅斑（Erythema Chronicum Migrans：ECM）（図2）が出現し,日大皮膚科を受診し血清診断（アメリカCDCで陽性と判定）によってライム病と診断された.第2例は北海道の39歳男性で,第2病日には腹部全体に紅斑が拡大し,第5病日には消退するという急速な経過であった.2例とも欧米の症例とは異なり,関節炎,循環器症状,神経症状は見られなかった.その後,井口らが15例のライム病を報告

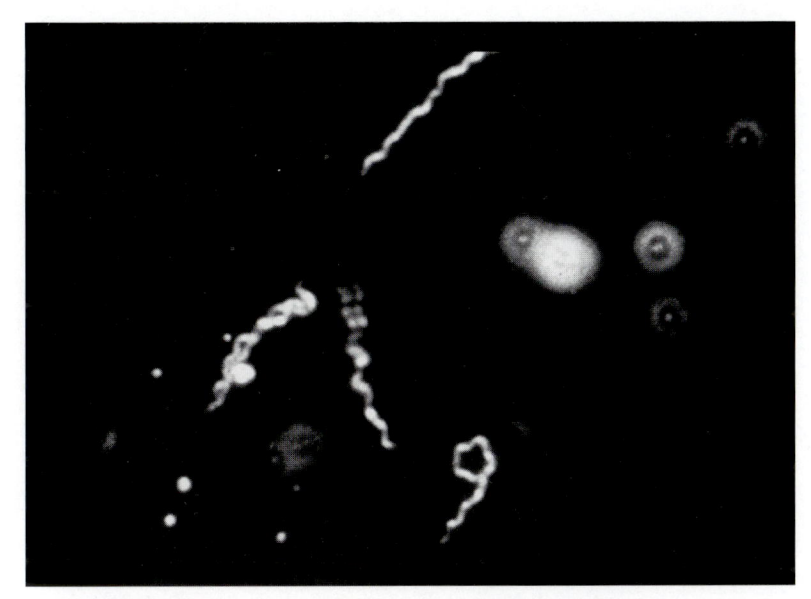

図1 ライム病のスピロヘータ（Borrelia burgdorferi）
（神戸大学 川端眞人先生による）

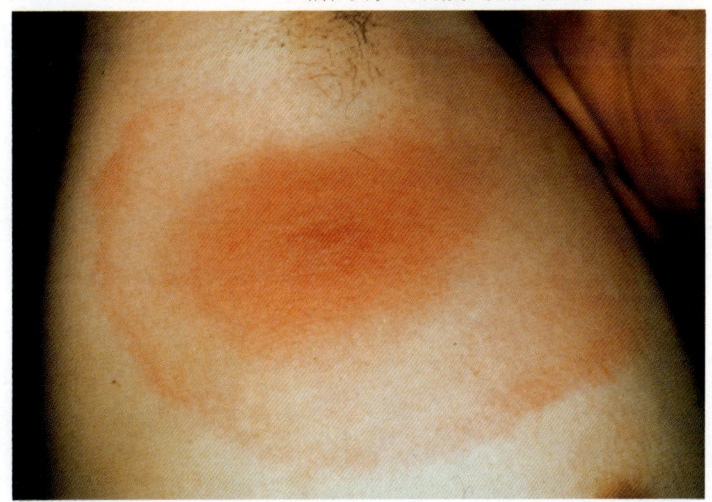

図2 ライム病の慢性遊走性紅斑（Erythema Chronicum Migrans : ECM）
（神戸大学 川端眞人先生による）

[3]し，5例は典型的なECM，5例はECMを欠く紅斑と蕁麻疹，残り5例は皮膚症状がなく顔面神経麻痺や無菌性髄膜炎などの神経症状のみであった．本邦のライム病は皮膚症状，神経症状などⅠ～Ⅱ期の病期（表1を参照）でとどまる例がほとんどである．欧米の症状と異なるのは，起因菌が北米型のB. burgdorferi sensu stricto（主に関節炎を起こす）ではなく，菌のgenotypeの違いによる可能性がある．

診　　断

診断は，遊走性紅斑の出現（マダニ咬傷後30日以内）と血清学的診断による．マダニ咬傷が

表1 ライム病の臨床症状と経過

病期	Ⅰ期	Ⅱ期（咬傷後数週〜数ヵ月）	Ⅲ期（咬傷後数ヵ月〜数年）
皮膚症状	遊走性紅斑		慢性萎縮性肢端皮膚炎
関節症状		関節痛，関節炎	慢性関節炎
神経症状		髄膜炎，脳神経炎	慢性髄膜炎，脳炎
循環器症状		房室ブロック，心筋心膜炎	
眼症状		結膜炎	角膜炎
リンパ節症状	局所リンパ節腫脹	局所または全身性リンパ節腫脹	
全身症状	軽度	強い不快感と倦怠感	倦怠感

（井口和幸ら，1990［3］）

確認できない場合には，遊走性紅斑が存在しても，ライム病の皮膚，神経，関節，循環器症状のうち少なくとも2つ以上が診断に必要である．臨床症状と経過を表1に示す［3］．本邦では3M IgG/IgM ファストライムテストというサンドイッチタイプの抗体検出用のELISA キットが市販されていて，保険適応がある．最近では，PCR法による病原体の検出も行われている［5］．

ライム関節炎では，PCR法により関節液と滑膜組織からBorrelia burgdorferi のDNAが増幅されるが，抗生物質治療後には陰性化する．しかし，標準的な抗生物質治療後にも関節炎の持続する例がある．このような例では，関節液からBorrelia burgdorferi のDNAが検出されなくても，滑膜組織からは増幅される．こうした例に9週間にわたる抗生物質療法を継続すると，関節炎は消褪し，滑膜組織のBorrelia もPCR法で陰性化する．このことから，治療抵抗性のライム関節炎では，関節液のPCRが陰性でも，滑膜にBorrelia が持続感染しているものと考えられる［5］．では，なぜ持続性の関節炎に進展するのか？　菌体表面のプロテインA（OspA）は抗原性が強く，OspA抗原はRAに多いハプロタイプHLA-DR 4，Vβによって抗原提示され，Th1型のT細胞応答を誘導し，Th1優位の免疫応答を惹起するから，RA様関節炎が誘導されるらしい［6］．すなわち，関節炎が慢性化する個人は，感染そのものではなく，B. burgdorferi に対する免疫感作が成立していると考えられる［7］．

治　　療

早期に適切な抗生物質治療を行えば，予後は良い．第Ⅰ期は，テトラサイクリン500mg×4/日またはペニシリン500mg×4/日を15日間経口投与する．エリスロマイシン，ドキシサイクリンを用いてもよい．第Ⅱ期以降では抗生物質が奏効しにくくなり，長期間投与や経静注投与が用いられる．ライム関節炎にはドキシサイクリンあるいはアモキシリンとプロベネシド併用の4週間経口投与が9割の例に奏効する［8］．

脚注

ダニは動物学上クモに分類され，脚が4対であることから，昆虫と区別される．ダニには肉

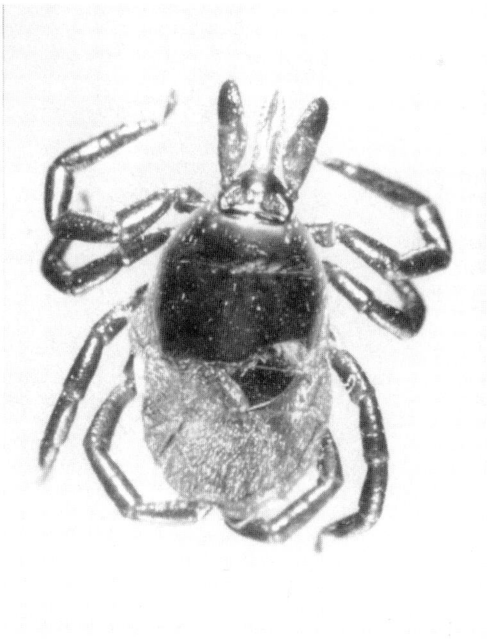

マダニ　　　　　　　　　　　　　　　マダニの口器

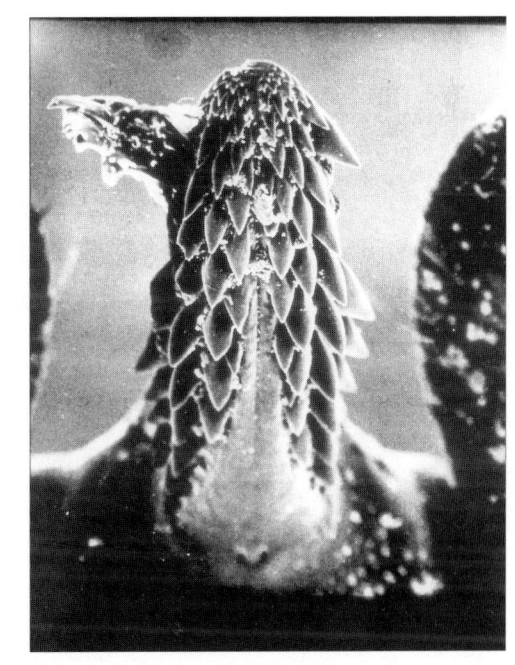

図 3
(神戸大学　川端眞人先生による)

眼で見えない小さいダニ (mite) と大きいダニ (tick) に区別され，大きいダニをマダニと総称する（図3左）．マダニは成虫の体長が2〜7mmで，吸血すると1cmにもなる．マダニの寿命は2年で，春に産卵された卵は約1ヵ月で孵化して幼ダニとなる．幼ダニは1回吸血した後ひと夏を経過して休眠期に入って越冬し，翌年脱皮して若ダニとなる．若ダニも1回吸血して成ダニとなる．成ダニは雌だけが越冬し，翌年産卵してから死ぬ．幼ダニは小動物，は虫類，小鳥に寄生し，若ダニと成ダニはヒトなど大型ほ乳類に寄生する．マダニはいったん刺すと1週間かけてゆっくり吸血する．マダニの口器（図3右）には刺す方向と逆方向に棘列があって，十分挿入されるとセメント物質を分泌してしっかり固定されるので，無理に引き抜くと皮膚が損傷し，皮膚に残された口器の一部が化膿の原因となる．

♣ 反応性関節炎（reactive arthritis：ReA）

最近の考え方

　reactive arthritis については，本セミナーに総説があるので参照されたい［9］．ReA は関節内から菌が分離培養されない無菌性関節炎であると考えられていた．しかし，最近では関節内から細菌の抗原タンパクが検出され，ReA の病因は細菌抗原に対する局所での免疫応答が重要な役割を演じると考えられるに至った．関節炎は誘因となった感染症がおさまってからも長く持続し，短期間の抗生物質治療が効かないことから，細菌が身体のどこかに潜伏して供

給源となっている可能性が示唆された．実際，Yersinia で結節性紅斑を発症し，その後無症状で13年間経過した後に関節炎を発症した患者の関節液から Yersinia の RNA が検出されている．この例は持続感染した Yersinia の生菌が関節に到達して ReA を起こしたと考えられる［10］．

ReA の多くは，3〜6ヵ月の経過をとり自然に軽快するが，約20％の患者は12ヵ月以上の慢性の経過をたどる．ライム病は最初の皮膚感染時，適切な抗生物質を投与すれば関節炎が予防できるが，ReA の場合は抗生物質との関連がこれほど明らかではない．ReA に短期間（1〜2週間）抗生物質を投与しても，関節炎の期間や経過を改善できなかったとする報告が多い［11］．先行感染を抗生物質で治療して関節炎を防止できるかどうか，あるいは長期抗生物質療法で ReA が改善されるか否かが検討された．

最近 PCR 法により ReA の関節液や滑膜から細菌の DNA，RNA が検出されるようになり，細菌の持続感染が関節炎へ関与すると考えられるようになった（表2）［12］．細菌が寄与すると考えられる関節炎96例の関節液（104検体）を PCR で調べたところ，少関節炎および若年性慢性関節炎を呈した12例から細菌 DNA が検出された（表3）［13］．一般に ReA の原因菌

表2 反応性関節炎（これまでに関節内から検出された菌体成分）

Bacteria	Bacterial structures
Chlamydia trachomatis	Inclusion bodies
	Reticular/elementary bodies
	Chlamydial RNA & DNA
	Positive bacterial isolation (occasionally)
Yersinia enterocolitica	Yersinia lipopolysaccharide, DNA
	Yersinia outer membrane proteins
Salmonella	Salmonella lipopolysaccharide, DNA
Shigella	Shigella lipopolysaccharide, DNA
Campylobacter	Campylobacter DNA

(Leirisalo-Repo M を改変，1998 [12])

表3 関節液中の細菌 DNA の検出（PCR 法）

	B.burgdorferi	C.trachomatis	C.pneumoniae	S.flexneri	C.jejuni	計（％）
反応性関節炎 (n=13)	−	−	−	−	−	
脊椎関節症（分類不能）(n=10)	−	−	−	−	−	
少関節炎（分類不能）(n=50)	4	2	1	(4)	2	9 (18)
若年性慢性関節炎 (n=13)	3	−	−	−	−	3 (23)
RA (n=10)	−	−	−	−	−	
計 (n=96)	7	2	1	(4)	2	12 (13)

PCR:polymerase chain reaction, B.burgdorferi : Borrelia burgdorferi, C.trachomatis : Chlamydia trachomatis, C.pneumoniae : Chlamydia pneumoiae, S.flexneri : Shigella flexneri, C.jejuni : Campylobacter jejuni

(Braun J ら，1997 [13])

として，Chlamydia, Salmonella, Shigella, Campylobacter jejuni などが挙げられる．以下にそれぞれの関節炎について次に述べる．

クラミジア関節炎

1）クラミジア菌

（1）クラミジア菌とは [14]

クラミジアは，ウイルスやリッケチアと同様無細胞培地では増殖できず，生きた細胞に寄生してはじめて増殖する偏性細胞内寄生性グラム陰性球菌で，1目1科1属4種に分類される（表4）．ヒトに病原性を持つのは，Chlamydia psittaci（C. ps），Chlamydia pneumoniae（C. pn），Chlamydia trachomatis（C. tr）の3種である．

表4　Chlamydia 菌の種類

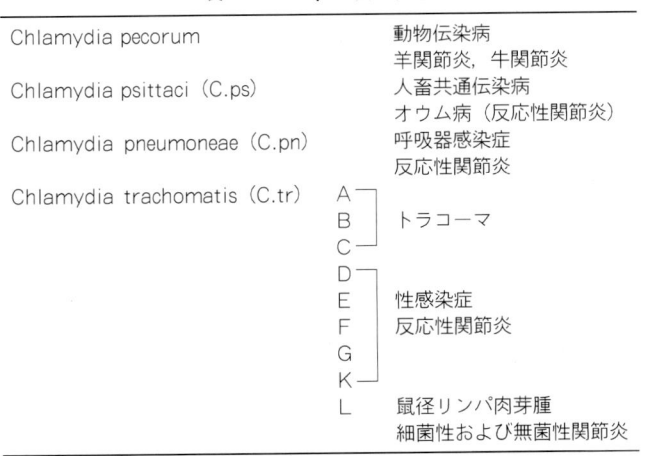

Chlamydia pecorum	動物伝染病 羊関節炎，牛関節炎
Chlamydia psittaci（C.ps）	人畜共通伝染病 オウム病（反応性関節炎）
Chlamydia pneumoneae（C.pn）	呼吸器感染症 反応性関節炎
Chlamydia trachomatis（C.tr）　A 　　　　　　　　　　　　　　　　B　トラコーマ 　　　　　　　　　　　　　　　　C 　　　　　　　　　　　　　　　　D 　　　　　　　　　　　　　　　　E　性感染症 　　　　　　　　　　　　　　　　F　反応性関節炎 　　　　　　　　　　　　　　　　G 　　　　　　　　　　　　　　　　K 　　　　　　　　　　　　　　　　L　鼠径リンパ肉芽腫 　　　　　　　　　　　　　　　　　　細菌性および無菌性関節炎	

最近，遺伝子塩基配列に基く系統樹により，クラミジア属の新分類が提案された．これによれば，クラミジア属は Chlamydia と Chlamydophila の2属に分けられ，前者は C.trachomatis, C.suis（ブタ由来），C.muridarun（マウス）の3種に，後者は C.pneumoniae, C.psittaci, C.pecorum の3種となる．

(Everett KD ら，1999 [15])

形態学的には直径約0.3ミクロンの基本小体（感染性あり）と網様体（増殖するが感染性なし）を持つ．クラミジアの感染は，基本小体が細胞に貪食されて起こる．細胞に取り込まれた後，形成された封入体内で増殖形態である網様体へ変化し，分裂を繰り返し，再び基本小体へと変化する．48〜72時間で封入体の破裂，細胞崩壊をきたし，細胞外へ放出された基本小体が新たな細胞に感染する（図4）[16]．

（2）診　　断

クラミジア感染症を診断するには，検体にクラミジア菌体を直接証明する病原体検出法と，血清の抗クラミジア抗体を証明する抗体価測定法がある．

イ）病原体検出法

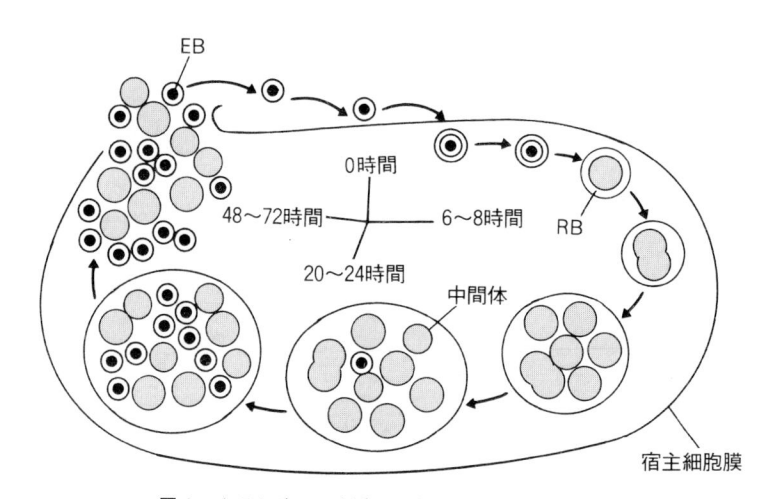

図4 クラミジアの生活環（岸本寿男, 1998 [16]）
EB : elementary body（基本小体）
RB : reticulate body（網様体）

分離培養法：細胞培養を用いるため一般検査室での実施は困難
蛍光抗体法：非特異的な反応物との鑑別が困難で，現時点では補助的な方法にとどまる．
酵素抗体法：C. tr 抗原の検出に用いられる IDEIA クラミジアは，属共通抗原を用いているのでスクリーニング検査法として有用
DNA 診断法：PCR 法は感度，特異性とも良い

ロ）抗体価測定法

捕体結合反応：オウム病の血清診断に用いるが，C. pn には感度が低い
ELISA 法：クラミジア Ab キット「MX」は，クラミジア属特異性リコンビナントリポ多糖類を抗原とした ELISA 法でスクリーニングに有用．ヒタザイム C. ニューモニエは，C. pn の外膜を抗原とした ELISA 法で C. pn に特異性がある

(3) 治　療

マクロライド，テトラサイクリン（tetracycline：TC）系抗菌剤が奏効する．抗生物質は網様体型にのみ作用する．この際，2週間くらいの治療が勧められる．

2）Chlamydia psittaci（C. ps）

本来はトリに感染するが，ヒトには罹患オウムやインコなどの排泄物を介して感染する．発熱，咳，異型肺炎様の X 線写真を呈する（オウム病）．筋肉痛をしばしば伴い，反応性関節炎の報告もある [17]．

3）Chlamydia trachomatis（C. tr）

lymphogranuloma venereum と trachoma に分けられ，前者は鼠径リンパ肉芽腫を形成し，後者は性感染とトラコーマの病原である．trachoma は14の血清型（A〜K, Ba, Da, Ia）に分けられ，性感染症は D, E, F, G が主体となる．

(1) 鼠径リンパ肉芽腫

鼠径リンパ肉芽腫は日本では稀な性感染症で，外陰部に潰瘍，排膿をきたし，膿からC. tr が分離される．細菌性および無菌性関節炎を伴うことがある．

(2) 非淋菌性尿道炎，女性性器クラミジア症

厚生省の調査では，性感染症の原因として従来は淋病が第1位であったが，1993年以降性器クラミジア感染症が第1位を占め，現在も増加し続けている．症状は軽微であるが反応性関節炎をきたす．ReAの原因として，C. tr による性感染症が最も多く，原因不明の少関節炎のトリガーとしてもC. tr の同定される例が報告されている．

(3) Chlamydia trachomatis による関節炎

尿路感染によるライター症候群を対象に，関節炎の再発率を，その後の治療なし群とペニシリン群，およびtetracycline (TC) 群の3群に分けて追跡調査すると，前2者は34〜38%が関節炎を再発したのに対し，C. tra に有効なTCを処方された群は10%しか再発しなかった．このことから，C. tra によるReAの予防にTC系の抗生物質の有効なことが示された（表5）[18]．

ReA 40例（内訳はC. trachomatis 21例，Yersinia 8例，Campylobacter 3例，原因菌不明8例）を2群に分け，limecycline (TC系抗生物質) の3ヵ月間投与群と非投与群を比較し

表5 ライター症候群（尿路感染症を治療した場合としない場合の関節炎の再発率）

治療	尿路感染症 (n=224)	反応性関節炎 (%) (n=64)
No treatment	59	20 (34)
Penicillin only	97	37 (38)
Erythromycin or tetracycline	68	7 (10)

(Bardin T ら，1992 [18])

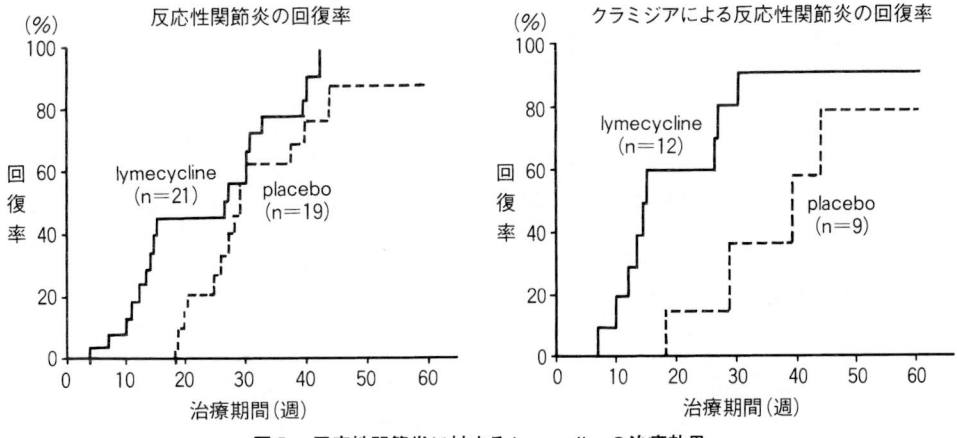

図5 反応性関節炎に対する lymecycline の治療効果
(Lauhio A ら，1991 [19])

たところ，limecycline群は26.5週で半数がReAから回復し，非投与群は29週で，両群間に有意差はなかった（図5左）．しかし，C.traを原因とするReA 21例に限ってみると，limecycline群は15週で半数がReAから回復したのに対して，非投与群は15週では1例も回復せず，半数が回復するのにも39.5週の長期を要した（図5右）．このことから，C.traによるReAにはTC系が有用と結論された[19]．

しかし，C. traによるReAで，罹病期間が6ヵ月以上の32例に対してdoxycycline（DC）（200mg/day）を2週間，あるいは4ヵ月間長期投与しても，両者の間に緩解率の差は生じなかった[20]．抗生物質治療後も，ReAの患者滑膜にC. trachomatisが存在し続けたという報告[21]もあり，C. traによるReAは早期にTCを投与すると奏効するが，時期を逸すると効かなくなると考えられる．

4) Chlamydia pneumoniae（C. pn）

(1) C. pneumoniaeとは

1989年に新種として確立されたクラミジアで，ヒトからヒトへ伝搬する．市中呼吸器感染症の原因の約5〜10％を占める．抗体保有率は年齢とともに増加し，成人の抗体保有率は60〜70％と高い．しかし，この抗体は感染防御にはほとんど機能せず，何度でもC. pnに感染しうる．C. pnは呼吸器以外にも，心筋梗塞，動脈硬化，脂質異常などとの関連が示唆され，関節炎の報告もある．

(2) Chlamydia pneumoniaeによる関節炎

1993年にC. pnによる肺炎，結節性紅斑，心筋炎とともに，両足，右手関節にReAを発症した症例報告がされた[22]．70例の関節炎患者（ReA 11例，原因不明の少関節炎59例）のうち，5例の関節液でC. pnに特異的に増殖するリンパ球が増加していた．滑膜にもC. pn反応性のリンパ球が浸潤していて，ReAの原因としてC. pnも検討する必要性が指摘された[23]．そのほかにもC. pnによるReAの報告が散見されるが，最近，否定的な報告が出ている．54例の関節炎患者の関節液をPCR法で調べたところ，15例（原因不明の少関節炎8例/26例，性感染症によるReA 2例/4例，呼吸器感染症によるReA 2例/2例，脊椎関節症2例/6例，慢性関節リウマチ1例/11例）にC.trのDNAは認められたものの，C. pnのDNAは1例も検出されなかった．呼吸器感染症後のReAからもC. pnは検出されておらず，C. pnはReAの主な原因ではないと考えられている[24]．

腸内細菌による関節炎

腸内細菌によるReA 34例に対してdoxycycline 100〜200mg/dayの4ヵ月投与が効いたとする報告[25]が1980年代にある．しかし，1990年代に入ると抗菌療法に否定的な報告が続いた．

Salmonella

Salmonella 腸炎後の1〜15%に ReA が出現する．フィンランドでは1992年に Salmonella 腸炎が大流行し，うち6.9%が軽症の ReA を発症した．1994年の大流行では，210例の便から Salmonella が検出され，うち66例が関節炎を発症した．このなかで22例が ReA の診断基準を満たし，腸炎発症後平均8.5日で関節炎が出現した．10例は HLA-B27陽性であったが，ReA の罹病期間や重症度は HLA-B27の有無と関連がなかった．14例には関節症状の出現以前に fluoroquinolone が処方されたが，ReA は予防できなかった [26]．

Salmonella による ReA に抗生物質を種々の期間投与して，関節炎の持続期間を調べた報告でも，投与期間に関わらず関節炎は3〜6ヵ月間持続し，抗生物質の効果は見られなかった [27]．

ReA 55例（内訳は Salmonella 25例，Yersinia 14例，Chlamydia tra 13例，不明3例）および分類不能の少関節炎49例に，ciprofloxacin あるいは placebo 3ヵ月投与の二重盲検試験が行われた（図6）．ReA 例，少関節炎例とも，ciprofloxacin を投与しても関節点数は改善しなかったが，原因菌別に分けてみると，Chlamydia tra による ReA 例は ciprofloxacin 投与3ヵ月後（＝抗菌剤終了時）から有意の改善を示した．腸内細菌による ReA 例と分類不能の少関節炎例は，ciprofloxacin 群と placebo 群で差がなく，長期の抗菌剤投与の効果は見られなかった．緩解率も関節点数と同様の結果であった．Chlamydia tra による ReA 例は抗菌

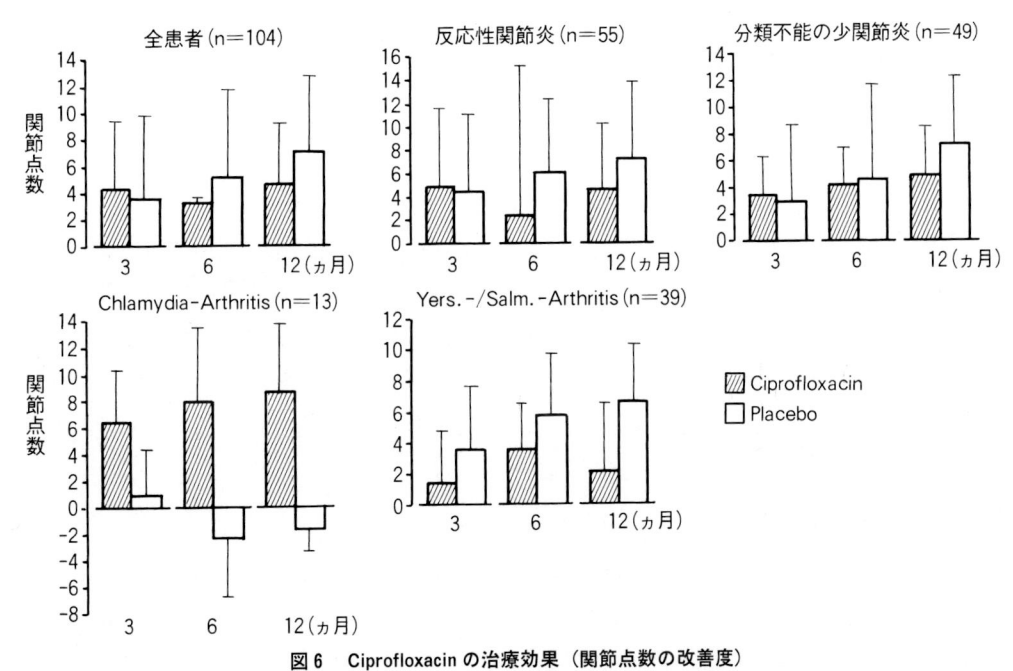

図6 Ciprofloxacin の治療効果（関節点数の改善度）
反応性関節炎のうち，Chlamydia による例は ciprofloxacin 投与で関節点数が改善したが，腸内細菌による ReA 例と分類不能の少関節炎例は抗菌剤群と placebo 群で差が見られなかった．

(Sieper J ら，1999 [28])

剤投与3ヵ月後37.5％，6ヵ月後66.7％と高い緩解率を示したが，placebo群は6ヵ月後20％しか緩解しなかった．腸内細菌によるReA例と分類不能の少関節炎例は抗菌剤群とplacebo群で緩解率に差がなかった［28］．この結果から，ReAのなかでもChlamydia trachomatisによる関節炎は，長期の抗生物質療法が有効であるが，腸内細菌によるReAには抗生物質は無効と考えられた．

　この数年ヨーロッパでazithromycinの治験が進行中であるが，まだ結果は出ていない．

Yersinia enterocolitica

　Toivanenらは，YersiniaによるReA患者31例にciprofloxacinを処方したが，効果は認めなかった［29］．この報告の問題点として，ReAの病期が約5年と長い症例を対象にしたことが挙げられる．

　Lewis ratsにYersinia enterocoliticaを静注すると，ヒトのReAに似た無菌性関節炎が発症する．この動物モデルに，治療開始時期を変えて，ciprofloxacinを連日7日間投与した．Yersinia接種後3日目（関節炎のまったくない時期）から抗菌剤を投与した場合，関節炎は完全に阻止された．しかし，この場合でもヒトの常用量と同程度の少量投与（20mg/kg/day）した場合は，ラットの約15％は便にYersiniaを排泄し続けた．5日目から投与した場合，関節炎は発症したが軽度であった．このとき少量投与群の一部は4週後に関節炎を再燃した．菌接種後10日目あるいは炎症がピークに達した13日目から投与を開始すると効果はまったく見られなかった．このことから，ReAはごく早期に抗菌剤を投与したときのみ予防されることがわかった［30］．実際には，腸管感染の初期に患者が受診することは少なく，かつ関節炎を予防するには常用量の5〜10倍の抗菌剤が必要であるから，腸内細菌性のReAに対する抗生物質治療は現時点では実用的ではないかもしれない．

上記以外の菌による関節炎

結　核　菌

　結核菌による反応性関節炎をPoncet病と称する．結核の活動期に一致して生じる多発性関節炎で，一般に手と足の関節が侵される．関節から結核菌は分離されないが，抗結核療法で関節症状は改善する．Poncet病が無菌性かどうか，つまりReAと考えてよいか否かについては結論されていない［31］．

溶血性連鎖球菌（β-hemolytic streptococcus）

　A群β溶連菌（GAS），C群β溶連菌（GCS）およびG群β溶連菌（GGS）の咽頭感染後に，ReAの発症することが報告された．このReAは腸管尿路感染後のReAに比べ経過は良く，feneticillinが奏効する［32］．

Clostridium difficile

　Clostridium difficileによる偽膜性腸炎は抗生物質投与後に生じるが，この菌によるReA

が報告されている．ReAの約1/4は起因菌不明とされるが，Kocarらは先行感染の菌が不明であったReA 31例中6例（19.4%）からClostridium difficile toxin Aを検出し，これに経口バンコマイシンを投与している[33]．Clostridium difficileによる ReAの頻度は不明であるが，下痢，腸炎とともに関節炎が生じたときは，Clostridiumが原因の場合がある．

抗菌剤の効かない理由

PCR法により，関節内からYersinia, Salmonella, Shigella のDNAが検出されるのに，なぜ抗生物質が効かないのか？ Yersiniaを感染させたヒト滑膜細胞を培養すると，数週間にわたりDNAのない殻だけのYersiniaが検出される．このことは，生菌がその場に存在しなくても，死菌（たぶん菌体成分のlipopolysaccharide）だけで局所の免疫反応が十分惹起されうることを示している．

ReA患者でIgA抗体が持続高値を呈することがあり，動物実験で抗菌剤を投与しても便からYersiniaを排泄し続けた報告がある [30]．このことは，生きた原因菌が関節外，例えば腸粘膜に存在し続ける場合のあることを示唆している．なぜこれらの原因菌が抗生物質に対する抵抗性を獲得できるのかは不明である．

Chlamydiaによる尿路感染症の早期に抗生物質を投与するとReAを阻止しうるし，たとえReAを発症しても，すぐに抗生物質を長期間投与するとReAは軽快するが，腸管感染後のReAには抗生物質の効果は認められない．これは，Chlamydiaと腸内細菌によるReAの病態生理が異なっているためかもしれないが，その理由はまだ不明である．

❖ 慢性関節リウマチ rheumatoid arthritis（RA）[34, 35]

歴　　史（表6）

1920年代にはRAは結核菌が原因と考えられ，Kochがシアン化金で結核菌を殺菌できたと報告したことから，金剤がRAに処方されるようになり，現在に至っている．

1930年代RAは連鎖球菌感染と考えられ，これに効くスルファピリジンと抗炎症作用を持つアミノサリチル酸を結合したsulfasalazine（SASP）が合成され，1942年SASPがRAに有効なことが報告された（n=500）．その後，頭痛，吐き気などの副作用のためあまり用いられなくなったが，1978年腸溶製剤が開発され現在に至っている．

1951年抗マラリヤ剤，また1978年には家畜の駆虫剤であるレバミゾールがRAに有効なことが報告された．しかし，2剤とも重篤な副作用（抗マラリヤ剤は長期連用で視力障害，レバミゾールは顆粒球減少症）のため，本邦では発売されていない．

1950年代になるとRAの原因にマイコプラズマの持続感染説が提案された．この仮説をふまえて，抗生物質の長期投与が提案され，terramycin, achromycinなどがRAに処方され，金や抗マラリヤ剤と同等の効果と報告された．しかし，1971年Skinnerらによる二重盲検試

表6 RAと抗菌剤の歴史

1927年	金製剤がRAに有効
1942年	sulfasalazineがRAに有効（n=500）
1951年	抗マラリヤ剤がRAに有効
1959年	terramycinとachromycinが金，抗マラリヤ剤と同等の効果
1971年	tetracyclineの二重盲検試験で有効性が否定（Skinnerら）
1978年	レバミゾールがRAに有効（n=363）
1978年	sulfasalazineの腸溶製剤がRAに有効
1990年	minocycline（MC）がRAに有効（Breedveldら [45]）
1992年	MCがRAに有効（Langevitzら [46]）
1994年	二重盲検試験―重症RAに有効（Kloppenburgら [47]）
1995年	二重盲検試験―やや軽症のRAに有効（MIRA）（Tilleyら [48]）
1997年	MIRA試験1年後の骨変化，MC群とplacebo群で差なし
1997年	二重盲検試験―早期RAに有効（O'Dellら [49]）
1998年	活動性の高いRAにMCが有効（川中ら [51]）
1999年	O'Dell試験の4年後，MC群の緩解率が高い [50]

験（罹病期間平均7年のRA 27例を対象に，テトラサイクリン（tetracycline：TC）250mg/日あるいはplaceboを1年間投与）でその有効性が否定され，その後約20年間抗生物質は省みられなかった．1980年代に入ると，TCに，抗菌作用とは別に，コラゲナーゼ活性やマトリックスメタロプロテアーゼ（MMP）の阻害など，抗炎症作用のあることが明らかになり，1990年にミノサイクリンminocycline（MINO）が重症RAに有効と報告されて以来，数多くの臨床試験がなされた．ここでは，TCの作用機序とMINOの臨床試験の結果を述べる．

TCとその誘導体の作用機序

コラゲナーゼ活性の阻害

歯周病のモデル動物であるラットにTCを投与すると，歯周のコラゲナーゼ活性が阻害される．無菌動物，あるいは抗菌作用をなくしたTC誘導体を用いても同様で，いずれの場合もコラゲナーゼ活性が阻害された [36]．

MMPs（matrix metalloproteases：collagenase, gelatinase, stromelysin）の阻害

マトリックスメタロプロテアーゼ（MMP）は骨吸収を促進して関節破壊をきたすが，TCとその誘導体はMMP活性を阻害する [37]．OAのイヌにドキシサイクリン（doxycycline：DC）を投与すると軟骨のコラゲナーゼやゲラチナーゼ活性が減少し，軟骨病変は軽減した．RA患者にMINO 200mg/日を経口投与すると滑膜コラゲナーゼ活性が減少し，DCを投与すると唾液中のコラゲナーゼ活性が減少し，関節炎も改善したという報告がある [38]．TCとその誘導体は，微生物のタンパク合成を阻害して抗菌作用を発揮するが，TC投与時の組織中の濃度は，ほ乳類の細胞のタンパク合成を阻害できるほど高くない．しかし，その濃度でもMMPは十分に阻害される．TCはMMPの活性化に必要なアエンとカルシウムに結合してMMP阻害効果を発揮するため，アエンまたはカルシウムを加えると阻害活性が減弱する．

サイトカインの産生抑制

TCは生来性免疫応答と獲得性免疫応答をともに抑制する．MINOをRA患者に投与すると，CRPが低下する．MINOはIgM型リウマトイド因子も抑制する．CRPと血中IL-6値は相関して動き，RAで増加しているIL-6とリウマトイド因子の一部は関節由来であることから，MINOが滑膜炎を抑制するのかもしれない．このことはMINOがラットのサイトカインの産生とB細胞T細胞機能を抑制することを示した実験結果に合致する[39]．TCはリンパ球の増殖や抗体産生を抑制する．

TNFα

MINOはT細胞のTNFα，IFNγ産生を抑制するが，LPSで刺激した単核球のTNFα，IL-6産生を増加させる[40]．この違いは細胞活性化の経路が異なるためであろう．

NO（nitric oxide）産生の抑制

NOは軟骨細胞のプロテオグリカンやコラーゲン合成を阻害し，MMPを活性化させ，アポトーシスを誘導する．OAを発症したウサギのNO量と軟骨細胞のアポトーシス数は相関し，ヒトOAでも，軟骨細胞のアポトーシスが増えている．

LPSで刺激したラットのマクロファージにMINO, DCを加えると，用量依存性にinducible form of nitric oxide synthase（iNOS）が抑制され，COX-2量は増加する．これは，MINO, DCがiNOS抑制を介してNOを阻害するとともに，COX-2の発現を促進する働きのあることを示す[41]．ヒト軟骨細胞のNO産生は，炎症性サイトカインであるIL-1やTNFα，iNOSで誘導される．RAとOA患者のiNOSは増加していて，滑膜や血中のNO値は高い．MINO, DCはヒト軟骨細胞やラットマクロファージからのNO産生を，経口投与で到達しうる血中濃度で阻害する[41]．MINO, DCは直接MMP活性を阻害するとともに，NO産生阻害を通じてさらにMMPを抑制し，減少したマトリックスを元へ戻し，軟骨細胞のアポトーシスを減少させ，関節保護の方向に作動する．なお，NOについては，本誌：佐伯行彦の「NOと関節炎」を参照されたい[42]．

抗酸化作用

TCは抗酸化作用を有する．活性酸素を経てヒドロキシラジカルが産生されると，コラゲナーゼが活性化されるが，TCは活性酸素の産生を抑えるほか，プロコラゲナーゼの活性基，または亜鉛との結合性を変えてコラゲナーゼを阻害する[43]．

好中球の遊走能，貪食を抑制する．

血管新生を抑制する[44]．

骨への作用

卵巣を除いた老齢ラットにMINOを投与すると骨量が増加した．MINOは海綿骨の骨稜吸収を抑制し，骨形成を促進する[45]．

TCとその誘導体の抗リウマチ作用が抗菌，抗炎症，免疫調節のいずれを介しているかはま

だ不明である．

臨床試験

これまでRAに対して2つのopen studyと3つの二重盲検試験がされた．

open study

Breedveldらは罹病期間平均13年のRA 10例にDMARDs併用下にMINO 200～400mg/日を処方した．全例が投与前に比べ朝のこわばりや関節点数，握力，血沈，Ritchie's indexのいずれもが有意に改善した［46］と報告されている．

Langevitzらは罹病期間平均8.7年のRA18例にMINO 100mg/日を単剤で1年間投与し，6例は無効のため途中で中止したが，12例は1年後著明な改善を示した［47］としている．

二重盲検試験

1）オランダの試験

最初の二重盲検試験はオランダで，比較的重症のRA患者80例（平均罹病期間13年，90％はRF陽性，95％に骨びらんを認め，20％はクラス3）を対象に，DMARDs併用下（70％の患者が既にDMARDを投与されていて治験期間中も引き続き投与された）にMINO 200mg/日あるいはplaceboが26週投与された．MINO群は腫脹関節数（最高20）が平均8.6から7.8へ，関節痛を表すRitchie's index（最高69）が21から18へ減少したのに対し，placebo群はそれぞれ8.6から9.2へ，19から21へ増加し，MINOの有効性が示された（表7）［48］．

表7 RAに対するminocyclineの臨床試験

	著者	患者 例数	患者 病期	用量	併用薬	期間	成績	備考
open study	Breedvelt, 1990 [46]	10	罹病期間平均13年	200～400mg	DMARDs	16週	有効	
	Langevitz, 1992 [47]	18	罹病期間平均8.7年	100mg		48週	有効	
	川中, 1998 [52]	15	活動性高い	200mg	ステロイド DMARDS	6ヵ月	改善（53％）効果1年以上持続	
double blind study	Kloppenburg, 1994 [48]	M：40 P：40	比較的重症	200mg	DMARDs	26週	M＞P (p=0.05)	M：中止5例 (40％めまい) P：中止10例
	Tilley, 1995 [49] "MIRA" 試験	M：109 P：110	やや軽症	200mg		48週	M＞P	
	O'Dell, 1997 [50]	M：23 P：23	早期RA（発症1年以内）	200mg		3～6ヵ月	M＞P M：15例改善 P：3例改善	M：中止0 P：中止1例
	O'Dell, 1999 [51]	上記症例の4年後 M：20 P：18			DMARDs M：10 P：16 (p=0.02)	4年	寛解（DEMARDS併用なし）M：8 P：1 (p=0.02)	

M：minocycline, P：placebo, MIRA：minocycline in rheumatoid arthritis

2）アメリカ NIH の試験

　NIH を中心に 6 施設で行ったアメリカの試験は，オランダの症例に比べやや軽症の RA219 例（平均罹病期間8.6年，RF＋は56％，68％に骨びらんを認めた）を対象にしている．DMARDs を 1 ヵ月中止して，MINO か placebo を48週投与したところ，MINO 群は腫脹関節数が54％，圧痛関節数が56％改善したのに対し，placebo 群はそれぞれ39％，41％にとどまった（$p<0.023$）．placebo 群の改善は24週で頭打ちとなったが，MINO 群は48週まで改善例が増加し続けた．無効による中止は placebo 群が13％もあったのに，MINO 群は 2 ％であった．プロトコール逸脱例も placebo 群に多かった（placebo：MINO＝ステロイドの増量17％：7％，関節内ステロイド注射17％：6％，NSAID の増量26％：13％）[49]．

　MINO 群は臨床所見とともに，CRP や血沈，血小板，ヘモグロビン，RF など有意差をもって改善した（$p<0.001$）．ACR の予後改善の criteria にあてはめても MINO 群が有意な改善を示した．しかし，X 線写真上の骨変化は，骨びらん，関節裂隙の狭小化とも48週後両群で差がなく，MINO は関節破壊を阻止できなかった．

3）アメリカの早期 RA への投与試験

　発症 1 年以内の RF 陽性の早期 RA46例を対象に行われた二重盲検試験では，23例の MINO 群のうち65％が，朝のこわばり，圧痛関節数，腫脹関節数，血沈の 4 項目中少なくとも 3 項目の改善を示したのに比し，placebo 群では13％と有意の違いが見られた [50]．MINO 群のかなりの数の患者が，薬剤中止後 2 週〜 2 年で RA が悪化したことから，MINO の効果があったものと推定される．この46例は 3 〜 6 ヵ月二重盲検試験を行い，その後は DMARDs あるいは MINO で治療が継続された．はじめ MINO 群だった20例と，はじめ placebo 群だった18例を 4 年間観察した報告では，はじめ MINO 群の20例中10例がその後 4 年間引き続き MINO のみ服用し，うち 8 例が緩解したのに対し，はじめ placebo だった例は 1 例しか緩解しなかった [51]．このように，早期に MINO を処方すると緩解率が高く，とくに RF 陽性の RA に有用と思われる結論が得られているが，そのメカニズムは不明である．O'Dell ら [50] は早期 RA を対象にしたため，MINO の有効率が前 2 者より高くなったと思われる．非可逆性の関節病変の少ない時期のほうが治療効果が優れているのは，ひとつには RA の発症病因に微生物感染が関与しているからかもしれない．

4）本邦での試験

　活動性の高い RA 15例を対象に，MINO 200mg/日を 6 ヵ月した open study では，CRP，ランスバリー活動性指数が 1 ヵ月後から改善し，投与終了時（ 6 ヵ月後） 8 例が有効以上の改善を示し，その効果は 1 年以上持続した [52]．MINO の効果は 1 ヵ月後より出現し，ほかの DMARDs と同様長期の効果が期待しうる．

MINO の副作用

1）軽度の副作用

　二重盲検試験の結果，副作用は軽微な胃腸障害や前庭神経障害がほとんどで，中止例は7％のみであった．一般にDMARDsの中止例が平均15％あることから，MINO はかなり安全性が高いと言える．

　副作用は用量依存性に出現し，軽度なら減量により対応できる．MINO の最も多い副作用はめまい（前庭神経障害）である．MINO の95％は消化管から吸収されるので，嘔気や食欲不振などの胃腸障害もよく生じる．肝障害は一過性の肝酵素上昇であることが多いが，ときに重篤な肝炎を発症する（次項に）．日光過敏症はDCのほうに多く［34］，MINO では少ない．MINO の長期投与で皮膚の色素沈着がよく生じる．1年以上MINO を続けた40例中3例に灰～黒色の皮膚色素沈着の生じた報告がある．

2）重篤な副作用

　重篤な副作用として，血清病（MINO 服用後平均16日で発症），薬剤誘発性ループス［53］，p-ANCA陽性血管炎様症状［54］，自己免疫性肝炎や肝移植を要するような劇症肝炎［55］が報告されている．

　にきび治療中にSLEと慢性活動性肝炎を起こした症例報告や，MINO 治療中12例が肝炎を，11例がSLEを，6例が肝炎とSLEの両方を発症し，そのうち20例はMINO を中止して症状が軽快したとする報告がある．1966年から1998年の32年間の報告を med line で検索したところ，MINO に起因すると思われるSLE様症状が60例，自己免疫性肝炎が24例報告され，そのうち13例は両者を合併していた［56］．ループスと自己免疫性肝炎はMINO 服用後平均25.3ヵ月で発症し，抗核抗体（93％），p-ANCA（83％）陽性率が高い［54］．RAではNSAIDsなどほかの薬剤を併用していることが多く，ループス症状や肝炎がMINO の副作用と気づきにくいかもしれない．MINO は全世界でにきびなどに広く処方されているので，これらの重篤な副作用の頻度は非常に少ないが注意を要する．

RA に対する抗生物質治療の位置づけ

　RAが感染によって発症するか否かは今も論争中であり［57］，MINO のRAに対する作用機序もまだ十分解明されていない．それでは，どのような患者にMINO を処方するとよいか？O'Dellらにより，早期RAにMINO の有効なことが指摘され，これによると効果は従来から処方されているDMARDsに等しいように思われる．オランダやアメリカの二重盲検試験においてもMINO の有効性が示されたが，MTXなどに抵抗性の例にも有効かどうかは，今後興味ある点である．また，MINO を第1選択薬としてのDMARDsのひとつに位置づけてよいか否かも今後の検討に待たなければならない．RAに対し，MINO が単剤で有用か，ほかのDMARDsとの併用療法がよいのかも今後の検討課題である．さらに，長期効果，関節破壊の

抑制効果などに関しても，今後さらなる臨床試験が必要であろう．

♣ ま と め

これまで無菌性と思われていたライム病やReAから，PCR法で微生物抗原が検出されるようになった．ライム病と尿路感染後のReAには，実際TC系の抗生物質の有効なことが報告された．しかし，腸管感染後のReAには効果が見られなかった．RAにminocyclineの有効性が報告されている．

文　　献

1) Kingsley G : Microbial DNA in the synovium ; A role in aetiology or a mere bystander ? Lancet 349 : 1038－1039, 1997
2) 根来　茂 : ライム病．リウマチ病セミナーⅡ（七川歡次監修），pp65－73, 大阪，永井書店，1991
3) 井口和幸，久保信彦，川端真人 : 日本におけるライム病の現況．小児科診療 9 : 2019－2024, 1990
4) Kawabata M, Baba S, Iguchi K, et al : Lyme disease in Japan and its possible incriminated tick vector, Ixodes persulcatus. J Infect Dis 156 : 854, 1987
5) Priem S, Burmester GR, Kamradt T, et al : Detection of Borrelia burgdorferi by polymerase chain reaction in synovial membrane, but not in synovial fluid from patients with persisting Lyme arthritis after antibiotic therapy. Ann Rheum Dis 57 : 118－121, 1998
6) Kamradt T, Lengl-Janssen B, Strauss AF, et al : Dominant recognition of a Borrelia burgdorferi outer surface protein A peptide by T helper cells in patients with treatment-resistant Lyme arthritis. Infect Immun 64 : 1284－1289, 1996
7) Chen J, Field JA, Glickstein L, et al : Association of antibiotic treatment-resistant lyme arthritis with T cell response to dominant epitopes of outer surface protein A of Borrelia burgdorferi. Arthritis Rheum 42 : 1813－1822, 1999
8) Steere AC, Levin RE, Molloy PJ, et al : Treatment of Lyme arthritis. Arthritis Rheum 37 : 878－888, 1994
9) 西岡淳一 : Reactive Arthritis. リウマチ病セミナーⅡ（七川歡次監修），pp32－42, 1991
10) Hill Gaston JS, Cox C, Granfors K : Clinical and experimental evidence for persistent Yersinia infection in reactive arthritis. Arthritis Rheum 42 : 2239－2242, 1999
11) Fryden A, Bengtsson A, Foberg U : Early antibiotic treatment of reactive arthritis associated with enteric infections ; Clinical and serological study. Br Med J 301 : 1299－1302, 1990
12) Leirisalo-Repo M : Therapeutic aspects of spondyloarthropathies ; A review. Scand J Rheumatol 27 : 323－328, 1998
13) Braun J, Tuszewski M, Eggens U, et al : Nested polymerase chain reaction strategy simultaneously targeting DNA sequences of multiple bacterial species in inflammatory joint diseases. 1. Screening of synovial fluid samples of patients with spondyloarthropathies and other arthritides. J Rheumatol 24 : 1092－1100, 1997
14) 松本　明 : クラミジアの分類と特性．細胞内増殖菌による最近話題の感染症（副島林造，松本　明編），pp 135－242, 東京，医薬ジャーナル社，1989
15) Everett KD, Bush RM, Anderson AA : Emended description of the order Chlamydiales, proposal of parachlamydiaceae fam. nov. and Simkaniaceae fam. Nov., each containing one monotypic genus, revised toxonomy of the family Chlamydiae, including a new genus and five new species, and standards for the identification of organisms. Int J Syst Bacteriol 49 : 415－440, 1999
16) 岸本寿男 : クラミジアニューモニエ感染症．臨床と微生物 25 : 143－151, 1998
17) Lanham JG, Doyle DV : Reactive arthritis following psittacosis. Br J Rheumatol 23 : 225－226, 1984

18) Bardin T, Enel C, Cornelis F, et al : Antibiotic treatment of venereal disease and Reiter's syndrome in a Greenland population. Arthritis Rheum 35 : 190-194, 1992
19) Lauhio A, Leirisalo-Repo M, Lahdevirta J, et al : Double-blind, placebo-controlled study of three-month treatment with lymecycline in reactive arthritis, with special reference to chlamydia arthritis. Arthritis Rheum 34 : 6-14, 1991
20) Wollenhaupt J, Hammer M, Pott HG, et al : A double-blind placebo-controlled comparison of 2 weeks versus 4 months treatment with doxycycline in Chlamydia-induced arthritis. Arthritis Rheum 40 : S143, 1997
21) Beutler AM, Hudson AP, Whittum-Hudson JA : Chlamydia trachomatis can persist in joint tissue after antibiotic treatment in chronic Reiter's syndrome/reactive arthritis. J Clin Rheumatol 3 : 125-130, 1997
22) Gran JT, Hjetland R, Andreassen AH : Pneumonia, myocarditis and reactive arthritis due to Chlamydia pneumoniae. Scand J Rheumatol 22 : 43-44, 1993
23) Braun J, Laitko S, Treharne J, et al : Chlamydia pneumoniae- a new causative agent of reactive arthritis and undifferentiated oligoarthritis. Ann Rheum Dis 53 : 100-105, 1994
24) Wilkinson NZ, Kingsley GH, Sieper J, et al : Lack of correlation between the detection of chlamydia trachomatis DNA in synovial fluid from patients with a range of rheumatic diseases and the presence of an antichlamydial immune response. Arthritis Rheum 41 : 845-854, 1998
25) Pott HG, Wittenborg A, Junge-Hulsing G : Long-term antibiotic treatment in reactive arthritis. Lancet (Jan 30) : 245-246, 1988
26) Mattila L, Leirisalo-Repo M, Pelkonen P, et al : Reactive arthritis following an outbreak of Salmonella Bovismorbificans infection. J Infect 36 : 289-295, 1998
27) Leirisalo-Repo M, Helenius P, Hannu T, et al : Long term prognosis of reactive salmonella arthritis. Ann Rheum Dis 56 : 516-520, 1997
28) Sieper J, Fendler C, Laitko S, et al : No benefit of long-term ciprofloxacin treatment in patients with reactive arthritis and undifferentiated oligoarthritis. Arthritis Rheum 42 : 1386-1396, 1999
29) Toivanen A, Yli-Kerttula T Luukkainen R, et al : Effect of antimicrobial treatment on chronic reactive arthritis. Clin Exp Rheumatol 11 : 301-307, 1993
30) Zhang Y, Gripenberg-Lerche C, Soderstrom K, et al : Antibiotic prophylaxis and treatment of reactive arthritis. Lessons from an animal model. Arthritis Rheum 39 : 1238-1243, 1996
31) Pugh MT, Southwood TR : Tuberculous rheumatism, Poncet disease ; A sterile controversy ? (editorial). Revue du Rhum Ed Fr 60 : 855-860, 1993
32) Jansen TLTA, Janssen M, de Jong AJL : Reactive arthritis associated with group C and group G β-hemolytic streptococci. J Rheumatol 25 : 1126-1130, 1998
33) Kocar IH, Caliskaner Z, Pay S, et al : Clostridium difficile infection in patients with reactive arthritis of undetermined etiology. Scand J Rheumatol 27 : 357-362, 1998
34) Cooper SM : A perspective on the use of minocycline for rheumatoid arthritis. J Clin Rheumatol 5 : 233-238, 1999
35) O'Dell JR : Is there a role for antibiotics in the treatment of patients with rheumatoid arthritis ? Drugs 57 : 279-282, 1999
36) Golub LM, Lee HM, Lehrer G, et al : Minocycline reduces gingival collagenolytic activity during diabetes. Preliminary observations and a proposed new mechanism of action. J Periodontal Res 18 : 516-524, 1983
37) Greenwald RA : Treatment of destructive arthritic disorders with MMP inhibitors ; Potential role of tetracyclines. Ann N Y Acad Sci 732 : 181-198, 1994
38) Nordstrom D, Lindy O, Lauhio A : Anti-collagenolytic mechanism of action of doxycycline treatment in rheumatoid arthritis. Rheumatol Int 17 : 175-180, 1998
39) Sewell KL, Breedveld FC, Furrie E, et al : The effect of minocycline in rat models of inflammatory arthritis ; Correlation of arthritis suppression with enhanced T cell calcium flux. Cell Immunol 167 : 195-204, 1996
40) Kloppenburg M, Brinnkman BMN, de Rooij-Dijk HH, et al : The tetracycline derivative minocycline

differentially affects cytokine production by monocytes and T lymphocytes. Antimicrob Agents Chemother 40 : 934−940, 1996
41) Amin AR, Attur MG, Thakker GD, et al : A novel mechanism of action of tetracyclines ; Effects on nitric oxide synthases. Proc Natl Acad Sci USA 93 : 14014−14019, 1996
42) 一酸化窒素（NO）と関節炎．リウマチ病セミナーXI, p166−172, 大阪，永井書店，2000
43) Sorsa T, Saari H, Konttinen YT, et al : Human neutrophil collagenase and oxygen derived free radicals. N Engl J Med 321 : 327−328, 1989
44) Gilbertson-Beadling S, Powers EA, Stamp-Cole M : The tetracycline analogs minocycline and doxycycline inhibit angiogenesis in vitro by non-metalloproteinase-dependent mechanism. Cancer Chemother Pharmacol 36 : 418−424, 1995
45) Williams S, Wakisaka A, Zeng QQ, et al : Minocycline prevents the decrease in bone mineral density and trabecular bone in ovariectomized aged rats. Bone 19 : 637−644, 1996
46) Breedveld FC, Dukmans BAC, Mattie H : Minocycline treatment for rheumatoid arthritis. An open dose finding study. J Rheumatol 17 : 43−46, 1990
47) Langevitz P, Bank I, Zemer D, et al : Treatment of resistant rheumatoid arthritis with minocycline ; An open study. J Rheumatol 19 : 1502−1504, 1992
48) Kloppenburg M, Breedveld FC, Terwiel JP, et al : Minocycline in active rheumatoid arthritis. A double-blind, placebo-controlled trial. Arthritis Rheum 37 : 629−636, 1994
49) Tilley BC, Alarcon GS, Heyse SP, et al for the MIRA trial group : Minocycline in rheumatoid arthritis. A 48-week, double-blind, placebo-controlled trial. Ann Intern Med 122 : 81−89, 1995
50) O'Dell JR, Haire CE, Palmer W, et al : Treatment of early rheumatoid arthritis with minocycline or placebo ; Results of a randomized, double-blind, placebo-controlled trial. Arthritis Rheum 40 : 842−848, 1997
51) O'Dell JR, Paulsen G, Haire CE, et al : Treatment of early seropositive rheumatoid arthritis with minocycline. Four-year followup of a double-blind, placebo-controlled trial. Arthritis Rheum 42 : 1691−1695, 1999
52) 川中紀邦，山村昌弘，橋本洋夫ら：慢性関節リウマチに対するミノサイクリンの有用性の検討．リウマチ 38 : 801−809, 1998
53) Matsuura T, Shimizu Y, Fujimoto H, et al : Minocycline-related lupus. Lancet 340 : 1553, 1992
54) Elkayam O, Yaron M, Caspi D : Minocycline-induced autoimmune syndromes ; An overview. Semin Arthritis Rheum 28 : 392−397, 1999
55) Boudreaux JP, Hayes DH, Mizrahi S, et al : Fulminant hepatic failure, hepatorenal syndrome, and necrotizing pancreatitis after minocycline hepatotoxicity. Transplant Proc 25 : 1873, 1993
56) Angulo JM, Sigal LH, Espinoza LR : Coexistent minocycline-induced systemic lupus erythematosus and autoimmune hepatitis. Semin Arthritis Rheum 28 : 187−192, 1998
57) McKendry RJR : Is rheumatoid arthritis caused by an infection? Lancet 345 : 1319−1320, 1995

患者教育

前田 晃

❧ はじめに

慢性関節リウマチ（Rheumatoid Arthritis : RA）の治療法として，薬剤療法，リハビリテーション療法および手術的療法の三本柱があるが，これらの治療が必ずしも病状の進行の抑制や疾患の寛解，あるいは QOL や精神的安定に結びつかないことがある．治療を進めるにあたっては患者との意思疎通や協調が必要であり，RA の Smith の治療ピラミッドの基礎療法として患者教育がその過程に含まれている．

1996年に提唱された ACR の RA の管理指針にも，早期診断と適格な病態の評価に基づいた治療の開始にあたって患者教育の必要性が明記されている．ただし，その実施の内容の簡単な説明があるにすぎない．RA 患者の教育の実態について1970年から多くの報告があり，その必要性について異論がないが，未だ教育方法は確立されていない．いつ，誰が，どのような方法で教育を実施するのか，またどんな教育の効果があるのかも明確でない．また，予後，転帰にどの程度の影響を及ぼして，医療経済面でいかほどのメリットを生ずるかについても定説がない．

❧ 教育方法

Hawley（1995）[1] は，1985年から1994年間に報告された45件の臨床試験についてまとめている（表1）．教育方法を大きく分類すると，RA について自己管理プログラム（self-management programme : SM）が25件，認知行動療法（cognitive-behaviour therapy : CBT）が12件で主流を占め，そのほかいくつかの方法が採用されている．

SM は，RA 疾患にこだわらずに広くリウマチ疾患全体にわたって疾患の診断と知識や問題点，薬剤療法を中心とした治療法などについて理解を深める教育法である．もちろんリハビリテーション，疼痛の制御法，心理的対応なども含まれている．広く世界の各国で一般社会の教育に利用されている．教育の指導は，医療従事者に限らず教育を受けた一般人が担当している．病院におけるより地域社会に向けての教育であり，必ずしも特定の疾患や患者を対象にしていない（Lorig, 1992）[2]．CBT は対象を RA に限って，SM よりもより具体的に疼痛の抑制

表1　1985～1994年間に実施されたRA患者教育の臨床試験

教育方法	対象患者			計
	RA	RA+OA	OA	
Self-management program	4	9	3	16
Cognitive behaviour therapy	7		2	9
Educational programmes	2	1	2	5
Material	5	1	1	7
Individual instruction	4			4
Psychotherapy	1			1
Support programmes	2			2
Total rehabilitation programme		1		1
	25	12	8	45

(Hawley DJ, 1995 [1])

の目的で，リハビリテーション，疼痛と感情・ストレスのとの関連を理解して日々のBehaviour（総括的な行動）の改善を図っている．筋肉弛緩訓練，気晴らし，認知行動などの新しい技術を習得することにより，疼痛をよりコントロールすることが目的である．主として診療所や病院で，一般に心理療法士か特別に訓練を受けた医療人によって個々の患者の相談も含めて実施されている（Parker, 1993）[3]．その他の方法としては，Educational Programとして限られた患者のクラス単位で教育講座を開いたり（Radojenic, 1992）[4]，Materialすなわちパンフレットや本の配布，最近ではビデオやコンピューターによる視覚教育も行われている（O'Leary, 1988）[5]．CMやCBTより効果が少ないと言われている．また，個々の患者のニーズに対応したSupport programs（Rene, 1992）[6]，Individual instruction（Neuberger, 1993）[7]，リハビリテーションに主眼をおいたtotal rehabilitation program（Orr, 1992）[8]などもある．これらの方法は試験実施者によって単独，あるいは2，3の方法を用して行われている．教育期間もまちまちであるが，数回に分けて約1ヵ月にわたるのが通常であり，またある期間をおいて再教育の機会を持たれることもある．

♣ 教育の効果

いずれの教育方法によっても一般に関節機能の維持，変形予防についての関心が深められRA全貌についての知識が得られているが，疾患の理解が必ずしも認知行動・対処能力や転帰の改善に結びつくかが問題である．

教育の効果判定には，疾患理解度以外に疼痛の程度，関節機能障害，ADL，関節点数，などの健康状態（Health status），抑うつや不安などの心理状態（Psychological status），総合的な日々の活動，疾患に対する対処，診療の受診回数などの総合的行動が評価されている．教育前と教育後の評価の変化をeffect size（ES）として判定されており，ESが0.2はいくらか，0.5は明らか，0.8はかなり良いとの評価基準であり，−は悪化を意味している．

Hawley（1997）によれば，疾患認識における個々のESはprogramの実施直後には＞2.0

表2 Education effect の患者背景による項目毎の Effect Size

対象疾患と評価時期	効果 (effect size)		
教育直後 評価項目	疼痛	機能障害	抑うつ
RA	0.13	−0.16	0.01
OA	0.44	0.28	0.56
3ヵ月後	満足度	対処能力	訓練の実施
RA	0.22	0.09	0.6
OA	0.29	0.18	1.1

CBT : cognitive-behaviour therapy,
SM : self-management programme, ES : effect size
CBT 9, SM 16報告の平均 ES を示している.
(Hawley DJ, 1995 [1])

で大きいが3ヵ月後には効果は少なくなり12月後にはさらに減少している．SMとCBTの比較はそれぞれの平均ESが評価されていないのでできないが，疼痛は最もCBTによる直接的な効果を受けて，いくつかの報告によればESは0.14〜0.66の範囲にあり，SMでは0.01〜0.47であった．CBTもSMもともに実施直後には疼痛の改善を見ることが多いが，CBTはその効果を6ヵ月後まで維持するように思われる．抑うつ状態も疼痛ほどではないが多少の効果があり，あるSMの報告では直後にはESは0.46で6ヵ月後には0.36であった．機能障害への効果は不定であり，あまり影響がないとされている．

　全般に見ると，各項目ごとのESは教育実施直後には何らかの改善を見ているが，月日の経過に伴って効果は薄れていっている．赤沈，握力，朝のこわばり，関節点数などのランスバリー指数に関与する因子の改善は長期追跡時には認められていない．Parkerは，3ヵ月間に10回のSMを実施して直後から疼痛の改善，精神の安定が得られたが，3ヵ月後の追跡時には見られなくなったと報告している．対象疾患による教育効果の差異は，変形性関節症（Osteoarthritis : OA）ではRAよりもより良いESを示しているのはRAの疾患の進行性の経過を考えれば当然である．Superio-Cabuslay（1996年）[9] は，RAおよびOA症例を対象として実施した治験で，抗炎症剤のみの服用群（Nsaid : NS）28報告と，教育を実施した教育群19報告の2群を比較したメタ・アナリシスで平均の効果は，ESは疼痛に関しては教育群で0.17，NS群で0.66，機能障害では教育群0.03，NS群0.34であった．活動関節数では教育群は0.34，NS群0.43であった．著者らは，教育群のESは4ヵ月後の成績でNS群は2週の評価であり，教育群は実際よりも低く評価されているので，このことを考慮すると教育の効果は疼痛については教育群はNS群より20〜30％効果が大きく，機能障害では30〜40％，活動関節数では60〜80％有効であったので，教育による貢献度は大きいと述べている．

　Brus（1998）[10] は，早期RA患者65症例のコンプライアンスと健康指数に及ぼす教育の影響を調べる目的で2重盲検試験を実施した．教育は2時間4回の講習を行い，その後再教育が4〜8月にわたって繰り返し実施している．すべての患者は抗リウマチ剤としてSalfapyrimizine（SSZ）の投与を受けている．SSZ服用のコンプライアンスは教育群と非教育群間に差はなかったが，機能訓練（3ヵ月後），関節保護（3ヵ月後），動作労力削減（3〜12月後）のコンプライアンスは教育群で有意に改善したが健康指数の改善は両群間に差はなかった．

　Lindroth（1995）[11] は，7〜8人のRA患者のクラスで健康管理者による教育を実施し

た群(92例)と未教育群(103例)の5年間の成績を比較した．各クラスは1回2時間半の教育を6回受けていた．教育に参加した者は，5年後も病気のコントロールをできる意識と知識を保つことにより，疼痛と障害はコントロール群よりも改善が認められていた．教育は専門医師やPT・OTとの接触も良くして，かつ患者の対処能力や闘病意欲の向上に貢献していると述べている．

また，対象患者の性，年齢，罹病期間，教育程度などの背景因子による効果発現の影響についてはまだよく解明されていない．

入院と外来治療における教育について，Parker (1984) [12] は入院患者で通常のケア施行群と教育を加えた群を3ヵ月後に評価すると，教育群は疾患認識に勝り，機能障害や疼痛の程度も有意に改善したが，関節保護や転帰については患者の関節機能や疼痛の対処にあたる能力に影響されると述べている．

Theodora (1997) [13] は，1997年までの42報告を集計して検討している．そのうち12報告は入院患者と外来患者に行ったケアの成績を比較している．平均10～28日の在院ケア実施群では1年以上持続する活動抑制の効果を見た報告が多いが，相反する報告も認められている．

Simeori (1996) [14] は，Sydneyで実施したcommunity based arthritis programの効果を報告している．programは週2時間半クラス会合を持ち都合6回実施している．RA104，非教育群71例について評価すると6週，6ヵ月後まで疾患認識の向上に役立ったが，疼痛や機能の改善に差はなかった．

これらの結果から，教育の効果は発表者により成績はまちまちであるが疾患の認識や疼痛の制御や抑制には少なくとも短期間では有用であると言える．長期的には効果の持続は難しく，とくに関節機能障害や転帰には影響を及ぼさないと言えるが，試験方法や対象患者の性・年齢・罹病期間・教育程度などの背景因子もさまざまであり，未だよく解明されていない．教育方法は単独よりもいくつかの手段を重ねたほうがよく，数度にわたり教育を繰り返すほうが有用であるのは議論の余地がない．

♣ 医療経済に及ぼす効果

患者教育が医療経済にどのような影響を及ぼすかは報告も少なく，かつその評価法についても議論がなされており未だ定説がない．

医療経済的メリットとして教育の影響を見た報告として，Lorig [15] は1993年にRA523例，OA44例を対象としてSMを実施した群としないコントロール群の2群比較を4年間追跡調査した効果を報告している．週1回，2時間，1クラス10～15人に6週間にわたって教育を行って，同時に"Arthritis Help book"を配布した．4年後では教育群では疼痛は平均20％改善，医師受診回数は40％減少したが，関節機能障害は9％増加していた．医療費は4年間で患者一人あたり648ドルの節減が見られており，USAでRAの1％がSMを受けたと仮定すると1億

3万ドルのメリットが生ずると述べている．Lambert（1998）[16] は，活動性のある早期RA118例を入院治療患者群と外来デイケア群の2群に分けて12ヵ月間医療費を調査比較すると前者は1,253ポンド，後者は788ポンドで外来デイケアの治療費は少なかったが，交通費や交際費，休職による損失などを考慮すると両者間でほとんど差がなかった．Mazzuca（1994）[17] は，教育による医療経済に及ぼす効果についての報告は僅少であるので今後の検討課題と述べている．

教育は，一方法のみでなくいくつかの方法を併用したほうが理解度が深くなることは明らかであり，主治医がリウマチ医である場合には一般医師が関わるよりも転帰が良かったとの報告もあるが差異はわずかであり，Cost-effectiveness については有意な差異は見られていない．

♣ わが国での実態

わが国での RA 患者教育の実態についてはまとまった報告はない．日本リウマチ学会や臨床リウマチ学会の開催時に市民公開講座を実施したり，日本リウマチ友の会総会開催時や各地区支部総会時に教育講演が開かれている．material として日本リウマチ友の会の季刊誌 "ながれ" が会員に配布されているが，一部の患者に利用されているにすぎない．特定の大学病院や個々の病院単位でのクラス講演会もあるが，一部の患者に限られている．

大阪骨関節難病研究会で早期 RA 患者に実施した疾患認識のアンケート調査では，RA についての知識の取得は医師によるものは39％，読書によるものは39％で組織だった教育は受けていなかった．RA 疾患認識（ACR Knowledge Disease）の程度を調査した結果では，31点満点の場合の点数分布で見ると半数以上の正解回答のものはきわめて少なく十分に理解が図られていないことが報告されている [18]．

♣ 今後の問題点

Etchells（1999）[19] は，患者教育は "a safe, effective treatment for arthritis" であり，その必要性を強調している．副作用もなく，安価で，望むときにいつでも実施できるうえに，総括的にも有効で，過剰投与になることもない．精神的な健康・症状のコントロール・患者の自助力・治療へのコンプライアンスを改善できるので，医療人の義務である．医師は十分に患者に情報を伝えていないうえに，十分に意思疎通ができていないので患者は医師の言葉を理解しようと努力しない．言葉のみで伝えるのは不十分であり，書物やビデオ・コンピュータを用いて視聴覚的教育を加えるべきである．情報が十分に伝達され理解を増すことが患者の治療への協力や治療法の選択にも役立つことになる．もちろん医学は日進月歩なので，follow-up visit を繰り返すことにより患者の理解度も知ることもでき，かつ診療水準の維持と向上もふまえて新しい情報を提供することになると述べている．

Rowan（1998）[20] は UK での関節炎のケアの基準（Standard of Care）を作成した．

この企画にあたっては健康局・医療人および患者のグループも参加している．この基準は primary care, rheumatology secondary care, orthopedic sedondary dare, inpatient care に分類されている．この基準の目的は強制的ではなくむしろ RA 患者へのサービスのチャレンジと考えるべきで，British Leage Against Rheumatism（BLAR）は多くの専門にわたるサービスの範囲の増加ではなく，関節炎患者にどのようなサービスが受けられるかを知らしめることにあるとしている．したがって，この "Standard of Care" は UK のすべてのリウマチ・クリニックに配布されており，2000年に向けてこの基準の重要性が理解されて関節炎のケアの向上が計られるべきであると述べられている．

　RA 患者教育の統一した方法が確立していない現状をふまえて，今後の発展の門題点が挙げられる．患者と医療側の十分な意思の疎通が図られるためにはあらかじめ質問状を配布し，患者の知りたい問題点も理解したうえで患者の参加意欲の向上を図ることも大切であろう．患者の教育程度・年齢・個性・社会的地位などの背景因子をふまえたうえで教育方法を選択して，かつ単独よりも SM，CBT，Material などの併用が肝心である．Material としてはパンフレット，リウマチの本の配布に加えて CD, VIDEO, Internet などの新しい視聴覚メディアによる情報提供も考慮されるべきであろう．可能な限り二重盲検試験による長期期間に及ぶ治療試験，正確な評価の実施がより効果的な教育法が確立されることになる．

　もう一つの問題点として患者教育に必要な費用の調達がある．教育は新しい治療法であるので特別な医療報酬に結びつかない USA や England では多くはボランティア活動によって支えられている．USA では Arthritis Foundation が，Australia, Canada, England などでは最近 National Arthritis Education Program が組織化されたが，ごく少数の限られた患者にのみ提供されているにすぎない．いちばんの問題は教育基金がないことであり，何らかの解決が望まれる［21,22］．

♣ ま と め

　RA 患者教育の必要性や有用性については論を待たないが，その方法は多様であり未だ確立したものはない．一般に自己管理プログラムや認知行動治療が主流でパンフレットや本，ビデオなどの material が併用されている．いずれの方法を用いても疾患の認識が深められて短期的には疼痛のコントロールや改善に役立っているが必ずしも大きいものではなく，少なくとも薬剤治療に匹敵するか多少上回る程度である．長期的にみれば認知行動や転帰に効果があるかどうかは明瞭でない．医師や医療従事者時には訓練を受けた指導者が教育にあたっているが，患者の希望する情報をあらかじめよく理解して実施にあたるべきと言われている．今後はビデオや internet などの視聴覚教育を取り入れて，健康管理の面のみでなく医療経済的にも優れた良い教育方法の確立が望まれる．

文　献

1) Hawley DJ : Psyco-educational intervention in the treatment of arthritis. Baliere's Clin Rheumatol 9 : 803−823, 1995
2) Lorig K, Gonzalez V : The integration of therapy with practice. Health Education Quartery 9 : 355−368, 1992
3) Parker JC, Iverson G, Smarr KL, et al : Cognitive-behavioral approach to pain management in rheumatoid arthritis. Arthritis Care Res 6 : 209−212, 1993
4) Radojevic V, Nicassio PM, Weisman MH : Behavioral intervation with and without family support for arthritis. BehavioralTherapy 23 : 13−30, 1992
5) O'Leary A, Shoor S, Lorig K, et al : A cognitive-behavioral treatment for rheumatoid arthritis. Health Psychology 7 : 537−544, 1995
6) Rene J, Weinleson M, Mazzuca SA, et al : Reduction of joint pain in patients with knee osteoarthritis who recieved monthly telephone calls from lay personal and whose medical treatment regimens have remained stable. Arthritis Rheum 35 : 511−515, 1992
7) Neuberger GS, Smith KV, Black SO, et al : Promotery self-care in clients with arthritis. Arhtritis Care Res 6 : 141−148, 1993
8) Orr RM, Bratton GN : The effect of an inpatient arthritis rehabilitation program on self-assisted functional ability. Rehabilitatiion Nursing 17 : 306−316, 1992
9) Superio-Cabuslay E, Ward M, Lorig K : Patient education interventions in osteoarthritis and rheumatoid arthritis ; A meta-analytic comparison with nonsteroidal antiinflammmatory drug treatment. Arthritis Care Res 9 : 292−301, 1996
10) Brus HLM, van de Laar MAH, Taal E, et al : Effect of patient education on compliance with basic treatment regimens and health in recent onset active rheumatoid arthritis. Ann Rheum Dis 57 : 146−151, 1998
11) Lindroth Y, Bauman A, Brooks DM, et al : A 5year follow-up of a controlled trial of an arthritis education programme. Brit J Rheumatol 34 : 697−652, 1995
12) Parker JC, Frank RG, Beck NC, et al : Pain management in rheumatoid arthritis patients ; A cognitive-behavioral approach. Arthritis Rheuma 31 : 593−601, 1988
13) Theodora PM, Vlieland V, Hazes JMM : Efficacy of multidisciplinary team care programs in rheumatoid arthritis ; Semin Arthritis Rheum 26 : 100−122, 1997
14) Simeori E, Bauman A, Stenmark J, et al : Evaluation of a community arthritis program in Australia ; Dissemination of a developed program. Arthritis Care Res 8 : 102−107, 1990
15) Lorig K, Mazonson P, Holman H : Evidence suggesting that health education for self-management in patients with chronic arthritis has sustained health benefits while reducing health care costs. Arthritis Rheum 36 : 439−446, 1993
16) Lambert CM, Hurst NP, Forbes JE, et al : Is day care equivalent to inpatient care for active rheumatoid arthritis? Randomized control clinical and economic evaluation. BMJ 316 : 965−969, 1998
17) Mazzuca SA : Economic evaluation of arthritis patient education. Bull Rheum Dis 43 : 6−8, 1994
18) 前田　晃, 岡崎文江 : 慢性関節リウマチの疾患認識調査. 大阪特定疾患研究報告書平成11年度骨・関節難病研究会, 印刷中
19) Etchells E : A safe, effective ajunctive treatment for arthritis, and pretty much every other condition you'll ever treat. J Rheumatol 26 : 1647−1649, 1999
20) Roman K, Dorgle D, Grifiths I : Standard of care for arthrits ; Pointing the way forward. Brit J Rheumatol 37 : 242−245, 1998
21) Lorig KR : Patient educatioin : Treatment or nice extra. Brit J Rheumatol 37 : 703−706, 1998
22) Lorish CD, Pantaugh ML : Patient education in rheumatology. Current opinion in rheumatol 9 : 106−111, 1997

整形外科における生体材料の進歩－人工関節軟骨の開発－・265
新しい指人工関節・275

整形外科における生体材料の進歩　人工関節軟骨の開発

岡　　正　典

　Charnley の人工股関節置換術以来，この30年間の整形外科生体材料の進歩は誠に目覚ましい．金属や高分子材料は，人工関節の発展と軌を一にして発展してきたが，セメントレス人工関節の発展は，骨と材料とのインターフェイス界面におけるさまざまの生物学的，生力学的反応の理解を深めることになった．整形外科材料のなかでも，19世紀から使用され始めた金属材料に加えて，セラミック材料の進歩は著しく，アルミナ，ジルコニアなどの生体不活性な材料は関節外科・腫瘍外科でしきりに使われるようになった．しかしすべての人工材料は生体内にインプラントされると異物炎症反応の後は，線維組織により被包されるとの常識を覆した生体活性（bioactive）セラミックの発展も顕著なものがあった．ハイドロオキシアパタイトやAWガラスセラミックは骨と直接結合する画期的な人工材料となり，骨とのインターフェイスで起こる骨との結合メカニズムの研究も進歩した．最近ではバイオアクティブセラミックを用いた骨セメントが，従来の polymethyl metaacrylate（PMMA）骨セメントとともに使用され始めている．
　整形外科医の夢のひとつは骨折が治癒する頃，自然に吸収される骨固定材料で抜釘の必要が

なくなることであり，しきりに研究が進められ，現在では，ポリ乳酸を主とした螺子，ピン，プレートが臨床的に使用されるようになっている．また，上記のbioactiveセラミックスは骨との生体親和性がよく骨と直接結合し，骨伝導材料と呼ばれたが，積極的に骨を造る能力はなかった．bone morphogenetic protein (BMP) を主とするさまざまの骨成長因子の研究の飛躍的な研究につれ，近年になって人工材料と成長因子，または骨髄細胞などの造骨細胞とを組み合わせたハイブリッド型人工骨の開発も盛んに行われ，骨折を局所注射で治療しようという整形外科医の夢も実現しそうになっている．

　上に述べてきたように，この30年間の整形外科生体材料の進歩は誠に目覚ましいが，強いて3つを挙げるとなれば，1）人工関節材料とバイオアクティブな材料の進歩，2）生体吸収性材料，3）ハイブリッド型生体材料，になるかと思われる．とくに人工関節材料や人工骨の研究はきわめて活発に行われており，限られた紙数で紹介しきれない．人工関節置換術の臨床成績があまりに優れているため，若年者の関節病変に対しても容易に人工関節が行われ，関節の修復を根本的に目指す研究は比較的に少なかったと言える．すなわち，整形外科生体材料の研究は，もっぱら人工関節，人工骨の研究に向けられてきたと言える．しかしながら，この約10年前からtissue engineeringの発展につれ，急に軟骨修復の研究が進んできた．骨軟骨欠損の修復については，培養軟骨細胞をさまざまのマトリックスに包埋してインプラントし，硝子軟骨で修復させる試みがきわめて活発に行われるようになった．軟骨の幹細胞研究の進歩につれ，使用する細胞の種類やマトリックスの工夫に加えて，BMP, fibrlblast growth factor (FGF) などのサイトカイン使用により細胞の増殖，形質保持を図るなど，優れた修復研究がしきりに行われている．すでにGenzyme社では，軟骨細胞を約3週間，培養増殖して術者に送るというサービスを1,000人近い患者に行って，一人あたり100万円以上の荒稼ぎをしている．しかし，これらのいわゆるtissue engineeringによる軟骨修復は本当に2型コラーゲン，プロテオグリカンを作りうる硝子軟骨によって修復されるのかは，動物実験でもたかだか12ヵ月間の結果しかなく，また2cm以上の大きさの欠損部の修復は困難と思われる．3度以上の大腿骨頭壊死などの広範な骨軟骨病変は，培養細胞により修復することは困難と思われ，現在は30歳台の若い患者にも人工骨頭置換術が行われている．われわれは関節軟骨に似た物性を有する人工材料により，関節表面に限局した病変を置換するsurface replacementの実現に向け，この18年間研究を続けてきたが，ようやく臨床応用可能となってきたので報告する．すなわち，整形外科における生体材料の研究焦点はもっぱら人工関節，人工骨の研究・開発にあてられ，人工軟骨の研究は世界中でほぼ断念されたと言えるので，この稿ではあえてユニークな人工軟骨の研究を紹介したい．

　関節軟骨の物性を備えた人工材料が開発できれば，大量の骨を切除せずに関節表面に限局した病巣と置換することができ，若年齢の関節疾患患者にも使用しうる理想的な人工関節材料となる［15, 16, 22］．この5年間に人工軟骨として選択したpolyvinylalcohol (PVA) ハイドロ

ゲルを骨床に強固に接着・固定することができ［24～26］，さらに射出成形機の使用により多孔性人工骨孔内に高濃度のPVAを奥深く含浸させることに成功したので，有望な材料になったと言える．

　さて，人工関節軟骨開発の歴史を世界的に見ると，開発の試みは1970年代に散見されるが，ほとんどの材料が骨との強固な接着・固定が不可能で，力学的強度にも問題があり，現時点では英国のLeeds大学が生力学的観点から人工関節軟骨開発の必要性を強調しているものの，材料としての開発はほぼ断念されていると思われる．人工関節の臨床的成功は整形外科における治療を根本的に変革するほど劇的なものであったが，関節表面に病巣が限局している早期の若年齢患者に対して，大量の健常な骨を切除するのは関節のショック吸収機能の観点から望ましいことではない．われわれはこの20年間，関節の2大機能，すなわち潤滑・負荷機構について人工関節と生体関節を比較検討［21, 23］し，人工関節軟骨の開発研究を行ってきた．人工関節軟骨に要求される必要条件は，1）優れた潤滑特性，2）十分な衝撃吸収機能，3）耐摩耗性，4）生体適合性，5）骨床への接着・固定の5条件と思われるが，1）～3）はすでに報告してきたので［6, 8, 9, 13～15, 17］，この稿では簡単に触れ，主として *in vivo* の実験結果について詳しく報告したい．

※ 生体適合性

　PVAハイドロゲルの生体適合性については，家兎大腿骨の膝蓋窩の骨軟骨欠損部にポリエチレン（PE）をコントロールとしてインプラントし，1年以上にわたって隣接する骨・軟骨，滑膜組織を組織学的に検索した結果，異常を認めなかった［10］．しかし，人工材料を生体内にインプラントした場合，線維組織により被包されるのが通常であるが，顆粒の場合はより顕著な異物反応をきたす．したがって，ラットの左側膝関節内に径100μmのPE粒子，右側に同形・同大のPVAゲル粒子を注入して2ヵ月後組織学的に検索したが，前者により顕著な異物反応の生じていることがわかる（図1）．すなわち，PVAゲルの生体適合性は良好であることがわかった［4］．

※ 人工軟骨の骨床への強固な接着・固定

　関節材料として最も重要で困難な課題は，いかに強固に迅速に周囲の骨に接着・固定するかである．

　多孔性人工骨は，孔内への新生骨進入により骨床に固定されるのでチタンファイバーメッシュ（TFMと略す）を選び，図2右に示すように骨に固定した．人工軟骨とTFMとの固定は困難な問題であるが，PVA原料は液体であるのでTFM孔内に含浸させることができる．PVAのゾル→ゲル硬化反応を利用して，両者を力学的に結合して人工骨・軟骨複合材料を作ることに成功した［2］．多孔性人工骨の骨に接する部分は，複合材料作製時にあらかじめ物理的にマ

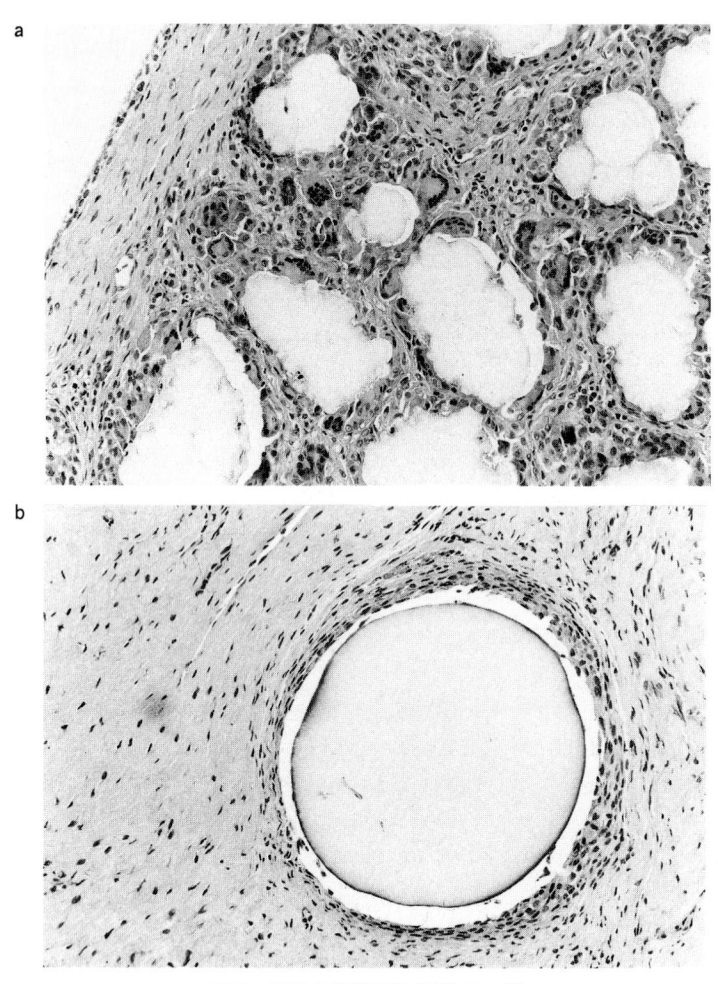

図1 滑膜の組織反応（術後2ヵ月）
a：PE 粒子の周囲には，マクロファージ，異物巨細胞が集まり，著しい異物反応が見られる．
　　PE：polyethylene
b：同じラットの反対側の膝関節内に注入したPVAゲル粒子に対する反応は，はるかに少ない．（HE 染色×100）
　　PVA：polyvinyl alcohol

スクしておきPVA液の含浸を防ぎ，他方では空孔を保って新生骨進入を容易にしている．人工骨とゲル硬化した人工軟骨の剪断強度も2.2MPaに達したが，この結合強度をさらに強化する必要があるので，最近より高濃度（30％）のPVA原液を射出成形機を用いて高圧下に含浸させ，ゲル硬化時の体積縮小を減じる方法を用いて著しく改良できた．

　関節材料の骨床への固定あるいは生体の反応を検索する際には材料を荷重状態で植え込む必要がある．われわれは上記の複合材料をイヌの大腿骨顆部に埋入した．コントロールとして同形・同大のアルミナ製試料を用い，複合材料孔内への新生骨進入と骨床への接着状態を観察し，また植え込み部と相対する脛骨関節面の組織学的変化を6ヵ月間にわたって追求した［1～3］．

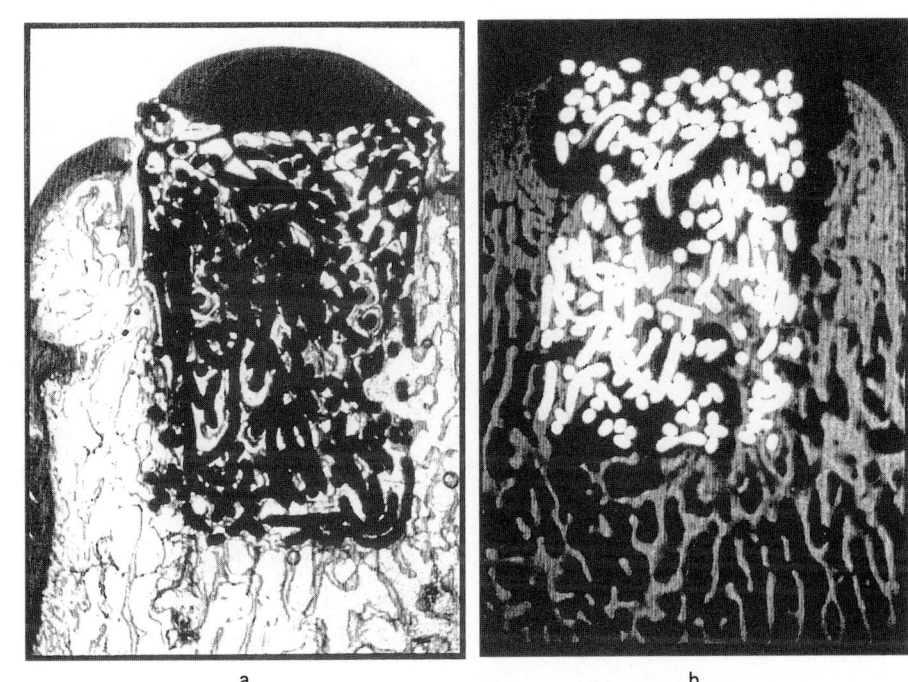

図2 ビーグル犬の膝関節にインプラントされた人工骨軟骨複合材料（術後3ヵ月）
左図上部の黒い部分が人工軟骨，右図のCMRで旺盛な新生骨進入が認められる．
CMR：contact micro radiography

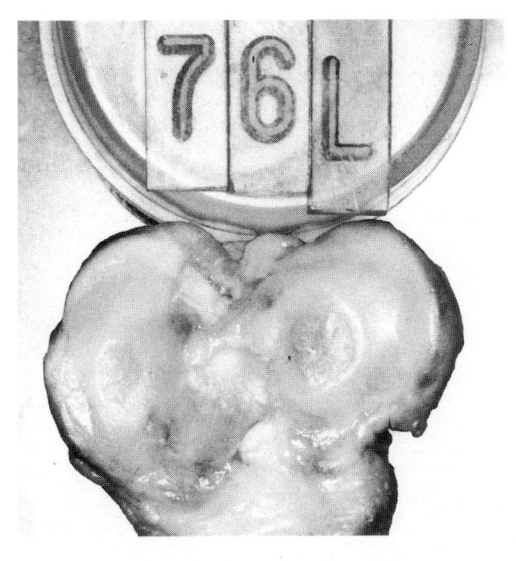

図3 アルミナに相対する脛骨関節面
（術後3ヵ月）

その結果，人工骨孔内への旺盛な新生骨進入は術後2週間で観察され，術後3ヵ月の非脱灰標本で強固に骨床に接着されていることがわかった（図2）．また，コントロールの材料としてのアルミナに相対する脛骨関節面は軟骨下骨が露出するほど荒廃していたのに対し，人工軟骨側では正常に保たれ（図3，4），PVAゲルにも劣化などの異常所見を認めなかった．イヌの膝関節への荷重下の植え込みの一連の実験結果から，この複合材料は関節の片側表面置換を行

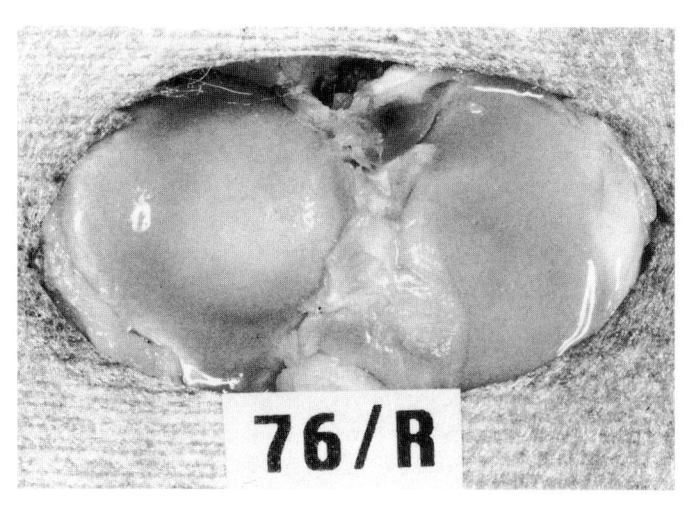

図4　人工軟骨（PVAゲル）に相対する
　　脛骨関節面（術後3ヵ月）
　　PVA：polyvinyl alcohol

うのに最適の材料であると考えられる．

※ 耐摩耗性 [17,21,23,28,31]

　関節材料は，いかに潤滑性能が良くても耐摩耗性が悪ければ使いものにならない．この10数年間，耐摩耗性を向上させるため，より高分子量で低含水率のPVAゲルを用い，これにガンマー線照射を行って改良してきた[31]．一方向型，往復動型ピンオンディスク型摩擦・摩耗試験機に加えて，膝関節シミュレーターを用いて試験を行ってきた．無酸素下でのガンマー線照射の耐摩耗効果は著明であったが，ジルコニ，アルミナなどの硬材料製ディスクに対する摩耗試験では，摩耗量はなおultrahigh molecular weight polyethylen（UHMWPE）の約8倍と多く，とくに往復動型試験機では摩擦係数も高かった[28]．したがって現時点で荷重関節の人工関節置換術は断念している．一方，関節の片側表面置換には最適の材料と考え，リング式摩擦試験機を用いて関節軟骨に対するいくつかの人工材料の摩擦特性を検索したところ，図

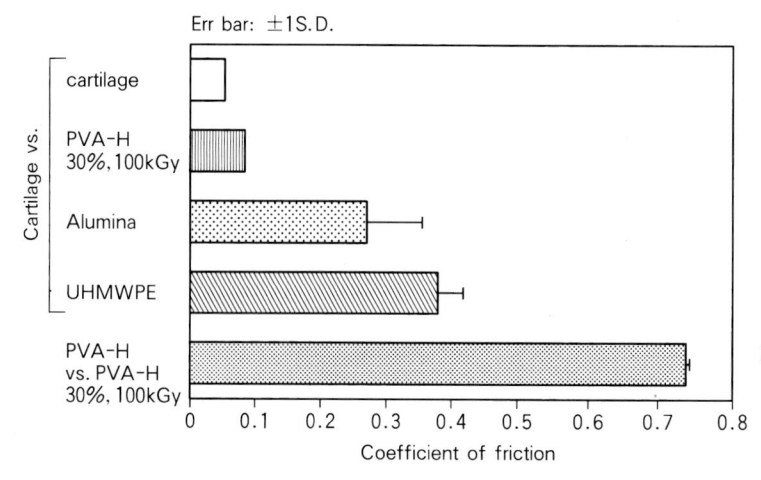

図5　関節軟骨に対する種々の
　　材料の摩擦係数
　　PVAH対PVAHの摩擦
　　係数は高い．
　　PVAH：PVA hydrogel

5に示すように，PVA-Hは関節軟骨に次いで良い結果が得られた．

※ 臨床応用

骨床への迅速・強固な固定が可能になったので，この複合材料の臨床応用を目指して，最初の適応は大腿骨頭無腐性壊死と考え，現在イヌの大腿骨頭表面置換術を行っているところである（図6）．大腿骨頭壊死は若年齢の男性に多く発症し，関節面の陥凹（collapse）が生じるstage 3以上の症例には人工骨頭置換術を行っていた．働き盛りの若年齢患者に人工骨頭置換術を行うと，人工骨頭に相対する寛骨臼関節面が侵され，人工関節置換術などの再手術が必要になっていた．先に紹介したイヌの大腿骨顆部にインプラントした本複合材料の実験結果［1～3］からも明らかなように，本材料では相対する関節面も正常に保たれるので，最良の臨床適応と考えられる．

そこでビーグル犬24頭を用い，大腿骨頭の部分置換術を施行した．アルミナ製，UHMWPE製の人工骨頭で置換したコントロール実験群を含めて術後12ヵ月まで経時的に大腿骨頭周辺領域と相対する寛骨臼関節軟骨の病理学的観察を行った．図6はUHMWPE製人工骨頭により置換したイヌの術後3ヵ月の大腿骨頭と寛骨臼の肉眼所見を示すが，関節包滑膜には摩擦polythylene（PE）粒子に対する肉芽組織が顕著に認められ，寛骨臼関節軟骨も著しい変性を示した．アルミナで部分置換したイヌ大腿骨頭ならびに寛骨臼関節面の病理学的変化は，UHMWPEに比して著しくはなかったが，術後12ヵ月では寛骨臼関節軟骨に変性像を認めた．一方，われわれの開発したPVAゲル-TFMからなる人工骨・軟骨複合材料で部分置換したイヌ大腿骨頭は図7に示すように骨頭に強固に固定され，寛骨臼関節面にも著変を認めなかっ

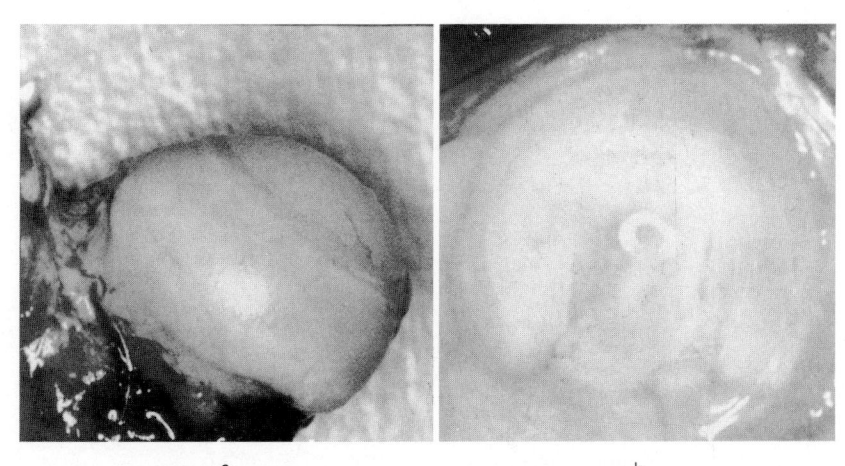

a　　　　　　　　　　　　b
図6　UHMWPE製人工骨頭によるビーグル犬大腿骨頭部分置換術の肉眼所見（術後3ヵ月）
　　a：大腿骨頭（PE製人工骨頭は骨セメントより固定されている）
　　b：寛骨臼
　　UHMWPE：ultra high molecular weight polyethylene

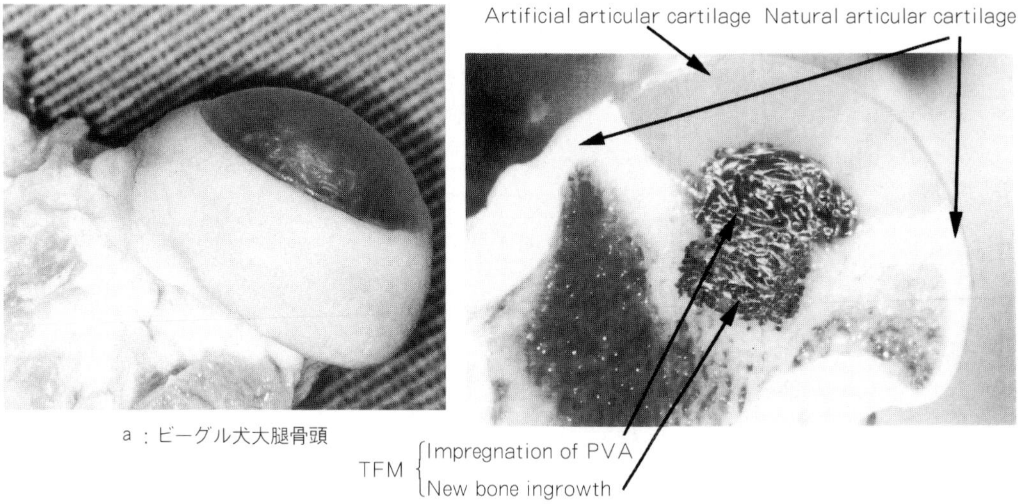

272 手　術

a：ビーグル犬大腿骨頭

b：大腿骨頭の断面像

図7　人工骨・軟骨複合材料による部分置換術後12ヵ月の肉眼所見
　b：大腿骨頭の断面像．TMF孔内への新生骨進入により，骨に固定される一方，人工軟骨PVAとTFMとの結合も強固である．人工関節軟骨と生体関節軟骨（Natural articular cartilage）も円滑に移行している．
　Impregnation of PVA：PVAのTFM孔内への含浸
　New bone Ingrowth：新生骨進入

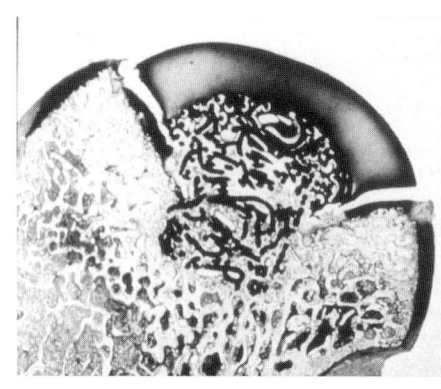

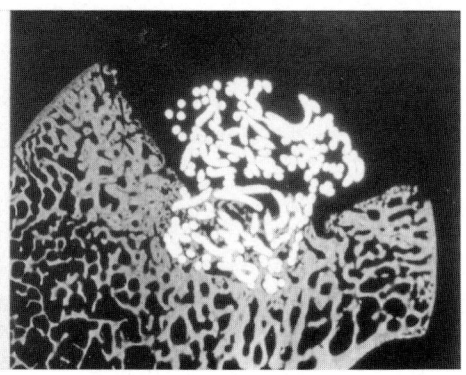

a：Gimesa 表面染色　　　　　　　　　　b：CMR像
図8　人工骨・軟骨複合材料により部分置換されたビーグル犬大腿骨頭術後12ヵ月の非脱灰標本
　CMR：contact micro radiography

た．とくに図7bの断面肉眼標本に見られるように，人工軟骨は多孔性人工骨TFMを介して骨床に固定され，またTFM孔内には旺盛な骨進入が認められた．TFM孔内への骨進入は図8bのCMR（contact-microradiography）像でさらに明白に認められる．本材料の最大の課題であったPVAゲル－TFM－骨床の接着が術後12ヵ月でもきわめて強固に安定していたことは，本複合材料の臨床応用に対してきわめて有力で重要な所見であったといえる．なお，図8bのGiemsa表面染色標本で人工軟骨PVAゲルと生体軟骨との間に隙間が見られるのは標本作成時のアーティファクトであり，図7bに見られるように隙間は線維軟骨組織により埋められ連続性を保っていた．荷重関節であるビーグル犬の股関節にインプラントした人工骨・

軟骨材料の術後12ヵ月の病理学的所見は，上述したように優れた結果を示した．本材料はビーグル犬の脊椎（L5-L6間）にインプラントした人工椎間板でも良好な結果（図9）を示し，きわめて有望な人工材料になったと言える．

人工関節軟骨を開発し始めた当初は，表面置換型人工股関節を最高の適応と考えていたが［13,16］，現在は非荷重関節の表面置換術を良い適応と考え，例えばサルの手関節の表面置換術を行っているところである．さらに好適応と考えられるのは，先に述べた人工椎間板であり［27］，耐摩耗性の問題もなく，腰椎に支持性と可動性を与えることの可能な優れた手術的治療が可能と考えている．

おわりに

関節の緩衝効果の点からも重要な軟骨下海綿骨を温存する目的で人工関節の開発を始めてはや20年になったが，上述したように骨床への強固な接着・固定という最大の問題を解決したため，きわめて有望な人工材料になったと言える［26］．30歳台でしかも関節表面に病巣が限局している患者に大量の健常骨の切除を伴う人工関節置換術を行うのはやはり躊躇するところで，人工関節軟骨の開発が望ましい．高分子量のPVAを用い，ガンマー線照射により分子架橋を増加させることにより［31］，耐摩耗性を向上すれば表面置換人工関節の臨床応用も可能になる．耐摩耗性の向上が得られるまでの間は，大腿骨頭壊死，離断性骨軟骨炎，関節内骨軟骨骨折，軟骨軟化症などに対する部分的表面置換術（partial hemiarthroplasty）が最良の適応になると思われ，ほかにも非荷重関節の表面置換や人工椎間板など，今後適応症例は増加するものと思われる．とくに射出成形により多孔性人工骨孔内への強力な含浸に成功し，多孔性人工骨と人工軟骨の強力な結合を得，骨床への接着・固定にも成功した現在，まさしく"夢の材料"になったと言える．

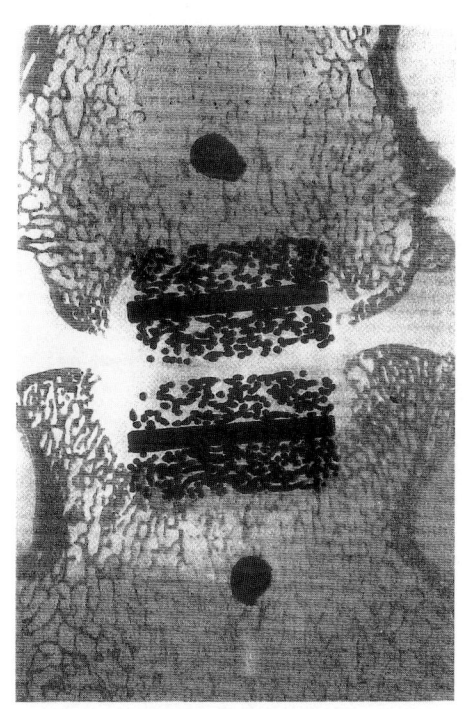

図9 人工椎間板（CMR，術後1ヵ月）
ビーグル犬L5-L6間にインプラントされた人工椎間板．TFM孔内への新生骨進入により，椎体に固定されている．TFMの間に人工軟骨PVAゲルからなる人工椎間板が認められる．
CMR：contact micro radiography
TFM：titanium fiber mesh
PVA：polyviryl alcohol

文献

1) Chang Y, Oka M, Nakamura T : Bone formation and remodeling around implanted materials under load bearing conditions. Clin Mat 17 : 181–187, 1995

2) Chang Y, Oka M, Kobayashi T, et al : Significance of interstitial bone ingrowth under load-bearing conditions ; A comparison between solid and porous implant materials. Biomaterials 17 : 1141-1148, 1996
3) Chang Y, Oka M, Nakamura T : Bone remodeling around implanted ceramics. J Biomed Mat Res 30 : 117-157, 1996
4) Delecrin J, Oka M, Kumar P : Joint reactions against polymer particles ; PVA-H versus UHMWPE. J Jap Orthop Ass 64 : S1395, 1990
5) 藤野まどか, 岡　正典, 永田和宏 : 培養軟骨細胞はフィブネクチンのRGDS配列に結合するか？ 日整会誌 62 : 765S, 1988
6) 速水　尚, 岡　正典, 池内　健ら : 関節材料の衝撃吸収能に関する研究Ⅲ－PVA-Hydrogel の損失係数に及ぼす分子量と含水率の効果－. 生体材料 11 : 79-84, 1993
7) Hayami T, Oka M, Ikeuchi K, et al : The Energy-Absorbing Function of Cancellous Bone and Its Influence on the Loosening of Artificial Joints. Clinical Biomechanics and Related Research, pp138-152, 1994
8) 池内　健, 岡　正典, 魏　国雄 : 生体関節における変形とスクイーズ膜交換に関する実験的研究. 日本機械学会論文集（C論）55（316）: 2123-2130, 1989
9) 村瀬晃平, 岡　正典, 堤　定美ら : 3次元衝撃FEM解析による股関節の負荷機構の研究. 生体材料 12 : 173-183, 1994
10) Noguchi T, Yamamuro T, Oka M, et al : Poly（Vinyl Alcohol）Hydrogel as an artificial articular cartilage ; Evaluation of Biocompatibility. J Appl Biomat 2 : 101-107, 1991
11) Noguchi T, Oka M, Fujino M, et al : Repair of Osteochondral Defects With Grafts of Cultured Chondrocytes Comparison of Allografts and Isografts. Clin Orthop 302 : 251-258, 1994
12) 岡　正典 : 人工関節軟骨（整形トピック）. 整形外科 34 : 1124, 1983
13) 岡　正典 : 人工関節材料の現状と未来. リウマチ 28 : 263-273, 1988
14) 岡　正典 : 関節軟骨のバイオレオロジー. 日本バイオレオロジー学会誌 3 : 152-163, 1989
15) Oka M, Noguchi T, Kumar P, et al : Development of an artificial articular cartilage. Clinical Mat 6 : 361-381, 1990
16) 岡　正典 : 人工関節軟骨の開発. 病態生理 10 : 52-58, 1991
17) Oka M, Ikeuchi K, Tsutsumi S, et al : Biomechanics of natural and artificial joints. Biomechanics （Eds by Niwa, SM. Perren）, pp282-298, 1992
18) Oka M : Load-bearing mechanism of natural and artificial joints. Hip Biomechanics Spring. Verl, pp255-263, 1993
19) 岡　正典 : 海綿骨の衝撃緩衝機能. The Bone 9 : 70-86, 1994
20) Oka M, Chang Y, Nakamura T, et al : Bone Remodeling Around Implanted Materials. Clinical Biomechanics and Related Research, pp124-137, 1994
21) 岡　正典 : 生体関節と人工関節のバイオメカニクス. 日整会誌 67 : 535-547, 1993
22) 岡　正典 : 人工股関節モデル改革への提言. OS NOW 13 : 90-96, 1994
23) 岡　正典 : 関節軟骨のバイオメカニクス. 臨床リウマチ 7 : 60-81, 1995
24) Oka M, Chang Y, Nakamura T : Bone remodeling around implanted ceramics. Bioceramics 8 : 103-106, 1995
25) Oka M : Mise au point d'un cartilage articulaire artificial. Cahiers d'enseigement de la SOFCOT 57 ;（Biomateriaux de Substitution de L'os et du Cartilage）: 62-74, 1996
26) Oka M, et al : Synthetic osteochondral replacement of the femoral articular surface. J Bone & Joint Surg 79-B : 1003-1007, 1997
27) 岡　正典, 由良茂人 : 人工椎間板の開発. 脊椎・精髄 12 : 429-434, 1999
28) 新谷浩也, 田中高廣, 坂口一彦ら : 生体関節と人工関節の潤滑機構（第5報）. 日本臨床バイオメカニクス学会誌 14 : 225-228, 1992
29) 田中高廣, 岡　正典, 速水　尚ら : 関節の緩衝特性に関する研究. 生体材料 11 : 19-30, 1993
30) 外村孝次, 岡　正典, 堤　定美ら : 関節面の接触を考慮した応力解析：表面置換型人工股関節のデザインについて. 生体材料 10 : 122-136, 1992
31) 牛島三七十郎, 岡　正典, 玄　丞烋ら : 人工関節軟骨の耐摩耗性向上に関する研究. 生体材料 14 : 201-210, 1996
32) Vacanti CA, Kim W, Schloo B, et al : Joint resurfacing with cartilage grown in situ from cell-polymer structures. Am J of Sports Med 22 : 485-488, 1994

新しい指人工関節

政田　和洋

❊ はじめに

　今日まで多くの指人工関節が開発されてきたが，最も広く使用されてきたものはSwansonのインプラントであろう．Swansonのインプラントは関節構造を持たずにステムが骨内でスライドすることが逆にゆるみに対して好都合であり，これが長期間にわたり使用されてきた理由である［3］．しかしシリコンは材質的に問題があるため，今後，これに代わる新しい人工関節の開発が必要である．

　筆者らは，MP関節用のball-in-socket構造を持つ人工指関節を開発し，1996年以来，臨床応用を開始した（医療用具承認番号，（08B）第0365号）．今回は手術手技を解説し，短期成績を報告する［1］．

❊ 人工関節

　人工関節は3つの部分から構成される．チタン製の中手骨コンポーネント，超高分子量ポリエチレン（ultrahigh molecular weight polyethylene：UHMWP）製の基節骨コンポーネントと，このコンポーネントに対するチタン製の外筒とである．関節部分はball & socket構造を持ちスナップフィットする．チタン製の中手骨コンポーネントとUHMWP製の基節骨コンポーネントに対する外筒部分はセメント固定され，指の屈伸に伴いUHMWP製の基節骨コンポーネントはチタン製の外筒の中をスライドする．指の屈伸に伴って生じるストレスは関節部分とステムのスライド構造によって吸収されることになる．これがこの人工関節の最大の特徴である．

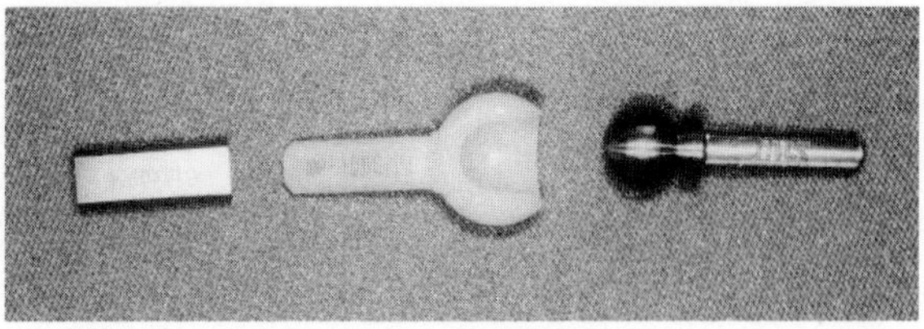

図1　人工関節
関節部分はball & socket構造を持ちスナップフィットする．チタン製の中手骨コンポーネントと外筒部分はセメント固定され，指の屈伸に伴いUHMWP製の基節骨コンポーネントはチタン製の外筒の中をスライドする．

可動域は屈曲が90°，伸展が30°可能となっており，左右へ10°ずつ計20°のアソビが設けてある（図1）．現在のところ適応は慢性関節リウマチ（RA）患者の示，中，環，小指のMP関節としている．

※ 手　術

手術はSwansonのスペーサー置換手技とほぼ同様であるが，中手骨を大きく切除すること，側副靱帯を十分に補強すること，crossed intrinsic transferを同時に行うことがポイントである［2］．

仰臥位，全身麻酔下に手術を行う．皮切は手背の中手骨頸部に沿う横切開を用いる．示－中指間，中－環指間，環－小指間の伸筋腱の腱間結合を切離し，小指外転筋も切離しておく．指背腱膜を尺側で縦切し，関節包を縦切する．示中環小指の尺側の側索を基節骨の中央部で切離し，示中環指の側索については後にcrossed intrinsic transferを行うため近位方向へ剥離し十分な滑動性があることを確かめておく．次いで中手骨頭を切除し，パンチを用いて滑膜切除を行う．中手骨頭の骨切除が終了後，骨髄のリーミングを行う．中手骨は付属のラスプを用いて髄腔を確認するだけでよいが，基節骨は付属のドリルとラスプを用いてリーミングを行う．以上の作業が終了したら，トライアルを挿入して人工関節のサイズを決定する．人工関節の置換の前に中手骨の橈尺側，かつやや背側にキルシュナー鋼線で穴をあけて側副靱帯を補強するため3～0の非吸収糸を通しておく．人工関節をセメント固定し関節部をスナップフィットする．中手骨に通しておいた非吸収糸を用いて掌側に転位した側副靱帯を持ち上げるようにして中手骨に縫合する．次いで，crossed intrinsic transferを行う．示中環指の尺側側副靱帯を尺側の隣接指の伸筋腱に移行する．術前から手指のスワンネック変形が強い場合には伸筋腱に移行することによりスワンネック変形が増大する可能性があるので橈側の側副靱帯に移行する．吸収糸を用いて関節包を閉じ，皮膚縫合の後，ペンローズドレーンを留置しバルキードレッシングの後，ギプスシャーレで固定する．手術2日後にドレーンを抜去し，3日目からダイナミックスプリントを用いて自動屈曲運動を行わせる．術後6週間でダイナミックスプリントを中止しさらに，自動運動と他動運動を行わせる．

※ 症例と結果

1996年，8月に第1例目を行って以来，現在までに17人，42関節に手術を行った．全例RAであり手術時年齢は51歳から70歳，平均63歳，術後追跡期間は最長で39ヵ月である．手術は示，中，環，小，指のMP関節に対して行ったが，母指のMP関節に対して行ったものが2例ある．

最初の2例は基節骨コンポーネントをセメント固定していなかったが基節骨コンポーネントのゆるみを生じた．1例目は疼痛が軽度なため，経過観察中であるが，2例目は可動域制限が

あったため，術後1年で抜去した．ゆるみの原因は，基節骨コンポーネントをセメント固定しなかったことと，骨切除量が不足していたことであった．以後，基節骨コンポーネントもセメント固定するとともに，十分な骨切除を行い側副靱帯を非吸収糸を用いて補強することとした．3例目以降は現在のところゆるみはみられないが，基節骨コンポーネントの設置不良のため抜去したものが1関節あった．第1中手骨の内転拘縮が強い1例で，術直後の脱臼を経験したが非観血的に整復した．それ以外には脱臼例はない．感染は経験していない（図2）．

※ 考　察

近年，種々の人工指関節が開発され報告されているが，人工指関節の主流は表面置換型に移行し

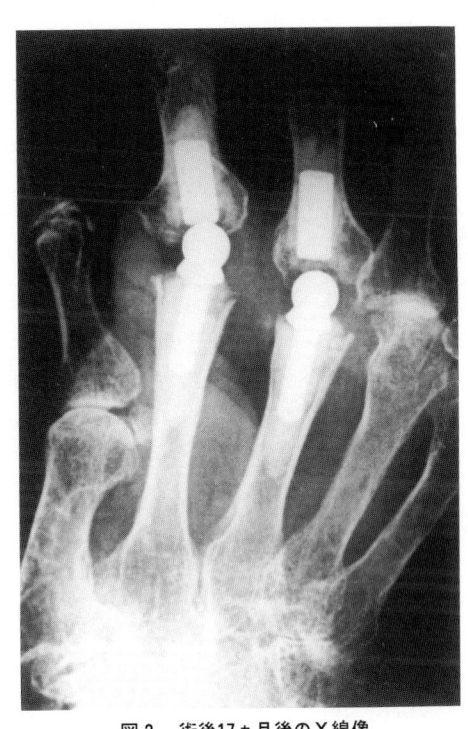

図2　術後17ヵ月後のX線像

ているようである．しかし，人工指関節の適応は主としてRAであり，軟部組織の破壊を伴うため表面置換型では関節自体の安定性を十分に再建することは困難であり，関節自体にある程度の安定性が求められる．また，MP関節には真の回転軸が存在しないため，屈伸に際してステムが髄腔内をスライドするSwansonのスペーサーはストレスを吸収するという意味ではきわめて有利な構造である．われわれの人工関節は基節骨コンポーネントが二重構造になっており，ストレスはステムが外筒のなかをスライドすることにより吸収される．われわれはセメント固定を行っているが，RAでは中手骨の髄腔のほとんどは脂肪髄であり，中手骨コンポーネントをノンセメントで固定するのには無理がある．われわれの人工関節は臨床応用を始めて日が浅く，追跡期間も短いが，今後，臨床経験を重ねて，デザイン，材質などをさらに改善していくつもりである．

文　献

1) 政田和洋：解説：新しい人工指関節．リウマチ科 20：497-503, 1998.
2) Stothard J, Thompson AE, Sherris D : Correction of ulnar drift during silastic metacarpophalangeal joint arthroplasty. J Hand Surg 16B : 61, 1991
3) Swanson AB : Flexible implant arthroplasty for arthritic finger joints ; Rationale and resulta of treatment. J Bone Joint Surg 54A : 435, 1972

索　引

- 本書の各論文の内容を表すキーワードを五十音順およびアルファベット順に配列・収録しました．
  頁数は当該論文の第1項目を示しています．
- 「和文索引」と「欧文索引」とに分けたのは配列の便宜上のためで，ひとつの索引としてご利用ください．

和文索引

・ア・
アキレス腱　95
アミロイド　66

・イ・
位相シフト法　135
一酸化窒素(NO)
　　関節炎と——　166

・エ・
エストロゲン　103
エストロゲン受容体　103
エタネルセプト　194
壊死性血管炎　1
炎症リウマチ　23
　　抗菌剤と——　238
炎症性ミオパチー　8
　　ワクチン　8
　　筋生検　8

・オ・
オピオイド　216

・カ・
家族性高コレステロール血症　95
滑膜生検　23
患者教育　258
　　医療経済と——　258
関節炎　166
　　一酸化窒素と——　166
関節洗浄　223
関節軟骨欠損　173

・キ・
臼蓋形成不全　29

・ク・
クラミジア関節炎　238

・ケ・
頸椎の神経ブロック療法　204
　　頸部硬膜外ブロック　204
　　頸部神経根ブロック　204
　　頸部椎間板ブロック　204
結節性多発動脈炎　1
血液透析療法　66
血管腫症　37
腱黄色腫　95

顕微鏡的多発血管炎　1

・コ・
股関節症　29
抗リン脂質抗体　14
抗菌剤　238
　　炎症リウマチと——　238
抗血小板療法　14
抗好中球細胞質抗体　1
骨系統疾患　60
骨髄間葉系細胞移植　173
骨粗鬆症
　　selective estrogen receptor
　　　　modulators　103
　　遺伝子　122
　　治療　103
　　予防　103
骨融解　37

・サ・
サイトカイン　173
サルコイドーシス　23
　　関節病変　23
　　骨病変　23
サルコイドーシスの皮膚病変　23
　　びまん浸潤型　23
　　苔癬型　23
鎖骨頭蓋異形成症　60
残存神経賦活　231

・シ・
自己管理プログラム　258
自然免疫　143
膝関節OA　223
膝関節水症　223
腫瘍性骨軟化症　112
重症筋無力症　52
神経ブロック療法　204
神経組織破壊阻止　231
人工関節軟骨　265
人工指関節　275

・ス・
ステロイド経口投与療法
　　疾患修飾作用　181
　　ステップダウンブリッジ療法　181
ステロイド剤　181
スワンソンインプラント　275

・セ・
制限断片長多型　122
星状神経節ブロック　204
生体材料（整形外科）　265
脊髄損傷　231
　　疫学　231
　　薬物治療　231
仙腸関節　76

・ソ・
造影MRA　135

・タ・
タクロリムス　194
多型性遺伝子　122
多剤併用療法　181

・テ・
低フォスファターゼ症　60
低リン血症
　　リウマチ症状　112
低リン血症性ビタミンD抵抗性
　　くる病　112
低補体血症　143
　　リウマチ病と——　143

・ト・
透析　66
　　リウマチ症状　66
動脈硬化　95

・ナ・
軟骨の再生　173
軟骨細胞移植　173
軟骨無形成症　60

・ニ・
乳び胸　37
妊娠　14
　　SLEと—　14
認知行動療法　258

・ハ・
破壊性脊椎関節症　66
反応性関節炎　238

・ヒ・
ビタミンDレセプター　122

279

・フ・

不育症　14

・ヘ・

変形性関節症（OA）　223
変形性膝関節症　223

・ホ・

ホルモン補充療法　103
補体　143

・マ・

マイクロサテライトマーカー　155

慢性関節リウマチ（RA）　238, 275
　遺伝子　155
　遺伝素因　155
　家系解析　155
　ステロイド経口投与療法　181
　早期――　181

・ミ・

ミオパチー　8

・モ・

モザイクプラスティー　173
モルヒネ　216

・リ・

リウマチ症状
　hyperlipidemia と――　95
　低リン血症の――　112
　透析に関連して出現する――　66
リウマチ性疾患の疼痛対策　216
リウマチ病
　paraneoplastic syndrome　52
　低補体血症　143

・レ・

レフルノミド　194

英文索引

・A・

ANCA　1
asimadoline　216

・B・

bone morphogenetic protein-4 (BMP-4)　45

・C・

chondrodysplasia
　原因遺伝子　60
cNOS　166
CT アンギオグラフィー（CTA）　135

・D・

Dbl (diffuse B-cell lymphoma)　155
DMARDs　194
DR3 (death receptor 3)　155

・E・

Erdheim-Chester disease　86

・F・

fibrodysplasia ossificans progressiva (FOP)　45

・G・

Gorham's disease　37

・H・

HMG1/HMG2　1
histiocytosis　86
hyperlipidemia　95
　リウマチ症状　95

・I・

iNOS　166

・K・

κ作動薬（tramadol）　216

・L・

Lambert-Eaton 症候群　52
Langerhans cell histiocytosis　86

・M・

μ作動薬（モルヒネ）　216
macrophagic myofasciitis　8
massive osteolysis　37
MR アンギオグラフィー（MRA）　135
myeloperoxidase (MPO)　1
myositis ossificans progressiva　45

・N・

Na/Pi 共輸送体　112
NO synthase (NOS)　166

・O・

osteoarthrosis (OA)　223

・P・

paraneoplastic syndrome　52
pulmonary Langerhans cell histiocytosis　86
pycnodysostosis　60

・R・

rheumatoid arthritis (RA)　155, 181

・S・

selective estrogen receptor modulators　103
　骨粗鬆症と――　103
SLE (systemic lupus erythematosus)　14
　妊娠と――　14
SS-A（Ro）抗体　14

・T・

Th1　14
Th2　14
tramadol　216

・X・

χ作動薬（asimadoline）　216

総索引（I〜XI）

- 本シリーズの各論文の内容を表すキーワードを五十音順およびアルファベット順に配列・収録しました．頁数は当該論文の第1頁を，またそのあとのi〜xiは本シリーズのI〜XIを示しています．順序は巻数の順とし，同じ巻数内は頁順としました．
- 「和文索引」と「欧文索引」とに分けたのは配列の便宜上のためで，一つの索引としてご利用ください．

和文索引

・ア・

アイソタイプ 187iii
アキレス腱 95xi
アクタリット 197iv
アスピリン 17ii
アプロチニン 201ii
アポトーシス 175vii,155ix,273x
アミロイド 66xi
アミロイドAプロテイン 131ix
アミロイドーシス 26vii,131ix
アラキドン酸 3i
アルカプトン尿症 38ix
アロタイプ 187iii
アロディニア 280x
アンピロキシカム（フルカム®）208ii
亜急性関節リウマチ（SRA） 15vi
悪性リンパ腫 49ii,261ix
悪性腫瘍（免疫抑制剤と） 261ix
圧痛点 95i

・イ・

イディオタイプ 187iii
インスリン 143x
インスリン様増殖因子 161iii
インターフェロン（IFN） 210iv
　──α 247i,21vi
　──γ 247i,210iv
インターロイキン 169ix
　IL-1 203i,247i,267v
　IL-2 247i
　IL-6 247i
　IL-8 169ix
　IL-10 169ix
　IL-12 169ix
　IL-16 169ix
　IL-17 169ix
　IL-18 169ix
インテグリン 176iii
位相シフト法 135xi
胃腸障害 147ix,207ix
胃粘膜保護剤 227ii
異型性RA 39x
痛み 85i,147iii,212v,197ix,260x
遺伝子治療 286v,160x
　関節炎 286v
　リウマチ性疾患 305x
遺伝子組み替え 188iv
遺伝子操作 175vi
遺伝子導入 188iv

一過性大腿骨骨頭萎縮症 94ix
一酸化窒素（NO）と関節炎 166xi

・ウ・

ウイルス感染と筋炎 71i
ウェジナー肉芽腫症 43i,3ii
ウエスタンブロット法 197vi
ウエルナー症候群（リウマチ様徴候）82viii
運動性高尿酸血症 159vii

・エ・

エイズウイルス 12i
エストロゲン 67iv,63vii,103xi
エタネルセプト 194xi
エリスロポエチン 187ii
壊死性血管炎 1xi
液晶リピッド 155vi
炎症性サイトカイン 187ix
炎症性サイトカイン阻害薬 267v
炎症性腸疾患 3viii
炎症性ミオパチー 8xi
炎症性腰痛 38iii
炎症マーカー 197x
炎症リウマチ 23xi

・オ・

オクロノーシス 38ix
オステオカルシン 165vi,78vii,251ix
オステオポローシス（骨粗鬆症を見よ） 261i,67iv,178v
　高齢者の── 251ix
オピオイド 216xi
大型顆粒性リンパ球 224v
音楽家とリウマチ 146ii

・カ・

カウザルギー 197ix
カルシウム 108viii
カルシウム感知受容体 242x
カルシトニン製剤 125iii
ガングリオン 17x,97iii
化学的髄核摘出術 201ii
回帰性リウマチ 80ii
外傷後リウマチ病 57ix
潰瘍性大腸炎 61i
滑液包炎
　鵞足部── 97iii

股関節── 136i
肘部── 108iii
顎関節（慢性関節リウマチと） 110ii
過度運動性症候群 114x
家族性高コレステロール血症 95xi
肩関節軟部組織 115iv
肩の診察 184x
滑膜肉腫 160x
間質性肺炎 22x
患者教育 258xi
乾癬性関節炎 52iv,9vi
寛解導入剤 38iv
寛骨臼関節唇 91viii
肝炎ウイルス 30v
間質性肺炎 45ix
関節液
　結晶探索法 155vi
　細胞診断 163v
関節炎 68iii,176iii,286v,59viii
　BCG注入療法と── 176iii
　一酸化窒素と── 166xi
　血管内皮細胞と── 59viii
　蕁麻疹，血管浮腫と── 68iii
　小数── 39x
関節炎発現性抗原ペプチド 181iv
関節鏡視下肩峰下除圧術 78v
関節洗浄 223xi
関節軟骨
　欠損 173xi
　再生 196viii
　石灰化症 167i
関節破壊 141ix
関節破壊マーカー 161iv
癌
　Cox-2と── 147ix
　皮膚筋炎・多発性筋炎と── 33viii
　リウマチ症状 52xi
癌遺伝子 194i
　細胞性── 212v

・キ・

キメラ型モノクローナル抗TNFα抗体（cA2） 207viii
キモパパイン 201ii
臼蓋形成不全の有病率 29xi
急性脊髄損傷 246iv
急性破壊性股関節症 41ix
急性腰痛 155ii
急速進行性間質性肺炎 22x
求心路遮断性疼痛 280x

・ク・

クラミジア関節炎　238xi
クリオグロブリン血症　68iii,21vi
グルココルチコイド（ステロイドを見よ）　243vi,187ix,143x
　抗炎症作用機序　187ix
　レセプター　243vi
クレチン症　61i
クローン病のリウマチ症状　3viii
空胞化サイトトキシン　207ix

・ケ・

ケモカイン　169ix
頸・頭部線維炎　58v
頸椎 instrumentation　252vii
頸椎後縦靱帯骨化症　155x
頸椎の神経ブロック療法　204xi
経皮的髄核摘出術　201ii
結核　26iii
結合組織炎　22x
結合組織炎症候群　95i
結合組織病と妊娠　17ii
結節性多発動脈炎　17ii,45iii,23iv,1xi
血液凝固・線溶　176iii
血液透析療法　66xi
血管腫症　37xi
血管柄付き骨移植術　133x
血管透過性亢進　176iii
血管内皮細胞と関節炎　176iii
血管浮腫　68iii
血球貪食症候群　164viii
血清アミロイドA（SAA）　131ix
血清陰性脊椎関節症　102vi,3viii
血沈　197x
腱黄色腫　95xi
肩甲骨装具（熊本大学式）　339x
肩甲上神経ノイロパチー　17x
顕微鏡的多発血管炎　1xi

・コ・

こむら返り　91x
コラーゲン　203i,167ii,165vi,71vii
　Ⅱ型――　173ii,161iv,73vii,
　　遺伝子異常　71vii,60xi
コレステロール結晶　17iii,155vi
コンパートメント症候群　137ii,275ix
　下腿――　137ii
　大腿――　275ix
肩関節
　安定化訓練　78v
　形成術　259iv
　軟部組織（画像診断）　115iv
肩関節鏡　223i
肩峰下インピンジメント症候群　78v
原発性 chondrolysis（股関節）　87iv
原発性悪性骨腫瘍　306v
股関節の単関節炎　39x
股関節症　91viii,155x,29xi
後腹膜線維症　58v
好酸球性筋炎　45iii
好酸球性筋膜炎　3iii,48iii
好酸球増多・筋痛症候群　7iii,45iii
好中球細胞質抗体　23iv
抗B群溶連菌壁抗体価　256v
抗 ENA 抗体　167iii
抗 IL-6 抗体　224viii
抗 SS-A/Ro 抗体　167iii
抗 SS-B/La 抗体　167iii
抗 TNFα 抗体療法　207viii
抗イディオタイプ　187iii
抗カルジオリピン抗体症候群　181ii
抗サイトカイン療法　255x
抗リウマチ薬　17ii,215ii,197iv,256v
抗リウマチ薬抵抗性慢性関節リウマチ　256v
抗リン脂質抗体　203v,14xi
抗リン脂質抗体症候群　203v
抗核抗体　197vi
抗核抗体陽性少数関節炎　39x
抗関節症薬　277v
抗菌剤（炎症リウマチと）　238xi
抗血小板療法　14xi
抗好中球細胞質抗体（ANCA）　168iv,1xi
抗原誘導関節炎　226x
甲状腺と骨　120i
甲状腺ホルモン（リウマチ症状）　61x
高 IgD 症候群　13x
高好酸球増多症候群　45iii
高尿酸血症　159vii,3x
高齢者後弯　121v
骨 Paget 病　125iii
骨エロージョン　221iii
骨壊死と免疫異常　191viii
骨改変の生化学的指標　165vi
骨関節症（関節症、変形性関節症を見よ）　121i,277v
　甲状腺機能と――　120i
　腫瘍マーカーと――　142iv
　リスクファクター　157i
骨吸収　165vi
骨形成　165vi
骨形成因子　161iii
骨形成不全症　171i
骨系統疾患　60xi
骨硬化　106vii
骨髄移植　247ix
骨髄間葉系細胞移植　173xi
骨髄浮腫　94ix
骨折リスクの生化学的マーカー　137iii
骨粗鬆症（オステオポローシスを見よ）　218iii,78vii,108viii,29x,103xi,122xi
　ステロイド　243vi,224vii
　老人性――　251ix
骨代謝回転　165vi
骨代謝と甲状腺ホルモン　120i
骨代謝マーカー　165vi
骨頭穿孔術　133x
骨内ガングリオン　97iii
骨軟骨異形成症　71vii
骨軟骨疾患の遺伝子異常　71vii
骨膜性骨肉腫　104ix
骨密度　157i
骨融解　37xi
骨リモデリング　242x
骨量
　カルシウムと――　108viii
　スポーツと――　125vi
骨量測定（超音波）　131vii
骨リモデリング　251ix
混合性結合組織病　50viii

・サ・

サイトカイン　247i,161iv,267v,174viii,207viii,224viii,169ix,13x,173xi
サイトカインレセプター　169ix
サイトキシン関連蛋白　207iv
サラゾスルファピリジン　197iv
サルコイドーシス　10v,65vi,175vi,23xi
　関節病変　23xi
　骨病変　23xi
　皮膚病変　23xi
　リウマチ症状　65vi
鎖骨頭異形成症　60xi
坐骨神経痛　317x
再発性多発性軟骨炎　16ix
細胞封入体筋炎　71i

・シ・

シェーグレン症候群　10v,51vi,42viii
シクロスポリン　234iv
ジクロフェナックナトリウム徐放製剤　208ii
シクロホスファミド-プレドニゾロン併用療法　3ii
シャルコーライデン結晶　155vi
シャルコー関節　87vi
ショイエルマン氏病　102vi
シリコンとリウマチ症状　3vii
じん肺症　112vii
脂質液晶　19iii
脂肪異栄養症　96iv
脂肪織炎　41vi
耳介軟骨炎　16ix
自己免疫　219x
自己免疫疾患　112i,247ix
自己管理プログラム　258xi
自然免疫　143xi
自律神経障害　339x
実験的リウマチ病　226x
膝蓋骨周囲痛　280ix
膝関節 OA　223i
膝関節水症　223xi
軸椎歯突起のリウマチ性病変　100viii
尺骨神経　84x
尺骨動脈　84x
灼熱痛　147iii
若年性関節リウマチ（JRA）　48i,110ii,3ix
若年性脊椎炎　102vi
手根管症候群　149x
手根不安定症　103iv
腫瘍性骨軟化症　112xi

総索引（I〜XI）

腫瘍マーカー　142iv
縦隔線維症　58v
周期性発熱　13x
蓚酸カルシウム　155vi
重症筋無力症　112i,52xi
掌蹠膿疱性関節炎　78iv
小数関節炎　39x
食事療法（慢性関節リウマチ）　3i
食物アレルギー　3i
神経エントラップメント　146ii
神経ペプチド　85i,212v
神経因性疼痛　197xi
神経根ブロック療法　237ix,204xi
神経障害　17x
進行性外眼筋麻痺　32vi
人工関節
　顎関節　253vi
　肩関節　259iv
　セメントレス——　287i
　ゆるみ　295v
人工関節軟骨　265xi
人工関節全置換術
　THA後合併症（神経罹患）
　　275ix
　股関節　249viii
　術後の膝蓋障害　280ix
　肘　247iii
　指関節　275xi
人工骨頭・人工関節置換術　133x
人畜感染症　71ii
腎障害（炎症剤による）　272i
靭帯の hyperlaxity　114x
蕁麻疹様血管炎　68iii

・ス・

スウィート症候群　3vi
スーパー抗原　175iv,232v
ステップダウンブリッジ療法
　181xi
ステロイドホルモン　218iii
ステロイド経口投与療法　181xi
　低用量　243vi
ステロイド結晶　155vi
ステロイド骨粗鬆症　247vi,224vii
ステロイド剤　181xi
ステロイド緑内障　237vi
ストレス　31ix
　生理学的測定法　204x
　慢性関節リウマチと——　31xi
　リウマチ病患者のQOL　204
ストレッサー　204x
スポーツ障害　84x
スポーツと関節症　79ix
スポーツと骨量　125vi
スポーツによる軟骨障害　79ix
スワンソンインプラント　275xi
膵炎と関節炎　74ii

・セ・

セクレチン　176iii
性ホルモン　63vii,26viii
成長ホルモン　219x
成人Still病　68iii,3ix
星状神経節ブロック　204xi
生体材料（整形外科）　265xi
生物学的人格　216x
脊髄係留症候群　102vi
脊髄神経根障害　155ii
脊髄損傷　231xi

残存神経賦活　231xi
神経組織破壊阻止　231xi
脊柱管外側狭窄症　231ii
脊椎 algodystrophy　87ix
脊椎悪性腫瘍　306v
脊椎炎　36iii
脊椎骨折　29x
脊椎前屈症　121v
接着分子　176iii
線維芽細胞性リウマチ　58v
線維芽細胞増殖因子　161iii
線維筋痛症候群　219x
前ショイエルマン氏病　107vi
前強直性脊椎炎　102vi
前胸壁痛　78iv
全身性エリテマトーデス
　　（SLE もみよ）　24i,17ii,
　　68iii,167iii,32vii,216viii,14xi
　亜急性皮膚——　167iii
　新生児——　167iii,14xi
全身性血管炎　64viii
全身性骨関節症　119vi,113ix
仙腸関節　76xi

・ソ・

ソマトメジンC　219x
組織適合性抗原　215vi
組織適合性複合体（MHC）　175iv
造影MRA　135xi
造血幹細胞移植療法　247ix
側頭動脈炎（GCA）　35i
足趾カギ型変形　117iii

・タ・

タクロリムス　194xi
多型性遺伝子　122xi
多剤併用療法　181xi
多剤耐性遺伝子　256v
多中心性細網組織球症　58v
多発性（全身性）骨端症　102vi
多発性筋炎（PM）　71i,17ii,33viii
多発性硬化症のリウマチ症状
　139iii
多発性骨髄腫　224viii
多発性動脈炎（PA）　17ii
大腿骨頭壊死症　94ix,133x
大腿骨頸部骨折の発生予測　165vi
大腿骨頸部回転骨切り術　133x
大腸菌による実験関節炎　226x
大転子部の痛み　86vii
大理石骨病　106vii
蛋白分解酵素　151iv,161iv

・チ・

チオプロニン　245v
中足部の病態　87vi
腸間膜線維症　58v
超音波検査
　骨量測定　131vii
　慢性関節リウマチ　140vii

・ツ・

椎間関節性腰痛症　238iii,317x
椎間関節内側切除術　317x
椎間板（若年者）　102vi
椎間板ヘルニア　201ii,102vi,99vii
椎間板症　102vi

椎間板石灰化症　102vi
痛覚過敏　280x
痛風　3x
使いすぎ症候群　146ii
月状骨周囲脱臼　103iv

・テ・

デオキシピリジノリン　251ix
デコイ療法　310x
低フォスファターゼ症　60xi
低血症　112xi
低リン血症性ビタミンD抵抗性
　くる病　112xi
低補体血症　143xi
低用量コルチコステロイド　243vi
転写制御　168vii,187ix

・ト・

ドピュイトラン拘縮　149x
透析　66xi
糖鎖抗原による感作療法　225vi
糖蛋白糖鎖異常　184vi
糖尿病（リウマチ関連疾患様症状）
　143x
糖尿病と骨　149x
糖尿病の管理　143x
糖尿病の足　149x
糖尿病性手障害　152x
糖のながれ　144x
動脈硬化　3x,35xi

・ナ・

ナース細胞　141ix
　リウマチ病変と——　155viii
ナブメトン　208xi
内臓痛と腰痛　87ix
梨状筋症候群　117ii
軟骨
　移植　196viii
　石灰化症の脊椎病変　155ii
　再生　173xi
　細胞移植　173xi
　破壊　203i
　マーカー　161iv
　融解　87iv
軟骨代謝（エストロジェンと）
　63vii
軟骨無形成症　60xi
軟部組織のMRI　121ix

・ニ・

乳び胸　37xi
尿酸コントロール薬　3x
尿酸ナトリウム結晶　155vi
妊娠　14xi
　SLEと——　14xi
妊娠時の薬物療法　263x
認知行動療法　258xi

・ネ・

ネットワーク説（Jerne）　187iii

・ハ・

ハイドロキシアパタイト　155vi
ばね指　149x

・ヒ・

馬尾症候群　45vi
肺癌　112i,52xi
肺障害　207iii
肺線維症　68ix,22x
破壊性脊椎関節症　66xi
反応性関節炎　32ii,238xi
反射性交感神経性異栄養症
　　59iv,197ix,52xi
汎発性膿疱性乾癬　9vi

ヒアルロン酸　233viii
ヒートショック蛋白　29iii
ビタミンA過剰症　77vi
ビタミンD
　依存症　161ix
　レセプター　161ix,122xi
　——抵抗性くる病　112xi
ビタミンD依存症　161ix
ビタミンD3　141vi
ビタミンK（骨と）　78vii
ヒトパルボウイルスB19　3v
ヒト好Tリンパ球性レトロ
　ウイルス　12i
ヒト接着分子ファミリー　206vi
ビフォスホネイト　125iii
ピリノリジン　251ix
ピロリン酸カルシウム　155vi
皮膚筋炎（DM）　71i,17ii,33viii,
　24ix
皮膚血管炎　64viii
非ステロイド抗炎症剤　208ii
　RA患者の死因　240viii
　消化性潰瘍　207ix
非侵食性慢性関節リウマチ　30iv,
　39x
非定型リウマチ性多発筋痛症　35i
貧血（慢性関節リウマチ）　187ii

・フ・

フェリチン　181viii,3ix
ブシラミン　245v
ブロモクリプチン　219x
プロスタグランジン　147ix
プロテインキナーゼ　194i
不安定足関節　111v
不育症　14xi
不明熱　3ix
副甲状腺　242x

・ヘ・

ベーチェット病（眼病変）　19vii
ヘバーデン結節　119vi
ヘモジデリン　155vi
ヘリカルCT　175x
ヘリコバクター・ピロリ　207ix
ヘルペスウイルス　45iv
変形性関節症（骨関節症を見よ）
　　87vi,119vi,79ix,223xi
　genetic markerと——　113ix
　サイトカインと——　174viii
　スポーツと——　79ix
　性ホルモンと——　63vii
　膝　223xi
　前または後十字靭帯損傷膝
　　267vi
　薬剤評価のためのX線計測
　　132iv

・ホ・

ホスホリパーゼA2（PLA2）
　　193v,99vii
ホフマン症候群　61x
ホルモン補充療法　103xi
補体　143xi
膀胱癌　59viii
傍骨性骨腫瘍　104ix

・マ・

マイクロサテライトマーカー
　　155xi
マウス　226x
マクロファージ活性化症候群　3ix
マレイン酸プログルメタシン
　（ミリダシン®）　208ii
膜形成脂肪異栄養症　96iv
慢性関節リウマチ　78iv,87iv,245v,
　141ix,255x,273x,306x,238xi,
　275xi
　II型コラーゲンと——　173ii
　B19ウイルス感染　3v
　combination DMARDs
　　therapy　214ix
　HLA　175vi,215vii
　IgGの糖鎖異常　184vi
　orthosis　252iv
　QOL　239i
　RA頸椎　142v
　X線学的評価法　143viii
　悪性リンパ腫と——　49ii
　遺伝子　155xi
　遺伝素因　155xi
　家系解析　155xi
　回帰性リウマチと——　80ii
　顎関節　110ii
　顎関節障害　253vi
　寛解基準　45vii
　結核と——　26iii
　血清反応陰性の——　43ii
　古病理学　155x
　抗TNFα抗体療法　207viii
　抗リウマチ薬抵抗性——　256v
　骨吸収　155iii
　骨粗鬆症　155iii
　シェーグレン症候群と——
　　42viii
　シクロスポリン　234iv
　死因と薬剤治療　240viii
　死因調査　85iii
　疾患遺伝子　155xi
　寿命　85iii
　食事療法　3i,205vii
　人工関節全置換術　247iii
　スウィート症候群合併　3vi
　ステロイド経口投与療法　181xi
　ステロイドホルモン　218iii
　ステロイド骨粗鬆症　224vii
　ストレスと——　31x
　性ホルモンと——　26viii
　生物学的マーカー　148vii
　接着分子　206vi
　前屈症　121v
　早期——　181xi
　足関節固定術　245vii
　治療におけるサイトカイン　247i
　超音波検査　140vii
　手の変形　252iv

低用量コルチコステロイド
　　243vi
糖鎖抗原による感作療法　225vi
　ナース細胞と——　155viii
　妊娠と——　17ii
　妊娠と出産　263x
　肺病変　45ix
　発症機序　215ii
　発病年齢　88ii
　非侵食性——　30iv
　ヒアルロン酸と——　233viii
　ビタミンDと——　141vi
　病因遺伝子　155xi
　病態　88ii
　貧血と——　187ii
　フェリチンと——　181viii
　浮腫と——　99ii
　ヘリコバクター・ピロリ感染
　　207ix
　メトトレキサート　216vii
　免疫療法の指標　233vii
　モノクローナル抗体療法　204iv
　薬剤性肺罹患　207iii
　予後　47v
　予防　196vii
　リハビリテーション　230iii
　罹患率　88ii
慢性疲労症候群　69v
慢性疼痛　197ix,280x
慢性腰痛　87ix

・ミ・

ミオパチー　8xi
ミゾリビン　197iv
ミトコンドリアミオパシー　32vi
脈管テスト　341x

・ム・

無ガンマグロブリン血症　71i
無症候性原発性副甲状腺機能亢進症
　　133vi

・メ・

メタロプロテイナーゼ　151iv
メトトレキサート（MTX）　215ii,
　223iii,216vii,45ix,225ix,261ix
免疫抑制剤　17ii,215ii,261ix
　パルス療法　216viii

・モ・

モザイクプラスティー　173xi
モノクローナル抗体　204iv,267v
モルヒネ　216xi

・ヤ・

薬剤性リウマチ症候　195iii
薬剤耐性機序　261v

・ヨ・

葉酸　225ix
腰椎手術失敗症候群　231ii
腰椎すべり症　254viii
腰痛　102vi,99vii,317x
　若年者　102vi
　生物活性物質と——　99vii

腰背痛慢性化の予防と治療　120viii
腰部脊柱管狭窄症　231ii

・ラ・

ライター症候群　12i,32ii,52iv
ライム病　65ii

・リ・

リウマチ性疾患の疼痛対策　216xi
リウマチ症状
　hyperlipidemia と──　95xi
　低リン血症の──　112xi
　透析に関連して出現する──　66xi
リウマチ性手指腱鞘炎　269ix
リウマチ性症候群　12i
リウマチ性多発筋痛症（PMR）
　　35i,58vi
リウマチ熱（RF）　17ii,32x,331x

リウマチ病　58v,141vi
　paraneoplastic syndrome　52xi
　アポトーシスと──　175vii
　アミロイドーシスと──　26vii
　インターフェロンと──　210iv
　遺伝子治療　286v
　外傷後──　57ix
　肝炎ウイルスと──　30v
　職業と──　112vii
　低補体血症　143xi
リウマトイド因子（RF）　170v,
　　148vii
リウマトイド結節　11vii,45ix
リウマトイド肉芽　295v
リコンビナント核抗原　197vi
リハビリテーション（リウマチ病の）
　　230iii
リピド微細結晶性関節炎　17iii
リベド様血管炎　53vii
リポコルチン　187ix

リンパ球性血管炎　64viii

・ル・

ループスアンチコアグラント（LA）
　　181ii
ループス腎炎　216viii
類骨骨腫　95vi

・レ・

レトロウイルスベクター　286v
レフルノミド　194xi

・ロ・

ロイコポリン　225ix
肋椎・肋横突起関節　104v

英文索引

• A •

αβT 細胞　175iv
AA-amyloidosis　131ix
acromegaly　97x
acroosteolysis　51vi
acute febrile neutrophilic dermatosis　3vi
adhesion molecule　176iii,206vi
adult Still's disease　68iii
advanced glycation endproducts　143x
AHA syndrome　68iii
AIDS　52iv
algodystrophy（脊椎）　59iv
alkaptonuria　38ix
Amorの脊椎炎分類基準　41iii
amyopathic dermatomyositis　24ix,22x
anemia of chronic disorders（ACD）　187ii
ankylosing spondylitis（AS）　45vi,102vi
anserine bursitis　97iii
anti-keratin 抗体（AKA）　148vii
anti-neutrophil-cytoplasmic autoantibody（ANCA）　3iii,168iv.1xi
anti-oncogene　194i
anti-perinuclear 因子（APF）　148vii
anti-RA33抗体　148vii
anti-Sa 抗体　148vii
antiphospholipid antibody（aPL）　203v
apoptosis　175vii,155ix,273x
arachidonic acid　3i
arthritis mutilans　155iii
arthritogenic peptide　181iv
arthropathy　97x
asimadoline　216xi
asymptomatic primary hyper-parathyroidism　133vi
azathioprine　215ii

• B •

Borrelia burgdorferi　65ii,238xi
B19ウイルス感染症　3v
BCG 関節炎　59viii
benign polyarthritis　15vi
bisphosphonate　187vii
bone Gla protein（BGP）　67iv,78vii
bone marrow edema　94ix
bone morphogenetic protein（BMP）　161iii
BMP-4　45xi
BOOP　45ix
bursitis　136i

• C •

c-fos　226x
calcium-sensing receptor　24x
camptocormia　121v
cartilage-derived morphogenetic protein（CDMP）　71vii
cartilage oligomeric matrix protein（COMP）　71vii
causalgia　147iii
CD4抗原陽性 T 細胞　204iv
CD62　176iii
CD 分類　185i
cervico-cephalic fibrosis　58v
chemonucleolysis　201ii
chondrolysis　87iv
chondrodysplasia　60xi
chondroscopy　132iv
chronic compartment syndrome　137ii
chronic Epstein-Barr virus infection syndrome　35i,45iii
chronic fatigue syndrome（CFS）　35i,71i,45iii
clicking rib syndrome　78iv
CNS ループス　24i
Cogan 症候群　59ii
combination DMARDs therapy　214ix
complex regional pain syndrome（CRPS）　197ix
connective tissue disease（CTD）　17ii
constitutive nitric oxide synthase（cNOS）　166xi
Cox-2 inhibitor　147ix
Crohn's disease　3viii
CRP　197x
cryoglobulinemia　21vi
CT アンギオグラフィー（CTA）　135xi
cutaneous polyarteritis nodosa　23iv
cyclic undecapeptide　234iv
cyclophosphamide　215ii
cyclosporin　215ii
Cyriax 症候群　78iv
cytotoxic-agents　261v
C 型肝炎ウイルス（HCV）　30v,21vi

• D •

Dbl（diffuse B-cell lymphoma）　155xi
D-penicillamine　215ii,245v
deafferentation pain syndrome　280x
degenerative joint disease　146ii
delayed pressure urticaria（PU）　68iii
dermatomyositis　33viii,24ix
diffuse idiopathic skeletal hyperostosis（DISH）　77vi
discopathy　102vi
disease modifing antirheumatic drugs（DMARDs）　17ii,38iv,261v,194xi
double crush syndrome　117ii
DR3（death receptor 3）　155xi
dual energy x-ray absorptiometry（DXA）　178v
dual photon absorptiometry（DPA）　261i

• E •

ECHO virus　71i
eosinophil　163v
eosinophilia-myalgia syndrome（EMS）　7iii,45iii
eosinophilic fasciitis（EF）　3iii
eosinophilic myositis　45iii
eosinophilic synovitis（arthritis）　68iii
Erdheim-Chester disease　86xi
erosive inflammatory OA　119vi

• F •

facet denervation　238iii
failed back syndrome　231ii
Fas　155ix
Fas/Fas L　273
Felty's syndrome　11ii,31x
ferritin　181vii
fibroblast growth factor（FGF）　161iii,71vii
fibroblastic rheumatism　58v
fibrodysplasia ossificans progressiva（FOP）　45xi
fibromyalgia　95i,69v
fibrosis　58v
fibrositis syndrome　35i
folic acid　225ix
fusion gene　160x

• G •

γδT 細胞　31iii,175iv
Gal 欠損 IgG　148vii
generalized OA　119vi,113ix
genetic marker　113x
giant cell arteritis（GCA）　35i
Golgi 腱器官　91x
Gorham's disease　37xi
growth hormone（GH）　97x
Guyon 管　84x

• H •

hairy cell leukemia（HCL）　77iii
Health Status Measurement　239i
heat shock protein（HSP）　29iii
helical scan　175x
helicobacter pylori infection　207ix
hemophagocytic syndrome　164viii
high mobility group proteins 1 and 2（HMG1/HMG2）　1xi
histiocytosis　86xi
HIV　12i,71i,52iv
homologous recombination　188iv
HTLV-1　226x

総索引（I〜XI）　287

human leukocyte antigen (HLA)　175vi,215vi
　　HLA-B27　181iv
　　HLA-B27関連リウマチ性疾患　168vii
　　HLA-DR4　47v
　　HLA-DRB1　215vi
human parvovirus B19 (HPV/B19)　3v
HVJ-リポゾーム　307x
hypereosinophilic syndrome (HES)　8iii,45iii
hyperostosisと薬剤　195iii
hypermobility syndrome　114x
hypervitaminosis A　77vi
hyperlipidemia　95xi

・I・

IFN α　247i,21vi
IFN γ　247i,210iv
IgA nephropathy　16iv
IgGの糖鎖異常　184vi
IL-1β converting enzyme (ICE)　155ix
IL-1 receptor antagonist protein (IRAP) 遺伝子　174viii
IL-6　13x,197x,255x
inductive nitric oxide synthase (iNOS)　166xi
inflammatory bowel disease (IBD)　61i,3viii
insulin-like growth factor (IGF)　161iii,97x
inter-cellular adhesion molecule (ICAM)　176iii
intra-osseous ganglion　97iii
intra-osseous synovial cyst　97iii

・J・

Jaccoud deformity　331x
joint hypermobility　146ii
juvenile ankylosing spondylitis (JAS)　102vi
juvenile chronic arthritis (JCA)　46x
juvenile rheumatoid arthritis (JRA)　48i,110ii,3ix
juxtacortical tumors　104ix

・K・

κ作動薬　216xi
17KS硫酸　204x
Kearns-Sayre syndrome　32vi
Keegan型頸椎症　147v

・L・

l-tryptophan syndrome　45iii
Lambert-Eaton症候群　112i,52xi
Langerhans cell histiocytosis　86xi
large granular lymphocyte (LGL)　224v,31x
Larsen法　143iii
lateral spinal stenosis　231ii
LE panniculitis　41vi
leukocytoclastic vasculitis　23iv
leukosialin欠損症　176iii

lipid liquid crystal　19iii
lipo-atrophic diabetes　149x
lipodystrophy　96iv
livedo reticularis　53vii
lumbar nerve root infiltration　237ix
Lyme disease　65ii,238xi
lymphomatous arthritis　49ii

・M・

μ作動薬　216xi
macrophage inflammatory protein (MIP)-1　176ix
macrophagic myofasciitis　8xi
massive osteolysis　37xi
matrix metalloproteinases (MMPs)　151iv,99vii
MCAF　175ix
McDuffie syndrome　68iii
mediastinal fibrosis　58v
membranous lipodystrophy　96iv
mesenteric fibrosis　58v
methotrexate (MTX)　215ii,223iii,216xi,45ix,225ix,261ix
methylprednisolone　246iv
MHC　175iv
MHC class I　168vii
micrognathia　110ii
mitochondrial diseases　32vi
mitochondrial myopathy　32vi
mixed connective tissue disease　50viii
molecular mimicry説　181iv
monocyte　163v
monocyte chemotactic and activating factor (MCAF)　175ix
MRA　135xi
MRI　213i
　軟部組織　121ix
MRL/lpr　226x
MTX療法　223iii,225ix
Muckle-Wells' syndrome　68iii
multicentric reticulohistiocytosis (MRH)　21v
multidrug resistant (MDR) 遺伝子　261v
multiple crush syndrome　117ii
multiple (generalized) apophyseopathy　102vi
multiple sclerosis　139iii
myeloperoxidase(MPO)　1xi
myofascial pain syndrome　117ii
myositis ossificans progressiva　45xi
M蛋白血症　129i

・N・

Na/Pi共輸送体　112xi
natural killer (NK) cell　224v
nerve entrapment　146ii
NO synthase (NOS)　166xi
non-erosive RA　30iv
non steroidal anti-inflammatory drug (NSAID)　17ii,208ii,261v,147ix
gastrointestinal pathology

　　（gastropathy）　242viii
　潰瘍　240viii
起因性胃十二指腸病変　227iv
消化性潰瘍　207ix
notochord　102vi
NZB/Wマウス　226x

・O・

oncogene　194i,212v
osteoarthritis (OA)　277v,119vi,79ix,113ix,97,223xi
osteocalcin　165vi,78vii,251ix
osteogenesis imperfecta (OI)　171i
osteoid osteoma　95vi
osteolysis　73viii
osteoporosis　261i,67iv,178v
osteosclerosis　106vii
overuse　79ix
overuse syndrome　146ii

・P・

p53　273x
p-glycoprotein（P糖蛋白）　256v,261v
Paget's disease of bone　125iii
palindromic rheumatism (PR)　80ii
pancreatic arthritis syndome　74ii
paraneoplastic syndrome　52xi
parosteal tumors　104ix
patella maltracking　280ix
percutaneous discectomy　201ii
phospholipase A2 (PLA2)　193v,99vii
piriformis syndrome　117ii
PMR　35i,58vi
POEMS症候群　129i
polymerase chain reaction (PCR) 法　175vi
　リウマチ疾患と――　45iv
polymyositis　71i,33viii,24ix
pre-ankylosing spondylitis　102vi
pre-Scheuermann's disease　107vi
progressive external ophthalmoplegia　32vi
proto-oncogene　212v
proximal tibiofibular joint　133v
pseudo-Felty's syndrome　11ii
pseudothrombophrebitis syndrome　99ii
pubic osteolysis　73viii
pulmonary Langerhans cell histiocytosis　86xi
pycnodysostosis　60xi

・Q・

quantitative computed tomography (QCT)　261i

・R・

ragocyte　163v
RANTES　176ix
Raynaud現象　40v

reactive arthritis (ReA) 32ii
reflex sympathetic dystrophy
　(RSD) 147iii,59iv
Reiter's syndrome 12i,32ii,52iv
relapsing polycondritis 16ix
remitting seronegative
　symmetrical synovitis with
　pitting edema (RS3PE) syn-
　drome 99ii,18viii
retroperitoneal fibrosis 58v
RFのisotype 170v
rheumatoid arthritis(RA) 155xi,
　181xi
rheumatic fever 331x
rheumatoid nodulosis 11vii
rhizolysis 238iii

・S・

SAA1γ 131ix
Scheuermann's disease 102vi
Schönlein-Henoch 紫斑病 3iv
seronegative
　spondyloarthropathy (SNSA)
　25ii,36iii,181iv,102vi,3viii
serum amyloid A 131ix,280ix
SH化合物 245v
single photon absorptiometry
　(SPA) 261i
Sjögren's syndrome 42viii,51vi
SKGマウス 226x
SLE 24i,17ii,68iii,32vii,216viii,
　14xi
SLE disease activity index
　(SLEDAI) 32vii
Sneddon 症候群 53vii
spinal instrumentation 252vii
splenic lymphoma with villous
　lymphocytes (SLVL) 77iii
spondylarthritis 61i,36iii,51vi

spondyloarthropathy 30v
　Amorのclassification criteria
　25ii,36iii
　ESSGの分類基準 36iii
　undifferentiated—— 36iii
sports activity 79ix
SS-A 抗原 167iii
SS-A (Ro) 抗体 14xi
SS-B 抗原 167iii
ST 合剤 7ii
substance P (SP) 85i
Sweet's syndrome 3vi
systemic lupus activity measure
　(SLAM) 35vii
systemic scleroderma 68ix

・T・

T細胞 185i,173ii
T細胞による抗原認識 232v
T細胞レセプター (TCR) 遺伝子
　175vi
tethered cord syndrome 102vi
Th1 14xi
Th2 14xi
tramadol 216xi
Th 1, Th 2二分説批判 169viii
thoracic outlet syndrome 146ii
Tietze 症候群 78iv
tissue inhibitor of
　metalloproteinase (TIMP)
　151iv,161iv,99vii,161iv
TNFα 197x,226x,255x,273x
total hip arthroplasty (THA)
　249viii,275ix
toxic oil syndrome (TOS) 45iii
transfection 188iv
transforming growth factor-beta
　(TGF-β) 161iii

transgenic mice 188iv
transient bone marrow edema
　syndrome 94ix
transient osteoporosis of the hip
　94ix
tumor cell derived carbohydrate
　antigen (TCA) 225vi
tumor marker 142iv
tumor necrosis factor (TNF)
　247i,267v

・U・

undifferentiated inflammatory
　polyarthritis 15vi
undifferentiated
　spondyloarthropathy 36iii
urticarial vasculitis 68iii,231vi・

・V・

very late activation (VLA)
　178iii
V. D3 141vi
von Willebrand factor 58vi

・W・

Wegener 肉芽腫症 43i,3ii
Western Blot 法 197vi

・X・

χ作動薬 (asimadoline) 216xi

・Z・

zoonosis 65ii

DRUG INFORMATION

・目　次・

分類	薬品名	頁
非ステロイド性抗生物質	インフリーカプセル100・インフリーSカプセル200	2
	オルヂスSR150	3
	ジソペイン錠75	4
	ハイペン錠100・200	5
	ボルタレンゲル	6
	ミルタックス	7
	ロキソニン錠・細粒	8
抗リウマチ剤	アザルフィジンEN錠	9
	ブレディニン錠25・50	10
	リドーラ錠	11
	リマチル・リマチル50	12
抗関節症剤	アルツ・アルツディスポ	13
	スベニールディスポ・バイアル	14
	ファルネゾンゲル	15
	モビラート軟膏	16
抗骨粗鬆剤	ダイドロネル錠200	17
抗感染症剤	セフゾン細粒小児用カプセル100,50	18
	タゴシッド注射用	19
	フロモックス錠75・100	20
消化性潰瘍用剤	タケプロンカプセル15・30	21
角結膜上皮障害治療点眼剤	ヒアレイン0.1・ヒアレインミニ0.1,0.3	22

インフリーカプセル100・インフリーSカプセル200　製造：エーザイ株式会社／販売：エーザイ株式会社

販売名	インフリーカプセル100mg・インフリーSカプセル200mg	日本標準商品分類番号	871145
一般名	インドメタシン ファルネシル（Indometacin Farnesil）	承認番号／承認年月日	カプセル100mg　3AM-250／1991年3月29日 Sカプセル200mg　6AM-985／1994年5月16日
貯法	①室温保存　②カプセル100mgは開封後は光を遮り保存すること。　③Sカプセル200mgは開封後高温・湿気を避けて保存すること（湿気によりカプセル皮膜が軟化することがある）。	製造元・発売元	エーザイ株式会社
使用期限	外箱又はラベルに表示の使用期限内に使用すること。	発売年月日	カプセル100mg　1991年5月24日、Sカプセル200mg　1994年12月13日
		薬価基準	収載

＊禁忌（次の患者には投与しないこと）

＊(1)消化性潰瘍のある患者（ただし、「慎重投与」の項参照）[消化性潰瘍を悪化させることがある。] (2)重篤な血液の異常のある患者[血液異常を悪化させることがある。] (3)重篤な肝障害のある患者[肝障害を悪化させることがある。] (4)重篤な腎障害のある患者[腎障害を悪化させることがある。] (5)重篤な心機能不全のある患者[心機能不全を悪化させるおそれがある。] (6)重篤な高血圧症のある患者[高血圧症を悪化させるおそれがある。] (7)重篤な膵炎の患者[本剤の活性代謝物のインドメタシンで急性膵炎が発現したとの報告がある。] (8)本剤又はインドメタシン、サリチル酸系化合物（アスピリン等）に過敏症の患者　(9)アスピリン喘息（非ステロイド性消炎鎮痛剤による喘息発作の誘発）又はその既往歴のある患者[重篤な喘息発作があらわれることがある。] (10)妊婦又は妊娠している可能性のある婦人[「妊婦・産婦・授乳婦等への投与」の項参照] (11)ジフルニサル、トリアムテレンを投与中の患者[「相互作用」の項参照]

原則禁忌（次の患者には投与しないことを原則とするが、特に必要とする場合には慎重に投与すること）

小児[他剤が無効又は使用できない慢性関節リウマチに対して投与する場合には慎重に投与すること。「小児等への投与」の項参照]

組成

カプセル100mg：本剤は、1カプセル中にインドメタシン ファルネシル100mgを含有する白色の硬カプセル剤である。なお、添加物としてトコフェロール、ラウリル硫酸ナトリウムを含有する。
Sカプセル200mg：1カプセル中にインドメタシン ファルネシル200mgを含有する淡橙色の軟カプセル剤である。なお、添加物としてトコフェロール、ポリオキシエチレン硬化ヒマシ油60、パラオキシ安息香酸エチル、パラオキシ安息香酸プロピルを含有する。

効能・効果

下記疾患並びに症状の消炎・鎮痛
慢性関節リウマチ、変形性関節症、腰痛症、肩関節周囲炎、頚肩腕症候群

用法・用量

通常、成人にはインドメタシン ファルネシルとして1回200mgを朝夕1日2回食後経口投与する。なお、年齢、症状により適宜増減する。

＊使用上の注意

＊1. 慎重投与（次の患者には慎重に投与すること）
(1)消化性潰瘍の既往歴のある患者[消化性潰瘍を再発させることがある。]　＊(2)非ステロイド性消炎鎮痛剤の長期投与による消化性潰瘍のある患者で、本剤の長期投与が必要であり、かつミソプロストールによる治療が行われている患者[ミソプロストールは非ステロイド性消炎鎮痛剤により生じた消化性潰瘍を効能・効果としているが、ミソプロストールによる治療に抵抗性を示す消化性潰瘍もあるので、本剤を継続投与するときは、経過を観察し、慎重に投与すること。] (3)血液の異常又はその既往歴のある患者[血液異常を悪化あるいは再発させることがある。] (4)肝障害又はその既往歴のある患者[肝障害を悪化あるいは再発させることがある。] (5)腎障害又はその既往歴のある患者[腎障害を悪化あるいは再発させることがある。] (6)心機能障害のある患者[心機能障害を悪化させるおそれがある。] (7)高血圧症の患者[高血圧症を悪化させるおそれがある。] (8)膵炎の患者[本剤の活性代謝物のインドメタシンで急性膵炎が発現したとの報告がある。] (9)過敏症の既往歴のある患者 (10)てんかん、パーキンソン症候群等の中枢神経系疾患のある患者[本剤の活性代謝物のインドメタシンでこれらの疾患を悪化させたとの報告がある。] (11)気管支喘息の患者[喘息発作があらわれることがある。] (12)SLE（全身性エリテマトーデス）の患者[類薬（フェニルブタゾン）でSLEを悪化させたとの報告があり、また、本剤の活性代謝物のインドメタシンをSLE患者に投与したところ、急性腎不全を起こしたとの報告がある。] (13)潰瘍性大腸炎の患者[本剤の活性代謝物のインドメタシンで疾患を悪化させたとの報告がある。] (14)クローン氏病の患者[本剤の活性代謝物のインドメタシンで疾患を悪化させたとの報告がある。] (15)高齢者[「高齢者への投与」の項参照]

2. 重要な基本的注意
(1)消炎鎮痛剤による治療は原因療法ではなく対症療法であることに留意すること。 (2)患者の状態を十分観察し、副作用の発現に留意すること。本剤の活性代謝物のインドメタシンで過度の体温下降、虚脱、四肢冷却等の症状が報告されているので、特に高熱を伴う小児及び消耗性疾患の患者においては、投与後の患者の状態に十分注意すること。 (3)慢性疾患（慢性関節リウマチ、変形性関節症等）に対し本剤を用いる場合には、次の事項を考慮すること。
1)長期投与する場合には定期的に臨床検査（尿検査、血液検査、肝機能検査及び腎機能検査等）を行うこと。また、異常が認められた場合には減量、休薬等の適切な措置を講ずること。
2)薬物療法以外の療法も考慮すること。 (4)感染症を不顕性化させるおそれがあるので、感染による炎症に対しては適切な抗菌剤を併用し、観察を十分に行い慎重に投与すること。 (5)他の消炎鎮痛剤との併用は避けることが望ましい。 (6)眠気、めまいがあらわれることがあるので、本剤投与中の患者には自動車の運転や、危険を伴う機械の操作には従事しないように注意すること。

＊3. 相互作用
(1)併用禁忌（併用しないこと）

薬剤名等	臨床症状・措置方法	機序・危険因子
ジフルニサル ドロビッド	本剤の活性代謝物のインドメタシンとの併用により、重篤な胃腸出血があらわれたとの報告がある。	ジフルニサルによりインドメタシンの腎クリアランスが減少し、インドメタシンの血中濃度が上昇する。
トリアムテレン トリテレン	本剤の活性代謝物のインドメタシンとの併用により、急性腎不全を起こしたとの報告がある。	トリアムテレンによる腎血流の低下に基づく腎障害のため代償的に腎でのプロスタグランジン合成が亢進されるが、インドメタシンによりプロスタグランジン合成が抑制され、腎障害が引き起こされる。

(2)併用注意（併用に注意すること）　ワルファリンカリウム、リチウム製剤（炭酸リチウム）、メトトレキサート、プロベネシド、Ca拮抗剤、β-遮断剤、ACE阻害剤、チアジド系利尿・降圧剤（ヒドロクロロチアジド）、ループ利尿剤（フロセミド）、アスピリン、＊ジゴキシン、＊シクロスポリン

＊4. 副作用
総症例13,000例中、658例（5.06％）の副作用が報告されている。（使用成績調査終了時）
(1)重大な副作用　＊1)ショック、アナフィラキシー様症状　ショック症状（頻度不明）があらわれることがあるので、観察を十分に行い、冷汗、顔面蒼白、呼吸困難、血圧低下等の症状が認められた場合には、投与を中止し、適切な処置を行うこと。　2)消化性潰瘍、胃腸出血、出血性大腸炎、S状結腸病変部位における穿孔　消化性潰瘍、胃腸出血（0.1％未満）、出血性大腸炎（頻度不明）があらわれることがあるので、このような症状があらわれた場合には投与を中止し、適切な処置を行うこと。なお、本剤の活性代謝物のインドメタシンで、S状結腸病変部位における穿孔（頻度不明）があらわれたとの報告がある。 3)血液障害　再生不良性貧血、溶血性貧血（頻度不明）、溶血性貧血（頻度不明）、白血球減少（0.1％未満）、血小板減少（頻度不明）等の血液障害があらわれることがあるので、血液検査を行うなど観察を十分行い、異常が認められた場合には直ちに投与を中止し、適切な処置を行うこと。 4)皮膚障害　皮膚粘膜眼症候群（Stevens-Johnson症候群）（頻度不明）、中毒性表皮壊死症（Lyell症候群）（頻度不明）があらわれることがあるので、このような症状があらわれた場合には投与を中止し、適切な処置を行うこと。 5)喘息発作　喘息発作（頻度不明）等の急性呼吸障害があらわれることがあるので、このような症状があらわれた場合には投与を中止し、適切な処置を行うこと。 6)腎障害　急性腎不全（頻度不明）、ネフローゼ症候群（頻度不明）等の腎障害、高カリウム血症（0.1％未満）があらわれることがあるので、このような症状があらわれた場合には直ちに投与を中止し、適切な処置を行うこと。なお、本剤の活性代謝物のインドメタシンで、低アルブミン血症（頻度不明）があらわれたとの報告がある。 7)肝障害　肝障害（0.1～5％未満）、黄疸（頻度不明）があらわれることがあるので、このような症状があらわれた場合には投与を中止し、適切な処置を行うこと。 8)昏睡、錯乱　本剤の活性代謝物のインドメタシンで、昏睡、錯乱（頻度不明）があらわれたとの報告がある。 9)性器出血　本剤の活性代謝物のインドメタシンで、性器出血（頻度不明）があらわれたとの報告がある。
(2)その他の副作用

	0.1～5％未満	0.1％未満	頻度不明
消化器	胃部不快感、胃痛、下痢、腹痛、食欲不振、口内炎、胸やけ、胃重感、便秘、胃腸症状、胃炎、嘔吐	口渇、腹部膨満感、舌炎、おくび、口唇炎	舌苔
血液		貧血、好酸球増多等	皮下出血
皮膚			脱毛
＊過敏症注1）	発疹、瘙痒	紅斑	血管浮腫注2）
感覚器注3）		耳鳴、味覚異常、眼の充血、羞明	
腎臓	BUNの上昇	血中クレアチニンの上昇、尿量減少、血尿、蛋白尿	
肝臓	GOT、GPTの上昇等	Al-P、LDHの上昇等	
精神神経系	めまい、ふらつき	頭痛、眠気、しびれ感	痙攣、振戦、抑うつ、不眠
循環器		動悸、血圧上昇	
その他	浮腫	倦怠感、ほてり、頻尿、発熱、胸痛、低汗	高血糖、鼻出血、発汗

注1）このような症状があらわれた場合には投与を中止すること。
注2）本剤の活性代謝物のインドメタシンで、このような症状があらわれたとの報告がある。
注3）本剤の活性代謝物のインドメタシンで、慢性関節リウマチ患者等に長期連用して、角膜混濁及び網膜障害があらわれたとの報告があるので、前駆症状（霧視等の視覚異常）があらわれた場合には直ちに投与を中止すること。

5. 高齢者への投与
高齢者では、副作用があらわれやすいので、少量から投与を開始するなど患者の状態を観察しながら慎重に投与すること。

6. 妊婦・産婦・授乳婦等への投与
(1)妊婦又は妊娠している可能性のある婦人には投与しないこと。 1)本剤の活性代謝物のインドメタシンで、妊娠末期に投与したところ、胎児循環持続症（PFC）、胎児の動脈管収縮、動脈管閉存症、胎児腎不全、羊水過少症が起きたとの報告がある。また、妊娠末期に投与したところ早期出産した新生児に壊死性腸炎の発生率が高いとの報告がある。 2)本剤の活性代謝物のインドメタシンにおいて、動物実験（マウス）で宿育形作用が、また、本剤ではラットの着床率の減少、死亡、吸収胚の出現頻度の増加が報告されている。 3)妊娠末期のラットに投与した実験で、胎児の動脈管収縮が報告されている。
(2)授乳中の婦人には本剤投与中は授乳を避けさせること。[ラットで乳汁への移行が報告されている。]

7. 小児等への投与
小児に対する安全性は確立していない（使用経験がない）。

8. 適用上の注意
(1)投与時　1)胆汁うっ滞等、胆汁分泌の低下している患者では本剤の吸収が低下すると考えられるので、これらの患者には投与を避けること。 2)本剤は投与量の増加とともに吸収率が低下するので、1日用量400mgを超えて投与する場合、臨床上の有用性について確認しながら使用すること。 (2)服用時　本剤は空腹時投与で吸収が低下するので、必ず食後投与又はミルク等とともに服用させること。 (3)薬剤交付時　PTP包装の薬剤はPTPシートから取り出して服用するよう指導すること。[PTPシートの誤飲により、硬い鋭角部が食道粘膜に刺入し、更には穿孔をおこして縦隔洞炎等の重篤な合併症を併発することが報告されている]

9. その他の注意
動物実験（マウス）で、本剤の活性代謝物であるインドメタシンとレンチナンとの併用により、消化管潰瘍、消化管穿孔があらわれたとの報告がある。

●詳細は添付文書等をご参照ください。また、禁忌、原則禁忌を含む使用上の注意の改訂に十分ご留意ください。　＊1998年7月改訂

オルヂス SR150

製造：北陸製薬株式会社／販売：北陸製薬株式会社

商品名	オルヂスSR150	日本標準商品分類番号	871149	製造・販売会社名	北陸製薬株式会社
一般名	ケトプロフェン Ketoprofen	承認番号	（3AM）41	承認年月	平成3年1月
		薬価基準	平成3年3月収載	発売年月	平成3年3月

組成・性状

組成
1カプセル中 ケトプロフェン 150mg 含有
添加物として、カプセルにラウリル硫酸ナトリウム、赤色3号を含有する。

製剤の性状
白色（キャップ）、透明鮮やかな赤紫色（ボディ）の硬カプセル剤で、その内容物は白色〜微黄白色の顆粒で、においはなく、味はない。

外形	カプセル号数	重量(g)	識別コード
HC180	2号	約0.274	HC180

有効成分の理化学的知見

化学名：2-(3-benzoylphenyl) propionic acid
分子式：C16H14O3
分子量：254.29
融点：94〜97℃
性状：白色の結晶性の粉末である。
メタノールに極めて溶けやすく、エタノール（95）又はジエチルエーテルに溶けやすく、水にほとんど溶けない。
光にて着色する。

効能・効果

下記疾患並びに症状の鎮痛・消炎
慢性関節リウマチ、変形性関節症、腰痛症、頸肩腕症候群、肩関節周囲炎

用法・用量

通常、成人にはケトプロフェンとして150mg（オルヂスSR150として1カプセル）を1日1回食後経口投与する。

使用上の注意

※【禁忌（次の患者には投与しないこと）】
1. 消化性潰瘍のある患者（ただし、「慎重投与」の項参照）〔プロスタグランジン生合成阻害作用により、消化性潰瘍を悪化させることがある。〕
2. 重篤な血液の異常のある患者〔血液の異常を悪化させるおそれがある。〕
3. 重篤な肝障害のある患者〔肝障害を悪化させるおそれがある。〕
4. 重篤な腎障害のある患者〔プロスタグランジン生合成阻害作用による腎血流量の低下等により、腎障害を悪化させるおそれがある。〕
5. 重篤な心機能不全のある患者〔腎のプロスタグランジン生合成阻害作用により浮腫、循環体液量の増加が起こり、心臓の仕事量が増加するため症状を悪化させることがある。〕
6. 本剤の成分に対し過敏症の既往歴のある患者
7. アスピリン喘息（非ステロイド性消炎鎮痛剤等による喘息発作の誘発）又はその既往歴のある患者〔アスピリン喘息発作を誘発することがある。〕
8. 塩酸シプロフロキサシンを投与中の患者〔「相互作用」の項参照〕
9. 妊娠後期の婦人〔「妊婦、産婦、授乳婦等への投与」の項参照〕

1. 慎重投与（次の患者には慎重に投与すること）
(1) 消化性潰瘍の既往歴のある患者〔消化性潰瘍を再発させることがある。〕
※(2) 非ステロイド性消炎鎮痛剤の長期投与による消化性潰瘍があり、本剤の長期投与が必要であり、かつミソプロストールによる治療が行われている患者〔ミソプロストールは非ステロイド性消炎鎮痛剤により生じた消化性潰瘍を効能・効果としているが、ミソプロストールによる治療に抵抗性を示す消化性潰瘍もあるので、本剤を継続投与する場合には、十分経過を観察し、慎重に投与すること。〕
(3) 血液の異常又はその既往歴のある患者〔血液の異常を悪化又は再発させるおそれがある。〕
(4) 出血傾向のある患者〔血小板機能低下が起こることがあるので、出血傾向を助長することがある。〕
(5) 肝障害又はその既往歴のある患者〔肝障害を悪化又は再発させるおそれがある。〕
(6) 腎障害又はその既往歴のある患者〔腎障害を悪化又は再発させるおそれがある。〕
(7) 心機能異常のある患者〔心機能異常を悪化させるおそれがある。〕
(8) 過敏症の既往歴のある患者
(9) 気管支喘息のある患者〔アスピリン喘息を誘発することがある。〕
(10) 高齢者〔「高齢者への投与」の項参照〕

2. 重要な基本的注意
(1) 過敏症状を予測するため十分な問診を行うこと。
(2) 消炎鎮痛剤による治療は原因療法ではなく対症療法であることに留意すること。
(3) 本剤を用いる場合には、次の事項を考慮すること。
1) 長期投与する場合には定期的に臨床検査（尿検査、血液検査及び肝機能検査等）を行うこと。また、異常が認められた場合には休薬等の適切な処置を行うこと。
2) 薬物療法以外の療法も考慮すること。
(4) 患者の状態を十分観察し、副作用の発現に留意すること。過度の体温下降、虚脱、四肢冷却等があらわれることがあるので、特に高熱を伴う高齢者又は消耗性疾患を合併している患者においては、投与後の患者の状態に十分注意すること。
(5) 感染症を不顕性化するおそれがあるので、感染症を合併している患者に対し用いる場合には適切な抗菌剤を併用し、観察を十分行い慎重に投与すること。
(6) 他の消炎鎮痛剤との併用は避けることが望ましい。
(7) 高齢者には副作用の発現に特に注意し、必要最小限の使用にとどめるなど慎重に投与すること。〔「高齢者への投与」の項参照〕

3. 相互作用

(1) 併用禁忌（併用しないこと）

薬剤名等	臨床症状・措置方法	機序・危険因子
塩酸シプロフロキサシン（シプロキサン）	臨床症状：痙攣を起こすことがある。措置方法：気道確保、抗痙攣剤の使用等適切な処置を行い、投与を中止する。	機序：塩酸シプロフロキサシンのGABA受容体結合阻害作用が、非ステロイド性消炎鎮痛剤との併用により増強され、痙攣が誘発されると考えられている。危険因子：てんかん等の痙攣性疾患又はこれらの既往歴のある患者

(2) 併用注意（併用に注意すること）

薬剤名等	臨床症状・措置方法	機序・危険因子
ニューキノロン系抗菌剤（塩酸シプロフロキサシンは併用禁忌）エノキサシン等	臨床症状：痙攣を起こすおそれがある。措置方法：気道確保、抗痙攣剤の使用等適切な処置を行い、投与を中止する。	機序：ニューキノロン系抗菌剤のGABA受容体結合阻害作用が、非ステロイド性消炎鎮痛剤との併用により増強され、痙攣が誘発されると考えられている。危険因子：痙攣性疾患又はその既往歴のある患者

メトトレキサート	臨床症状：メトトレキサートの作用が増強されることがある。措置方法：必要があれば減量する。	機序：プロスタグランジン生合成阻害作用により腎血流量が減少し、メトトレキサートの腎排泄を減少させ、メトトレキサートの血中濃度を上昇させると考えられる。
リチウム製剤 炭酸リチウム	臨床症状：リチウム中毒を起こすことがある。措置方法：必要があれば減量する。	機序：プロスタグランジン生合成阻害作用によりリチウムの腎排泄を減少させ、リチウムの血中濃度を上昇させると考えられる。
クマリン系抗凝血剤 ワルファリン	臨床症状：抗凝血作用を増強することがある。措置方法：必要があれば減量する。	機序：プロスタグランジン生合成阻害作用により血小板凝集が抑制されるため、また、ワルファリンの蛋白結合と競合し、遊離型ワルファリンが増加するためと考えられる。
チアジド系利尿剤 トリクロルメチアジド ヒドロクロロチアジド等	臨床症状：利尿・降圧作用を減弱させるおそれがある。	機序：プロスタグランジン生合成阻害作用により、水、Naの体内貯留が生じ、利尿剤の水、Na排泄作用に拮抗するためと考えられる。

※4. 副作用
承認時及び再審査終了時における安全性評価対象10,407例中、副作用（臨床検査値異常を含む）は395例（3.80%）、490件に認められ、その主なものは胃痛70件（0.67%）、胃不快感63件（0.61%）、悪心・嘔吐33件（0.32%）、腹痛30件（0.29%）、心窩部痛26件（0.25%）、浮腫26件（0.25%）等であった。

(1) 重大な副作用
1) ショック、アナフィラキシー様症状（0.1%未満）：ショック、アナフィラキシー様症状（蕁麻疹、呼吸困難等）があらわれることがあるので、異常が認められた場合には投与を中止し、適切な処置を行うこと。
2) 消化性潰瘍、吐血・下血等の胃腸出血（0.1%未満）：消化性潰瘍、吐血・下血等の胃腸出血があらわれることがあるので、このような症状があらわれた場合には投与を中止し、適切な処置を行うこと。
3) 中毒性表皮壊死症（Lyell症候群）（0.1%未満）：中毒性表皮壊死症（Lyell症候群）があらわれることがあるので、観察を十分に行い、このような症状があらわれた場合には投与を中止すること。
4) 急性腎不全（頻度不明）、ネフローゼ症候群（0.1%未満）：急性腎不全、ネフローゼ症候群があらわれることがあるので、定期的に検査を行うなど観察を十分に行い、異常が認められた場合には投与を中止すること。

(2) その他の副作用

種類／頻度	0.1〜1%未満	0.1%未満	頻度不明
過敏症※	発疹等		瘙痒感等
消化器	胃痛、胃不快感、悪心・嘔吐、腹痛、心窩部痛、下痢、食欲不振、胸やけ、便秘等	口渇、口内炎、消化不良等	
肝臓	GPT上昇等	GOT上昇、Al-P上昇等	
腎臓		BUN上昇等	
血液※		貧血、白血球減少、血小板減少、顆粒球減少等	血小板機能低下（出血時間の延長）等
精神神経系		めまい、眠気、頭痛、いらいら感等	
その他	浮腫		倦怠感

※症状（異常）が認められた場合には、投与を中止するなど適切な処置を行うこと。

5. 高齢者への投与
一般に高齢者では生理機能が低下しているので、副作用の発現に特に注意し、慎重に投与すること。

6. 妊婦、産婦、授乳婦等への投与
(1) 妊婦又は妊娠している可能性のある婦人には、治療上の有益性が危険性を上回ると判断される場合にのみ投与すること。〔妊娠中の投与に関する安全性は確立していない。〕
(2) 妊娠後期の婦人には投与しないこと。〔外国で妊娠後期の婦人に投与したところ、胎児循環持続症（PFC）、胎児腎不全が起きたとの報告がある。〕
(3) 動物実験（ラット）で周産期投与による分娩遅延、妊娠末期投与による胎児の動脈管収縮が報告されている。
(4) 授乳中の婦人に投与する場合には授乳を避けさせること。〔動物実験（ラット）で乳汁中への移行が報告されている。〕

7. 小児等への投与
小児等に対する安全性は確立していない（使用経験が少ない）。

8. 適用上の注意
(1) 服用時：本剤はかまずに服用すること。
(2) 薬剤交付時：PTP包装の薬剤はPTPシートから取り出して服用するよう指導すること（PTPシートの誤飲により、硬い鋭角部が食道粘膜へ刺入し、更には穿孔を起こして縦隔洞炎等の重篤な合併症を併発することが報告されている）。

取扱い上の注意	規制区分：劇薬、指定医薬品 使用期限：製造後3年（外箱に表示）貯法：遮光・室温保存	包装	PTP：100カプセル（10カプセル×10）500カプセル（10カプセル×50）1,000カプセル（10カプセル×100）バラ：500カプセル	※1999年1月改訂

■このドラッグインフォメーションは、1999年9月現在の製品添付文書に基づいて作成したものです。使用上の注意の改訂にご留意下さい。

ジソペイン錠75　　　　　　　　　　製造：ウェルファイド株式会社/販売：ウェルファイド株式会社

腰痛症に

ジソペインの特徴（特性）
- 新しい基本構造「ジフェニル イソキサゾール骨格」をもつ消炎・鎮痛剤である。
- 強力なプロスタグランジン生合成抑制作用をもち、抗炎症効果とともに優れた鎮痛効果を示す（ラット、マウス、イヌ）。
- 腰痛症、頚腕症候群、肩関節周囲炎等に対して優れた臨床効果を示す。
- 副作用発現率4.64％（99例/2,135例）
  〈承認時までの発現率は5.15％（78例/1,515例），承認時以降の発現率は3.39％（21例/620例）〉
  〔主な副作用は胃痛18件（0.84％）、胃部不快感11件（0.52％）等の消化器症状で、他にむくみ6件（0.28％）、眠気6件（0.28％）、発疹4件（0.19％）等であった。（承認時から1997年6月までの集計）〕
  重大な副作用として、ショック、アナフィラキシー様症状、喘息発作（アスピリン喘息）、消化性潰瘍があらわれることがある。

■禁忌（次の患者には投与しないこと）
(1) 消化性潰瘍のある患者
(2) 重篤な血液の異常のある患者
(3) 重篤な肝障害のある患者
(4) 重篤な腎障害のある患者
(5) 重篤な心機能不全のある患者
(6) 重篤な高血圧症の患者
(7) 本剤の成分に過敏症の既往歴のある患者
(8) アスピリン喘息（非ステロイド性消炎鎮痛剤等による喘息発作の誘発）又はその既往歴のある患者

■効能又は効果
下記疾患ならびに症状の消炎・鎮痛
　腰痛症、頚腕症候群、肩関節周囲炎
手術後、外傷後ならびに抜歯後の消炎・鎮痛

■用法及び用量
モフェゾラクとして、通常、成人1回75mgを1日3回食後に経口投与する。
頓用の場合は1回75～150mgを経口投与する。
なお、年齢、症状により適宜増減する。

■使用上の注意
1. 慎重投与（次の患者には慎重に投与すること）
   (1) 消化性潰瘍の既往歴のある患者
   (2) 血液の異常又はその既往歴のある患者
   (3) 出血傾向のある患者
   (4) 肝障害又はその既往歴のある患者
   (5) 腎障害又はその既往歴のある患者
   (6) 心機能異常のある患者
   (7) 高血圧症の患者
   (8) 過敏症の既往歴のある患者
   (9) 気管支喘息の患者
   (10) SLE（全身性エリテマトーデス）、潰瘍性大腸炎、クローン病の患者
   (11) 高齢者、小児
2. 重要な基本的注意
   (1) 消炎鎮痛剤による治療は原因療法ではなく、対症療法であることに留意すること。
   (2) 急性疾患に対し、本剤を用いる場合には次の事項を考慮すること。
     1) 急性炎症、疼痛及び発熱の程度を考慮し、投与すること。
     2) 原則として同一の薬剤の長期投与を避けること。
     3) 原因療法があればこれを行うこと。
   (3) 患者の状態を十分観察し、副作用の発現に留意すること。
   (4) 感染症を不顕性化するおそれがあるので、感染による炎症に対して用いる場合には適切な抗菌剤を併用し、観察を十分に行い慎重に投与すること。
   (5) 他の消炎鎮痛剤との併用は避けることが望ましい。
   (6) 高齢者及び小児には副作用の発現に特に注意し、必要最小限の使用にとどめるなど慎重に投与すること。
3. 相互作用
   〔併用注意〕（併用に注意すること）
   クマリン系抗凝血剤（ワルファリン等）、スルホニル尿素系血糖降下剤（トルブタミド等）、炭酸リチウム、チアジド系利尿薬（ヒドロクロロチアジド等）、フロセミド、ニューキノロン系抗菌剤
4. 副作用
   総症例数2,135例中99例（4.64％）121件の副作用が報告されている。
   主な副作用は胃痛18件（0.84％）、胃部不快感11件（0.52％）等の消化器症状で、他にむくみ6件（0.28％）、眠気6件（0.28％）、発疹4件（0.19％）等であった。（承認時から1997年6月までの集計）
   (1) 重大な副作用
     1) ショック、アナフィラキシー様症状（頻度不明）：ショック、アナフィラキシー様症状（発疹、浮腫、呼吸困難等）があらわれることがあるので、観察を十分に行い、これらの症状があらわれた場合には直ちに投与を中止し、適切な処置を行うこと。
     2) 喘息発作（アスピリン喘息）（頻度不明）：喘息発作を誘発することがある。このような症状があらわれた場合には投与を中止し、適切な処置を行うこと。
     3) 消化性潰瘍（0.1％未満）：消化性潰瘍があらわれることがあるので、症状があらわれた場合には投与を中止すること。

※その他の使用上の注意については製品添付文書をご参照ください。〈薬価基準収載〉

製造発売元
ウェルファイド株式会社

〔資料請求先〕くすり相談室 大阪市中央区淡路町2-5-6 〒541-0047

DS（B5）2000年4月作成

ハイペン錠100・200　　　　　　　　　　製造：日本新薬株式会社／販売：日本新薬株式会社

禁忌（次の患者には投与しないこと）
❶消化性潰瘍のある患者（ただし、「慎重投与」の項参照）❷重篤な血液の異常のある患者 ❸重篤な肝障害のある患者 ❹重篤な腎障害のある患者 ❺重篤な心機能不全のある患者 ❻重篤な高血圧症のある患者 ❼本剤の成分に対し過敏症のある患者 ❽アスピリン喘息（非ステロイド性消炎鎮痛剤等による喘息発作の誘発）又はその既往歴のある患者 ❾妊娠末期の婦人（「妊婦、産婦、授乳婦等への投与」の項参照）

[効能・効果]
下記疾患並びに症状の消炎・鎮痛
慢性関節リウマチ、変形性関節症、腰痛症、肩関節周囲炎、頸腕症候群、腱鞘炎
手術後並びに外傷後の消炎・鎮痛

[用法・用量]
通常、成人にはエトドラクとして1日量400mgを朝・夕食後の2回に分けて経口投与する。
なお、年齢、症状により適宜増減する。

[使用上の注意]
(1)慎重投与（次の患者には慎重に投与すること）
❶消化性潰瘍の既往歴のある患者
❷非ステロイド性消炎鎮痛剤の長期投与による消化性潰瘍のある患者で、本剤の長期投与が必要であり、かつミソプロストールによる治療が行われている患者

❸血液の異常又はその既往歴のある患者
❹肝障害又はその既往歴のある患者
❺腎障害又はその既往歴のある患者
❻心機能障害のある患者
❼高血圧症のある患者
❽過敏症の既往歴のある患者
❾気管支喘息のある患者
❿SLE（全身性エリテマトーデス）の患者
⓫潰瘍性大腸炎の患者
⓬クローン病の患者
⓭高齢者（「高齢者への投与」の項参照）

(2)重要な基本的注意
❶消炎鎮痛剤による治療は原因療法ではなく対症療法であることに留意すること。❷慢性疾患（慢性関節リウマチ、変形性関節症等）に対し本剤を用いる場合には、次の事項を考慮すること。①長期投与する場合には定期的に臨床検査（尿検査、血液検査及び肝機能検査等）を行うこと。また、異常が認められた場合には減量、休薬等の適切な処置を行うこと。②薬物療法以外の療法も考慮すること。❸急性疾患に対し本剤を用いる場合には、次の事項を考慮すること。①急性炎症及び疼痛の程度を考慮し、投与すること。②原則として同一の薬剤の長期投与を避けること。③原因療法があればこれを行うこと。❹患者の状態を十分観察し、副作用の発現に留意すること。❺感染症を不顕性化するおそれがあるので、感染症を合併している患者に用いる場合には適切な抗菌剤を併用し、観察を十分に行い慎重に投与すること。❻他の消炎鎮痛剤との併用は避けることが望ましい。

(3)相互作用
併用注意（併用に注意すること）

薬 剤 名 等	臨床症状・措置方法	機序・危険因子
クマリン系抗凝血剤 （ワルファリン等）	抗凝血作用を増強することがあるので注意し、必要があれば減量すること。	本剤のヒトでの蛋白結合率は、99％と高く、蛋白結合率の高い薬剤と併用すると血中に活性型の併用薬が増加し、その薬剤の作用が増強されるためと考えられている。
チアジド系利尿降圧剤 （ヒドロフルメチアジド・ヒドロクロロチアジド等）	利尿降圧作用を減弱するおそれがある。	本剤の腎におけるプロスタグランジン生合成阻害作用により、水、Naの排泄を減少させるためと考えられている。
リチウム製剤 （炭酸リチウム）	血中リチウム濃度を上昇させ、リチウム中毒を起こすおそれがあるので、血中のリチウム濃度に注意し、必要あれば減量すること。	本剤の腎におけるプロスタグランジン生合成阻害作用により、炭酸リチウムの腎排泄を減少させるためと考えられている。
メトトレキサート	メトトレキサートの血中濃度を高めるおそれがあるので、観察を十分に行うこと。	本剤の腎におけるプロスタグランジン生合成阻害作用により、メトトレキサートの腎排泄を減少させるためと考えられている。

(4)副作用
総症例5,990例中副作用の報告されたものは301例（5.03％）であった。その主なものは、腹痛（1.75％）、悪心・嘔吐（0.63％）、食欲不振（0.30％）、下痢（0.25％）、口内炎（0.20％）等の消化器症状、発疹（0.57％）、瘙痒感（0.20％）等の皮膚症状、GOT、GPT、Al-Pの上昇等の肝機能異常（0.33％）であった。[新医薬品の使用の成績等に関する調査結果報告書（第3年次）]
なお、自発報告のみで報告された副作用は頻度不明とした。

❶重大な副作用
1)ショック
ショック（頻度不明）を起こすことがあるので、観察を十分に行い、異常が認められた場合には投与を中止し、適切な処置を行うこと。
2)消化性潰瘍（穿孔を伴うことがある）
消化性潰瘍（0.1％未満）があらわれることがあり、また、穿孔に至る場合もあるので、異常（胃痛、嘔吐、吐血・下血等を伴う胃腸出血）が認められた場合には観察を十分に行い、必要に応じて減量、休薬、投与中止等の適切な処置を行うこと。
3)皮膚粘膜眼症候群（Stevens-Johnson症候群）
皮膚粘膜眼症候群（Stevens-Johnson症候群）（頻度不明）があらわれることがあるので、観察を十分に行い、異常が認められた場合には投与を中止し適切な処置を行うこと。
4)汎血球減少症
汎血球減少症（頻度不明）があらわれることがあるので異常が認められた場合には投与を中止し、適切な処置を行うこと。
5)うっ血性心不全、無顆粒球症、血管浮腫、腎不全、腎乳頭壊死
うっ血性心不全、無顆粒球症、血管浮腫、腎不全、腎乳頭壊死が報告されているので、観察を十分に行い、異常が認められた場合には投与を中止するなど、適切な処置を行うこと。

●その他の使用上の注意等は添付文書をご覧ください。

日本新薬
[資料請求先]
日本新薬株式会社　学術部
〒601-8550　京都市南区吉祥院西ノ庄門口町14

HY0004B5-9

ボルタレンゲル

製造：同仁医薬化工株式会社／販売：ノバルティス ファーマ株式会社

日本標準商品分類番号	872649
貯　　　法	室温保存
使 用 期 限	包装に表示の使用期限内に使用すること 使用期限内であっても、開封後はなるべく速やかに使用すること
承 認 番 号	21200AMZ00017000
薬 価 収 載	2000年4月
販 売 開 始	2000年4月

【禁忌（次の患者には使用しないこと）】
1. 本剤の成分に対し過敏症の既往歴のある患者
2. アスピリン喘息（非ステロイド性消炎鎮痛剤等により誘発される喘息発作）又はその既往歴のある患者〔重症喘息発作を誘発するおそれがある。〕

組成・性状

品　　名	ボルタレンゲル	添 加 物	ピロ亜硫酸ナトリウム
成分・含量	1g中ジクロフェナクナトリウム10mg	外観・性状	無色～微黄色の澄明なゲル状の軟膏で、特異な芳香がある。

効能・効果
下記疾患並びに症状の鎮痛・消炎
変形性関節症、肩関節周囲炎、腱・腱鞘炎、腱周囲炎、上腕骨上顆炎（テニス肘等）、筋肉痛（筋・筋膜性腰痛症等）、外傷後の腫脹・疼痛

用法・用量
症状により、適量を1日数回患部に塗擦する。

使用上の注意

1.慎重投与（次の患者には慎重に使用すること）
気管支喘息のある患者〔気管支喘息患者の中にはアスピリン喘息患者も含まれており、それらの患者では重症喘息発作を誘発するおそれがある。〕

2.重要な基本的注意
(1) 消炎鎮痛剤による治療は原因療法ではなく対症療法であることに留意すること。
(2) 皮膚の感染症を不顕性化するおそれがあるので、感染を伴う炎症に対して用いる場合には適切な抗菌剤又は抗真菌剤を併用し、観察を十分行い慎重に使用すること。
(3) 慢性疾患（変形性関節症等）に対し、本剤を用いる場合には薬物療法以外の療法も考慮すること。また患者の状態を十分観察し、副作用の発現に留意すること。

3.相互作用
併用注意（併用に注意すること）

薬剤名等	臨床症状・措置方法	機序・危険因子
ニューキノロン系抗菌剤 エノキサシン等	痙攣を起こすおそれがある。痙攣が発現した場合には、気道を確保し、ジアゼパムの静注等を行う。	ニューキノロン系抗菌剤が脳内の抑制性神経伝達物質であるGABAの受容体結合を濃度依存的に阻害し、ある種の非ステロイド性抗炎症剤との共存下ではその阻害作用が増強されることが動物で報告されている。

4.副作用
総症例1,062例中、副作用が報告されたのは、41例（3.9％）、53件であった。その主な症状は、皮膚炎（発疹、湿疹、皮疹、かぶれ）27件（2.5％）、瘙痒感9件（0.8％）、発赤8件（0.8％）、皮膚のあれ4件（0.4％）、刺激感3件（0.3％）等であった。　（承認時までの調査）

部 位 別	副 作 用 の 頻 度	
	0.1％～5％未満	0.1％未満
皮　膚注)	皮膚炎、瘙痒感、発赤、皮膚のあれ、刺激感	水疱、色素沈着

注) このような症状があらわれた場合には、使用を中止する等適切な処置を行うこと。

5.妊婦、産婦、授乳婦等への使用
妊婦又は妊娠している可能性のある婦人に対しては治療上の有益性が危険性を上回ると判断される場合にのみ使用すること。〔妊婦に対する安全性は確立していない。〕

6.小児等への使用
小児等に対する安全性は確立していない（使用経験が少ない）。

7.適用上の注意
(1) 使用部位
1) 眼及び粘膜に使用しないこと。
2) 表皮が欠損している場合に使用すると一時的にしみる、ヒリヒリ感を起こすことがあるので使用に際し注意すること。
(2) 使用方法
密封包帯法（ODT）での使用により、全身的投与（経口剤、坐剤）と同様の副作用が発現する可能性があるので、密封包帯法で使用しないこと。

包装
ボルタレンゲル（1％）：25g×10、25g×50、50g×10、50g×50

取扱い上の注意
火気に近づけないこと。

(2000年4月作成)　●詳細につきましては製品の添付文書をご覧下さい。
●使用上の注意の改訂にご留意下さい。

製造は同仁医薬化工株式会社です。

ミルタックス

製造：埼玉第一製薬株式会社／販売：第一製薬株式会社

DDS（ドラッグ・デリバリー・システム）からの新しいアプローチ
経皮鎮痛消炎剤────ミルタックス

特徴
◆ケトプロフェン含有の鎮痛消炎貼付剤
◆高い経皮吸収性
◆強い鎮痛消炎効果
◆しなやかにフィット

経皮鎮痛消炎剤
指定医薬品　薬価基準収載

ミルタックス®
Miltax®　（ケトプロフェン貼付剤）

〔禁忌（次の患者には使用しないこと）〕
1. 本剤の成分に対して過敏症の既往歴のある患者
2. アスピリン喘息（非ステロイド性消炎鎮痛薬等による喘息発作の誘発）またはその既往歴のある患者〔喘息発作を誘発するおそれがある（「重大な副作用」の項参照）。〕

【効能・効果】
下記疾患ならびに症状の鎮痛・消炎
変形性関節症、肩関節周囲炎、腱・腱鞘炎、腱周囲炎、上腕骨上顆炎（テニス肘等）、筋肉痛、外傷後の腫脹・疼痛

【用法・用量】
1日2回、患部に貼付する。

【使用上の注意】
1. 慎重投与（次の患者には慎重に投与すること）
気管支喘息のある患者〔アスピリン喘息患者が潜在しているおそれがある。（「重大な副作用」の項参照）。〕
2. 重要な基本的注意
1）消炎鎮痛薬による治療は原因療法ではなく、対症療法であることに留意すること。
2）皮膚の感染症を不顕性化するおそれがあるので、感染を伴う炎症に対して用いる場合には適切な抗菌薬または抗真菌薬を併用し、観察を十分に行い慎重に投与すること。
3）慢性疾患（変形性関節症等）に対し本剤を用いる場合には薬物療法以外の療法も考慮すること。また患者の状態を十分に観察

し、副作用の発現に留意すること。
3. 副作用
副作用発生状況の概要
承認前の調査1,503例中報告された副作用は3.3%（50例）で、主な副作用はかぶれ1.0%（15件）、瘙痒感0.9%（14件）、発赤0.8%（12件）等の貼付部位の皮膚症状（接触性皮膚炎）であった。
承認後における使用成績調査（4年間）5,447例中報告された副作用は1.1%（60例）であり、主な副作用は発赤0.5%（27件）、瘙痒感0.3%（16件）、接触性皮膚炎0.2%（12件）、発疹0.2%（9件）、かぶれ0.1%（6件）等の貼付部位の皮膚症状であった。
また、小児等（15歳以下）への使用例131例中副作用は報告されなかった。
1) 重大な副作用（頻度不明注)）
(1) アナフィラキシー様症状
アナフィラキシー様症状（じん麻疹、呼吸困難等）があらわれることがあるので、このような症状があらわれた場合には使用を中止すること。
(2) 喘息発作の誘発（アスピリン喘息）
喘息発作を誘発することがあるので、乾性ラ音、喘鳴、呼吸困難感等の初期症状が発現した場合は使用を中止すること。なお、本剤による喘息発作の誘発は、貼付後数時間で発現している。
2) その他の副作用
皮膚
(1) 接触性皮膚炎（0.1～5%未満）
発疹、発赤、腫脹、瘙痒感、水疱・びらん、刺激感等があらわれることがある。また、皮疹が貼付部以外にも広範囲に拡

大することがある。これらの症状が強い場合は使用を中止すること。
(2) 光線過敏症（頻度不明注)）
本剤を貼付していた部位を直射日光等（紫外線）にあてることにより、光線過敏症を起こすことがある。また、皮疹が貼付部以外にも広範囲に拡大することがある。これらの症状が強い場合は使用を中止すること。
注) 自発報告で認められている副作用のため頻度不明。
4. 高齢者への使用
高齢者では、貼付部の皮膚の状態に注意しながら慎重に使用すること。
5. 妊婦、産婦、授乳婦等への使用
1) 妊婦または妊娠している可能性のある婦人に対しては治療上の有益性が危険性を上まわると判断される場合にのみ使用すること。〔妊婦に対する安全性は確立していない。〕
2) 妊娠末期のラットにケトプロフェンを経口投与した実験で、胎児の動脈管収縮が報告されている。
6. 小児等への使用
小児等に対する安全性は確立していない（使用経験が少ない）。
7. 適用上の注意
使用部位：使用部位の皮膚刺激を招くことがあるので、下記の部位には使用しないこと。
1) 損傷皮膚および粘膜
2) 湿疹または発疹の部位

★その他の詳細につきましては、製品添付文書をご参照ください。

いのち、ふくらまそう。
発売元　第一製薬株式会社

資料請求先
東京都中央区日本橋三丁目14番10号
ホームページアドレス
http://www.daiichipharm.co.jp/

製造元　埼玉第一製薬株式会社
埼玉県春日部市南栄町8番地1

00.9(B9)

ロキソニン錠・細粒

製造：三共株式会社／販売：三共株式会社

【禁忌】（次の患者には投与しないこと）
(1) 消化性潰瘍のある患者［プロスタグランジン生合成抑制により、胃の血流量が減少し消化性潰瘍が悪化することがある。］（ただし、「慎重投与」の項参照）(2) 重篤な血液の異常のある患者［血小板機能障害を起こし悪化するおそれがある。］(3) 重篤な肝障害のある患者［副作用として肝障害が報告されており、悪化するおそれがある。］(4) 重篤な腎障害のある患者［急性腎不全、ネフローゼ症候群等の副作用を発現することがある。］(5) 重篤な心機能不全のある患者［腎のプロスタグランジン生合成抑制により浮腫、循環体液量の増加が起こり、心臓の仕事量が増加するため症状を悪化させるおそれがある。］(6) 本剤の成分に過敏症の既往歴のある患者 (7) アスピリン喘息（非ステロイド性消炎鎮痛剤等による喘息発作の誘発）又はその既往歴のある患者［アスピリン喘息発作を誘発することがある。］(8) 妊娠末期の婦人［「妊婦、産婦、授乳婦への投与」の項参照］

【効能又は効果】
①下記疾患並びに症状の消炎・鎮痛 慢性関節リウマチ、変形性関節症、腰痛症、肩関節周囲炎、頸肩腕症候群 ②手術後、外傷後並びに抜歯後の鎮痛・消炎 ③下記疾患の解熱・鎮痛 急性上気道炎（急性気管支炎を伴う急性上気道炎を含む）

【用法及び用量】
効能又は効果①・②の場合 通常、成人にロキソプロフェンナトリウム（無水物として）1回60mg、1日3回経口投与する。頓用の場合は、1回60～120mgを経口投与する。なお、年齢、症状により適宜増減する。効能又は効果③の場合 通常、成人にロキソプロフェンナトリウム（無水物として）1回60mgを頓用する。なお、年齢、症状により適宜増減する。ただし、原則として1日2回までとし、1日最大180mgを限度とする。また、空腹時の投与は避けさせることが望ましい。

【使用上の注意】
1.慎重投与（次の患者には慎重に投与すること） (1) 消化性潰瘍の既往歴のある患者［潰瘍を再発させることがある。］(2) 非ステロイド性消炎鎮痛剤の長期投与による消化性潰瘍のある患者で、本剤の長期投与が必要であり、かつミソプロストールによる治療が行われている患者［ミソプロストールは非ステロイド性消炎鎮痛剤により生じた消化性潰瘍の効能・効果としているが、ミソプロストールによる治療に抵抗性を示す消化性潰瘍もあるので、本剤を継続投与する場合には、十分経過を観察し、慎重に投与すること。］(3) 血液の異常又はその既往歴のある患者［溶血性貧血等の副作用がおこりやすくなる。］(4) 肝障害又はその既往歴のある患者［肝障害を悪化又は再発させることがある。］(5) 腎障害又はその既往歴のある患者［浮腫、蛋白尿、血清クレアチニン上昇等の副作用がおこることがある。］(6) 心機能異常のある患者［「禁忌」の項参照］(7) 過敏症の既往歴のある患者 (8) 気管支喘息の患者［病態を悪化させることがある。］(9) 高齢者［「高齢者への投与」の項参照］
2.重要な基本的注意 (1) 消炎鎮痛剤による治療は原因療法ではなく対症療法であることに留意すること。(2) 慢性疾患（慢性関節リウマチ、変形性関節症）に対し本剤を用いる場合には、次の事項を考慮すること。ア.長期投与する場合には定期的に臨床検査（尿検査、血液検査及び肝機能検査等）を行うこと。また、異常が認められた場合には減量、休薬等の適切な措置を講ずること。イ.薬物療法以外の療法も考慮すること。(3) 急性疾患に対し本剤を用いる場合には、次の事項を考慮すること。ア.急性炎症、疼痛及び発熱の程度を考慮し、投与すること。イ.原則として同一の薬剤の長期投与を避けること。ウ.原因療法があればこれを行うこと。(4) 患者の状態を十分観察し、副作用の発現に留意すること。過度の体温下降、虚脱、四肢冷却等があらわれることがあるので、特に高熱を伴う幼小児又は消耗性疾患を合併している患者においては、投与後の患者の状態に十分注意すること。(5) 感染症を不顕性化するおそれがあるので、感染による炎症に対して用いる場合には適切な抗菌剤を併用し、観察を十分行い慎重に投与すること。(6) 他の消炎鎮痛剤との併用は避けることが望ましい。(7) 高齢者には副作用の発現に特に注意し、必要最小限の使用にとどめるなど慎重に投与すること。

3.相互作用 併用注意（併用に注意すること）

薬剤名等	臨床症状・措置方法	機序・危険因子
クマリン系抗凝血剤 ワルファリン	その抗凝血作用を増強するおそれがあるので注意し、必要があれば減量すること。	本剤のプロスタグランジン生合成抑制により血小板凝集が抑制され血液凝固能が低下し、その薬剤の抗凝血作用に相加されるためと考えられている。
スルホニル尿素系血糖降下剤 トルブタミド等	その血糖降下作用を増強するおそれがあるので注意し、必要があれば減量すること。	本剤のヒトでの蛋白結合率は、ロキソプロフェンで97.0%、trans-OH体で92.8%と高く、蛋白結合率の高い薬剤と併用すると血中に活性型の併用薬が増加し、その薬剤の作用が増強されるためと考えられる。
ニューキノロン系抗菌剤 エノキサシン等	その痙攣誘発作用を増強することがある。	ニューキノロン系抗菌剤は、中枢神経系の抑制性神経伝達物質であるGABAの受容体への結合を阻害し、痙攣誘発作用をおこす。本剤の併用によりその阻害作用を増強するためと考えられている。
リチウム製剤 炭酸リチウム	血中リチウム濃度を上昇させ、リチウム中毒を起こすことがあるので血中リチウム濃度に注意し、必要があれば減量すること。	明らかにされていないが、本剤の腎におけるプロスタグランジン生合成抑制作用により、炭酸リチウムの尿中排泄が減少し血中濃度が上昇するためと考えられている。
チアジド系利尿薬 ヒドロフルメチアジド、ヒドロクロロチアジド等	その利尿・降圧作用を減弱するおそれがある。	本剤の腎におけるプロスタグランジン生合成抑制作用により、ナトリウムの排泄を減少させるためと考えられている。

4.副作用 （本項には頻度が算出できない副作用報告を含む。）総症例13,486例中副作用の報告されたものは409例（3.03%）であった。その主なものは、消化器症状（胃・腹部不快感、胃痛、悪心・嘔吐、食欲不振等2.25%）、浮腫・むくみ（0.59%）、発疹・蕁麻疹等（0.21%）、ねむけ（0.10%）等が報告されている。［新医薬品等の使用成績の調査報告書（第5次）より効能追加時］ (1) 重大な副作用 1) ショック：ショックを起こすことがあるので観察を十分に行い、異常が認められた場合には直ちに投与を中止し、適切な処置を行うこと。2) 溶血性貧血（頻度不明）：溶血性貧血があらわれることがあるので、血液検査を行うなど観察を十分に行い、異常が認められた場合には直ちに投与を中止し、適切な処置を行うこと。3) 皮膚粘膜眼症候群（頻度不明）：皮膚粘膜眼症候群（Stevens-Johnson症候群）があらわれることがあるので、観察を十分に行い、異常が認められた場合には直ちに投与を中止し、適切な処置を行うこと。4) 急性腎不全（頻度不明）、ネフローゼ症候群（頻度不明）：急性腎不全、ネフローゼ症候群があらわれることがあるので、観察を十分に行い、異常が認められた場合には直ちに投与を中止し、適切な処置を行うこと。5) 間質性肺炎（頻度不明）：発熱、咳嗽、呼吸困難、胸部X線異常、好酸球増多等を伴う間質性肺炎があらわれることがあるので、このような症状があらわれた場合には直ちに投与を中止し、副腎皮質ホルモン剤の投与等の適切な処置を行うこと。6) 消化管出血（頻度不明）：重篤な消化性潰瘍又は小腸、大腸からの吐血、下血、血便等の消化管出血が出現し、それに伴うショックがあらわれることがあるので、観察を十分に行い、これらの症状が認められた場合には直ちに投与を中止し、適切な処置を行うこと。7) 肝機能障害（頻度不明）、黄疸（頻度不明）：肝機能障害（黄疸GOT上昇、GPT上昇、γ-GTP上昇等）、劇症肝炎があらわれることがあるので、観察を十分に行い、異常が認められた場合には中止するなど適切な処置を行うこと。(2) 重大な副作用（類薬）再生不良性貧血：他の非ステロイド性消炎鎮痛剤で、再生不良性貧血があらわれるとの報告がある。

(3) その他の副作用

	副作用の頻度		
	0.1～1%未満又は頻度不明	0.05～0.1%未満	0.05%未満
過敏症 注1)	発疹	掻痒感	蕁麻疹
消化器	腹痛、胃部不快感、食欲不振、悪心・嘔吐、下痢	消化性潰瘍 注1)、便秘、胸やけ、口内炎	消化不良
精神神経系	眠気		頭痛
血液	血小板減少 注2)		貧血、白血球減少、好酸球増多
肝臓	GOT上昇、GPT上昇		AI-P上昇
その他	浮腫		動悸、顔面熱感

注1) 投与を中止すること。 注2) 頻度不明

5.高齢者への投与
高齢者では、副作用があらわれやすいので、少量から開始するなど患者の状態を観察しながら慎重に投与すること（「重要な基本的注意」の項参照）。
6.妊婦、産婦、授乳婦への投与
(1) 妊婦又は妊娠している可能性のある婦人には治療上の有益性が危険性を上まわると判断される場合にのみ投与すること［妊娠中の投与に関する安全性は確立していない。］。(2) 妊娠末期の婦人には投与しないこと［動物実験（ラット）で分娩遅延が報告されている。］。(3) 妊娠末期のラットに投与した実験で、胎児の動脈管収縮が報告されている。(4) 授乳中の婦人に投与することを避け、やむをえず投与する場合には授乳を中止させること。［動物実験（ラット）で乳汁中への移行が報告されている。］。
7.小児への投与
未熟児、新生児、乳児、幼児又は小児に対する安全性は確立していない。
8.適用上の注意
薬剤交付時：PTP包装の薬剤はPTPシートから取り出して服用するよう指導すること。（PTPシートの誤飲により、硬い鋭角部が食道粘膜へ刺入し、更に穿孔をおこして縦隔洞炎等の重篤な合併症を併発することが報告されている。）

資料請求先
三共株式会社
〒103-8426 東京都中央区日本橋本町3-5-1

アザルフィジンEN錠

製造：ファルマシア・アップジョン株式会社／販売：参天製薬株式会社

商品名	和名	アザルフィジン®EN錠	日本標準商品分類番号	876219	再審査期間	1999年9月28日
	洋名	Azulfidine® EN tablets	承認番号	(07AM輸)0227	規制区分	指定医薬品、要指示医薬品（注意—医師等の処方せん・指示により使用すること）
一般名	和名	サラゾスルファピリジン	承認年月日	1995年9月29日	貯法	室温保存
	洋名	salazosulfapyridine	薬価基準	1995年11月24日収載	使用期限	3年（包装に表示の使用期限内に使用すること。）
			発売年月日	1995年12月6日	発売元	参天製薬株式会社
					製造元	ファルマシア・アップジョン株式会社

禁忌
禁忌（次の患者には投与しないこと）
1. サルファ剤又はサリチル酸製剤に対し過敏症の既往歴のある患者
2. 新生児、未熟児[「小児等への投与」の項参照]

組成・性状等

1. 組成
1錠中：

成分	販売名	アザルフィジンEN錠
	有効成分（含量）	日局 サラゾスルファピリジン（500mg）
	添加物	プロピレングリコール

2. 性状

外形	識別コード	色調等
上面 KPh／下面 102／側面	KPh 102	黄色〜黄褐色楕円形の腸溶性フィルムコーティング錠
長径 18.0mm 短径 9.5mm 厚さ 5.2mm 重量 665mg		

[有効成分に関する理化学的知見]
一般名：サラゾスルファピリジン（salazosulfapyridine）
化学名：5-[4-(2-pyridylsulfamoyl)phenylazo]salicylic acid
分子式：$C_{18}H_{14}N_4O_5S$
分子量：398.40
構造式：

性状：黄色〜黄褐色の微細な粉末で、におい及び味はない。ピリジンにやや溶けにくく、エタノールに溶けにくく、水、クロロホルム又はエーテルにほとんど溶けない。水酸化ナトリウム試液に溶ける。

効能・効果
慢性関節リウマチ

用法・用量
本剤は、消炎鎮痛剤などで十分な効果が得られない場合に使用すること。通常、サラゾスルファピリジンとして成人1日投与量1gを朝食及び夕食後の2回に分割経口投与する。

使用上の注意

1. 慎重投与（次の患者には慎重に投与すること）
(1) 血液障害のある患者
(2) 肝障害のある患者
(3) 腎障害のある患者
(4) 気管支喘息のある患者[急性発作が起こるおそれがある。]
(5) 急性間歇性ポルフィリン症の患者[急性発作が起こるおそれがある。]
(6) グルコース-6-リン酸脱水素酵素（G-6-PD）欠乏患者[溶血が起こるおそれがある。]
(7) 妊婦又は妊娠している可能性のある婦人、授乳婦[「妊婦、産婦、授乳婦等への投与」の項参照]
(8) 他の薬剤に対し過敏症の既往歴のある患者
(9) 高齢者[「高齢者への投与」の項参照]

2. 重要な基本的注意
(1) 本剤は、慢性関節リウマチの治療に十分な経験を持つ医師のもとで使用すること。
(2) 本剤は、通常1〜2ヵ月後に効果が得られるので、臨床効果が発現するまでは、従来より投与している消炎鎮痛剤は継続して併用することが望ましい。
(3) 臨床試験において、1日投与量2gでは1gに比し副作用発現率が有意に高かったことから、本剤の投与に際しては用法・用量を厳守すること。
(4) 本剤投与開始前には、必ず血液学的検査（白血球分画を含む血液像）、肝機能検査及び腎機能検査を実施すること。投与中は臨床症状を十分観察するとともに、定期的に（投与開始後最初の3ヵ月間は2週間に1回、次の3ヵ月間は4週間に1回、その後は3ヵ月ごとに1回）、血液学的検査及び肝機能検査を行うこと。また、腎機能検査についても定期的に行うこと。

3. 相互作用
併用注意（併用に注意すること）

薬剤名等	臨床症状・措置方法	機序・危険因子
スルホニルアミド系経口糖尿病用剤／スルホニルウレア系経口糖尿病用剤	低血糖を発症するおそれがあるので、これらの薬剤の用量を調節するなど注意すること。	代謝抑制又は蛋白結合の置換により、作用が増強される。
クマリン系抗凝血剤	併用薬の血中濃度が上昇し、プロトロンビン時間が延長するおそれがあるので、これらの薬剤の用量を調節するなど注意すること。	併用薬の代謝が抑制される。
葉酸	葉酸の吸収が低下し、大赤血球症、汎血球減少症を来す葉酸欠乏症を起こすおそれがあるので、葉酸欠乏症が疑われる場合には、葉酸を補給すること。	機序不明
ジゴキシン	ジゴキシンの吸収が低下するおそれがある。	機序不明

4. 副作用
調査症例数1557例中、副作用発現症例は402例（25.8%）であり、副作用発現件数は延べ639件であった。その主なものは、発疹133件（8.54%）、嘔気・嘔吐53件（3.40%）、胃痛44件（2.83%）、肝障害38件（2.44%）、発熱36件（2.31%）、口内炎29件（1.86%）、瘙痒感25件（1.61%）等であった。（承認時までの調査及び市販後の使用成績調査の集計）

(1) 重大な副作用
1) 再生不良性貧血（頻度不明）、汎血球減少症（頻度不明）、無顆粒球症（頻度不明）：再生不良性貧血、汎血球減少症、無顆粒球症があらわれることがあるので、観察を十分に行い、異常が認められた場合には投与を中止し、適切な処置を行うこと。
2) 皮膚粘膜眼症候群（Stevens-Johnson症候群）（0.06%）、中毒性表皮壊死症（Lyell症候群）（頻度不明）、紅皮症型薬疹（0.13%）：皮膚粘膜眼症候群（Stevens-Johnson症候群）、中毒性表皮壊死症（Lyell症候群）、紅皮症型薬疹があらわれることがあるので、観察を十分に行い、このような症状があらわれた場合には投与を中止し、適切な処置を行うこと。
3) 間質性肺炎（頻度不明）、薬剤性肺炎（0.06%）、PIE症候群（頻度不明）：間質性肺炎、薬剤性肺炎、PIE症候群があらわれることがあるので発熱、咳嗽、喀痰、呼吸困難等の呼吸器症状があらわれた場合には投与を中止し、速やかに胸部X線検査、血液検査等を実施し、適切な処置を行うこと。
4) 伝染性単核球症様症状（頻度不明）：伝染性単核球症様症状（発熱、発疹、頸部リンパ節腫脹、異型リンパ球出現、リンパ節腫脹、肝機能異常、肝腫の症
5) SLE様症状（頻度不明）：SLE様症状があらわれることがあるので、観察を十分に行い、このような症状があらわれた場合には投与を中止し、適切な処置を行うこと。
6) 急性腎不全（頻度不明）、ネフローゼ症候群（頻度不明）：急性腎不全、ネフローゼ症候群があらわれることがあるので、定期的に検査を行うとともに観察を十分に行い、異常が認められた場合には投与を中止し、適切な処置を行うこと。
7) 無菌性髄膜炎（頻度不明）：無菌性髄膜炎（頸部（項部）硬直、発熱、頭痛、悪心、嘔吐あるいは意識混濁等）が報告されている。
8) 線維性肺炎（頻度不明）：線維性肺胞炎が報告されている。

(2) その他の副作用

	1〜10%未満	1%未満	頻度不明
血液[注1]		白血球減少、血小板減少、免疫グロブリン減少溶血性貧血、顆粒球減少、異型リンパ球出現、赤血球減少、好酸球増多	大赤血球症、巨赤芽球性貧血
肝臓[注1]	肝障害	血清GOT、GPTの上昇	黄疸
腎臓[注1]		浮腫、蛋白尿	BUN上昇、血尿、結晶尿、糖尿	尿路結石
皮膚			脱毛
消化器		嘔気・嘔吐、胃痛、口内炎、胃不快感、食欲不振	下痢、口唇炎、胸やけ、舌炎、口渇	膵炎
過敏症	発疹、瘙痒感	顔面潮紅、紅斑	光線過敏症、血清病
精神神経系		頭痛、末梢神経炎、めまい、うとうと状態、耳鳴	抑うつ
その他	発熱	倦怠、味覚異常、口内乾燥亢進、筋肉痛、胸痛、関節痛、嗅覚異常	可逆的な精子減少症[注2]

注1：このような症状があらわれた場合には投与を中止すること。
注2：2〜3ヵ月の休薬により回復するとの報告がある。

5. 高齢者の投与
高齢者では、少量（0.5g、1日1回、夕食後）から投与を開始するなど患者の状態を観察しながら、慎重に投与すること。[臨床試験において高齢者に消化器系、肝臓系及び腎臓系の副作用の発現率が高い傾向が認められる。]

6. 妊婦、産婦、授乳婦等への投与
(1) 妊婦
妊婦又は妊娠している可能性のある婦人には投与しないことが望ましい。
[本剤の動物実験では催奇形作用は認められていないが、他のサルファ剤（スルファメトピラジン等）では催奇形作用が認められている。また本剤の代謝物の胎盤通過により、新生児に高ビリルビン血症を起こすことがある。]
(2) 授乳婦
授乳中の婦人には投与しないことが望ましいが、やむを得ず投与する場合には授乳を中止させること。[母乳中に移行することが報告されている。]

7. 小児等への投与
(1) 新生児、未熟児には投与しないこと。[高ビリルビン血症を起こすことがある。]
(2) 小児に対する安全性は確立していない（使用経験がない）。

8. 適用上の注意
薬剤交付時
(1) 本剤は腸溶性製剤であり、かんだり、砕いたりせずに服用するように指導すること。
(2) PTP包装の薬剤はPTPシートから取り出して服用するよう指導すること。[PTPシートの誤飲により、硬い鋭角部が食道粘膜へ刺入し、更には穿孔をおこして縦隔洞炎等の重篤な合併症を併発することが報告されている。]

9. その他の注意
(1) 動物実験（ラット）で甲状腺腫及び甲状腺機能異常を起こすことが報告されている。
(2) 尿がアルカリ性の場合、黄赤色に着色することがある。また、ソフトコンタクトレンズが着色することもある。

包装	100錠、500錠、1000錠（PTP）

本剤は、厚生省告示第111号（平成6年3月29日付）に基づき、1回30日分投薬が認められています。

*1999年7月改訂

■詳細は添付文書をご参照下さい

ブレディニン錠25・50

製造：旭化成工業株式会社／販売：旭化成工業株式会社

商品名	和名	ブレディニン錠®25　ブレディニン錠®50	承認番号	25mg：(59AM)185 50mg：(59AM)186	規制区分	指定医薬品 要指示医薬品 注意—医師等の処方せん・ 指示により使用すること
	洋名	Bredinin® Tablets 25　Bredinin® Tablets 50	承認年月日	1984年2月15日		
一般名	和名	ミゾリビン	薬価収載	1984年3月	貯法	気密容器・室温保存・湿気に注意
	洋名	Mizoribine				
製造発売元		旭化成工業株式会社	販売開始	1984年3月	使用期限	外箱に表示（3年）

禁忌（次の患者には投与しないこと）

(1) 本剤に対し重篤な過敏症の既往歴のある患者
(2) 白血球数3,000/mm³以下の患者［骨髄機能抑制を増悪させ、重篤な感染症、出血傾向等が発現するおそれがある。］
(3) 妊婦又は妊娠している可能性のある婦人［「使用上の注意 5.妊婦、産婦、授乳婦等への投与」の項参照］

組成・性状

ブレディニン錠25は、1錠中にミゾリビン25mgを含有する白色の素錠である。

製剤	外形（サイズ）	識別コード
ブレディニン錠25	（直径7.7mm 厚み2.4mm）	324
ブレディニン錠50	（直径8.5mm 厚み2.9mm）	325

ブレディニン錠50は、1錠中にミゾリビン50mgを含有する白色の片面割線入り素錠である。

効能・効果

1. 腎移植における拒否反応の抑制
2. 原発性糸球体疾患を原因とするネフローゼ症候群（副腎皮質ホルモン剤のみでは治療困難な場合に限る。また、頻回再発型のネフローゼ症候群を除く。）
3. ループス腎炎（持続性蛋白尿、ネフローゼ症候群または腎機能低下が認められ、副腎皮質ホルモン剤のみでは治療困難な場合に限る。）
4. 慢性関節リウマチ（過去の治療において、非ステロイド性抗炎症剤さらに他の抗リウマチ薬の少なくとも1剤により十分な効果の得られない場合に限る。）

用法・用量

1. 腎移植における拒否反応の抑制
通常、体重1kg当り下記量を1日量として、1日1～3回に分けて経口投与する。
初期量としてミゾリビン2～3mg相当
維持量としてミゾリビン1～3mg相当
しかし、本剤の耐薬量および有効量は患者によって異なるので、最適の治療効果を得るために用量の注意深い増減が必要である。
2. 原発性糸球体疾患を原因とするネフローゼ症候群（副腎皮質ホルモン剤のみでは治療困難な場合に限る。）およびループス腎炎（持続性蛋白尿、ネフローゼ症候群または腎機能低下が認められ、副腎皮質ホルモン剤のみでは治療困難な場合に限る。）
通常、成人1回ミゾリビンとして50mgを1日3回経口投与する。
なお、症状の程度により減量等を考慮すること。
また、本剤の使用以前に副腎皮質ホルモン剤が維持投与されている場合には、その維持量として本剤を投与して用いる。症状により副腎皮質ホルモン剤の用量を適宜減量する。
*3. 慢性関節リウマチ
通常、成人1回ミゾリビンとして50mgを1日3回経口投与する。なお、症状により適宜増減する。
ただし、腎機能の程度により減量等を考慮すること。

用法・用量に関連する使用上の注意

本剤は主として腎臓から排泄されるため、腎障害のある患者では排泄が遅延し、骨髄機能抑制等の重篤な副作用が起こることがあるので、低用量から投与を開始するなど用量に留意して、患者の状態を十分に観察しながら慎重に投与すること［患者のクレアチニンクリアランスと本剤の消失速度との関係、またクレアチニンクリアランスを血清クレアチニン値、年齢及び体重より換算する計算式例は「薬物動態 1.吸収」の項参照］。

使用上の注意

1. 慎重投与（次の患者には慎重に投与すること）
(1) 骨髄機能抑制のある患者［骨髄機能抑制を増悪させ、重篤な感染症、出血傾向等が発現するおそれがある。］
(2) 細菌・ウイルス・真菌等の感染症を合併している患者［骨髄機能抑制により、感染症を増悪するおそれがある。］
(3) 出血素因のある患者［骨髄機能抑制により、出血傾向が発現するおそれがある。］
(4) 腎障害のある患者［「用法・用量に関連する使用上の注意」の項参照］
2. 重要な基本的注意
(1) 骨髄機能抑制等の重篤な副作用が起こることがあるので、頻回に臨床検査（血液検査、肝機能・腎機能検査等）を行うなど、患者の状態を十分に観察すること。異常が認められた場合には投与を中止し、適切な処置を行うこと。
(2) 感染症・出血傾向の発現又は増悪に十分注意すること。患者の状態を十分に観察し、異常が認められた場合には投与を中止し、適切な処置を行うこと。
(3) プリン合成阻害作用に基づく尿酸生成抑制作用により、尿酸値の上昇があらわれることがある。ネフローゼ症候群に対する臨床試験において、尿酸値の上昇が231例中21例（9.1％）に認められ、10mg/dL以上1±11例、最高値13.1mg/dLであった。
(4) 小児に投与する場合は、副作用の発現に特に注意し、慎重に投与すること。
(5) 小児及び生殖可能な年齢の患者に投与する必要がある場合には、性腺に対する影響を考慮すること。
(6) 原発性糸球体疾患を原因とするネフローゼ症候群に投与する場合には、次の事項に留意すること。
1) 副腎皮質ホルモン剤のみでは十分な治療効果が認められない患者、又は副作用、合併症等のため副腎皮質ホルモン剤の減量が必要な患者に限り使用すること。特に副腎皮質ホルモン剤の1日投与量がプレドニゾロン換算で20mg以上である患者に、副腎皮質ホルモン剤の減量を目的とする場合に限る。
2) 頻回再発型のネフローゼ症候群を除くこと。
3) 投与開始後6カ月を目標として、尿蛋白、腎機能等を定期的に測定し経過をみながら以降の投与継続の可否を判断する。1日尿蛋白量、クレアチニンクリアランス、血清蛋白量、その他臨床諸症状の経過を総合的に判定し、改善効果を認めない場合は中止すること。以後も定期的に尿蛋白、腎機能等を測定しながら投与を行い、また、病態の急速な進展がみられる場合は中止し他の治療薬を併用するなど他の治療方法を考慮するなどの適切な処置を行うこと。なお、従来より投与している治療薬剤は継続して併用することが望ましい。
(7) ループス腎炎に投与する場合は、次の条件をいずれも満足する患者に限ること。
1) 臨床的に全身性エリテマトーデス（SLE）と診断され、アメリカリウマチ協会の1982年改訂SLE分類基準の4項目以上を満たした患者
2) ループス腎炎の存在が以下の項目のうち、少なくとも1項目を持つことで確認された患者（SLE以外の原因による腎障害は除く）

a. 4週以上の持続性蛋白尿
b. ネフローゼ症候群
c. 腎機能低下（クレアチニンクリアランス（Ccr）70mL/分以下又は血清クレアチニン値1.5mg/dL以上）
3) 副腎皮質ホルモン剤のみでは十分な効果が認められない患者、又は副作用、合併症等のため副腎皮質ホルモン剤の減量が必要な患者

(8) 慢性関節リウマチに投与する場合には、次の事項に留意すること。
1) 活動性の慢性関節リウマチに対してのみ投与を考慮すること。
2) 過去の治療において、非ステロイド性抗炎症剤で十分な効果が認められず、また金剤（注射用、経口用）、D-ペニシラミン、ブシラミン、ロベンザリット二ナトリウム等の抗リウマチ薬を使用しても、十分な効果が認められなかった患者、又は投与中止を必要とする副作用が発現した患者に限り使用すること。
3) 本剤は遅効性であり、通常、効果発現まで2～4カ月間の継続投与が必要である。ただし、6カ月間投与しても効果があらわれない場合には、投与を中止すること。なお、従来より投与している非ステロイド性抗炎症剤は継続して併用することが望ましい。

3. 副作用
総症例4,909例中、719例（14.65％）に副作用が認められた。その主なものは、腹痛、食欲不振等の消化器系障害244例（4.97％）、白血球減少等の血液系障害121例（2.46％）、発疹等の過敏症112例（2.42％）等であった。（承認時～1996年10月までの集計）

(1) 重大な副作用
1) 骨髄機能抑制（2.42％）　白血球減少、血小板減少、赤血球減少、ヘマトクリット値の低下等があらわれることがあるので、頻回に検査を行うなど観察を十分に行い、重篤な血液障害が認められた場合には投与を中止し、適切な処置を行うこと。
2) 感染症（1.28％）　肺炎、敗血症、敗血症様、帯状疱疹等があらわれることがあるので、患者の状態を十分に観察し、異常が認められた場合には投与を中止し、適切な処置を行うこと。
3) 間質性肺炎（頻度不明）　発熱、咳嗽、呼吸困難、胸部X線異常を伴う間質性肺炎があらわれることがあるので、患者の状態を十分に観察し、このような症状が認められた場合には投与を中止し、副腎皮質ホルモン剤投与等の適切な処置を行うこと。
*4) 急性腎不全（0.04％）　急性腎不全があらわれることがある。腎障害のある患者（「用法・用量に関連する使用上の注意」の項参照）で尿酸値の上昇を伴ってあらわれることがあるので、定期的に検査を行うなど観察を十分に行い、異常が認められた場合には投与を中止し、血液透析等の適切な処置を行うこと。

*(2) その他の副作用

分類\頻度	0.1～5％未満	0.1％未満	頻度不明
腎臓	腎機能異常 蛋白尿、血尿、BUN、クレアチニンの上昇等		
肝臓	肝機能異常 GOT、GPT、ALP、LDH、γ-GTP、LAP、ビリルビンの上昇等		
消化器	食欲不振、悪心、嘔吐、下痢、腹痛、腹部膨満感、消化管出血、消化性潰瘍、便秘、口内炎、舌炎	軟便、舌苔	膵炎
過敏症	発疹、瘙痒感、発熱		
代謝異常	高血糖、糖尿、尿酸値の上昇、ALP上昇		
皮膚	脱毛		
精神神経系	めまい、頭痛、味覚異常	しびれ、眠気、耳鳴、四肢異常知覚	
その他	全身倦怠感、浮腫、口渇、ガンマグロブリン低下、動悸		悪寒、ほてり、月経異常

注）発現した場合には、投与を中止すること。

4. 高齢者への投与
本剤は、主として腎臓から排泄されるが、高齢者では腎機能が低下していることが多いため、排泄が遅延するおそれがあるので、腎機能（血清クレアチニン値等）及び年齢、体重を考慮し適宜減量すること［「用法・用量に関連する使用上の注意」及び「薬物動態 1.吸収」の項参照］。
5. 妊婦、産婦、授乳婦等への投与
(1) 催奇形性を疑う症例報告がみられ、また、動物実験（ラット、ウサギ）で催奇形作用が報告されているので、妊婦又は妊娠している可能性のある婦人には投与しないこと。
(2) 授乳中の投与に関する安全性は確立していないので、授乳婦に投与する場合には授乳を中止させること。
6. 小児等への投与
小児等に対する安全性は確立していない（使用経験が少ない）。
7. 適用上の注意
薬剤交付時：PTP包装の薬剤はPTPシートから取り出して服用するよう指導すること。（PTPシートの誤飲により、硬い鋭角部が食道粘膜へ刺入し、更には穿孔を起こして縦隔洞炎等の重篤な合併症を併発することが報告されている）
*8. その他の注意
免疫抑制剤による治療を受けた患者では、悪性腫瘍（特にリンパ腫、皮膚癌等）の発生率が高いとする報告がある。

薬物動態（抜粋）

1. 吸収
腎移植患者（19名）及び腎不全患者（3名）におけるブレディニンの血中からの消失速度定数と腎機能との関係

回帰式：y＝0.0036x＋0.0052
r（相関係数）＝0.854

Ccr（mL/min）	T1/2（hr）*
80	2.36
60	3.13
40	4.64
20	8.98

☆推計値

この関係から求めたCcrと半減期（T1/2）との関係を示す。

Ccrを血清クレアチニン値、年齢及び体重より換算する計算式の1例
Ccr＝体重×（l－m×年齢）÷血清クレアチニン値
l＝1.80（女）, 2.305（男）; m＝0.0070（女）, 0.0104（男）
その他の本剤の「薬物動態」は添付文書参照

包装

ブレディニン錠25：1錠中、ミゾリビン25mg：100錠（PTP 10錠×10）
ブレディニン錠50：1錠中、ミゾリビン50mg：100錠（PTP 10錠×10）

**長期投与医薬品に関する情報

本剤は、厚生省告示第90号（平成10年3月20日付）により1回30日分投薬が認められています。

**1998年6月改訂（第2版）
*1998年3月改訂

リドーラ錠

製造：藤沢薬品工業株式会社／販売：スミスクライン・ビーチャム製薬株式会社

日本標準商品分類番号	87442	規制区分	劇薬、指定医薬品、要指示医薬品[注]
承認番号	61AM-3220	貯法	室温保存
薬価収載	1986年6月		
販売開始	1986年7月	使用期限	ケース等に表示（製造後5年）
再審査結果	1993年9月		

注）注意−医師等の処方せん・指示により使用すること。

禁忌（次の患者には投与しないこと）
1. 金製剤による重篤な副作用の既往のある患者［重篤な副作用が発現するおそれがある。］
2. 腎障害、肝障害、血液障害あるいは重篤な下痢、消化性潰瘍等のある患者［悪化するおそれがある。］
3. 妊婦又は妊娠している可能性のある婦人（「妊婦、産婦、授乳婦等への投与」の項参照）
4. 小児（「小児等への投与」の項参照）

組成・性状

1. 組成
1錠中 オーラノフィン3mg

2. 製剤の性状

剤形	フィルムコート錠
色	白色
外形・大きさ・重量	表：SBS681／裏／側面
直径	約7.1mm
厚さ	約3.2mm
重量	約138mg
識別コード	SBS681

効能・効果
慢性関節リウマチ（過去の治療において非ステロイド性抗炎症剤により十分な効果の得られなかったもの）

用法・用量
通常成人にはオーラノフィンとして1日6mg（本剤2錠）を朝食後及び夕食後の2回に分割経口投与する。なお、1日6mgを超える用量は投与しないこと。

使用上の注意

1. 慎重投与（次の患者には慎重に投与すること）
(1) 金製剤による副作用の既往のある患者［同種の副作用が発現するおそれがある。］
(2) 重篤な消化器障害、腎障害、肝障害、血液障害あるいは薬物過敏症の既往のある患者［再発するおそれがある。］
(3) 蕁麻疹、乾癬等慢性皮疹のある患者［発疹、そう痒等の副作用の確認が遅れるおそれがある。］
(4) 炎症性腸疾患のある患者［悪化するおそれがある。］

2. 重要な基本的注意
(1) 本剤の投与にあたっては、金療法を含む慢性関節リウマチの治療法を十分把握していること。
(2) 過去の治療において非ステロイド性抗炎症剤により十分な効果の得られなかった症例に使用すること。なお、罹病期間が比較的短く、骨破壊や関節変形等の進んでいない活動性の慢性関節リウマチに対し本剤の使用を考慮すること。
(3) 本剤は遅効性であり、6ヵ月以降に効果がみられる例もあるが、通常、効果は1〜3ヵ月後より発現するので、少なくとも3ヵ月以上継続投与すること。なお、従来より投与している非ステロイド性抗炎症剤はその間継続して併用することが望ましい。
(4) 本剤並びに疾患の特性を考慮して、治療にあたっては経過を十分に観察し、漫然と投与を継続しないこと。
(5) 本剤の投与開始に先立ち、主な副作用を患者に説明し、特に発熱、咳嗽、労作時息切れ、全身倦怠感、皮下・粘膜下出血、発疹、そう痒、口内炎等の症状が認められた場合は、速やかに主治医に連絡するよう指示すること。
(6) 本剤投与前には必ず血液検査（赤血球数、血色素量、白血球数、白血球分類及び血小板数）、肝機能検査（トランスアミナーゼ、アルカリフォスファターゼ）、腎機能検査及び尿検査（蛋白、沈渣）を実施すること。投与中は毎月1回必要と判断した時に血液検査（赤血球数、血色素量、白血球数、白血球分類及び血小板数）並びに尿検査（蛋白、沈渣）を行うこと。また、その他の検査項目については必要に応じて実施すること。なお、臨床検査のうち白血球数、血小板数及び尿蛋白の検査値が下記のいずれかの値を示したときは、投与を中止し適切な処置を行うこと。
白血球数‥‥‥‥ 3,000/mm³未満
血小板数‥‥‥‥ 100,000/mm³未満
尿 蛋 白‥‥‥‥ 持続的又は増加傾向を示す場合、及び血尿が認められた場合

3. 相互作用
併用注意（併用に注意すること）

薬剤名等	臨床症状・処置方法	機序・危険因子
免疫抑制剤	血液障害が増強されるおそれがある。但し、本剤に関する症例報告はない。	機序は不明［本剤及び免疫抑制剤ともに血液障害を起こす可能性のある薬剤］
D-ペニシラミン	類薬（注射金剤）で副作用の発現が増加したとの報告がある。但し、本剤に関する症例報告はない。	機序は不明
ワルファリン	動物実験で本剤の急性毒性増強が報告されているので、本剤を減量するなど慎重に投与すること。但し、症例報告はない。	機序は不明
フェニトイン	外国で併用によりフェニトインの血中濃度が増加したとの報告がある。	機序は不明

4. 副作用
総症例5,651例中副作用が報告されたのは925例（16.37%）であり、主な副作用は下痢342例（6.05%）、腹痛103例（1.82%）、口内炎57例（1.01%）等の消化器症状、発疹168例（2.97%）、そう痒145例（2.57%）等の皮膚症状、蛋白尿51例（0.90%）、貧血50例（0.88%）、BUN上昇31例（0.55%）、血清GOT上昇26例（0.46%）、血清GPT上昇23例（0.41%）、顔面浮腫19例（0.34%）、白血球減少7例（0.12%）等であった。（再審査結果公示：1993年9月）

(1)重大な副作用
1) 間質性肺炎：間質性肺炎（0.1%未満）があらわれることがあるので、発熱、咳嗽、労作時息切れ等の呼吸器症状があらわれた場合には、速やかに胸部X線、血液ガス検査等の検査を実施し、間質性肺炎が疑われる場合には直ちに投与を中止し、副腎皮質ホルモンを投与するなど適切な処置を行うこと。
2) 再生不良性貧血、赤芽球癆、無顆粒球症：再生不良性貧血、赤芽球癆、無顆粒球症（各0.1%未満）があらわれることがあるので、初期症状として全身倦怠感、皮下・粘膜下出血、発熱等がみられたら、速やかに血液検査を実施し、異常が認められた場合には直ちに投与を中止し、適切な処置を行うこと。
3) 急性腎不全、ネフローゼ症候群：急性腎不全、ネフローゼ症候群（各0.1%未満）があらわれることがあるので、腎機能検査値異常（BUN、クレアチニン上昇等）、尿蛋白等が認められた場合には直ちに投与を中止し、適切な処置を行うこと。

(2)その他の副作用
次の症状があらわれることがあるので、観察を十分に行い、このような症状があらわれた場合には、経過を観察し、必要に応じて休薬、投与を中止するなど適切な処置を行うこと。

	5%以上	0.1〜5%未満	0.1%未満
皮膚・粘膜		発疹、そう痒感、紅斑、脱毛	蕁麻疹、光線過敏症、結膜炎
消化器	下痢・軟便	胃痛・腹痛、口内炎、悪心、嘔吐、食欲不振、消化不良、便秘、腹部膨満、胃膜瘍、舌炎	口渇、口角炎、消化管出血、歯肉炎、潰瘍性大腸炎
血液		貧血、白血球減少	血小板減少、好酸球増多、好中球減少
腎臓		BUN、クレアチニンの上昇等の腎機能検査値異常、蛋白尿、血尿	
肝臓		GOT(AST)、GPT(ALT)、Al-P等の肝機能検査値異常	黄疸
呼吸器			鼻出血
その他		浮腫、味覚異常、めまい、体重減少、脱力・倦怠感	頭痛、頭痛、耳鳴、IgA低下、動悸、しびれ感

5. 高齢者への投与
一般に高齢者では生理機能が低下しているので減量するなど注意すること。

6. 妊婦、産婦、授乳婦等への投与
(1) 妊婦等：妊婦又は妊娠している可能性のある婦人には、投与しないこと。［動物実験で催奇形作用が報告されている。］
(2) 授乳婦：本剤投与中は授乳させないよう注意すること。［動物実験で乳汁中移行が報告されている（「薬物動態」の項参照）。］

7. 小児等への投与
小児等に対する安全性は確立していないので投与しないこと。

8. 過量投与
外国において、本剤27mg/日を10日間服用したところ、中枢・末梢神経障害が発現し、本剤の投与中止とキレート剤の投与により回復した例がある。過量投与した場合には、催吐、胃洗浄を行うとともにキレート剤を投与するなど適切な療法を行うこと。なお、注射金剤の過量投与の治療にキレート剤が使用されている。

9. 適用上の注意
薬剤交付時：PTP包装の薬剤はPTPから取り出して服用するよう指導すること。（PTPシートの誤飲により、硬い鋭角部が食道粘膜へ刺入し、更には穿孔を起こし縦隔洞炎等の重篤な合併症を併発することが報告されている。）

10. その他の注意
(1) ラットに3ヵ月、12ヵ月及び24ヵ月投与した毒性試験で、腎尿細管上皮の細胞の巨大化、核の巨大化及び腫瘍がみられたとの報告がある。
(2) ヒトで水晶体・角膜への金沈着がみられたとの報告がある。

有効成分に関する理化学的知見

一般名：オーラノフィン Auranofin (JAN)（WHO recommended INN：Auranofin）
化学名：(1-thio-β-D-glucopyranosato) (triethylphosphine) gold 2,3,4,6-tetraacetate
構造式：

分子式：$C_{20}H_{34}AuO_9PS$
分子量：678.49
融 点：113〜116℃
分配係数：50 (n-オクタノール／水系)
金の含量：29.0%
性 状：オーラノフィンは白色の結晶性の粉末である。アセトニトリル又はクロロホルムに極めて溶けやすく、メタノールに溶けやすく、エタノールにやや溶けやすく、エーテルに溶けにくく、水にほとんど溶けない。

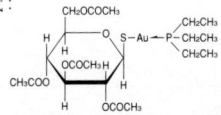

包装
120錠（10錠×12）、600錠（10錠×60）、600錠（バラ）

本剤は厚生省告示第111号（平成6年3月29日付）により1回30日分投薬が認められている。

●詳細は、製品添付文書をご参照ください。 ●使用上の注意の改訂には十分ご留意ください。

リマチル・リマチル50

製造：参天製薬株式会社／販売：参天製薬株式会社

商品名	和名	リマチル®50 リマチル®	日本標準商品分類番号	874420	再審査結果	1995年3月9日通知
	洋名	Rimatil®50 Rimatil®	承認番号	リマチル®50：（04AM）0791 リマチル　：（62AM）1005	規制区分	劇薬、指定医薬品
			承認年月日	リマチル®50：1992年3月27日 リマチル　：1987年6月30日	貯法	高温・高湿を避けて保管のこと。
一般名	和名	ブシラミン	薬価基準	リマチル®50：1992年5月29日 リマチル　：1987年8月28日	使用期限	外箱に記載（3年）
	洋名	bucillamine	発売年月日	リマチル®50：1992年8月27日 リマチル　：1987年9月3日	製造発売元	参天製薬株式会社

禁忌	〔禁忌（次の患者には投与しないこと）〕 1）血液障害のある患者及び骨髄機能が低下している患者［骨髄機能低下による重篤な血液障害の報告がある］ 2）腎障害のある患者［ネフローゼ症候群等の重篤な腎障害を起こすおそれがある］
原則禁忌	〔原則禁忌（次の患者には投与しないことを原則とするが、特に必要とする場合には慎重に投与すること）〕 1）手術直後の患者［重篤な副作用を起こすおそれがある］ 2）全身状態の悪化している患者［重篤な副作用を起こすおそれがある］

組成・性状等

〔組成・性状〕

販売名	リマチル50			リマチル		
有効成分	ブシラミン					
含量（1錠中）	50mg			100mg		
外形	表	裏	側面	表	裏	側面
直径	7.8mm			9.4mm		
厚さ	4.4mm			4.4mm		
重量	約190mg			約340mg		
性状	白色、糖衣錠					

〔有効成分に関する理化学的知見〕
一般名：ブシラミン（bucillamine）
化学名：N-（2-mercapto-2-methylpropionyl）-L-cysteine
構造式：
$$H_3CCCONH-C-H$$
（CH$_3$、COOH、SH、CH$_2$SH）
分子式：C$_7$H$_{13}$NO$_3$S$_2$
分子量：223.32
性状：本品は白色の結晶又は結晶性粉末で、わずかに特異なにおいがあり、味はやや酸味を有する。
本品はメタノール又はエタノールに溶けやすく、エーテルにやや溶けやすく、水にやや溶けにくい。

効能・効果
慢性関節リウマチ

用法・用量
本剤は消炎鎮痛剤などで十分な効果が得られない場合に使用すること。通常成人、1回ブシラミンとして100mgを1日3回（300mg）食後に経口投与する。なお、患者の年齢、症状、忍容性及び本剤に対する反応等に応じ、また、効果の得られた後には1日量100～300mgの範囲で投与する。1日最大量は300mgとする。

使用上の注意

1.慎重投与（次の患者には慎重に投与すること）
1）血液障害の既往のある患者［骨髄機能低下による重篤な血液障害を起こすおそれがある］
2）腎障害の既往のある患者［ネフローゼ症候群等の重篤な腎障害を起こすおそれがある］
3）肝障害のある患者［肝機能検査値の上昇等を起こすおそれがある］

2.重要な基本的注意
1）本剤の投与に際しては、慢性関節リウマチの治療法に十分精通し、患者の病態並びに副作用の出現に注意しながら使用すること。
2）本剤の投与開始に先立ち、主な副作用、用法・用量等の留意点を患者に説明し、特に咽頭痛、発熱、紫斑、呼吸困難、乾性咳嗽等の症状がみられた場合には速やかに主治医に連絡するよう指示すること。
3）本剤は遅効性であるので、本剤の効果が得られるまでは、従来より投与している消炎鎮痛剤等は継続して併用することが望ましい。ただし、本剤を6カ月間継続投与しても効果があらわれない場合には投与を中止すること。
4）本剤投与前には必ず血液、腎機能、肝機能の検査を実施すること。投与中は臨床症状を十分に観察するとともに、毎月1回血液及び尿検査等の臨床検査を行うこと。
なお、臨床検査のうち白血球数、血小板数及び尿蛋白の検査値が下記のいずれかを示したときは、投与を中止し、適切な処置を行うこと。
　白血球数　……3,000/mm³未満
　血小板数　……100,000/mm³未満
　尿蛋白　　……持続的又は増加傾向を示す場合

3.副作用
承認時迄の調査及び使用成績調査の総症例6,970例中、副作用が認められたのは1,666例（23.9％）であった。主な副作用は皮疹・瘙痒感852件（12.2％）、蛋白尿288件（4.1％）、口内炎・口内異常感118件（1.7％）、肝機能異常113件（1.6％）、腎機能異常71件（1.0％）等であった。（再審査終了時）

1）**重大な副作用**（まれに：0.1％未満、ときに：0.1～5％未満、副詞なし：5％以上又は頻度不明）

　（1）汎血球減少、無顆粒球症：まれに汎血球減少、無顆粒球症（初期症状：発熱、咽頭痛、全身倦怠感、紫斑等の出血傾向等）があらわれることがあるので、投与中は毎月1回血液検査を実施し（「2.重要な基本的注意」の項参照）、異常が認められた場合には直ちに投与を中止し、適切な処置を行うこと。なお、投与前は必ず血液検査を実施し、血液障害のある患者や骨髄機能の低下している患者には投与しないこと（「禁忌」の項参照）。

　（2）過敏性血管炎：まれに過敏性血管炎があらわれることがあるので、異常が認められた場合には直ちに投与を中止し、適切な処置を行うこと。

　（3）間質性肺炎、肺線維症：まれに間質性肺炎、肺線維症（初期症状：呼吸困難、乾性咳嗽、発熱等）があらわれることがあるので、異常が認められた場合には直ちに投与を中止し、適切な処置を行うこと。

　（4）急性腎不全、ネフローゼ症候群（膜性腎症）：急性腎不全、また、ときにネフローゼ症候群（膜性腎症）があらわれることがあるので、投与中は毎月1回尿検査を実施し（「2.重要な基本的注意」の項参照）、異常が認められた場合には直ちに投与を中止し、適切な処置を行うこと。

　（5）皮膚粘膜眼症候群（Stevens-Johnson症候群）、中毒性表皮壊死症（Lyell症候群）、天疱瘡様症状：まれに皮膚粘膜眼症候群（Stevens-Johnson症候群）、中毒性表皮壊死症（Lyell症候群）、天疱瘡様症状があらわれることがあるので、異常が認められた場合には直ちに投与を中止し、適切な処置を行うこと。

　（6）重症筋無力症、筋力低下、多発性筋炎：まれに重症筋無力症、筋力低下、多発性筋炎があらわれることがあるので、異常が認められた場合には直ちに投与を中止し、適切な処置を行うこと。

2）**その他の副作用**
副作用が認められた場合には投与を中止するなど適切な処置を行うこと。

頻度 種類	5％以上又は 頻度不明	0.1～5％未満	0.1％未満
血液	—	貧血	血小板減少
腎臓	—	蛋白尿、腎機能異常	
過敏症	皮疹、瘙痒感	蕁麻疹、発熱、口内炎、舌炎、好酸球増加	
消化器	—	食欲不振、悪心・嘔吐、下痢、胃痛、口渇	便秘
肝臓	黄疸	GOT・GPT・ALP上昇等の肝機能障害	
精神神経系	—	頭痛、めまい	眠気
その他	—	脱毛、味覚異常、手指末端のしびれ感、倦怠感	黄色爪症候群、眼痛

4.妊婦、産婦、授乳婦等への投与
1）妊婦又は妊娠している可能性のある婦人には治療上の有益性が危険性を上回ると判断される場合にのみ投与すること。［妊娠中の投与に関する安全性は確立していない］
2）授乳中の婦人には投与しないこと。やむを得ず投与する場合は授乳を中止させること。［授乳婦に投与した場合の乳児に対する安全性は確立していない］

5.小児等への投与
小児に対する安全性は確立していない（使用経験が少ない）。

6.臨床検査結果に及ぼす影響
ニトロプルシド反応の原理により尿中ケトン体反応が偽陽性を呈することがある。

7.適用上の注意
薬剤交付時：PTP包装の薬剤はPTPシートから取り出して服用するよう指導すること。（PTPシートの誤飲により、硬い鋭角部が食道粘膜へ刺入し、更には穿孔をおこして縦隔洞炎等の重篤な合併症を併発することが報告されている。）

8.その他の注意
in vitroにおいて金注射剤の添加により蛋白結合率が増加したとの報告があるので、金注射剤との併用により副作用の増強あるいは効果の減弱のおそれがある。

包装
リマチル50：（PTP）100錠、500錠
リマチル　：（PTP）100錠、500錠、1000錠、（バラ）500錠

本剤は、厚生省告示第111号（平成6年3月29日付）に基づき、1回30日分投薬が認められています。

■詳細は添付文書をご参照下さい

＊1999年5月改訂（～～～～参照）

アルツ・アルツディスポ

製造：生化学工業株式会社／販売：科研製薬株式会社

商品名	和名	アルツ®・アルツディスポ®	日本標準商品分類番号		873999	薬価基準		収載
	洋名	ARTZ®・ARTZ Dispo®	製造会社		生化学工業株式会社	承認年月日		アルツ：昭和62年1月12日 アルツディスポ：平成4年5月13日
一般名	和名	ヒアルロン酸ナトリウム	発売会社		科研製薬株式会社			
	洋名	Sodium hyaluronate	発売年月		アルツ：昭和62年3月 アルツディスポ：平成5年2月	承認番号		アルツ：(62AM)0046 アルツディスポ：(04AM)0801
規制区分		指定医薬品						

組成・性状

1. 組成
アルツは1アンプル(2.5mL)中、アルツディスポは1シリンジ(2.5mL)中、ヒアルロン酸ナトリウム25mgを含有する。
2. 製剤の性状
無色澄明の粘稠な水性注射液で、においはない。
pH：6.8〜7.8
浸透圧比：1.0〜1.2（生理食塩液に対する比）
3. 有効成分の理化学的知見
一般名：ヒアルロン酸ナトリウム (Sodium hyaluronate)

化学名：[→3)-2-acetamido-2-deoxy-β-D-glucopyranosyl-(1→4)-β-D-glucopyranosyluronic acid-(1→]n
分子式：$(C_{14}H_{20}NNaO_{11})n$
分子量：重量平均分子量 60万〜120万
性状：白色の粉末で、におい及び味はない。水にやや溶けにくく、エタノール、アセトン又はエーテルにほとんど溶けない。吸湿性である。
旋光度：$[\alpha]_D^{20}$：$-70°$〜$-81°$
融点：202〜204℃（分解）

効能・効果
変形性膝関節症、肩関節周囲炎

用法・用量
通常、成人1回1アンプル又は1シリンジ（ヒアルロン酸ナトリウムとして1回25mg）を1週間ごとに連続5回膝関節腔内又は肩関節（肩関節腔、肩峰下滑液包又は上腕二頭筋長頭腱腱鞘）内に投与するが、症状により投与回数を適宜増減する。
本剤は関節内に投与するので、厳重な無菌的操作のもとに行うこと。

使用上の注意事項

【禁忌（次の患者には投与しないこと）】
本剤の成分に対し過敏症の既往歴のある患者

【使用上の注意】
〔アルツ〕
1. 慎重投与（次の患者には慎重に投与すること）
(1) 他の薬剤に対して過敏症の既往歴のある患者
(2) 肝障害又はその既往歴のある患者
［肝障害の既往歴のある患者においてGOT、GPT異常値例がみられた。］
2. 重要な基本的注意
(1) 変形性膝関節症で関節に炎症が著しい場合は、本剤の投与により局所炎症症状の悪化を招くことがあるので、炎症症状を除去してから本剤を投与することが望ましい。
(2) 本剤の投与により、ときに局所疼痛があらわれることがあるので、投与後の局所安静を指示するなどの措置を講じること。
(3) 関節腔外に漏れると疼痛を起こすおそれがあるので、関節腔内に確実に投与すること。
3. 副作用
総症例9,574例中副作用が報告されたのは、50例(0.52%)73件であった。また、臨床検査値には一定傾向の変動は認められなかった。
変形性膝関節症については、7,845例中にみられた副作用45例(0.57%)68件の主なものは、局所疼痛37件(0.47%)、腫脹14件(0.18%)、関節水腫3件(0.04%)であった。
肩関節周囲炎については、1,729例中にみられた副作用5例(0.29%)5件の主なものは、局所疼痛4件(0.23%)であった。
（再審査終了時：承認申請資料及び再審査申請資料）
(1) 重大な副作用
ショック：まれに(0.1%未満)ショック症状があらわれることがあるので、観察を十分に行い、異常が認められた場合には投与を中止し、適切な処置を行うこと。
(2) その他の副作用

頻度分類	0.1%以上5%未満	0.1%未満
過敏症 注)		蕁麻疹等の発疹、瘙痒感
投与関節	疼痛（主に投与後の一過性の疼痛）、腫脹	水腫、発赤、熱感、局所の重苦しさ

注）発現した場合は投与を中止し、適切な処置を行うこと。
4. 高齢者への投与
一般に高齢者では生理機能が低下しているので注意すること。
5. 妊婦・産婦・授乳婦等への投与
(1) 妊婦又は妊娠している可能性のある婦人には、治療上の有益性が危険性を上回ると判断される場合にのみ投与すること。〔動物実験（ウサギ）では催奇形性は認められていないが、妊娠中の投与に関する安全性は確立していない。〕
(2) 授乳中の婦人には、本剤投与中は授乳を避けさせること。〔動物実験（ラット）で乳汁中へ移行することが認められている。〕
6. 小児等への投与
小児等に対する安全性は確立していない。
7. 適用上の注意
(1) 注射時の注意
1) 本剤は膝関節腔内又は肩関節内に投与するので、厳重な無菌的操作のもとに行うこと。
2) 症状の改善が認められない場合は5回を限度として投与を中止すること。
3) 関節液の貯留があるときには、必要に応じ穿刺により排液すること。
(2) その他
1) 血管内へは投与しないこと。
2) 眼科用には使用しないこと。
3) 本剤は粘稠なため、18〜20G程度の太目の注射針を用いて注射筒に吸引し、22〜23G程度の注射針を用いて投与することが望ましい。
4) 本剤は粘稠なため、アンプルの頭部に注射液が付着することがあるので、アンプルを振り、付着した注射液をアンプルの底部に流下させ、ゆっくりと注射筒へ吸入すること。
5) 本剤は、ワンポイントアンプルであるが、異物の混入を避けるため、カット部をエタノール綿等で清拭してからカットすることが望ましい。
6) 本剤は、殺菌消毒剤である塩化ベンザルコニウム等の第4級アンモニウム塩及びクロルヘキシジンにより沈殿を生じることがあるので十分注意すること。

〔アルツディスポ〕
（適用上の注意(2)-2)までの使用上の注意はアルツと同じです。）
7. 適用上の注意
(2) その他
3) 本剤は粘稠なため、22〜23G程度の注射針を用いて投与することが望ましい。
4) 本剤の使用は1回限りとし、開封後は速やかに使用し、使用後は廃棄すること。
5) 本剤は、殺菌消毒剤である塩化ベンザルコニウム等の第4級アンモニウム塩及びクロルヘキシジンにより沈殿を生じることがあるので十分注意すること。

（使用上の注意は改訂されることがありますので、詳細は添付文書をご参照願います。）

薬効薬理

本剤は、関節組織を被覆・保護し、潤滑機能を改善する。また、変性軟骨、滑膜に浸みこみ、軟骨においては変性変化の抑制、軟骨代謝の改善をもたらし、滑膜においては発痛物質の作用を抑制して、疼痛抑制作用を発揮する。これらのことから疼痛の寛解、日常生活動作及び関節可動域の改善をもたらす。
1. 関節軟骨に対する作用
(1) 軟骨と親和性を有し、軟骨表面を被覆、保護する（ウサギ）。
(2) 軟骨の変性変化を抑制する（ウサギ、マウス）。
(3) 軟骨マトリックスからのプロテオグリカンの遊出を抑制し、軟骨代謝を改善する（ウサギ）。
2. 滑膜に対する作用
滑膜細胞に作用し、高分子ヒアルロン酸の合成を促進する（患者：成人男女）
3. 関節液に対する作用
病的関節液のヒアルロン酸濃度及び分子量を高め、曳糸性等を改善する（患者：成人男女）。
4. 関節拘縮改善作用
(1) 腱と腱鞘の間の物理的なバリアとして働き、腱の癒着を防止する（ラット）。
(2) 実験的関節拘縮モデルの関節可動域を改善する（ウサギ）。
5. 疼痛抑制作用
実験的関節疼痛モデルにおいてブラジキニン単独及びブラジキニンとPGE2併用による発痛作用を抑制する。この作用は本剤が組織を被覆・浸透し、発痛物質の作用を抑制することによる（ラット）。

取扱い上の注意
規制区分：指定医薬品　貯法：室温保存　使用期限：製造後3年（外箱に表示の使用期限内に使用すること）。
〔アルツディスポ〕(1) ブリスター包装内は滅菌済みのため、使用直前に開封すること。
(2) ブリスター包装が開封していたり、破損していた場合には使用しないこと。

包装
アルツ：2.5mL(1%) 10アンプル、20アンプル　　アルツディスポ：2.5mL(1%) 10シリンジ キット製剤

備考
資料請求先：〒113-8650 東京都文京区本駒込2丁目28-8　科研製薬株式会社　学術部

スベニールディスポ・バイアル

製造：アベンティスファーマ株式会社／販売：中外製薬株式会社

Suvenyl® Dispo　Suvenyl® Vial （ヒアルロン酸ナトリウム関節内注射液）

指定医薬品

販売名	スベニールディスポ	スベニールバイアル
承認番号	20800AMZ10131	20800AMZ10130
薬価収載	薬価基準収載	薬価基準収載
販売開始	2000年8月	2000年8月
効能追加	2000年3月	2000年3月

貯　法：冷所（15℃以下）に保存する（凍結を避けること）。
使用期限：外箱、ラベルに表示（製造後3年）

【禁忌】（次の患者には投与しないこと）
本剤の成分に対し過敏症の既往歴のある患者

組成・性状

販売名	スベニールディスポ	スベニールバイアル
成分・含量	ヒアルロン酸ナトリウム	
	1シリンジ(2.5mL)中 25mg	1バイアル(2.5mL)中 25mg
剤　形	注射剤	
色・形状	無色澄明の粘稠な水性注射液	
pH	6.8～7.8	
浸透圧比	約1.1（生理食塩液に対する比）	

【有効成分に関する理化学的知見】
一般名：ヒアルロン酸ナトリウム（Sodium hyaluronate）（JAN）
化学名：[→3)-2-acetamido-2-deoxy-β-D-glucopyranosyl-(1→4)-β-D-sodium glucopyranosyluronate-(1→]n
構　造：

分子式：$(C_{14}H_{20}NNaO_{11})n$
分子量：401.30×n　粘度平均分子量　190万～250万
性　状：白色の粉末である。
　　　　水にやや溶けにくく、エタノール又はエーテルにほとんど溶けない。
　　　　吸湿性である。
融　点：約220℃（分解）
旋光度：$[\alpha]_D^{20}=-65°\sim-77°$

効能・効果
○変形性膝関節症、肩関節周囲炎
○慢性関節リウマチにおける膝関節痛（下記(1)～(4)の基準を全て満たす場合に限る）
　(1)抗リウマチ薬等による治療で全身の病勢がコントロールできていても膝関節痛のある場合
　(2)全身の炎症症状がCRP値として10mg/dL以下の場合
　(3)膝関節の症状が軽症から中等症の場合
　(4)膝関節のLarsenX線分類がGrade IからGrade IIIの場合

用法・用量
○変形性膝関節症
通常、成人1回2.5mLを1週間毎に連続5回膝関節腔内に投与する。その後、症状の維持を目的とする場合は、2～4週間隔で投与する。
○肩関節周囲炎
通常、成人1回2.5mLを1週間毎に連続5回肩関節（肩関節腔、肩峰下滑液包又は上腕二頭筋長頭腱腱鞘）内に投与する。
○慢性関節リウマチにおける膝関節痛
通常、成人1回2.5mLを1週間毎に連続5回膝関節腔内に投与する。

〈用法・用量に関連する使用上の注意〉
本剤は、関節内に投与するので、厳重な無菌的操作のもとに行うこと。

使用上の注意

1．慎重投与（次の患者には慎重に投与すること）
　(1)他の薬剤に対して過敏症の既往歴のある患者
　(2)肝障害又はその既往歴のある患者〔肝障害を悪化させるおそれがある。〕
　(3)対象関節部に皮膚疾患又は感染症のある患者〔本剤は関節内に投与するため。〕

2．重要な基本的注意
　(1)本剤の投与により、ときに**局所痛**があらわれることがあるので、投与後の局所安静を指示するなどの措置を講じること。
　(2)注入部位以外に漏れると**疼痛**を起こすおそれがあるので、確実に投与すること。
　(3)変形性膝関節症、慢性関節リウマチにおける膝関節痛については、投与関節の炎症又は関節液貯留が著しい場合、本剤の投与により当該部位の**炎症症状の悪化**を招くことがあるので、炎症症状を抑えてから本剤を投与することが望ましい。
　(4)慢性関節リウマチにおける膝関節痛については以下の点に注意すること。
　　1)本剤による治療は原因療法ではなく局所に対する対症療法であるので抗リウマチ薬等と併用すること。本剤は漫然と連用する薬剤ではない。
　　2)抗リウマチ薬等の治療により全身の病勢がコントロールできていても膝関節痛のある場合、当該膝関節腔内に投与すること。
　　3)膝関節以外の使用経験はなく、他の関節については有効性・安全性が確立していないため本剤を投与しないこと。
　　4)慢性関節リウマチでは膝関節の器質的変化が高度なものは有効性・安全性が確立していないため本剤を投与しないこと。
　　5)慢性関節リウマチでは、連続5回投与後、症状の維持を目的として、原則2～3週間隔で最高10回（合計15回）までの使用経験はあるが、それ以上の安全性は確立されていない。

3．副作用
安全性評価対象症例1,376例中、42例（3.05%）54件に副作用（臨床検査値異常を含む）が認められた。
主な副作用は、膝関節での局所疼痛12件（0.87%）、ALT（GPT）上昇7件（0.51%）、AST（GOT）上昇5件（0.36%）、Al・P上昇4件（0.29%）、LDH上昇3件（0.22%）、局所熱感2件（0.15%）、発熱2件（0.15%）、発疹2件（0.15%）、倦怠感2件（0.15%）等であった。（効能追加時）
以下のような副作用が認められた場合には、減量・休薬など適切な処置を行うこと。

	0.1～5%未満	0.1%未満
過敏症	発熱、発疹	瘙痒感
肝臓	AST（GOT）上昇、ALT（GPT）上昇、Al・P上昇、LDH上昇	
血液		好酸球増多、ヘマトクリット低下、白血球増多
投与関節	疼痛（主に投与後の一過性の疼痛）、熱感	腫脹、関節周囲のしびれ感、関節液貯留
その他	倦怠感、蛋白尿、尿沈渣異常	動悸、ほてり、総蛋白低下、BUN上昇

太字の副作用があらわれた場合には投与を中止すること。

4．妊婦、産婦、授乳婦等への投与
　(1)妊婦又は妊娠している可能性のある婦人には治療上の有益性が危険性を上回ると判断される場合にのみ投与すること。〔妊娠中の投与に関する安全性は確立していない。〕
　(2)授乳婦への投与は避けることが望ましいが、やむを得ず投与する場合は授乳を避けさせること。〔動物実験（ラットi.v.）で乳汁中へわずかに移行することが認められている。〕

5．小児等への投与
小児等に対する安全性は確立していない（使用経験がない）。

6．適用上の注意
　(1)調製方法
　　1)本剤は冷所に保存するので、室温にもどしてから投与すること。
　　2)本剤は粘稠なため、バイアル製剤では18～20G程度の注射針を用いて注射筒に吸引し、投与時は22～23G程度の注射針を用いて投与することが望ましい。
　　3)殺菌消毒剤である塩化ベンザルコニウム等の第4級アンモニウム塩及びクロルヘキシジンにより沈殿を生じることがあるので十分注意すること。
　(2)投与部位
　　1)関節液の貯留があるときは、必要に応じ穿刺により排液すること。
　　2)血管内へは投与しないこと。
　　3)眼科用には使用しないこと。
　(3)投与時
症状の改善が認められない場合は、5回を限度として投与を中止すること。
　(4)投与残液の取扱い
本剤の使用は開封後1回限りとして速やかに使用し、使用後は残液を廃棄すること。

承認条件
市販後調査において、第Ⅱ相試験で得られた用量―反応関係が再現されることの確認、及び本剤の長期使用時における安全性の確認を目的とした市販後臨床試験を実施し、結果を再審査資料として報告すること。

包装
スベニール　ディスポ：10シリンジ
スベニール　バイアル：10バイアル

2000年8月作成

ファルネゾンゲル

製造：大鵬薬品工業株式会社／販売：大鵬薬品工業株式会社

禁忌(次の患者又は部位には使用しないこと)

1. 本剤の成分に対して過敏症の既往歴のある患者
※2. 感染症のある関節［感染関節あるいは塗布部皮膚感染が悪化するおそれがある。］
3. 潰瘍、熱傷、凍傷等の皮膚損傷のある部位［刺激性がある。また、皮膚の再生が抑制され、治癒が遅れるおそれがある。］

組成・性状

販 売 名	ファルネゾンゲル
成分・含量	1g中ファルネシル酸プレドニゾロン14mg
添 加 物	マクロゴール400、オキシベンゾン、トリイソプロパノールアミン
性　　状	無色〜微黄色透明のゼリー状軟膏で、特異なにおいがある。
識別コード	TC266

効能・効果

慢性関節リウマチによる指、手、肘関節の腫脹・疼痛の緩解

用法・用量

通常、1日数回適量を患部に塗布する。

〈用法・用量に関連する使用上の注意〉
1. 指、手、肘以外の広範囲にわたる使用、1日塗布量として20gを超える大量使用及び12週間以上の長期使用を避けること。
2. 腫脹・疼痛が再発し、本剤を再使用する場合には皮膚萎縮等、副作用の発現に注意すること。

使用上の注意

1. 重要な基本的注意
   (1) ステロイド外用剤による治療は原因療法ではなく対症療法であることに留意し、本剤の使用により、症状の改善がみられない場合又は症状の悪化をみる場合には使用を中止し、関節注入剤等の他の適切な治療に変更すること。また、重症度が高度な肘関節には特に本剤の効果の有無に注意し、漫然と使用を継続しないこと。
   (2) 本剤を用いる場合には理学療法等、薬物療法以外の療法も考慮すること。また、患者の状態を十分観察し、副作用の発現に注意すること。
   (3) 密封法(ODT)における安全性は確立していない(使用経験がない)。なお、他の副腎皮質ステロイド外用剤の使用上の注意には大量又は長期にわたる広範囲の密封法(ODT)等の使用により、副腎皮質ステロイド剤を全身投与した場合と同様の症状があらわれることがあるとの記載がある。

2. 副作用
   承認時における副作用評価可能症例は493例であり、副作用発現率は3.9%(19例)であった。主な副作用は発赤1.2%、瘙痒0.8%、発疹0.6%、皮膚のかぶれ0.6%、疼痛0.6%等であった。また、長期使用において皮膚萎縮0.2%、潮紅0.2%、多毛0.2%等が認められた。
   (1) 次の副作用があらわれることがあるので、異常が認められた場合には使用を中止すること。

	0.1〜5%未満
ステロイド皮膚	(皮膚萎縮、潮紅)、多毛、皮膚の剥離、かぶれ、腫脹、熱感、疼痛、刺激感、発赤、発疹、瘙痒

   (2) 次の副作用は他のステロイド外用剤で報告があるので注意すること。
      1) 皮膚の真菌性感染症(カンジダ症、白癬等)、細菌性感染症(伝染性膿痂疹、毛嚢炎等)、ウイルス感染症があらわれることがある(密封法(ODT)の場合に起こりやすい)。このような症状があらわれた場合には適切な抗真菌剤、抗菌剤を併用し、症状が速やかに改善しない場合には使用を中止すること。
      2) 大量又は長期にわたる広範囲の使用、密封法(ODT)により、下垂体・副腎皮質系機能の抑制あるいは後嚢白内障、緑内障等をきたすことがある。

3. 高齢者への投与
   一般に高齢者では生理機能が低下しているので、指、手、肘以外の広範囲にわたる大量使用又は長期使用を避けること。

4. 妊婦、産婦、授乳婦等への投与
   (1) 妊婦又は妊娠している可能性のある婦人には指、手、肘以外の広範囲にわたる大量使用又は長期使用を避けること。［妊婦に対する安全性は確立していない。］
   (2) 授乳婦に使用する場合には授乳を中止させること。［ラットの静脈内投与で乳汁中への移行が報告されている。］

5. 小児等への投与
   未熟児、新生児、乳児、幼児又は小児に対する安全性は確立していない。［使用経験がない。］

6. 適用上の注意
   (1) 使用部位：表皮が欠損している場合に使用するとしみることやヒリヒリ感を起こすことがある。
   (2) 使 用 時：本剤に触れた手で眼、粘膜、外傷部位に触れないよう注意すること。

薬効薬理

1. 抗炎症作用
   (1) アジュバント関節炎(ラット)において、本剤の効果は局所的であり、塗布側の腫脹を著明に抑制した。
   (2) クロトン油肉芽嚢法(ラット)において、ファルネシル酸プレドニゾロンは皮下あるいは経口投与に比べて肉芽嚢内に直接局所投与した場合に強い抗炎症作用を示した。

2. 作用機序
   (1) 本剤は炎症部位に経皮吸収された後に炎症細胞内で活性体プレドニゾロンに変換されることにより局所特異的に抗炎症作用を発現するものと考えられた。
   (2) ファルネシル酸プレドニゾロンは関節炎ウサギの滑膜組織への移行性が認められ(in vivo)、ヒト滑膜細胞においてプロスタグランジン産生を抑制した(in vitro)。また、好中球(ラット)及びリンパ球(ヒト、ラット)への取り込み量はプレドニゾロンより高かった(in vitro)。

取扱い上の注意

1. 使用のつど、必ずキャップをきちんと閉めて保存すること。
2. 開封後は冷蔵庫等の5℃以下の場所に保存すると結晶が析出することがあるので、低温の場所を避けて保存すること。

包　装

チューブ包装：25g×10、25g×50、50g×10、50g×50

文献請求先

大鵬薬品工業株式会社　お客様相談室
〒101-8444　東京都千代田区神田錦町1−27　TEL 03-3294-4527(代表)

Drug Information　15

モビラート軟膏

製造：マルホ株式会社／販売：マルホ株式会社

商品名	和名	モビラート® 軟膏	剤　形	親水性軟膏	製造販売会社名	マルホ株式会社
	洋名	Mobilat®	日本標準商品分類番号	872649	提携会社名	ルイトポルド・ファルマ社
一般名	和名	該当しない	承認番号	(42A輸)0629	承認年月日	1967年9月20日
	洋名	該当しない	薬価基準	収載	発売年月日	1968年10月1日

組　成	1g中 　ヘパリン類似物質 ・・ 2.0mg 　副腎エキス ・・ 10.0mg 　サリチル酸 ・・ 20.0mg 　　添加物としてラノリンアルコール、セトステアリルアルコール、モノエタノールアミン、 　　チモール、エデト酸ナトリウムを含有する。
効能・効果	変形性関節症(深部関節を除く)、関節リウマチによる小関節の腫脹・疼痛の緩解、筋・筋膜性腰痛、肩関節周囲炎、腱・腱鞘・腱周囲炎、外傷後の疼痛・腫脹・血腫
用法・用量	通常、1日1～数回適量を塗擦又はガーゼ等にのばして貼付する。症状により密封法を行う。
使用上の注意	1.禁忌(次の場合には使用しないこと) 　(1)出血性血液疾患(血友病、血小板減少症、紫斑病等) 　　〔本剤に含まれるヘパリン類似物質は血液凝固抑制作用を有し、出血を助長するおそれがある〕 　(2)僅少な出血でも重大な結果を来すことが予想される場合 　　〔本剤に含まれるヘパリン類似物質は血液凝固抑制作用を有し、出血を助長するおそれがある〕 　(3)サリチル酸に対し過敏症の既往歴のある患者 2.副作用(まれに：0.1％未満、ときに：0.1～5％未満、副詞なし：5％以上又は頻度不明) 　過敏症　ときに発赤、瘙痒、また、まれに発疹、皮膚炎、皮膚刺激等の過敏症状があらわれることがあるので、このような症状があらわれた場合には使用を中止すること。 3.適用上の注意 　投与部位：潰瘍、びらん面への直接塗擦を避けること。 　　　　　　眼には使用しないこと。
非臨床試験	1.急性毒性(組成比混合物のLD$_{50}$) 　マウス(皮下)　雄　1414mg/kg、　雌　1016mg/kg 　ラット(皮下)　雄　1664mg/kg、　雌　1184mg/kg 2.亜急性毒性 　本剤を雌雄ラットに21日間経皮適用した結果、5及び10g/kgでは中毒症状は認められなかった。15g/kgでは投与初期に軽度の自発運動抑制、鎮静化傾向が、25g/kgでは塗布局所の刺激症状、外界刺激に対する過敏反応が認められた。 3.慢性毒性 　本剤を雌雄ラットに26週間経皮適用した結果、2.5及び5g/kgでは中毒症状は認められなかった。10g/kgでは投与後2～3時間持続する自発運動減少、塗布部の刺激症状が認められ、投与第14週及び第18週に15例中各1例、計2例が死亡した。 4.局所刺激性 　ウサギを用いた皮膚刺激性試験及び眼粘膜刺激性試験の結果、いずれも刺激性は軽度であった。
取扱い上の注意	貯　　法：室温保存 使用期限：包装箱、直接の容器に表示。(2年6カ月) 注　　意：軟膏を空気中に長時間放置すると変色することがある。
包　装	チューブ：10g、50g、10g×10、25g×40、50g×40

●詳細は製品添付文書をご覧ください。また、使用上の注意等の改訂についても十分ご留意ください。　1997年2月改訂

〔資料請求先〕マルホ株式会社　医薬情報部　TEL 06(371)8898

ダイドロネル錠200

製造：住友製薬株式会社／販売：住友製薬株式会社

商品名	和名	ダイドロネル錠200	日本標準商品分類番号	873999	発売年月日	1990年11月30日
	洋名	Didronel Tab. 200	製造発売会社名	住友製薬株式会社	規制区分	劇薬、指定医薬品、要指示医薬品
一般名	和名	エチドロン酸 ニナトリウム	承認年月日	1990年9月28日	薬価基準	収載
	洋名	Etidronate Disodium				

禁忌

（次の患者には投与しないこと）
(1) 重篤な腎障害のある患者〔排泄が阻害されるおそれがある。〕
(2) 骨軟化症の患者〔骨石灰化症が悪化するおそれがある。〕
(3) 妊婦又は妊娠している可能性のある婦人〔「妊婦、産婦、授乳婦等への投与」の項参照〕
(4) 小児〔「小児等への投与」の項参照〕
(5) 本剤に対し過敏症の既往歴のある患者

組成・性状

ダイドロネル錠200：1錠中エチドロン酸 ニナトリウム200mgを含有する。

商品名	色・剤形	外形	大きさ	識別コード
ダイドロネル錠200	白色の割線入り素錠	(202)	直径約9mm	◆202

効能・効果、用法・用量

○骨粗鬆症
本剤の吸収をよくするため、服薬前後2時間は食物の摂取を避けること。
通常、成人には、エチドロン酸 ニナトリウムとして200mgを1日1回、食間に経口投与する。投与期間は2週間とする。再投与までの期間は10～12週間として、これを1クールとして周期的間歇投与を行う。
なお、重症の場合（骨量減少の程度が強い患者あるいは骨粗鬆症による安静時自発痛及び日常生活の運動時痛が非常に強い患者）には400mgを1日1回、食間に経口投与することができる。投与期間は2週間とする。再投与までの期間は10～12週間として、これを1クールとして周期的間歇投与を行う。
なお、年齢、症状により適宜増減できるが、1日400mgを超えないこと。

○下記状態における初期及び進行期の異所性骨化の抑制
脊髄損傷後、股関節形成術後
本剤の吸収をよくするため、服薬前後2時間は食物の摂取を避けること。
通常、成人には、エチドロン酸 ニナトリウムとして800～1000mgを1日1回、食間に経口投与する。
なお、年齢、症状により適宜増減する。

○骨ページェット病
本剤の吸収をよくするため、服薬前後2時間は食物の摂取を避けること。
通常、成人には、エチドロン酸 ニナトリウムとして200mgを1日1回、食間に経口投与する。
なお、年齢、症状により適宜増減できるが、1日1000mgを超えないこと。

用法・用量に関連する使用上の注意

○骨粗鬆症の場合
(1) 本剤は骨の代謝回転を抑制し、骨形成の過程で類骨の石灰化遅延を起こすことがある。この作用は投与量と投与期間に依存しているので、用法（周期的間歇投与：2週間投与・10～12週間休薬）及び用量を遵守するとともに、患者に用法・用量を指導すること。
(2) 400mg投与にあたっては以下の点を十分考慮すること。
  1) 骨塩量の減少の程度が強い患者〔例えばDXA法（QDR）で0.650g/cm²未満を目安とする〕であること。
  2) 骨粗鬆症による安静時自発痛及び日常生活の運動時痛が非常に強い患者であること。
(3) 1日400mgを投与する場合は、200mg投与に比べ腹部不快感等の消化器系副作用があらわれやすいので、慎重に投与すること。

○下記状態における初期及び進行期の異所性骨化の抑制
脊髄損傷後、股関節形成術後 の場合
通常用量（800～1000mg/日：15～20mg/kg相当）の場合、投与期間は3ヵ月を超えないこと。

○骨ページェット病の場合
(1) 本剤は骨の代謝回転を抑制し、骨形成の過程で類骨の石灰化遅延を起こすことがある。この作用は投与量と投与期間に依存しているので、次のことを守ること。
  通常用量（200mg/日：2.5～5mg/kg相当）の場合、投与期間は6ヵ月を超えないこと。
  また200mg/日の投与量を超える場合、投与期間は3ヵ月を超えないこと。
(2) 再治療は少なくとも3ヵ月の休薬期間をおき、生化学的所見、症状あるいはその他の所見で、症状の進行が明らかな場合にのみ行うこと。

使用上の注意

1. 慎重投与（次の患者には慎重に投与すること）
(1) 腎障害のある患者〔排泄が阻害されるおそれがある。〕
(2) 消化性潰瘍又はその既往歴のある患者、腸炎の患者〔本剤の主な副作用は消化器であるため、症状が悪化することがある。〕

2. 重要な基本的注意
○骨粗鬆症の場合
(1) 本剤の適用にあたっては、厚生省「老人性骨粗鬆症の予防及び治療法に関する総合的研究班」の診断基準（骨量減少の有無、骨折の有無、腰背痛の有無などの総合による）等を参考に骨粗鬆症と確定診断された患者を対象にすること。
(2) 患者には適切な栄養状態、特にカルシウムとビタミンDの適切な摂取を保持するように指導すること。

○下記状態における初期及び進行期の異所性骨化の抑制
脊髄損傷後、股関節形成術後 の場合
(1) 本剤は骨化の初期に近い程効果が期待出来るので、投与に際しては、次の点を考慮すること。
  1) 脊髄損傷の場合：異所性骨化の初期と思われる局所の炎症所見（腫脹、熱感・疼痛）を認めた時点で投与を開始することが望ましい。
  2) 股関節形成術の場合：手術直後から投与を開始することが望ましい。
(2) 脊髄損傷患者で脊椎を骨移植で固定する術式の場合、本剤投与中に移植骨の癒合が遅延した例があるので、固定を優先する方が患者にとって望ましいと考えられる場合には、投与を避けること。
(3) 本剤を投与中に長管骨骨折が発生した場合は、化骨の癒合がみられるまで投与を中止することが望ましい。

○骨ページェット病の場合
(1) X線写真、骨シンチグラフィー、生化学的指標（血清アルカリフォスファターゼ、尿中ハイドロキシプロリン）、骨生検、臨床症状から骨ページェット病と確定診断された患者にのみ投与すること。
(2) 本剤を投与中に長管骨骨折が発生した場合は、化骨の癒合がみられるまで投与を中止することが望ましい。
(3) 患者には適切な栄養状態、特にカルシウムとビタミンDの適切な摂取を保持するように指導すること。

3. 相互作用
併用注意（併用に注意すること）
同時（服薬前後2時間）に併用（摂取）しないこと。
(1) 食物、特に牛乳や乳製品のような高カルシウム食
(2) カルシウム、鉄、マグネシウム、アルミニウムのような金属を多く含むミネラル入りビタミン剤又は制酸剤
〔本剤の投与前後2時間以内は摂取及び服用を避けること。本剤はカルシウム等と錯体を作ること、また動物実験で非絶食投与により、吸収が著しく低下することが確認されている。〕

4. 副作用

○骨粗鬆症
承認までの臨床試験における調査例数747例中44例（5.9%）に臨床検査値の異常変動を含む副作用が認められた。
主な副作用は、腹部不快感（15例：2.0%）、下痢（8例：1.1%）、嘔気（6例：0.8%）、腹痛（4例：0.5%）等であった。また、臨床検査値の異常変動としては、血中無機リンの上昇（3例：0.4%）等であった。

○脊髄損傷後、股関節形成術後の異所性骨化の抑制 及び骨ページェット病
承認までの臨床試験における調査例数286例中38例（13.3%）及び再審査期間中（承認～1996年9月）の使用成績調査例499例中115例（23.1%）に臨床検査値異常を含む副作用が認められた。主な副作用は、調査例数785例中腹部不快感（35例：4.5%）、下痢（23例：2.9%）、嘔吐（9例：1.1%）、腹痛（8例：1.0%）であった。
また、臨床検査値の異常変動としては、血中無機リンの上昇（39例：5.0%）であった。
なお、脊髄損傷後の異所性骨化に対する承認までの臨床試験で脊椎固定部移植骨において薬理作用に基づくと考えられる化骨遅延が認められたが、終了後の追跡調査では正常に化骨しており、再転位、変形はみられなかった。

(1) 重大な副作用
消化性潰瘍（0.1%未満）
観察を十分に行い異常があらわれた場合には投与を中止し、適切な処置を行うこと。

(2) その他の副作用
次のような副作用が認められた場合には、必要に応じ、減量、投与中止等の適切な処置を行うこと。

	5%以上	0.1%～5%未満	0.1%未満	頻度不明
**消化器	腹部不快感	下痢、軟便、嘔気、嘔吐、腹痛、食欲不振、胸やけ、便秘、口内炎（舌あれ、口臭等）、胃炎		口渇、消化不良（胃もたれ感）
過敏症*		発疹、掻痒	血管浮腫、蕁麻疹	
*肝臓		GOT、GPT、γ-GTP、LDHの上昇	Al-Pの上昇	
*泌尿器		BUN、クレアチニンの上昇	頻尿、排尿困難	
**精神神経系		頭痛		めまい・ふらつき、不眠、振戦
**その他		血中無機リンの上昇	発熱、咽喉灼熱感	浮腫、ほてり（顔面紅潮、熱感等）、多汗、倦怠感、耳鳴、胸痛	脱毛、関節痛

*このような症状があらわれた場合には投与を中止すること。

5. 高齢者への投与
一般に高齢者では生理機能が低下しているので減量するなど注意すること。

6. 妊婦、産婦、授乳婦等への投与
(1) ラット（SD系）における骨形成期投与試験において、高用量で胎児の骨格異常の発生が報告されているので、妊婦又は妊娠している可能性のある婦人には投与しないこと。
(2) 動物実験で母乳中へ移行することが報告されているので、投与中は授乳を避けさせること。

7. 小児等への投与
小児における骨成長に影響を与える可能性があり、また、小児において10～20mg/kg/日の長期投与によりくる病様症状があらわれたとの報告があり、安全性が確立していないので投与しないこと。

8. 適用上の注意
薬剤交付時
PTP包装の薬剤はPTPシートから取り出して服用するよう指導すること。
（PTPシートの誤飲により、硬い鋭角部が食道粘膜へ刺入し、更には穿孔をおこして縦隔洞炎等の重篤な合併症を併発することが報告されている。）

9. その他の注意
(1) 動物実験（イヌ）において、高用量を長期間投与したとき、類骨の石灰化遅延に随伴した骨髄の異常が認められたとの報告がある。
(2) 白血球減少、無顆粒球症、汎血球減少症があらわれたとの報告がある。
(3) ○骨粗鬆症の場合
血中無機リンの上昇がみられることがあるが、臨床上とくに有害な作用は認められず、投与中止により正常に復する。
○下記状態における初期及び進行期の異所性骨化の抑制
脊髄損傷後、股関節形成術後 の場合
1) 血中無機リンの上昇がみられることがあるが、臨床上とくに有害な作用は認められず、投与中止により正常に復する。
2) 本剤との因果関係は明らかではないが、GOT、GPT等の上昇を伴わないAl-Pの上昇があらわれることがある。
○骨ページェット病の場合
1) 血中無機リンの上昇がみられることがあるが、臨床上とくに有害な作用は認められず、投与中止により正常に復する。正常上限を超える高値の場合は、本剤の過剰投与の可能性があるので注意すること。
2) 大量投与又は長期間投与により骨痛、骨折の発生率が増加したとの報告がある。

有効成分に関する理化学的知見

一般名：エチドロン酸 ニナトリウム（Etidronate Disodium）
化学名：disodium (1-hydroxyethylidene) diphosphonate

構造式：
$$\begin{array}{c} \text{ONa} \quad \text{OH} \quad \text{ONa} \\ | \quad\quad | \quad\quad | \\ \text{HO}-\text{P}-\text{C}-\text{P}-\text{OH} \\ || \quad\quad | \quad\quad || \\ \text{O} \quad\quad \text{CH}_3 \quad\quad \text{O} \end{array}$$

分子式（分子量）：$C_2H_6Na_2O_7P_2$ (249.99)
性状：白色の粉末で、においはなく、味は塩味がある。
水に溶けやすく、無水エタノール又はエーテルにほとんど溶けない。
水溶液（1→100）のpHは4.4～5.4である。

包装
PTP70錠（14錠×5）、PTP140錠（14錠×10）、PTP700錠（14錠×50）、PTP100錠（10錠×10）、500錠、PTP500錠（10錠×50）

**2000年3月改訂（―：改訂箇所、第4版）
*1999年3月改訂
注意―医師等の処方せん・指示により使用すること
詳細につきましては、添付文書をご参照ください。また、禁忌を含む使用上の注意の改訂には十分ご留意ください。

Drug Information

セフゾン 細粒小児用カプセル100,50

製造：藤沢薬品工業株式会社／販売：藤沢薬品工業株式会社

【禁忌】(次の患者には投与しないこと)
本剤の成分によるショックの既往歴のある患者

【原則禁忌】(次の患者には投与しないことを原則とするが、特に必要とする場合には慎重に投与すること)
本剤の成分又はセフェム系抗生物質に対し、過敏症の既往歴のある患者

(セフゾンカプセル100mg・50mg)

【効能・効果】
ブドウ球菌属、レンサ球菌属、肺炎球菌属、ペプトストレプトコッカス属、プロピオニバクテリウム、淋菌、ブランハメラ・カタラーリス、大腸菌、クレブシエラ属、プロテウス・ミラビリス、プロビデンシア属、インフルエンザ菌のうちセフジニル感性菌による下記感染症

○ 毛嚢(包)炎、せつ、せつ腫症、よう、伝染性膿痂疹、丹毒、蜂巣炎、リンパ管(節)炎、ひょう疽、化膿性爪囲(廓)炎、皮下膿瘍、汗腺炎、感染性粉瘤、慢性膿皮症
○ 乳腺炎、肛門周囲膿瘍、外傷及び手術創の表在性二次感染
○ 咽喉頭炎、急性気管支炎、扁桃炎、肺炎
○ 腎盂腎炎、膀胱炎、淋菌性尿道炎
○ 子宮付属器炎、子宮内感染、バルトリン腺炎
○ 眼瞼炎、麦粒腫、瞼板腺炎
○ 外耳炎、中耳炎、副鼻腔炎
○ 歯周組織炎、歯冠周囲炎、顎炎

【用法・用量】
通常、セフジニルとして成人1回100mg(力価)を1日3回経口投与する。
なお、年齢及び症状に応じて適宜増減する。

〈用法・用量に関連する使用上の注意〉
(1) 本剤の使用にあたっては、耐性菌の発現等を防ぐため、原則として感受性を確認し、疾病の治療上必要な最小限の期間の投与にとどめること。
※ (2) 高度の腎障害のある患者では血中濃度が持続するので、腎障害の程度に応じて投与量を減量し、投与の間隔をあけて使用すること。血液透析患者では1日100mg1回投与が望ましい。
(3) 鉄剤との併用は避けることが望ましい。やむを得ず併用する場合には、本剤の投与後3時間以上間隔をあけて投与する。(「相互作用」の項参照)

【使用上の注意】
1. 慎重投与(次の患者には慎重に投与すること)
(1) ペニシリン系抗生物質に対し、過敏症の既往歴のある患者
(2) 本人又は両親、兄弟に気管支喘息、発疹、蕁麻疹等のアレルギー症状を起こしやすい体質を有する患者
(3) 高度の腎障害のある患者(「用法・用量に関連する使用上の注意」の項参照)
(4) 経口摂取の不良な患者又は非経口栄養の患者、全身状態の悪い患者[ビタミンK欠乏症状があらわれることがあるので、観察を十分に行うこと]
(5) 高齢者

2. 重要な基本的注意
ショックがあらわれるおそれがあるので、十分に問診を行うこと。

3. 相互作用
併用注意(併用に注意すること)

薬剤名等	臨床症状・措置方法	機序・危険因子
鉄剤	本剤の吸収が約10分の1まで阻害するので、併用は避けることが望ましい。やむを得ず併用する場合には、本剤の投与後3時間以上間隔をあけて投与する。	腸管内において鉄イオンとほとんど吸収されない錯体を形成する。
ワルファリン	ワルファリンの作用が増強されるおそれがある。ただし、本剤に関する症例報告はない。	腸内細菌によるビタミンKの産生を抑制することがある。
※ 制酸剤(アルミニウム又はマグネシウム含有)	本剤の吸収が低下し、効果が減弱されるおそれがあるので、本剤の投与後2時間以上間隔をあけて投与する。	機序不明

4. 副作用
※ 総症例13,715例中354例(2.58%)に臨床検査値異常変動を含む副作用が認められた。その副作用症状は、下痢、腹痛等の消化器症状110例(0.80%)、発疹、そう痒感等の皮膚症状31例(0.23%)等であった。また、主な臨床検査値異常変動は、GPT上昇126件(0.92%)、GOT上昇89件(0.65%)、好酸球増多41件(0.30%)等であった。

(再審査結果通知時：1999年3月)

重大な副作用
1) ショック：ショック(0.1%未満)を起こすことがあるので、観察を十分に行い、不快感、口内異常感、喘鳴、眩暈、便意、耳鳴、発汗等があらわれた場合には投与を中止し、適切な処置を行うこと。
2) アナフィラキシー様症状：アナフィラキシー様症状(呼吸困難、全身潮紅、血管浮腫、蕁麻疹等)(0.1%未満)があらわれることがあるので、観察を十分に行い、異常が認められた場合には投与を中止し、適切な処置を行うこと。
3) 皮膚障害：皮膚粘膜眼症候群(Stevens-Johnson症候群、0.1%未満)、中毒性表皮壊死症(Lyell症候群、0.1%未満)があらわれることがあるので、観察を十分に行い、発熱、頭痛、関節痛、皮膚や粘膜の紅斑・水疱、皮膚の緊張感・灼熱感・疼痛等が認められた場合には投与を中止し、適切な処置を行うこと。
4) 血液障害：汎血球減少(0.1%未満)、無顆粒球症(0.1%未満、初期症状：発熱、咽頭痛、頭痛、倦怠感等)、血小板減少(0.1%未満、初期症状：点状出血、紫斑等)があらわれることがあり、また、他のセフェム系抗生物質で溶血性貧血があらわれることが報告されているので、定期的に検査を行うなど観察を十分に行い、異常が認められた場合には投与を中止し、適切な処置を行うこと。
5) 大腸炎：偽膜性大腸炎等の血便を伴う重篤な大腸炎(0.1%未満)があらわれることがあるので、腹痛、頻回の下痢があらわれた場合には直ちに投与を中止し、適切な処置を行うこと。
6) 間質性肺炎、PIE症候群：発熱、咳嗽、呼吸困難、胸部X線異常、好酸球増多等を伴う間質性肺炎、PIE症候群(各0.1%未満)等があらわれることがあるので、このような症状があらわれた場合には投与を中止し、副腎皮質ホルモン剤の投与等の適切な処置を行うこと。
7) 腎障害：急性腎不全等の重篤な腎障害(0.1%未満)があらわれることがあるので、定期的に検査を行うなど観察を十分に行い、異常が認められた場合には投与を中止し、適切な処置を行うこと。
※ 8) 肝障害：黄疸(0.1%未満)、著しいGOT、GPT、Al-Pの上昇等を伴う肝機能障害(0.1%未満)があらわれることがあるので、定期的に検査を行うなど観察を十分に行い、異常が認められた場合には投与を中止し、適切な処置を行うこと。

5. その他の注意
(1) 粉ミルク、経腸栄養剤など鉄添加製品との併用により、便が赤色調を呈することがある。
(2) 尿が赤色調を呈することがある。

※ 1999年3月改訂(新様式第2版)

「その他の使用上の注意等につきましては製品添付文書をご参照下さい」

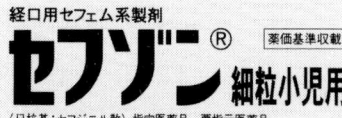

経口用セフェム系製剤
セフゾン® 細粒小児用
〈日抗基：セフジニル散〉指定医薬品、要指示医薬品
Cefzon® (略号：CFDN)

●セフゾン細粒小児用の効能・効果、用法・用量、使用上の注意等につきましては、製品添付文書をご参照下さい。

製造発売元 フジサワ
大阪市中央区道修町3-4-7 〒541-8514
資料請求先：藤沢薬品工業(株)医薬事業部

作成年月1999年9月

タゴシッド 注射用

輸入販売：アベンティスファーマ株式会社

【禁忌（次の患者には投与しないこと）】
本剤の成分に対し過敏症の既往歴のある患者

【原則禁忌（次の患者には投与しないことを原則とするが、特に必要とする場合には慎重に投与すること）】
1. アミノグリコシド系抗生物質、ペプチド系抗生物質又はバンコマイシン類に対し過敏症の既往歴のある患者
2. アミノグリコシド系抗生物質、ペプチド系抗生物質又はバンコマイシン類による難聴又はその他の難聴のある患者

効能又は効果
メチシリン・セフェム耐性の黄色ブドウ球菌のうち本剤感性菌による下記感染症
　敗血症、癤・癤腫症、膿、皮下膿瘍・膿皮症、手術創等の表在性二次感染、慢性気管支炎、肺炎、膿胸

用法及び用量
通常、成人にはテイコプラニンとして初日400mg（力価）又は800mg（力価）を2回に分け、以後1日1回200mg（力価）又は400mg（力価）を30分以上かけて点滴静注する。敗血症には、初日800mg（力価）を2回に分け、以後1日1回400mg（力価）を30分以上かけて点滴静注する。なお、年齢、体重、症状により適宜増減する。

〈用法・用量に関連する使用上の注意〉
1. 本剤の使用にあたっては、耐性菌の発現を防ぐため、原則として感受性を確認し、疾病の治療上必要な最小限の期間の投与にとどめること。
2. 腎障害のある患者には、投与量を減ずるか、投与間隔をあけて使用すること。（添付文書【薬物動態】の項参照）
3. 投与期間中は血中濃度をモニタリングすることが望ましい。（添付文書「9.その他の注意」の項参照）

使用上の注意〈抜粋〉
1. 慎重投与（次の患者には慎重に投与すること）
(1) 腎障害のある患者〔排泄が遅延し、蓄積するため、血中濃度をモニタリングするなど慎重に投与すること。〕
(2) 肝障害のある患者〔肝障害を悪化させることがある。〕
(3) 高齢者〔添付文書「5.高齢者への投与」の項参照〕

2. 重要な基本的注意
(1) ショックがあらわれるおそれがあるので、十分な問診を行うこと。なお、事前にプリックテストを行い、陰性ならば皮内テストを実施することが望ましい。
(2) 皮膚反応を行う場合も含め、ショック発現時に救急処置のとれる準備をしておくこと。また、投与後患者を安静の状態に保たせ、十分な観察を行うこと。
(3) ショック及びレッドマン症候群（顔、頸、躯幹の紅斑性充血、瘙痒等）が報告されているので、本剤の使用にあたっては**30分以上かけて点滴静注**し、急速なワンショット静注では使用しないこと。
(4) 本剤はメチシリン・セフェム耐性の黄色ブドウ球菌感染症に対してのみ有用性が認められている。

3. 相互作用
併用注意（併用に注意すること）

| ループ利尿剤 |
| エタクリン酸　フロセミド 等 |
| 腎障害、聴覚障害を起こす可能性のある薬剤 |
| アミノグリコシド系抗生物質　ペプチド系抗生物質 |
| アムホテリシン　シクロスポリン　シスプラチン 等 |

4. 副作用
(1) 重大な副作用
1) ショック
　ショックを起こすことがあるので、観察を十分に行い、異常が認められた場合には投与を中止し、適切な処置を行うこと。
2) 第8脳神経障害
　眩暈、耳鳴、聴力低下等の第8脳神経障害があらわれることがあるので、聴力検査を行う等観察を十分に行うこと。このような症状があらわれた場合には投与を中止することが望ましいが、やむを得ず投与を続ける場合には減量するなど慎重に投与すること。
3) 皮膚粘膜眼症候群（Stevens-Johnson症候群）、中毒性表皮壊死症（Lyell症候群）、紅皮症（剥脱性皮膚炎）
　皮膚粘膜眼症候群（Stevens-Johnson症候群）、中毒性表皮壊死症（Lyell症候群）及び紅皮症（剥脱性皮膚炎）があらわれることがあるので、観察を十分に行い、異常が認められた場合には投与を中止し、適切な処置を行うこと。
4) 無顆粒球症
　無顆粒球症があらわれることがあるので、定期的に検査を行うなど観察を十分に行い、異常が認められた場合には投与を中止し、適切な処置を行うこと。
5) 急性腎不全
　急性腎不全があらわれることがあるので、定期的に検査を行うなど観察を十分に行い、異常が認められた場合には投与を中止し、適切な処置を行うこと。
6) 血小板減少
　血小板減少があらわれることがあるので、定期的に検査を行うなど観察を十分に行い、異常が認められた場合には投与を中止し、適切な処置を行うこと。

〔2000年1月（第4版）〕

2000年1月作成　TRG・JB5（C①-1）0100・PI

★その他「使用上の注意」等詳細は現品添付文書をご覧ください。
★「禁忌を含む使用上の注意」の改訂には十分ご留意ください。
★資料は当社医薬情報担当者にご請求ください。

輸入・販売：
アベンティス ファーマ 株式会社
〒107-8465　東京都港区赤坂二丁目17番51号

フロモックス錠75・100

製造：塩野義製薬株式会社／販売：塩野義製薬株式会社

日本標準商品分類番号　876132　　　薬価基準収載

	錠 75 mg	錠 100 mg
承認番号	20900AMZ00334	20900AMZ00335
承認年月	1997年4月	1997年4月
販売開始	1997年6月	1997年6月
再審査期間	6年	6年

◆禁忌を含む使用上の注意の改訂に十分ご留意下さい。

【禁忌（次の患者には投与しないこと）】
本剤の成分によるショックの既往歴のある患者

【原則禁忌（次の患者には投与しないことを原則とするが、特に必要とする場合には慎重に投与すること）】
本剤の成分又はセフェム系抗生物質に対し過敏症の既往歴のある患者

組成・性状

1. 組成

販売名	フロモックス錠 75mg	フロモックス錠 100mg
成分・含量（1錠中）	塩酸セフカペン ピボキシル 75 mg（力価）	塩酸セフカペン ピボキシル 100 mg（力価）

2. 性状

販売名	フロモックス錠 75mg	フロモックス錠 100mg
性状・剤形	白色の円形のフィルムコーティング錠で、においはないか、又はわずかに特異なにおいがあり、味はない。	うすい赤色の円形のフィルムコーティング錠で、においはないか、又はわずかに特異なにおいがあり、味はない。
外形	表面／裏面／側面	表面／裏面／側面
大きさ	直径 約 7.6 mm／厚さ 約 3.6 mm	直径 約 8.6 mm／厚さ 約 3.7 mm
平均重量	約 0.17 g	約 0.22 g
識別コード	75 654	100 654

効能・効果
ブドウ球菌属、レンサ球菌属、ペプトストレプトコッカス属、淋菌、モラクセラ（ブランハメラ）・カタラーリス、プロピオニバクテリウム属、大腸菌、シトロバクター属、クレブシエラ属、エンテロバクター属、セラチア属、プロテウス属、モルガネラ・モルガニー、プロビデンシア属、インフルエンザ菌、バクテロイデス属のうち本剤感受性菌による下記感染症

○毛嚢炎（毛包炎）、せつ、せつ腫症、よう、伝染性膿痂疹、丹毒、蜂巣炎、リンパ管（節）炎、ひょう疽、化膿性爪囲（瘭）炎、皮下膿瘍、汗腺炎、感染性粉瘤
○乳腺炎、肛門周囲膿瘍、外傷・熱傷・手術創などの表在性二次感染
○咽喉頭炎（咽喉頭部の膿瘍）、急性気管支炎、扁桃炎（扁桃周囲炎、扁桃周囲膿瘍）、慢性気管支炎、気管支拡張症（感染時）、慢性呼吸器疾患の二次感染、肺炎
○腎盂腎炎、膀胱炎、淋菌性尿道炎
○胆のう炎、胆管炎
○子宮付属器炎、子宮内感染、子宮頸管炎、バルトリン腺炎
○眼瞼炎、麦粒腫、涙嚢炎、結膜炎、瞼板腺炎
○外耳炎、中耳炎、副鼻腔炎
○歯周組織炎、歯冠周囲炎、顎炎

用法・用量
通常、成人には塩酸セフカペン ピボキシルとして1回 100 mg（力価）を1日3回食後経口投与する。なお、年齢及び症状に応じて適宜増減する。難治性又は効果不十分と思われる症例には1回 150 mg（力価）を1日3回食後経口投与する。

＜用法・用量に関連した使用上の注意＞
本剤の使用にあたっては、耐性菌の発現を防ぐため、原則として感受性を確認し、疾病の治療上必要最小限の期間の投与にとどめること。

使用上の注意

1. 慎重投与（次の患者には慎重に投与すること）
(1) ペニシリン系抗生物質に対し過敏症の既往歴のある患者
(2) 本人又は両親、兄弟に気管支喘息、発疹、蕁麻疹等のアレルギー症状を起こしやすい体質を有する患者
(3) 高度の腎障害のある患者［血中濃度が持続するので、投与量を減らすか、投与間隔をあけて使用する。「薬物動態」の項参照］
(4) 経口摂取の不良な患者又は非経口栄養の患者、全身状態の悪い患者［ビタミンK欠乏症状があらわれることがあるので観察を十分に行うこと。］
(5) 高齢者［「4. 高齢者への投与」及び「薬物動態」の項参照］

2. 重要な基本的注意
ショックがあらわれるおそれがあるので、十分な問診を行うこと。

3. 副作用
承認時における安全性評価対象 3207 例中、副作用は 111 例（3.46%）に認められた。
また、臨床検査値の異常変動は、検査を実施した安全性評価対象 2458 例中、199 例（8.10%）に認められた。

(1) 重大な副作用
1) ショック（0.1%未満）：ショックを起こすことがあるので観察を十分に行い、不快感、口内異常感、喘鳴、眩暈、便意、耳鳴、発汗等があらわれた場合には投与を中止し、適切な処置を行うこと。
2) 急性腎不全（頻度不明）：急性腎不全等の重篤な腎障害があらわれることがあるので、定期的に検査を行うなど観察を十分に行い、異常が認められた場合には投与を中止し、適切な処置を行うこと。
3) 無顆粒球症、血小板減少、溶血性貧血（頻度不明）：無顆粒球症、血小板減少、溶血性貧血があらわれることがあるので、定期的に検査を行うなど観察を十分に行い、異常が認められた場合には投与を中止し、適切な処置を行うこと。
4) 偽膜性大腸炎（頻度不明）：偽膜性大腸炎の血便を伴う重篤な大腸炎があらわれることがあるので、腹痛、頻回の下痢があらわれた場合には直ちに投与を中止するなど適切な処置を行うこと。
5) 皮膚粘膜眼症候群（Stevens-Johnson症候群）、中毒性表皮壊死症（Lyell症候群）（頻度不明）：皮膚粘膜眼症候群（Stevens-Johnson症候群）、中毒性表皮壊死症（Lyell症候群）があらわれることがあるので、観察を十分に行い、異常が認められた場合には投与を中止し、適切な処置を行うこと。
6) 間質性肺炎（頻度不明）：発熱、咳嗽、呼吸困難、胸部X線異常等を伴う間質性肺炎があらわれることがあるので、このような症状があらわれた場合には投与を中止し、副腎皮質ホルモン剤の投与等の適切な処置を行うこと。
7) 肝機能障害、黄疸（頻度不明）：AST（GOT）、ALT（GPT）、Al-Pの上昇、黄疸があらわれることがあるので、定期的に検査を行い、異常が認められた場合には投与を中止し、適切な処置を行うこと。

(2) 重大な副作用（類薬）
1) PIE症候群：他のセフェム系抗生物質で発熱、咳嗽、呼吸困難、胸部X線異常、好酸球増多等を伴うPIE症候群があらわれることが報告されているので、このような症状があらわれた場合には投与を中止し、副腎皮質ホルモン剤の投与等の適切な処置を行うこと。

(3) その他の副作用

種類	0.1～3%	0.1%未満	頻度不明
過敏症[注1]	発疹	蕁麻疹、紅斑、発赤、浮腫、そう痒感等	発熱
血液	顆粒球減少、好酸球増多等	貧血（赤血球減少、ヘモグロビン減少、ヘマトクリット減少）	血小板減少
肝臓	AST（GOT）上昇、ALT（GPT）上昇、Al-P上昇、LDH上昇	γ-GTP上昇	黄疸
腎臓	BUN上昇	蛋白尿、顕微鏡的血尿、クレアチニン上昇等	浮腫
消化器	下痢、胃不快感、悪心、嘔吐、胃痛等	食欲不振、腹部膨満感、便秘、口渇、口内しびれ感等	
菌交代症			口内炎、カンジダ症
ビタミン欠乏症			ビタミンK欠乏症状（低プロトロンビン血症、出血傾向等）、ビタミンB群欠乏症状（舌炎、口内炎、食欲不振、神経炎等）
その他	CK（CPK）上昇	頭痛、倦怠感、眠気、めまい、アルドラーゼ上昇等	四肢しびれ感

注1：症状があらわれた場合には投与を中止し、適切な処置を行うこと。

4. 高齢者への投与
高齢者には、次の点に注意し、用量並びに投与間隔に留意するなど患者の状態を観察しながら慎重に投与すること。
(1) 本剤は腎排泄型の薬剤であり、高齢者では一般に生理機能が低下していることが多く、高齢者を対象とした本剤の薬物動態の検討において、副作用は認められなかったが、健常成人に比べ尿中回収率はやや低く、血中半減期も延長する傾向が認められている。［「薬物動態」の項参照］
(2) 高齢者ではビタミンK欠乏による出血傾向があらわれることがある。

5. 妊婦、産婦、授乳婦等への投与
妊婦又は妊娠している可能性のある婦人には、治療上の有益性が危険性を上回ると判断される場合にのみ投与すること。［妊娠中の投与に関する安全性は確立していない。］

6. 小児等への投与
未熟児、新生児に対する安全性は確立していない。［使用経験がない。］

7. 臨床検査結果に及ぼす影響
(1) テステープ反応を除くベネジクト試薬、フェーリング試薬、クリニテストによる尿糖検査では偽陽性を呈することがあるので注意すること。
(2) 直接クームス試験陽性を呈することがあるので注意すること。

8. 適用上の注意
薬剤交付時：PTP包装の薬剤はPTPシートから取り出して服用するよう指導すること。（PTPシートの誤飲により、硬い鋭角部が食道粘膜へ刺入し、更には穿孔をおこして縦隔洞炎等の重篤な合併症を併発することが報告されている。）

9. その他の注意
(1) 動物試験（イヌ）でCK（CPK）の上昇を伴う筋細胞障害（骨格筋の病理組織学的検査）が認められている。
(2) 本剤の薬物動態の検討において、投与期間中本剤の代謝物に基づく血清カルニチンの低下が認められている。この低下は投与終了後数日で回復することが確認されている。

取扱い上の注意
［規制区分］指定医薬品、要指示医薬品（注意-医師等の処方せん・指示により使用すること）
［貯　法］気密容器・室温保存
　　　　瓶入り-乾燥剤付きの瓶包装としている。
　　　　使用の都度密栓すること。
　　　　PTP包装-防湿性の高いPTPとアルミ袋により品質保持を図っている。アルミ袋開封後はPTP包装のまま保存すること。
［有効期間］3年（最終有効年月を外箱等に表示）

包装
75 mg錠：PTP 100錠（10錠×10）
100 mg錠：瓶 500錠
　　　　　PTP 100錠（10錠×10）、
　　　　　PTP 500錠（10錠×50）

（――印：2000年6月改訂）

◆詳細は添付文書等をご参照下さい。　（2000.6）

タケプロン カプセル15・30

製造：武田薬品工業株式会社／販売：武田薬品工業株式会社

販売名	和名	タケプロン®カプセル15・30	洋名	Takepron® capsules 15 & 30	日本標準商品分類番号	872329
一般名	和名	ランソプラゾール	洋名	lansoprazole〔JAN〕	薬効分類名	プロトンポンプインヒビター —消化性潰瘍用剤—

禁忌（次の患者には投与しないこと）
本剤の成分に対する過敏症の既往歴のある患者

効能・効果
胃潰瘍、十二指腸潰瘍、吻合部潰瘍、逆流性食道炎、Zollinger-Ellison症候群

用法・用量
通常、成人にはランソプラゾールとして1回30mgを1日1回経口投与する。なお、通常、胃潰瘍、吻合部潰瘍、逆流性食道炎では8週間まで、十二指腸潰瘍では6週間までの投与とする。

使用上の注意

1. 慎重投与（次の患者には慎重に投与すること）
(1) 薬物過敏症の既往歴のある患者
(2) 肝障害のある患者
　［本剤の代謝、排泄が遅延することがある。］
(3) 高齢者（「高齢者への投与」の項参照）

2. 重要な基本的注意
治療にあたっては経過を十分に観察し、病状に応じ治療上必要最小限の使用にとどめること。なお、長期の使用経験は十分でないので、維持療法には用いないことが望ましい。

3. 相互作用
併用注意（併用に注意すること）

薬剤名等	臨床症状・措置方法	機序・危険因子
テオフィリン	テオフィリンの血中濃度が低下することがある。	本剤が肝薬物代謝酵素を誘導し、テオフィリンの代謝を促進することが考えられている。
フェニトイン、ジアゼパム	左記の薬剤の代謝、排泄が遅延することが類薬（オメプラゾール）で報告されている。	

4. 副作用
承認時までの調査では1,888例中235例（12.4％）に、市販後の使用成績調査（1997年8月時点）では6,245例中137例（2.2％）に臨床検査値の異常を含む副作用が認められている。以下の副作用は上記の調査あるいは自発報告等で認められたものである。

(1) 重大な副作用
1) アナフィラキシー反応（全身発疹、顔面浮腫、呼吸困難等）（0.1％未満）があらわれることがあり、ショック（0.1％未満）を起こした例もあるので、観察を十分に行い、異常が認められた場合には投与を中止し、適切な処置を行うこと。
2) 汎血球減少、血小板減少、無顆粒球症、溶血性貧血（0.1％未満）、また、顆粒球減少、貧血（0.1〜5％未満）があらわれることがあるので、観察を十分に行い、異常が認められた場合には投与を中止するなど適切な処置を行うこと。
**3) 中毒性表皮壊死症（Lyell症候群）、皮膚粘膜眼症候群（Stevens-Johnson症候群）（0.1％未満）があらわれることがあるので、観察を十分に行い、異常が認められた場合には投与を中止し、適切な処置を行うこと。
**4) 間質性肺炎（0.1％未満）があらわれることがあるので、発熱、咳嗽、呼吸困難、肺音の異常（捻髪音）等があらわれた場合には、速やかに胸部X線等の検査を実施し、本剤の投与を中止し、副腎皮質ホルモン剤の投与等の適切な処置を行うこと。

(2) その他の副作用

	0.1〜5％未満	0.1％未満
1) 過敏症注1)	発疹、瘙痒	
2) 肝臓	GOT、GPT、AL-P、LDH、γ-GTPの上昇	黄疸

		0.1〜5％未満	0.1％未満
3)	血液	好酸球増多	
*4)	消化器	便秘、下痢、口渇、腹部膨満感	悪心、嘔吐、食欲不振、腹痛、カンジダ症、口内炎、舌炎、味覚異常
5)	精神神経系	頭痛、眠気	うつ状態、不眠、めまい、振戦
*6)	その他	発熱、総コレステロール、尿酸の上昇	女性化乳房注1)、かすみ目、浮腫、脱力感、倦怠感、舌・口腔のしびれ感、四肢のしびれ感、関節痛、筋肉痛、脱毛

注1) このような場合には投与を中止すること。
注2) 観察を十分に行い、異常が認められた場合には投与を中止するなど適切な処置を行うこと。

5. 高齢者への投与
一般に高齢者では酸分泌能は低下しており、その他生理機能の低下もあるので低用量から投与を開始するなど慎重に投与すること。

6. 妊婦、産婦、授乳婦等への投与
(1) 妊婦又は妊娠している可能性のある婦人には治療上の有益性が危険性を上まわると判断される場合にのみ投与すること。［動物試験（ラット）において胎児血漿中濃度は母動物の血漿中濃度より高いことが認められている。また、ウサギ（経口30mg/kg/日）で胎児死亡率の増加が認められている。］
(2) 授乳中の婦人への投与は避けることが望ましいが、やむを得ず投与する場合は、授乳を避けさせること。
　［動物試験（ラット）で母乳中へ移行することが報告されている。］

7. 小児等への投与
小児に対する安全性は確立していない（使用経験が少ない）。

8. 適用上の注意
薬剤交付時：PTP包装の薬剤はPTPシートから取り出して服用するよう指導すること。［PTPシートの誤飲により、硬い鋭角部が食道粘膜へ刺入し、更には穿孔をおこして縦隔洞炎等の重篤な合併症を併発することが報告されている。］

9. その他の注意
(1) 類薬（オメプラゾール）で、外国において視力障害が発現したとの報告がある。
(2) ラットに52週間強制経口投与した経験で、50mg/kg/日群（臨床用量の約100倍）において1例に良性の精巣間細胞腫が認められている。さらに、24ヵ月間強制経口投与した試験で、15mg/kg/日以上の群において良性の精巣間細胞腫の発生増加が、また、5mg/kg/日以上の群において胃のカルチノイド腫瘍が認められたとの報告がある。
なお、雌ラットの15mg/kg/日以上及び雄ラットの50mg/kg/日以上の群で網膜萎縮の発生頻度の増加が認められたが、マウスのがん原性試験、イヌ、サルの毒性試験では認められず、ラットに特有な変化と考えられる。
(3) 本剤の投与が胃癌による症状を隠蔽することがあるので、悪性でないことを確認のうえ投与すること。

組成・性状
カプセル15・30：本剤は、1カプセル中にそれぞれランソプラゾール15mgまたは30mgを含有する白色〜わずかに褐色を帯びた白色の腸溶性顆粒を含む白色の硬カプセル剤である。また、添加物として1カプセル中にポリソルベート80、カプセル本体にラウリル硫酸ナトリウムを含有する。

	タケプロンカプセル15	タケプロンカプセル30
識別コード	◎281	◎282
形状・号数	3号	1号
長径(mm)	15.8	19.0
短径(mm)	5.8	6.8

取扱い上の注意
注意：本剤は指定医薬品である。
貯法：室温保存

使用期限：外箱に表示の使用期限内に使用すること。
　　　　　（使用期限内であっても開封後はなるべく速やかに使用すること。）

本剤は厚生大臣の定める長期投与が認められる内服薬には該当しないので1回30日間分の投薬は認められない。

**1998年4月改訂（第2版）、*1997年11月改訂
（下線部は最新改訂箇所）

ヒアレイン0.1・ヒアレインミニ0.1, 0.3

製造：参天製薬株式会社／販売：参天製薬株式会社

商品名	和名	ヒアレイン® 0.1 ヒアレイン® ミニ0.1 ヒアレイン® ミニ0.3	日本標準商品分類番号	871319		再審査期間	1999年1月19日迄
			承認番号	ヒアレイン0.1　　：（07AM）0010 ヒアレインミニ0.1：（07AM）0011 ヒアレインミニ0.3：（07AM）0012		規制区分	指定医薬品
	洋名	Hyalein® 0.1 Hyalein® Mini0.1 Hyalein® Mini0.3	承認年月日	1995年1月20日		貯法	室温保存
一般名	和名	ヒアルロン酸ナトリウム	薬価基準	1995年5月26日 ヒアレインミニ0.1、ヒアレインミニ0.3については健保等一部限定適用		使用期限	ヒアレイン0.1：外箱及びラベルに記載（3年） ヒアレインミニ0.1、ヒアレインミニ0.3 ：外箱及びアルミピロに記載（3年）
	洋名	sodium hyaluronate	発売年月日	1995年6月12日		製造発売元	参天製薬株式会社

組成・性状等

〔組成・性状〕

販売名	ヒアレイン0.1	ヒアレインミニ0.1	ヒアレインミニ0.3
有効成分	ヒアルロン酸ナトリウム		
含量（1mL中）	1mg	1mg	3mg
添加物	イプシロン-アミノカプロン酸、エデト酸ナトリウム、塩化ベンザルコニウム	イプシロン-アミノカプロン酸、エデト酸ナトリウム	
pH	6.0～7.0		
浸透圧比	0.9～1.1		
性状	無色澄明、粘稠性のある無菌水性点眼剤		

〔有効成分に関する理化学的知見〕

一般名：ヒアルロン酸ナトリウム（sodium hyaluronate）
化学名：[→3)-2-acetamido-2-deoxy-β-D-glucopyranosyl (1→4)-β-D-glucopyranosyluronic acid-(1→]$_n$
構造式：

分子式：$(C_{14}H_{20}NNaO_{11})_n$
分子量：重量平均分子量60万～120万
性状：本品は白色の粉末で、におい及び味はない。
本品は水にやや溶けにくく、エタノール、アセトン又はエーテルにほとんど溶けない。
本品の水溶液（1→100）のpHは5.5～7.0である。
本品は吸湿性がある。
極限粘度：11.8～19.5（dL/g）

効能・効果

下記疾患に伴う角結膜上皮障害
・シェーグレン症候群、スティーブンス・ジョンソン症候群、眼球乾燥症候群（ドライアイ）等の内因性疾患
・術後、薬剤性、外傷、コンタクトレンズ装用等による外因性疾患
（ヒアレインミニ0.1、ヒアレインミニ0.3の保険請求については、シェーグレン症候群又はスティーブンス・ジョンソン症候群に伴う角結膜上皮障害に限る）

用法・用量

1回1滴、1日5～6回点眼し、症状により適宜増減する。
なお、通常は0.1％製剤を投与し、重症疾患等で効果不十分の場合には、0.3％製剤を投与する。

使用上の注意

1. 副作用
承認時迄の調査及び使用成績調査の総症例4,208例中、副作用が認められたのは74例（1.76％）であった。主な副作用は眼瞼瘙痒感19件（0.45％）、眼刺激感15件（0.36％）、結膜充血10件（0.24％）、眼瞼炎7件（0.17％）等であった。（再審査申請時）
副作用が認められた場合には投与を中止するなど適切な処置を行う

頻度 種類	0.1～5％未満	0.1％未満
過敏症	眼瞼炎、眼瞼皮膚炎	—
眼	瘙痒感、刺激感、結膜炎、結膜充血、びまん性表層角膜炎等の角膜障害	眼脂

2. 適用上の注意
1）投与経路：点眼用にのみ使用すること。
2）投与時：
　（1）薬液汚染防止のため、点眼のとき、容器の先端が直接目に触れないように注意するよう指導すること。
　（2）使用の際は、最初の1～2滴は点眼せずに捨てるよう指導すること。（開封時の容器破片除去のため）
　（ヒアレインミニ0.1、ヒアレインミニ0.3のみ）
　（3）開封後は1回きりの使用とするよう指導すること。
　（ヒアレインミニ0.1、ヒアレインミニ0.3のみ）
　（4）ソフトコンタクトレンズを装用したまま使用しないよう指導すること。
　（ヒアレイン0.1のみ）

包装

ヒアレイン0.1：プラスチック点眼容器　5mL×5本、5mL×10本、5mL×50本
ヒアレインミニ0.1、ヒアレインミニ0.3：プラスチック点眼容器　0.4mL×100本、0.4mL×500本

■詳細は添付文書をご参照下さい　　　　　＊1999年7月改訂（～～～参照）

リウマチ病セミナーXI	ISBN4-8159-1596-2 C3047
平成12年12月16日　初版発行	〈検印省略〉

監　修 ――― 七川　歓次
発行人 ――― 永井　忠雄
印刷所 ――― 服部印刷株式会社
発行所 ――― 株式会社　永井書店

〒553-0003　大阪市福島区福島8－21－15
TEL(06)6452－1881(代表)/FAX(06)6452－1882
東京店
〒101-0062　東京都千代田区神田駿河台2－4

Printed in Japan　　　　　　　　Ⓒ　SHICHIKAWA Kanji, 2000

Ⓡ 〈日本複写権センター委託出版物・特別扱い〉
本書の無断複写は著作権法上での例外を除き，禁じられています．
本書は日本複写権センターの特別委託出版物です．本書を複写される場合は，その都度事前に日本複写権センター(電話03-3401-2382)の許諾を得てください．